国家卫生健康委员会"十四五"规划教材

全国高等学校教材

供医学影像学专业用

医学超声影像学

第**3**版

Medical Ultrasound Imaging

主　编　梁　萍　冉海涛

副主编　谢明星　李建初　郑荣琴　吴青青

编　委（以姓氏笔画为序）

于　杰	中国人民解放军总医院/中国人民解放军医学院	陈　涛	北京积水潭医院/北京大学第四临床医学院
马春燕	中国医科大学附属第一医院	陈　舜	福建医科大学附属协和医院
卢　漫	电子科技大学医学院附属肿瘤医院/四川省肿瘤医院	陈亚青	上海交通大学医学院附属新华医院
		周建桥	上海交通大学医学院附属瑞金医院
冉海涛	重庆医科大学附属第二医院	郑荣琴	中山大学附属第三医院
任建丽	重庆医科大学附属第二医院	经　翔	天津市第三中心医院
华　扬	首都医科大学宣武医院	姜　凡	安徽医科大学第二附属医院
庄　华	四川大学华西医院	袁丽君	中国人民解放军空军军医大学第二附属医院
许　迪	南京医科大学第一附属医院	崔立刚	北京大学第三医院
严　昆	北京大学肿瘤医院	梁　萍	中国人民解放军总医院/中国人民解放军医学院
李建初	中国医学科学院北京协和医院		
李胜利	南方医科大学附属深圳妇幼保健院	董晓秋	哈尔滨医科大学附属第四医院
李颖嘉	南方医科大学南方医院	蒋天安	浙江大学附属第一医院
杨文利	首都医科大学附属北京同仁医院	程　文	哈尔滨医科大学附属肿瘤医院
吴青青	首都医科大学附属北京妇产医院/北京妇幼保健院	舒先红	复旦大学附属中山医院
		鲁　红	浙江大学医学院附属妇产科医院
应　涛	上海交通大学附属第六人民医院	谢红宁	中山大学附属第一医院
张　青	中国医学科学院北京协和医院	谢明星	华中科技大学同济医学院附属协和医院
张　梅	山东大学齐鲁医院	穆玉明	新疆医科大学第一附属医院

编写秘书

窦健萍　中国人民解放军总医院/中国人民解放军医学院

成　涓　重庆医科大学附属第二医院

人民卫生出版社

·北　京·

图书在版编目（CIP）数据

医学超声影像学 / 梁萍，冉海涛主编. —3 版. —
北京：人民卫生出版社，2022.7（2024.5重印）
全国高等学校医学影像学专业第五轮规划教材
ISBN 978-7-117-33192-0

Ⅰ. ①医⋯ Ⅱ. ①梁⋯②冉⋯ Ⅲ. ①超声波诊断
Ⅳ. ①R445.1

中国版本图书馆 CIP 数据核字（2022）第 102106 号

人卫智网	www.ipmph.com	医学教育、学术、考试、健康，购书智慧智能综合服务平台
人卫官网	www.pmph.com	人卫官方资讯发布平台

医学超声影像学
Yixue Chaosheng Yingxiangxue
第 3 版

主　　编：梁　萍　冉海涛
出版发行：人民卫生出版社（中继线 010-59780011）
地　　址：北京市朝阳区潘家园南里 19 号
邮　　编：100021
E - mail：pmph @ pmph.com
购书热线：010-59787592　010-59787584　010-65264830
印　　刷：三河市宏达印刷有限公司
经　　销：新华书店
开　　本：889 × 1194　1/16　印张：33
字　　数：931 千字
版　　次：2010 年 8 月第 1 版　　2022 年 7 月第 3 版
印　　次：2024 年 5 月第 4 次印刷
标准书号：ISBN 978-7-117-33192-0
定　　价：118.00 元
打击盗版举报电话：010-59787491　E-mail：WQ @ pmph.com
质量问题联系电话：010-59787234　E-mail：zhiliang @ pmph.com
数字融合服务电话：4001118166　E-mail：zengzhi @ pmph.com

全国高等学校医学影像学专业第五轮规划教材修订说明

医学影像学专业本科教育始于 1984 年,38 年来我国医学影像学专业的专业建设、课程建设及教材建设都取得了重要进展。党的十九大以来,国家对高等医学教育提出了新要求,出台了《"健康中国 2030"规划纲要》《国家积极应对人口老龄化中长期规划》《关于加强和改进新形势下高校思想政治工作的意见》等重要纲领性文件,正在全面推动世界一流大学和世界一流学科建设。教材是教学内容的载体,不仅要反映学科的最新进展,而且还要体现国家需求、教育思想和观念的更新。第五轮医学影像学专业"十四五"规划教材的全面修订,将立足第二个百年奋斗目标新起点,面对中华民族伟大复兴战略全局和世界百年未有之大变局,全面提升我国高校医学影像学专业人才培养质量,助力院校为党和国家培养敢于担当、善于作为的高素质医学影像学专业人才,为人民群众提供满意的医疗影像服务,为推动高等医学教育深度融入新发展格局贡献力量。

一、我国高等医学影像学教育教材建设历史回顾

1. 自编教材 1984 年,在医学影像学专业建立之初,教材多根据各学校教学需要编写,其中《放射学》《X 线物理》和《X 线解剖学》在国内影响甚广,成为当时教材的基础版本。由于当时办医学影像学(原为放射学)专业的学校较少,年招生人数不足 200 人,因此教材多为学校自编、油印,印刷质量不高,但也基本满足当时教学的需要。

2. 协编教材 1989 年,随着创办医学影像学专业的院校增加,由当时办医学影像学专业最早的天津医科大学发起,邀请哈尔滨医科大学、中国医科大学、川北医学院、泰山医学院、牡丹江医学院等学校联合举办了第一次全国医学影像学专业(放射学专业)校际会议。经协商,由以上几所院校联合国内著名的放射学家共同编写本专业核心课与部分基础课教材。教材编写过程中,在介绍学科的基础知识、基本理论、基本技能的基础上,注重授课与学习的特点和内容的更新,较自编教材有了很大进步,基本满足了当时的教学需要。

3. 规划教材 1999 年,全国高等医学教育学会医学影像学分会成立后,由学会组织国内相关院校进行了关于教材问题的专题会议,在当年成立了高等医药院校医学影像学专业教材评审委员会,组织编写面向 21 世纪医学影像学专业规划教材。

2000 年,由人民卫生出版社组织编写并出版了国内首套 7 部供医学影像学专业使用的统编教材,包括《人体断面解剖学》《医学影像物理学》《医学电子学基础》《医学影像设备学》《医学影像检查技术学》《医学影像诊断学》和《介入放射学》。

2005 年,第二轮修订教材出版,增加了《影像核医学》和《肿瘤放射治疗学》,使整套教材增加到 9 部。同期,我国设立医学影像学专业的学校也由 20 所增加到 40 所,学生人数不断增长。

2010 年,第三轮修订教材完成编写和出版,增加了《医学超声影像学》,使该套教材达到 10 部。此外,根据实际教学需要,将《人体断面解剖学》进行了系统性的修改,更名为《人体断面与影像解剖学》。此时,我国设立医学影像学专业的学校也增加到 80 所,年招生人数超过 1 万人。第三轮教材中的《医学影像检查技术学》《医学影像诊断学》《介入放射学》《影像核医学》和《肿瘤放射治疗学》还被评为了普通高等教育"十二五"国家级规划教材。

2017 年,第四轮修订教材完成编写和出版。在广泛征求意见的基础上,将《人体断面与影像解剖学》更名为《人体断层影像解剖学》,将《影像核医学》更名为《影像核医学与分子影像》。该套教材编写更加规范,内容保持稳定。全部理论教材品种都配有相应的数字化网络增值服务,开启移动学习、线上学习新模式。同步配套编写的学习指导与习题集,更加便于学生复习和巩固理论知识。

前四轮规划教材的编写凝结了众多医学教育者的经验和心血，为我国的高等医学影像学教育做出了重要贡献。

二、第五轮医学影像学专业规划教材编写特色

近年来，国家对高等教育提出了新要求，医学影像学发展出现了新趋势，社会对医学影像学人才有了新需求，医学影像学高等教育呈现出新特点。为了适应新时代改革发展需求，全国高等学校医学影像学专业第四届教材评审委员会和人民卫生出版社在充分调研论证的基础上，决定从2020年开始启动医学影像学专业规划教材第五轮的修订工作。

1. 修订原则

（1）**教材修订应符合国家对高等教育提出的新要求。**以人民满意为宗旨，以推动民族复兴为使命，以立德树人为根本任务，以提高质量为根本要求，以深化改革为根本出路，坚持"以本为本"，推进"四个回归"，培养合格的社会主义建设者和接班人。

（2）**教材修订应反映医学影像学发展的新趋势。**医学影像学多学科交叉的属性更加明显，人工智能技术在医学影像学领域的应用越来越普遍，功能影像和分子影像技术快速发展。

（3）**教材修订应满足社会对医学影像学人才的新需求。**社会对医学影像学人才的需求趋于多样化，既需要具有创新能力和科研素养的拔尖人才，又需要具有扎实的知识和较强实践能力的应用型人才。

（4）**教材修订应适应医学影像学高等教育的新特点。**医学影像学高等教育的新特点包括：信息化技术与医学影像学教学的有机融合，教师讲授与学生自学的有机融合，思想政治教育与专业课教育的有机融合，数字资源与纸质资源的有机融合，创新思维与实践能力的有机融入。

2. 编写原则与特色

（1）**课程思政融入教材思政：**立德树人是高等教育的根本任务，专业课程和专业教材的思政教育更能充分发挥润物无声、培根铸魂的作用。通过对我国影像学发展重大成果的介绍，对我国医学影像学专家以及普通影像医务工作者勇于担当、无私奉献、生命至上、大爱无疆精神的解读，引导当代高校医学生树立坚定的文化自信。

（2）**统筹规划医学影像学专业教材建设：**为进一步完善医学影像学专业教材体系，本轮修订增加三本教材：新增《医学影像学导论》，使医学影像学专业学生能够更加全面了解本专业发展概况；新增《医学影像应用数学》，满足医学影像学专业数学教学的特殊需求；新增《医用放射防护学》（第3版），在前两轮教材编写中，该教材作为配套辅导教材获得良好反馈，鉴于目前对医学生提高放射防护意识的实际需要，本轮修订将其纳入理论教材体系。

（3）**坚持编写原则，打造精品教材：**坚持贯彻落实人民卫生出版社在规划教材编写中通过实践传承的"三基、五性、三特定"的编写原则："三基"即基本知识、基本理论、基本技能；"五性"即思想性、科学性、创新性、启发性、先进性；"三特定"即特定对象、特定要求、特定限制。精练文字，严格控制字数，同一教材和相关教材的内容不重复，相关知识点具有连续性，内容的深度和广度严格控制在教学大纲要求的范畴，力求更适合广大学校的教学要求，减轻学生负担。

（4）**为师生提供更为丰富的数字资源：**为提升教学质量，第五轮教材配有丰富的数字资源，包括教学课件、重点微课、原理动画、操作视频、高清图片、课后习题、AR模型等；并专门编写了与教材配套的医学影像学专业在线题库，及手机版医学影像学精选线上习题集系列供院校和学生使用；精选部分教材制作线上金课，适应在线教育新模式。不断发掘优质虚拟仿真实训产品，融入教材与教学，解决实践教学难题，加强影像人才实践能力的培养。

第五轮规划教材将于2022年秋季陆续出版发行。希望全国广大院校在使用过程中，多提宝贵意见，反馈使用信息，为下一轮教材的修订工作建言献策。

2022年3月

主编简介

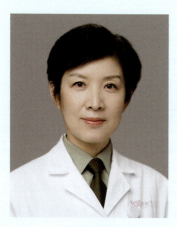

梁 萍

1963 年 9 月出生于山东济南。中国人民解放军总医院第五医学中心超声科主任，主任医师，教授，博士生导师，国家杰出青年科学基金获得者，享受国务院特殊津贴专家。现任亚洲超声医学及生物学联合会理事、中华医学会超声医学分会主任委员、中国研究型医院学会肿瘤介入专业委员会主任委员等职。

1986 年毕业于第二军医大学，至今一直在解放军总医院 / 解放军医学院从事超声诊疗及教学工作，主编或参编教材与学术专著 20 余部。承担国家科技部"十二五"科技支撑、"十三五"重点项目，国家自然科学基金重大研究计划、重点项目，国家重大科研仪器研制项目等国家级课题 20 余项。以第一或通讯作者发表 SCI 论文 188 篇，主持与参与制定国内外指南 15 部，培养硕士、博士研究生 81 名。系列研究获国家技术发明奖二等奖、国家科技进步奖二等奖等国家和省部级以上奖励 9 项。

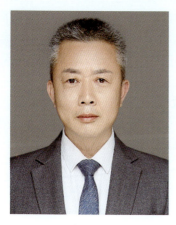

冉海涛

1966 年 7 月出生于重庆彭水，医学博士，博士生导师，二级教授。国家卫生健康突出贡献中青年专家。现任重庆医科大学附属第二医院超声科主任，兼任重庆医科大学医学影像系主任、超声影像学研究所所长、超声分子影像学重庆市重点实验室主任、分子影像与靶向精准治疗重点实验室主任及《临床超声医学杂志》主编。

主持国家自然科学基金重点及面上项目 6 项，发表各类学术论文 200 余篇。主编及参编规划教材与学术专著 21 部。科研成果申请国家发明专利 12 项、国际发明专利 1 项，获重庆市自然科学奖一等奖 1 项、科技进步奖一等奖 1 项、技术发明奖三等奖 1 项、卫生科技成果奖一等奖 1 项。

副主编简介

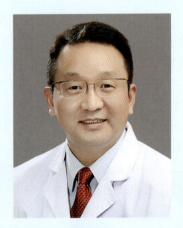

谢明星

1964 年 4 月生于湖北省赤壁市,二级教授,主任医师,博士生导师,华中科技大学同济医学院协和医院超声科主任,湖北省影像医学临床医学研究中心主任。兼任美国心脏协会理事,美国心脏病学会理事,美国超声心动图学会理事,中华医学会超声医学分会副主任委员、心脏学组组长,海医会超声专委会常务副主委等。培养硕士、博士及博士后 174 人。

主持科技部重点研发计划、国家自然科学基金重大科研仪器研制专项、重点及面上等项目 20 余项。作为主要研究者,获国家科技进步奖 3 项;主持省科技进步奖一等奖 2 项。主编或参编教材与著作 30 余部。第一作者及通讯作者发表论文 698 篇,SCI 收录 194 篇。

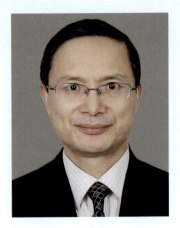

李建初

1965 年 3 月生于江西省丰城市,教授,主任医师,博士生导师。现任中国医学科学院北京协和医院超声医学科主任。兼任中华医学会超声医学分会候任主任委员、北京医学会超声医学分会候任主任委员、北京医师协会超声专科医师分会会长、北京市超声医学质量控制和改进中心主任等。

发表专业论文百余篇。主编教材、专著 7 部,参编 10 余部。主持国家级和北京市基金课题 7 项,获省部级科学技术进步奖 5 项。担任《中国医学影像技术》杂志主编,任多家杂志编委。

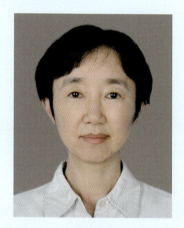

郑荣琴

1964 年生于湖北省赤壁市，教授，主任医师，博士生导师。任中山大学附属第三医院超声科主任。兼任中华医学会超声医学分会委员兼腹部学组副组长，中国研究型医院学会肿瘤介入学专业委员会副主任委员。从事教学工作 32 年。曾获"广东省医学领军人才""中山大学名医"称号。

主要致力于腹部超声诊断及介入性超声工作。在国内外专业杂志上发表学术论文 300 余篇，其中 SCI 收录 110 余篇；先后主持国家自然科学基金重点、仪器及面上项目；主编及副主编学术专著 4 部；申请国家发明专利多项；作为第一完成人获得广东省科学技术奖二等奖及三等奖各 1 项。

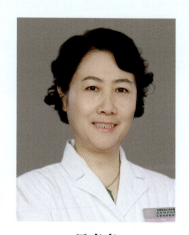

吴青青

1965 年 7 月出生于山西，教授，主任医师，博士生导师，首都医科大学附属北京妇产医院 / 北京妇幼保健院副院长、超声科主任，享受政府特殊津贴专家。国家卫生健康委员会妇幼司全国产前诊断专家组成员及影像组组长，中华医学会超声医学分会常委兼妇产学组组长等。

从事妇产科临床、超声诊断及教学工作 30 余年，培养硕士、博士生 50 余名。在国内外专业杂志发表学术论文 200 余篇，先后主持国家重点研发计划子课题、国家自然科学基金等项目。担任《中国医学影像技术》杂志副主编。获得全国妇幼健康科学技术奖二等奖、第十二届宋庆龄儿科医学奖等奖项。

前　言

　　超声检查技术因其方便便捷、实时动态、无辐射、效费比高等诸多优点，在临床诊疗过程中被广泛应用。近年来各种超声成像新技术发展十分迅速，彩色多普勒血流成像、实时三维超声、弹性成像及超声造影、介入超声、人工智能技术与分子影像技术等的成熟推广与开发应用，大大拓展了医学超声影像学的临床应用范围且提升了诊疗效能。目前，超声影像学在我国已发展成为与放射医学、核医学并列的临床二级学科，在临床疾病诊断与治疗中发挥着越来越重要的作用。

　　《医学超声影像学》（第3版）是国家卫生健康委员会规划教材。编者来自全国各大三甲教学医院，均具有丰富的临床教学经验和较高的学术造诣。本书自2010年出版以来，受到广大师生及超声医学同仁的高度评价。为推动超声技术的应用和学科的发展，应人民卫生出版社的要求进行再版修订。在第3版的修订过程中，严格遵循"三基"（基础理论、基本知识、基本技能）、"五性"（思想性、科学性、先进性、启发性、适用性）及"以本为本"和课程思政的原则。在上一版的基础上进行了一些调整，适当增加了胸腔与肺、介入超声的诊断与治疗等章节内容，对一些技术和进展进行了更新，在坚持循证医学的基础上，力求与时俱进、内容丰富、简明扼要且实用性强。

　　为了适应信息技术的飞速发展和提升教材相关数字产品的内容质量，打通全媒体教学资源，本教材采用纸数融合的方式编写。数字内容包括课件、微课和视频等，通过多媒体的形式进一步对纸质内容进行阐释、补充和拓展，以方便学生线上阅读、自主学习和对内容的理解与掌握。

　　本次教材修订工作筹备时间短、编写任务重、质量要求高，但在各位编者不辞劳苦、夜以继日的努力工作下，得以如期完成，在此对各位编者表示衷心感谢！在本书编写过程中，李建初、谢明星、郑荣琴、吴青青等教授审核了部分章节，提出了许多宝贵意见和建议，对他们的精心审校表示诚挚的感谢！同时对给本教材提出许多宝贵意见和建议的各位专家和医务工作者表示衷心的感谢！

　　由于本教材编写时间短，工作量大，在编排上难以做到完全规范、统一，不当之处在所难免，恳请广大读者给予批评指正。

梁　萍　冉海涛

2022年1月

目　录

第一章 总 论

医学超声影像学以处理超声波在人体组织内传播过程中相互作用所产生的各种回声信息为基础，并以不同的参数和可视化模式显示人体脏器、组织结构和血流信息，用以评价脏器的位置、解剖结构、血流动力学和功能变化。因此，熟悉和掌握超声波的物理基础、超声波在人体组织中传播规律及相互作用、各种超声成像技术的基本原理是学好医学超声影像学的基础。

超声检查目前已成为许多疾病临床诊断、疗效评估与随访的一线影像学检查方法，此外，其还可以辅助完成各种临床介入操作和治疗。近年来超声医学飞速发展，各种新技术与新方法不断涌现，超声检查的应用范围也不断扩展，在临床工作中的地位和作用也越来越重要。

第一节 概 述

医学超声影像学是现代医学影像学的重要组成部分。超声影像学是利用超声波在人体不同组织内传播特性的差异进行成像，是临床医学与声学、工程学和计算机科学等多学科相结合的学科。随着计算机和人工智能技术的进步，超声成像技术发展十分迅速，彩色多普勒血流成像、三维超声、弹性成像、声学造影、介入超声及超声治疗等技术的成熟和应用，极大地拓展了医学超声影像学的临床应用范围。超声成像以其分辨率高、实时动态、经济便捷、普及度广、无放射危害等诸多优点在临床疾病诊断与治疗中的应用越来越广泛，已经发展成为临床最常用的一线影像学检查方法之一。

医学超声影像学，以超声医学工程学和人体解剖学、病理学等形态学为基础，与临床医学紧密结合，可实时、无创地获得活体组织、器官的断层和三维立体图像，达到疾病诊断的目的。介入超声及高强度聚焦超声（high intensity focused ultrasound, HIFU）的问世，以及超声医学与纳米医学的交叉融合，使医学超声从单纯的疾病诊断范围进入到诊断与治疗相结合的全新领域。

超声波是疏密机械振动波，超声图像可反映介质中声学参数的差异，对人体组织有良好的分辨能力，有利于识别组织的细微变化。可用于如下检测。

1.形态学检测 获取组织、器官的断层或三维立体图像，进行定位、定性判断。

2.功能学检测 根据正常和异常组织、器官的形态学改变，通过 M 型、二维、多普勒超声等方法，反映其功能变化。

3.组织特性检测 声波在组织中传播，其物理参数的变化（如声速、声衰减、剪切波传播速度等）与组织病理变化密切相关，通过超声组织定征（ultrasonic tissue characterization, UTC）方法，可进行组织特性分析，如通过检测剪切波传播速度定量分析肝脏纤维化程度等。

4.介入超声 在超声图像的实时引导下，进行各种各样的临床操作，如超声引导下穿刺活检、置管引流、射频/微波/激光肿瘤消融治疗等，用于疾病的诊断和治疗。

5.超声治疗 包括传统的超声理疗、超声波碎石、高强度聚焦超声治疗肿瘤等。

一、医学超声影像学发展简史

医学超声起源于 20 世纪 40 年代，德国精神病医师 Dussik（1942 年）首次用 A 型超声探测颅脑病变,开创了医学超声影像学的先河。Howry(1949 年)将二维超声用于人体检查。Edler 等 (1954 年)相继用 M 型超声诊断心脏疾病。20 世纪 60 年代中期,开始研究机械式或电子快速实时成像法。1973 年机械和电子相控阵扇形实时扫描法得以应用,同年 Johnson 等首先报道了采用脉冲波多普勒超声诊断室间隔缺损。20 世纪 80 年代彩色多普勒血流成像用于探测心脏、大血管疾病。20 世纪 90 年代之后,三维(3D)超声成像、实时三维超声成像、彩色多普勒能量图(CDE)、组织多普勒成像技术(TDI)、腔内超声、超声造影、介入超声、斑点追踪、组织弹性成像等技术相继出现。

我国于 20 世纪 50 年代后期开始超声成像设备的研制工作。1958 年上海市第六人民医院周永昌教授等和汕头超声仪器研究所合作,成功研制了国产脉冲式 A 型超声仪。1961 年我国第一台 M 型超声仪在上海中山医院问世。20 世纪 80 年代汉口协和医院王新房教授等率先应用过氧化氢(又称双氧水)开展了右心声学造影检查,用于先天性心脏病的诊断与鉴别诊断。

20 世纪 50 年代初期,我国亦开始将超声波用于疾病的治疗及相关研究工作,超声止血刀、超声理疗等逐步应用于临床。20 世纪 90 年代,重庆医科大学附属第二医院王智彪教授团队研制成功了我国第一台具有完全自主知识产权的"高强度聚焦超声肿瘤治疗系统"并应用于肿瘤的无创消融治疗。2004 年重庆医科大学超声影像学研究所率先在国内深入开展超声分子成像与靶向治疗及相关仪器设备的研究工作。

二、学习要求及方法

(一)打好理论基础

医学超声影像学发展很快,涉及临床医学、工程技术学、计算机与人工智能等医工多学科交叉融合,因此,宽广的知识面与扎实的理论基础十分重要。

(二)密切结合临床

医学超声影像学主要是对组织、器官的形态、功能进行检查和评估,由于影像学检查均会存在"同病异像"和"异病同像"的现象,因此,检查结果一定要充分结合患者临床资料进行综合分析判断。影像医师具备系统扎实的内、外、妇、儿等临床学科相关知识就显得十分重要,也是学好医学影像学的基础和前提条件。医学影像专业学生应重视和加强临床理论知识学习和临床实习。

(冉海涛)

第二节 医学超声物理基础

一、超声波的定义

声波(sound wave)是由物体(声源)振动产生的一种机械波,每秒振动的次数称为频率,人耳可闻声波的频率范围大约为 16Hz~20kHz。超过人耳听觉阈值即频率大于 20kHz 的声波为超声波(ultrasonic wave),而频率小于 16Hz 的声波为次声波(infrasonic wave)。

超声诊断所用声波频率一般为 1~10MHz,常用 2.5~5.0MHz。

二、超声波的物理参数

(一)波长(wave length)

用 λ 表示,在波的传播方向上,质点完成一次振动的距离(图 1-1)。波长以 mm 为单位,高频超声中则以 μm 为单位。

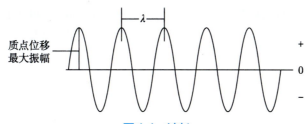

图中相邻两个波峰间的距离为波长。

（二）频率（frequency）

用 f 表示，单位时间内质点完成一个振动过程的次数（图1-2），单位为赫兹（Hz，1Hz＝1周）。

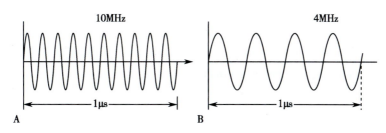

图1-2　频率

图中以1μs作为时间单位。

A. 在1μs内包含10个整波，为10MHz；B. 在1μs内包含4个整波，为4MHz。

（三）周期（period）

用 T 表示，质点完成一次振动所需的时间，单位为秒（s）、毫秒（ms）或微秒（μs）。周期与频率间互为倒数，即式1-1：

$$T_{(s)}=1/f_{(Hz)}, f_{(Hz)}=1/T_{(s)} \tag{式1-1}$$

或

$$T_{(\mu s)}=1/f_{(MHz)}, f_{(MHz)}=1/T_{(\mu s)}$$

（四）声速（sound velocity）

用 c 表示，单位时间内声波在介质中的传播距离，声速的单位常用 m/s、cm/s、cm/μs、mm/μs 等，人体软组织平均声速为1 540m/s。c 与体膨胀系数（K_a）、介质密度（ρ）、杨氏模量（E）等关系如式1-2：

$$c\approx(K_a/\rho)^{1/2} \text{ 或 } c\approx(E/\rho)^{1/2} \tag{式1-2}$$

（五）声能（acoustic energy）

从探头向一个面发出超声的总能量称为声能，以焦（J）为单位。

（六）声功率（acoustic power）

单位时间内从超声探头发出的声能，称为声功率。以瓦（watt，W）或毫瓦（mW）为单位，1W＝1J/s。

（七）声强（sound intensity）

单位面积上的声功率，称为声强。用 I 表示，亦即在单位时间内每单位面积上所经过的声能量，以 W/cm² 或 mW/cm² 为单位，1W/cm²＝1J/(cm²·s)。

在脉冲式超声系统中，超声声强（I）分为：

1. 空间平均时间平均声强（I_{SATA}）　为标出声强中的最低数据。

2. 空间峰值时间平均声强（I_{SPTA}）　非聚焦声束中，为 I_{SATA} 的3～5倍；聚焦超声中，焦区声强为 I_{SATA} 的108～200倍。

3. 空间平均时间峰值声强（I_{SATP}）　为占空因素的倒数与 I_{SATA} 的乘积。

3

4. 空间峰值时间峰值声强(I_{SPTP}) 为标出声强中的最高数据,可达I_{SATA}的300～1 000倍。

此外,尚有空间峰值脉冲平均声强(I_{SPPA})及最大半周脉冲声强(I_{max})等标示值。

在各种声强中,多数学者认为I_{SPTA}为生物效应的最主要指标。

三、超声波的发生

诊断用超声波一般应用压电元件所产生的压电效应,即电能与机械能的相互转换而发生。压电元件可为天然晶体(石英)、压电陶瓷(钛酸钡、钛酸铅、锆钛酸铅)或有机压电薄膜(PVDF、PVDF₂)等。

(一)压电效应

压电效应(piezoelectric effect)指在力的作用下(压力或负压力),压电材料的一对面上会产生电荷,其符号(正、负)相反(图1-3),将压力机械能转换为电能,这种效应称为正压电效应(direct piezoelectric effect)。所加的力愈大,电场强度亦愈大;反之则小。或者,在压电材料两端施加一交变电场时,则压电材料将出现与交变电场同样频率的机械振动,将电能转换为机械能,称之为逆压电效应(converse piezoelectric effect)。

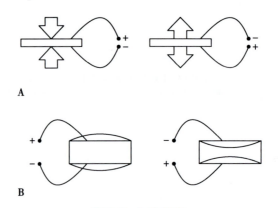

图1-3 压电效应
A. 正压电效应;B. 逆压电效应。

(二)压电材料

1. 压电晶体 可分为以下两种。

(1)天然压电晶体:石英又名二氧化硅(SiO_2)。X切割的石英晶体具有压电性能,其发射频率单纯,带宽窄,Q值高,但要求激励电压高,常需数千伏(kV)。

(2)压电陶瓷晶体:为铁电体的化合混合物,采用人工配方烧结,磨粉,混合,压模;再烧结,磨片,涂银,极化,切割等一系列工艺制成,可掺杂微量化学元素以改变其压电和介电性能,为目前绝大多数商品超声诊断仪所采用。

2. 压电有机材料 聚偏氟乙烯(poly vinylidene fluoride,PVDF)具有压电性能。PVDF(或PVDF₂)薄膜经延展使其分子链轴规则排列,并外加电场使之极化,即获得压电高分子薄膜,易制成宽带探头,具有质柔软、可弯曲、易加工等优点。

(三)超声换能器

超声成像设备的核心部件之一是探头,超声探头的主体是换能器。换能器借助其内的压电材料,通过压电效应向人体组织内发射声波,同时接收组织反射回波用于成像。

四、人体组织中的声学参数

1. 密度(ρ) 密度为组织的基本属性,不同组织的密度不同,密度单位为g/cm³。密度是影响组织声学阻抗大小的重要参数之一。

2. 声速（c） 声波在组织中传播的速度，单位为 m/s。超声波在人体不同软组织中的传播速度存在差异，一般来说，声波在骨骼等固体物中的传播速度最高，纤维结缔组织次之，在液体中的传播速度很低，在气体中的速度最低，在软组织中的传播速度介于纤维结缔组织与液体之间。超声波在人体软组织中的平均传播速度为 1 540m/s。

3. 声阻抗（acoustic impedance） 即声特性阻抗的简称，通常用 z 表示，为密度与声速的乘积（$z=\rho \cdot c$），单位为 g/（$cm^2 \cdot s$）。物质的密度以及超声波在其内的传播速度一般是固体 > 软组织 > 液体 > 气体，故声阻抗一般也是固体 > 软组织 > 液体 > 气体。

声阻抗为医学超声影像学中最重要的参数，也是医学超声成像的基础，超声波在组织传播的过程中会出现反射、散射等，均是由组织的声阻抗不同所造成的。

4. 界面（boundary） 两种声阻抗不同的物质接触所形成的界面为声学界面，简称界面。界面尺寸大于入射声波波长称为大界面，小于入射声波波长称为小界面。声波在组织传播过程中，遇见大界面会发生反射，遇见小界面会发生散射。发生反射或散射的强弱由界面两边的声阻抗差决定，声阻抗差越大反射或散射越强，反之越弱。

五、超声波在人体软组织中的传播

（一）反射（reflection）

超声波入射到比自身波长大的大界面时，入射声波的较大部分能量被该界面阻挡而返回，这种现象称之为反射（图 1-4）。平滑的大界面称为镜面，大界面反射遵守 Snell 定律：①入射和反射回声在同一平面上；②入射声束与反射声束在法线的两侧；③入射角与反射角相等。反射的能量由反射系数（R）决定。反射波声强与入射波声强之比称为反射系数。$R=[(Z_2-Z_1)/(Z_2+Z_1)]^2$。当 $Z_1=Z_2$，为均匀介质，则 $R=0$，无反射；当 $Z_1 \ll Z_2$，则 R 很大，产生强反射；当 $Z_1 \neq Z_2$，$R \neq 0$，反射存在。

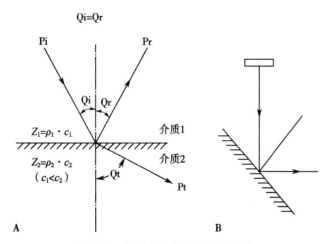

图 1-4 超声的入射、反射和折射
A. Snell 定律；B. 为入射角过大，回声失落。
Pi：入射超声；Pr：反射超声；Pt：折射超声；Qi：入射角；
Qr：反射角；Qt：折射角；Z_1，Z_2：介质的声阻抗。

（二）散射（scattering）

小于入射声波波长的界面称小界面，小界面对入射声波产生散射现象，使入射声波的部分能量向各个空间方向分散辐射（图 1-5）。其中返回至探头的散射信号称背向散射（back scatter）。虽然背向散射信号往往很弱，但因其来自脏器内部的细小结构，临床意义十分重要。

（三）折射（refraction）

由于声波在人体不同组织中的传播速度不同，声束在经过这些组织间的大界面时，会产生声束前进方向的改变，称为折射。由于折射效应，示波屏上的声像图在实际上是一幅多向扭曲的图形。折射可使超声测量与超声引导产生误差。

（四）绕射（diffraction）

又名衍射。声束在界面边缘经过，如声束边缘和界面边缘间距达 1~2λ 时，声束可向界面边缘靠近且绕行，即产生声轴的弧形转向（图 1-6），其转向程度一般不大，称为绕射。

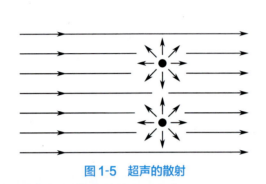

图 1-5 超声的散射

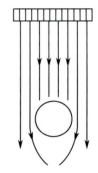

图 1-6 超声的绕射

（五）相干（interference）

为两束声波在同一空间传播时的叠加现象。由于两束声波在频率、相位及振幅上的差别，叠加后可产生另一种新的波形。这种新的波形中常含有新的信息，如相位信息（图 1-7）。已有利用相邻声束扫描线产生的回声取得相干信息，形成相干图像。

（六）衰减（attenuation）

声束在介质中传播时，因小界面散射、大界面的反射、声束的扩散以及软组织对超声能量的吸收等，会造成超声能量的衰减（图 1-8）。

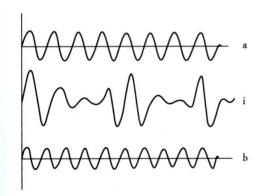

图 1-7 相干
a 和 b 叠加而成 i。

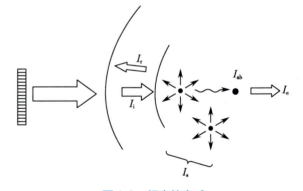

图 1-8 超声的衰减
声能在体内传播过程中的衰减示意图。I_i：进入人体表浅组织后的声能；I_r：大界面反射的声能损失；I_s：散射声能损失；I_{ab}：组织声吸收的声能损失；I_e：衰减后的声能。

1. 衰减公式 衰减公式如式 1-3：

$$A_x = A_0 e^{-\alpha f x} \qquad\qquad （式 1-3）$$

式中，A_x：距离探头 x 处的声振幅；A_0：探头发散面处的声振幅；e：自然对数之底；α：衰减系数；f：超声频率（MHz）；x：距离探头的某点。

2. 衰减系数 衰减系数 α 由 3 个主要部分组成，即式 1-4：

$$\alpha = af^1 + bf^2 + cf^4 \qquad （式 1-4）$$

其中，a：代表介质弹性摩擦吸收系数，与频率的 1 次方成正比；b：代表介质黏滞性与热传导的吸收系数，与频率的 2 次方成正比；c：代表介质内散射体的瑞利散射吸收系数，与频率的 4 次方成正比。

此外，尚有其他影响因素。声强（I）与声振幅（A）的平方值成正比，故声强的衰减系数为 2α。

由于衰减现象的普遍存在，在仪器设计中常用"时间增益补偿"（time gain compensation，TGC）调节功能，使声像图不同深浅的回声强度比较均匀。

（七）多普勒效应（Doppler effect）

当一定频率的声波由声源发射并在介质中传播时，如遇到与声源做相对运动的界面，则其反射声波频率会随界面运动的情况而发生改变，称之为多普勒效应（图 1-9）。

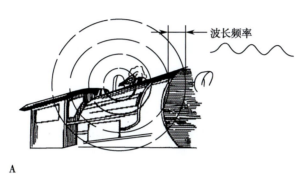

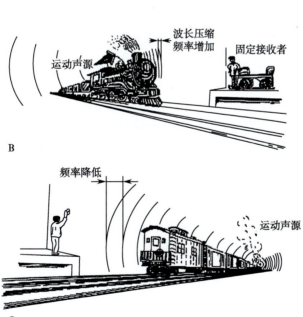

图 1-9　多普勒效应示意图
A. 火车鸣笛时声波频率不变；B. 火车呼啸朝固定接收者而来，声波频率增加；
C. 火车呼啸离固定接收者而去，声波频率减低。

多普勒方程（式 1-5）：

$$f_d = 2f_0 v\cos\theta/c \qquad （式 1-5）$$

式中，f_d：多普勒频移；f_0：发射频率；v：血流速度；θ：声束与血流夹角；c：超声波在介质中的传播速度。实际应用中 f_0 即为换能器（探头）频率；c 为超声波在人体软组织中的平均传播速度 1 540m/s。

多普勒频移与流速成正比。为获得最大血流信号，应使声束与血流方向尽可能平行（θ角尽量小）。

利用多普勒效应可测算出有无血流或组织的运动、运动方向及运动速度（图1-10），多普勒效应也是彩色多普勒超声血流成像的理论基础。

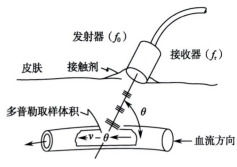

图 1-10　人体血流多普勒测量示意图

（八）超声波传播过程中的非线性特性

1. 非线性参量 B/A　声波传播的线性理论是传统超声成像原理与技术的基础。线性理论认为，反射波与入射波之间满足线性关系，对于静止的目标，反射波的幅度比入射波小（因为衰减、吸收等），但两者波形一致即频率相同。但人体软组织并非理想的传声媒质，声波在组织中传播时也会发生非线性现象，诸如波形畸变、谐波滋生、辐射压力等。介质对非线性声学现象产生的影响，可以通过非线性参量来描述。

B/A 是非线性声学中的一个基本参量。它表明超声波通过介质时产生非线性效应的大小，并可以对高频、大功率超声导致的波形畸变、输出饱和、谐波滋生等非线性现象进行表示。近年已有不少研究表明，非线性参量 B/A 能较线性参量（如特性声阻抗、声速、声衰减等）更灵敏地反映生物组织性质的变化，可以为组织定征及疾病的诊断与鉴别提供新的途径和指标。

2. 基波与谐波　超声波在介质中传播时会出现波形的畸变，即非线性表现，这意味着谐波的滋生。若对畸变波形进行傅里叶频谱分析，就会发现其频谱有一个幅度最大、频率最低的波称为基波，基波的频率称为基频 f_0（图1-11）。此外，还有若干个频率为 f_0 整倍数的谐波，如图1-11 中的 $2f_0, 3f_0, 4f_0 \cdots nf_0$ 等，这些谐波分别称为二次谐波、三次谐波、四次谐波……n 次谐波等，即多次幂理论。二次谐波能量较其他谐波能量更大，可用作二次谐波成像。

有限振幅波在介质中开始传播，一直到锯齿波的形成所经历的距离，通常称之为间断距离。当介质和频率确定后，间断距离是和声学马赫数成反比，即声源发射的声压越大则形成锯齿波需要的距离就越短。在形成锯齿波时，谐波是最丰富的。谐波的形成有 2 个突出的特点。

（1）谐波强度与深度呈非线性关系：如图1-12 所示，其中基波的强度随深度是按线性衰减的，而谐波的变化则是非线性的。谐波在皮肤层的强度实际为零，随着深度的增加而增强，直到深度因组织衰减作用超过组织的非线性参量 B/A 的作用时，该点（深度）成为幅度下降的转折点（如图1-12 箭头所指的位置）。然而，在所有的深度上，组织谐波的强度都低于基波。

（2）谐波能量与基波能量呈非线性关系：从图1-13 可见，弱的基波几乎不产生谐波能量，而强的基波产生较大的谐波能量。因此，频率为中心频率的基波产生的谐波能量较强，而旁瓣产生的谐波能量就非常弱。

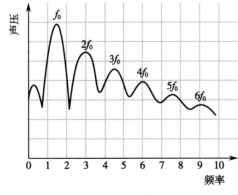

图 1-11　基波与谐波

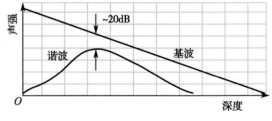

图 1-12　谐波随深度的非线性变化

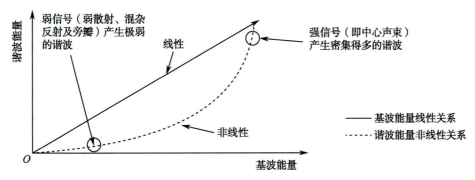

图1-13 谐波能量与基波能量呈非线性关系

3.组织谐波成像 常规超声成像是仅利用基波的信息进行成像。如果我们采用滤波技术,去除基波而利用组织产生的谐波进行成像的方法,通常称为组织谐波成像(tissue harmonic imaging,THI)。当然这种方法还包括在基波的基础上增加二次谐波成分的成像技术。

图1-14是基波和谐波通过滤波进行分离的示意图。由于组织谐波具有上述非线性的特性,用这种方法可以消除基波的噪声和干扰,以及旁瓣产生的混响,消除近场伪像干扰和近场混响,明显改善信噪比,提高图像的质量和对病灶的检测能力。特别对传统基波成像困难的患者,对心内膜和心肌的显示、对腹腔深部血管的显示、血栓的轮廓、腹部占位性病变、腹部含液性脏器内病变及囊性病变的内部回声等有明显的改变。

组织谐波成像质量取决于:超宽频探头能否准确发射和接收宽频带信号,以及足够高的灵敏度;足够高的动态范围;滤波器的技术和性能;信号处理技术等。因此,不同仪器的组织谐波成像质量有很大的差异。

由于区分谐波成分和基波成分需要限制发射脉冲的带宽,这将导致轴向分辨率的降低,所以,对于基波的信噪比较大、成像不困难时,就没必要采用谐波成像了。

4.造影谐波成像 造影谐波成像是一种利用对比剂的非线性振动产生的谐波进行成像的技术。该技术不仅提供血流灌注信息,还为超声分子成像和靶向治疗打下基础。超声造影成像原理详见第五节超声特殊检查与新技术。

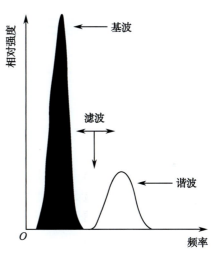

图1-14 基波和谐波的滤波分离

六、超声生物学效应与安全性

(一)超声生物学效应

超声波是一种能量形式,在生物体内传播过程中会与生物组织发生相互作用,当能量达到一定剂量时,会引起组织结构、状态或功能发生变化,这种作用称为超声生物学效应。其机制主要包括机械效应、热效应和空化效应。

1.机械效应 超声波是疏密机械振动波,在生物体内传播时,作为声场中介质的生物大分子、细胞及组织可产生机械振荡,产生机械效应。热效应、空化效应均与机械效应有关。

2.热效应 超声入射至人体组织中可产热。在活体动物中,小鼠颅骨用$I_{SPTA}=1.5mW/cm^2$照射90s,温度升高超过5℃。在60例决定作人工流产的胚胎(月经龄62~67d)的手术前,以$I_{SPTA}=2.5mW/cm^2$照射颅顶骨120s,于颅骨板内测得温度平均升高4.9℃。温度升高≤2℃时,暴露时间长达50h,无任何生物效应出现,但温度升高>4℃,常可产生中枢神经系统的发育畸形。

3.空化效应 超声波为高频变化的压缩与弛张波,其压力(正压相)与负压力(负压相)呈周期性改变。当液体声场存在适当大小的气泡时，在交变声场的作用下，微泡可能进入共振状态，称为稳态空化。微气泡的稳态空化会产生大量的非线性信号。同时，伴随气泡脉动而产生的微声流等可导致附近的细胞和生物大分子产生生物学效应。当声场强度较高时，在声场负压相，存在于液体中的空化核迅速膨胀，随即在正压相突然收缩以至崩溃或猝灭，称为瞬态空化。瞬态空化常伴有声致发光、冲击波及高速微射流等复杂现象发生，可造成空化中心附近的细胞、组织不同程度损伤乃至严重破坏。

（二）安全性

1．机械指数（mechanical index，MI） 指超声在弛张期的负压峰值（MPa）与探头中心频率（MHz）的平方根值的比值。通常，MI 值在 1.0 以下认为无害，但做胎儿超声检查时 MI 应尽量调低，通常应调至 0.3 以下，对眼球应调至 0.1 以下。在使用微泡声学对比剂进行实时超声造影检查时，MI 应调至 0.1 或更低（0.04），使对比剂微泡不至于被声波击碎，以确保造影效果。

2．热指数（thermal index，TI） 指超声实际照射到某声学界面产生的温升与使界面温升 1℃ 的输出功率的比值。通常，TI 值在 1.0 以下认为无致伤性，但对胎儿检查应调至 0.4 以下，对眼球应调至 0.2 以下。

（冉海涛）

第三节　医学超声成像原理与技术

一、医学超声成像基本原理

医学超声成像技术有很多，有些技术也比较复杂，但其基本成像原理均是利用的回声定位原理。人体软组织成分复杂，不同组织或正、异常组织的声学阻抗亦存在差异，两种不同声阻抗组织之间就会形成声学界面。探头发生的声波在人体组织传播的过程中，遇到声学界面就会发生反射、散射等，采用不同技术接收这些反射回来的信号并进行转换、分析、编码并加以显示，就形成了超声图像。因为反射或散射回来的信号包含有组织结构和声学特征信息，因而通过超声图像就可以观察组织或器官的形态结构与声学特性。

超声成像基本原理路线图：高频脉冲发生器→换能器（将电能转变为声能）→组织界面（反射）→换能器（将声能转变为电能）→接收放大装置→示波管→显示系统（显示图像）。换能器即为超声检查用的探头（图 1-15）。

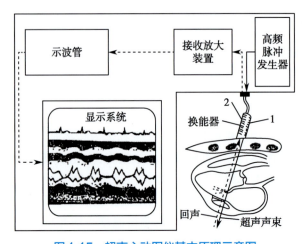

图 1-15　超声心动图仪基本原理示意图
1．电能转为声能（逆压电效应）；2．声能转为电能（正压电效应）。

二、医学超声成像技术

（一）A 型超声

1. 工作原理 为振幅调制，以波的形式显示回声图，属于一维波形图。横坐标为超声传播和反射时间，纵坐标为反射波幅度。界面两侧介质的声阻抗差越大，反射波幅度越大，当声阻抗差为零时，则呈无回声。

2. 应用 目前临床已很少应用，可应用在脑中线、眼球、胸腔积液、心包积液、肝脓肿等的探测。

（二）B 型超声

1. 工作原理 为辉度调制，属于二维切面图。B 型超声采用辉度调制技术，显示声束扫查人体切面的声像图。因其以回波的幅度调制光点亮度，并以一定的灰阶编码显示，所以又称为切面灰阶图。B 型超声扫查方式主要有线性和扇形扫查两种。

2. 应用 B 型超声以二维切面形式直观地显示组织、器官的形态结构及其与病变的关系，是最常用的超声检查方法。同时 B 型超声又是其他超声检查方法的基础，M 型超声、频谱多普勒超声、彩色多普勒血流成像等均需在 B 型二维图像基础上获取，以更好地了解其回声来源。

（三）M 型超声

1. 工作原理 为一维超声，是 A 型诊断仪的一种特型，回声信号采用辉度调制，同时在水平偏转板上加入一对慢扫描锯齿波，其横坐标表示时间，纵坐标表示距离。M 型超声显示的是超声声束所穿过的各层组织界面的位置随时间运动变化的曲线。

2. 应用 多用于心脏检查：①了解心脏的前后方向的结构层次；②测量心腔前后径及室壁厚度；③观察运动轨迹；④测量心功能。

（四）D 型超声

即多普勒超声成像，包括频谱多普勒超声与彩色多普勒血流成像技术。可无创观察人体血流及组织运动速度、方向等。

1. 人体血流动力学特性

（1）实际流体和理想流体：流体是液体和气体的统称。实际流体（real fluid）是指自然界中实际存在的液体或气体，人体血流动力学所研究的对象主要是血液，是实际流体的一种。实际流体既可压缩又有黏滞性，流动时，由于体积的变化和内摩擦力的存在而产生能量转化，分析起来比较复杂。理想液体（ideal fluid）是为了便于分析和理解不同实际液体的流动规律而假想的一种不可压缩、无黏性的液体模型。由于不考虑压缩和内摩擦，就不涉及液体内部机械能转化为热能的问题，所以理想液体流动时，遵守机械能守恒这一基本规律。根据这一模型得出的结论，在一定条件下，可用来近似描述某些实际液体的流动情况。

（2）连续性方程：质量守恒定律是自然科学的一个普遍规律，这一规律在流体动力学中的应用就是连续性方程。如果流管内有稳定流动的理想流体，任意取两个与管轴垂直的截面 S_1 和 S_2，设通过这两个截面的液流流速分别为 v_1 和 v_2，由于理想流体不可压缩，同一时间里流过这两截面的液体量即流量应相等，此为液流连续性原理，可用式 1-6 表示：

$$S_1 v_1 = S_2 v_2 \qquad （式 1-6）$$

它表示在相同时间里通过流管任意横截面的流量相等或液体的流速与流管的截面积成反比。根据这一原理，当血流流经不同直径的血管时，由于流量不变，血管截面积缩小必然使流速增大；相反，血管截面积增大必然使流速减小。

（3）伯努利方程和简化的伯努利方程：伯努利方程是理想流体做稳定流动时所遵从的基本方程，如上所述，理想流体应遵守机械能守恒定律，因此，一定质量的理想流体，在稳定流动中的动能、势能、压强能之和为一常量，如式 1-7：

$$p_1 + 1/2\rho v_1^2 + \rho g h_1 = p_2 + 1/2\rho v_2^2 + \rho g h_2 \qquad （式 1-7）$$

或

$$p + 1/2\rho v^2 + \rho gh = C$$

式中，p 为压强，也是液体处于该压强下单位体积的压强能，ρ 是液体的密度，v 为液体的流速，g 为重力加速度，h 为截面相对于选定参考面的高度，C 为常数。

当液体在一水平流管中流动或流管的高度可忽略时，伯努利方程中的势能为零，方程式可写为式 1-8：

$$p_1 + 1/2\rho v_1^2 = p_2 + 1/2\rho v_2^2 \tag{式 1-8}$$
$$\Delta p = p_1 - p_2 = 1/2\rho(v_2^2 - v_1^2)$$

多普勒超声心动图学中主要用伯努利方程测定狭窄口前、后两端的压力阶差，其中包括跨瓣压差。当血流经过狭窄口时，狭窄口前的流速为 v_1，动能为 $1/2\rho v_1^2$，压强能为 p_1，狭窄口处或狭窄口稍后的射流区血流流速为 v_2，狭窄口稍后的射流区流速应与狭窄口处流速相同，动能为 $1/2\rho v_2^2$，压强能为 p_2，在此种情况下，v_1 远小于 v_2，$1/2\rho v_1^2$ 可忽略不计，上式可简化为：$\Delta p = 1/2\rho v_2^2$

如果将式中的压力单位和流速单位转换成多普勒超声心动图中常用的单位——毫米汞柱（mmHg）和米 / 秒（m/s），则式 1-8 可写为式 1-9：

$$\Delta p \approx 4v_2^2 \tag{式 1-9}$$

在多普勒超声心动图学中将式 1-9 称为简化的伯努利方程。利用这一方程，只要测量出通过狭窄口的最大射流速度 v_2，即可迅速简便计算出狭窄口两端的压差。当然，简化的伯努利方程要在一定的条件下才能应用。

（4）实际流体的流动状态

1）层流：血流在心血管腔内各段直径没有太大变化的管道中前进时，以相同的方向做规则的分层流动，而无横向交错运动。其速度剖面图上特征为：中心处血流最快，边缘处血流最慢，中心与边缘之间血流速度依次递减，在速度剖面图上为一中心处靠前，两侧在后的曲线状，称为层流（laminar flow）。

2）湍流：在心血管疾病中，湍流常发生在血流经过狭窄的瓣膜处，狭窄处流线集中，当进入宽大的管腔时流线将会分散。有的流线继续向前，速度较快；有的流线偏向旁侧，速度减慢；有的流线甚至出现回旋现象。这种紊乱的血流即称为湍流（turbulent flow）。

3）涡流：当血流通过重度狭窄的孔口时，其流线将发生显著变异。以多种方向和速度做无规则的运动，并形成许多小的旋涡，速度剖面上有快有慢，有正有负，方向非常杂乱，故称涡流（eddied flow）。

2. 多普勒超声分类

（1）频谱多普勒超声

1）脉冲波多普勒（pulse wave, PW）：采用单个换能器，在很短的脉冲期发射超声波，利用发射与反射的间隙接收频移信号。通过深度可调节的距离采样门获取回声信号，具有距离选通能力，可以准确地定位诊断。可设定取样容积的大小，一般为 1~10mm。主要缺点是所测流速值受脉冲重复频率（PRF）限制，不能准确测量高速血流。

单位时间内发射脉冲波的次数称为脉冲重复频率（pulse repetition frequency, PRF）。一个脉冲波激发一组超声波发射到人体组织中，经过一定的时间后，第二个脉冲波又激发一组超声波发射到人体中，以此方式进行血流信号的检测，每秒所发射的脉冲数即 PRF。根据采样定律可知，PW 技术所测多普勒频移值应 <1/2PRF，如超过这一极限时，就会出现流速大小和方向的伪差及频谱失真，产生频谱混叠，这一极限又称为奈奎斯特频率极限（Nyquist frequency limit）。

2）连续波多普勒（continous wave, CW）：采用两组换能器，分别发射超声波和接收其反射波。其优点是原理上无速度限制，可测高速血流。缺点是无距离选通功能，沿声束线上出现的血流和组织运动多普勒信号全部被接收显示出来，无法确定回声信号的深度来源，不能进行定位。连续波多普勒主要用于高速血流的定量分析。

3）高脉冲重复频率多普勒：高脉冲重复频率多普勒实际上是介于PW和CW之间的一种技术，它测量的最大血流速度比脉冲波多普勒扩大了3倍，明显提高了它的量程，但对深部较高速的血流仍不够。它对异常血流定位的准确性又不如脉冲波多普勒。另外，它的频谱质量也比脉冲波多普勒差。高脉冲重复频率多普勒主要用于血流速度较高的正常或轻度病理情况，在现代新型的多普勒超声仪器中，实际上只要根据需要增加多普勒血流速度的量程，仪器本身可自动地由脉冲波多普勒方式转换成高脉冲重复频率多普勒方式，以满足量程增加的需要。但与连续波多普勒之间的转换需要手动进行。

（2）彩色多普勒血流成像技术

1）彩色多普勒血流成像（color Doppler flow imaging，CDFI）：用伪彩色编码技术来显示血流影像，是CDFI的基本原理。采用红、蓝、绿三基色，三色相混将产生二次色。红色表示血流朝向探头方向，蓝色表示血流背离探头方向，绿色、五彩镶嵌表示湍流。颜色的辉度与速度成正比。运动目标显示器（MTI）是彩色多普勒血流成像核心技术之一。自相关技术也是彩色多普勒血流成像的重要技术之一。彩色多普勒血流成像所显示的最大血流速度的彩色图像十分清晰，与M型、二维超声（灰阶超声）和频谱多普勒超声结合，可获得可靠的诊断信息。

2）彩色多普勒能量图（color Doppler energy，CDE）：CDE与CDFI有所不同，CDFI能反映血流速度、加速度和方向变化，但这些信息受探测角度的影响较大。而CDE则提取和显示多普勒信号的能量信号强度，其能量强度大小主要取决于取样容积中流动红细胞数量的多少。CDE所显示的参数不是速度而是血流中与散射相对应的能量信号。CDE能够显示较完整的血管网，特别是对微小血管和弯曲迂回的血管更易显示；能有效地显示低速血流甚至平均速度为零的灌注区；能对腹腔内脏器占位病变中的滋养血管、肿瘤血管和某些部位血流灌注提供重要信息。

3）组织多普勒成像（tissue Doppler imaging，TDI）：TDI技术是以多普勒原理为基础，通过滤波等特殊方法直接提取心肌运动所产生的多普勒频移信号进行分析、处理和彩色编码成像，对心肌运动进行定性和定量分析的一项超声成像技术。

TDI是临床上用于心肌运动分析的常用方法，但由于其成像原理是基于多普勒效应，因而具有角度依赖性的先天局限性，对与入射声波垂直方向上的心肌运动分析及其准确性有一定影响，其临床应用亦受到一定限制。

三、超声图像分辨率

（一）空间分辨率

空间分辨率是指超声检查时，显示屏上能区分两个细小目标的能力，即这两个目标的最小距离，空间分辨率根据方向不同可分为轴/纵向分辨率、侧/横向分辨率。

1. 轴/纵向分辨率（axial/longitudinal resolution） 指在声束传播方向（即声束轴向）上区分两个目标的能力，也称为纵向分辨率，它与超声波的频率成正比，其最大理论分辨率为$\lambda/2$。发射声波频率越高，纵向分辨率越高，但声波的穿透深度越低。轴向分辨率的优劣影响靶标在浅深方向的精细度，分辨率佳则在轴向的图像点细小、清晰。通常用3～3.5MHz探头时，轴向分辨率在1.0mm左右。

2. 侧/横向分辨率（lateral/transverse resolution） 指在与声束轴线垂直的平面上，在探头长轴/短轴方向的分辨率，由探头发射声波的声束大小即宽窄与厚薄决定，声束越细，侧/横向分辨率越好。分辨率好坏与晶片形状、聚焦效果及距离换能器远近等因素相关。通常采用电子（即相控）聚焦来提高侧/横向分辨率。在声束聚焦区，3～3.5MHz的侧/横向分辨率应在1.5mm左右。

（二）对比分辨率

即图像灰阶分辨能力，与灰阶级数有关，用以显示回声信号间的微小差别。由超声仪器内部模/数（A/D）转换器位数决定。位数越高，灰阶级差越小，越能反映脏器细微回声的变化。

（三）细微分辨率

由信号接收放大器通道数决定，与通道数成正比，通道数越多，细微分辨率越高，而与靶标的距离成反比。

（四）时间分辨率

由仪器成像帧频决定，帧频越高，图像时间分辨率越高，对成像设备的信号处理速度要求就越高。

就单纯的二维图像而言，超声图像的细微、对比分辨率可能不如CT、MRI等其他影像学方法，但超声成像属实时动态成像，可进行任意切面扫查，超声检查全过程在时间和空间上可以做到连续、完整，因此，有时甚至可以发现CT、MRI都无法显示的病灶，为疾病的诊断与鉴别提供依据。这也是为什么超声造影检查对肝脏局灶性病变的检出率和诊断的准确性高于增强CT，与MRI相当的重要原因。

四、常见超声伪像

超声波在人体内传播的过程十分复杂。由于声波的物理特性、人体组织结构的复杂性、仪器性能参数（声束聚焦与旁瓣大小等）、探查技术等诸多因素，均可能造成图像的失真，统称为伪像（artifact）。

目前，常规的超声成像仪器的设计是建立在以下假设基础之上的。

1. 声束是一条理想的直线，并以直线方式传播。

2. 超声波在人体软组织中的传播速度为1 540m/s。

3. 声波在组织中的衰减是相同的，可通过时间增益补偿（TGC）调节，使图像回声强度均匀一致。

但实际情况下，上述条件是无法完全满足的，这也是伪像产生的根本原因。因此，在超声图像中，伪像是普遍存在的，我们应该掌握伪像产生的机制和来源，尽量减少伪像的产生或识别伪像，有时甚至还要学会利用伪像来提高诊断的准确性。不过，随着各种超声成像新技术的成熟和运用，如波束形成器、动态聚焦、谐波成像、空间复合成像技术等，二维图像质量较以前大为提高，过去一些常见的伪像有些已不十分明显和典型。常见的伪像表现如下。

（一）混响伪像（reverberations）

混响伪像又称多次反射伪像。主要包括以下两种情况。

1. 声束垂直入射扫查体内声阻抗差较大的平整界面（镜面）时，声波在界面与探头之间多次反射所形成的伪像。如腹壁的混响回声出现于膀胱前壁（图1-16）、胆囊底部、大囊肿前壁等，可被误诊为壁的增厚、分泌物或肿瘤等。可通过侧动探头角度和加压探测来鉴别是否为混响伪像。

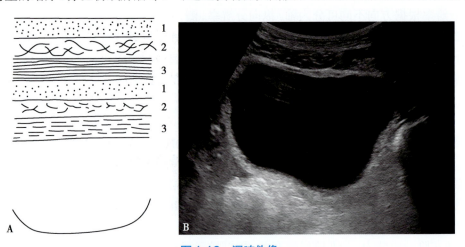

图1-16　混响伪像
A. 混响伪像示意图；B. 混响伪像超声图像。

2. 在组织内部两个界面之间也可出现声波的多次反射，产生多次内部混响伪像。如宫内置入金属节育环后方出现的"彗星尾"征（comet tail sign）（图 1-17）；充气的肺或胃肠道内气体，与平滑界面之间的多次反射，所形成的振铃效应伪像（图 1-18）。

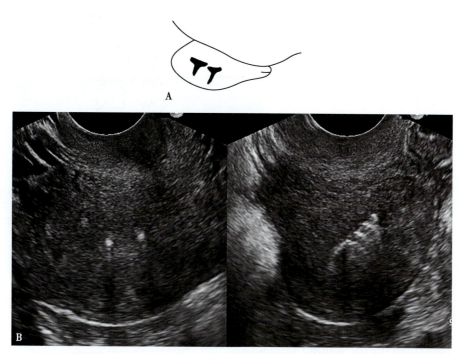

图 1-17　"彗星尾"征
A."彗星尾"征示意图；B."彗星尾"征超声图像。

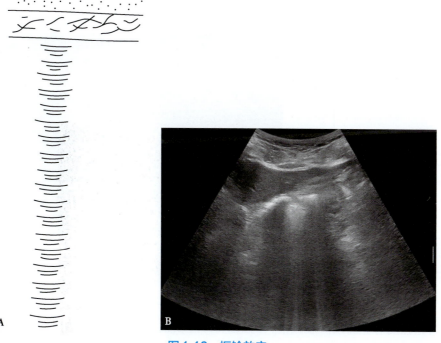

图 1-18　振铃效应
A. 振铃效应伪像示意图；B. 振铃效应伪像超声图像。

（二）旁瓣伪像（side lobe artifact）

探头所发射的声束具有一最大的主瓣，处于声源中心，其轴线与声源表面垂直，为主瓣。主瓣周围常有对称分布的数对小瓣，称旁瓣。当遇强反射界面时，旁瓣回声重叠于主瓣回声之上，形成各种重影或虚影，称旁瓣伪像。旁瓣伪像常出现在液性暗区中，如扩大的左心房内或膀胱无回声区内的薄纱状弧形带（图 1-19）、胆囊无回声区内的斜形细淡光点分布等。

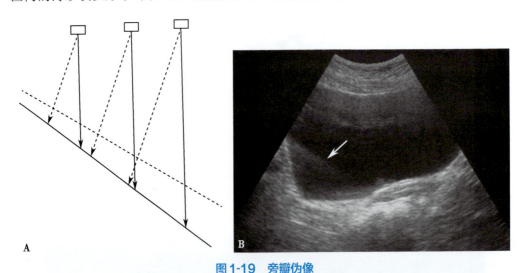

图 1-19　旁瓣伪像
A. 旁瓣伪像示意图；B. 膀胱内旁瓣伪像超声图像（箭头）。

（三）镜像伪像（mirror artifact）

镜像伪像也称镜面折返虚像。声束遇到深部的镜面时（声阻抗差较大的平整大界面），在镜面近侧的结构同时在声像图的该界面另一侧出现的伪像。镜像伪像必须在大而光滑的界面产生，常见于横膈附近。一个实质性肿瘤或液性占位可在横膈两侧同时显示，较横膈浅的病灶为实影，另一个较深的是经过横膈再次反射回探头形成的虚像即镜像伪像（图 1-20）。

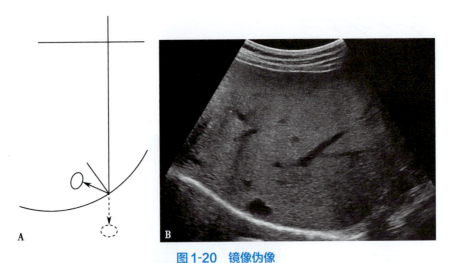

图 1-20　镜像伪像
A. 镜像伪像示意图；B. 镜像伪像超声图像。

（四）声影伪像（acoustic shadowing）

声束遇见强反射界面或声衰减很大的组织时，在其后方出现超声不能到达的暗区，称声影。如骨骼、结石和钙化灶后方出现的声影（图 1-21）。结石后方的声影是诊断结石的重要特征之一，但当结石过小（如直径小于 2mm）时，其后方声影可因声波的绕射效应而消除。

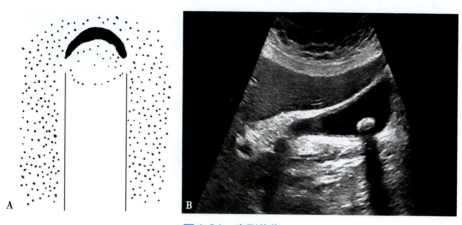

图1-21 声影伪像
A. 声影伪像示意图；B. 声影伪像超声图像。

还有一种常见声影伪像是折射声影，当声束从低速介质进入高速介质时，如入射角等于或超过临界角时，则折射角等于或超过90°，产生全反射，出现后方声影。常见于球形结构（如囊肿等）的两侧后方或器官的两侧边缘，呈细小纵向条带状无回声区（图1-22）。

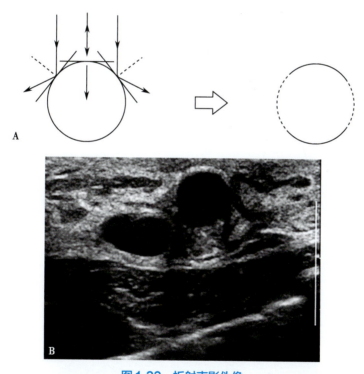

图1-22 折射声影伪像
A. 折射声影伪像示意图；B. 折射声影伪像超声图像。

（五）后方回声增强（enhancement of behind echo）

声束经过含液脏器或病变时，由于其衰减明显较两旁组织小，其后方回声明显要强于同深度的周围组织的伪像。此效应常出现在囊肿、脓肿及无回声区的后壁，但几乎不出现于血管后壁。有些小肿瘤如小肝癌、血管瘤等，其后方回声亦可略见增强（图1-23）。

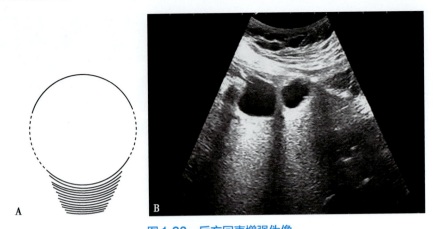

图 1-23　后方回声增强伪像
A. 后方回声增强伪像示意图；B. 后方回声增强伪像超声图像。

（六）部分容积效应（partial volume effect）

由扫描声束宽度所致，病灶尺寸小于声束宽度，或虽然大于宽度，但部分处于声束内，导致病灶回声与周围正常组织回声重叠，产生部分容积伪像。如甲状腺小囊肿，因部分容积效应其内部常可显示细小回声（系周围甲状腺组织回声重叠效应）（图 1-24）；正常胆囊内时常呈现的假胆泥图像也系部分容积效应所致。改变患者体位时，假胆泥回声一般不会向重力方向移动。

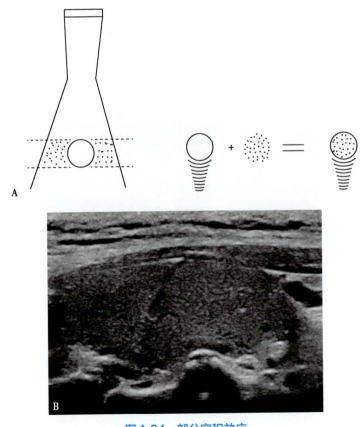

图 1-24　部分容积效应
A. 部分容积效应示意图；B. 部分容积效应超声图像。

（七）声速失真

扫描声束经过声速不等的组织界面时会产生折射，声束的途径由直线变为折线，造成声像图的扭曲失真。如声波在某些结构或组织内的传播速度与作为仪器标准的软组织平均声速（1 540m/s）相比差异较大，则会导致图形结构比例失真和测量误差。

（冉海涛）

第四节 超声成像仪器使用与调节

一、超声成像仪器结构组成

超声诊断仪最基本的结构由探头、主控电路、发射电路、接收电路和显示器组成（图1-25）。

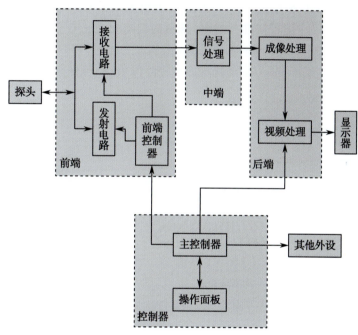

图1-25 超声诊断仪基本结构示意图

（一）超声探头的基本结构

超声诊断仪器中发射和接收超声波的器件是超声换能器，即探头，既把电能转换成声能向人体内发射超声波，又接收体内反射和散射回来的声波，把声能转换为电能，进入接收电路放大处理，形成图像。许多材料可用于制作换能器，常用的压电元件是压电陶瓷片，其他压电材料包括复合材料和单晶材料。压电材料的种类通常包括：①普通压电材料，如锆钛酸铅（PZT）、铌镁-锆-钛酸铅、钛酸钡、偏铌酸铅等；②高分子聚合压电材料，如聚偏二氟乙烯（PVDF）；③复合压电材料，如聚偏二氟乙烯+锆钛酸铅复合（PVDF+PZT）；④单晶压电材料，如石英、磷酸二氢铵、酒石酸钾钠、铌酸钾等。其中PZT是使用最广泛的压电陶瓷材料之一。

压电陶瓷与人体软组织相比，声阻抗大几十倍。因此如果让压电陶瓷和软组织直接接触，软组织和压电陶瓷之间的声反射系数特别大，超声波的能量大部分会反射，这种现象称为压电陶瓷和软组织的声学不匹配，声能会大量损耗在探头和皮肤之间的来回反射，发射声波很少进入组织，组织内的回波也难以到达探头，无法工作。为了改善匹配性，需要在压电陶瓷的前表面贴一层或多层匹配层。使压电陶瓷与皮肤之间的声阻抗逐渐降低到接近皮肤的声阻抗。匹配层的形状和压电陶瓷的相同,厚度大约是超声波波长的1/4。

无论是电脉冲激励还是声波传入使压电晶片产生机械振动,由于振动的惯性(余振),其振动不能立即停止,振动时间要比激励的电脉冲或传入的声脉冲长。结果导致发射的声脉冲和接收的电信号拉长,降低纵向分辨率。为了减少这种效应,在压电晶片的背面增加一层较厚的背衬吸声材料,其声阻抗与压电晶片接近。当振动时,发射方向背侧的能量传入背衬被散射吸收,不再反射回压电晶片。以此缩短压电晶片的余振,增加声束的带宽。

超声探头通常在最前端采用一层声透镜层,其作用主要是在宽度方向上提供聚焦,同时进一步提高探头声阻抗和人体组织声阻抗间的匹配。声透镜层也提供对人体表皮组织保护。声透镜层需要耐用、无毒且有耐化学性,因为声透镜材料通常为高分子材料,探头保养中应包括用湿软布及时清理透镜表面的耦合剂等。

(二)探头的类型

1. 根据扫描方式

(1)机械式探头:分为机械扇扫和环阵扫描,目前机械式探头临床已很少使用。

(2)电子扫描方式探头:电子扫描方式中,探头前端阵列通过电子开关和延迟电路来控制发射和接收,控制方式的不同形成不同的扫描方式,大体分为线扫、扇扫、凸形扩展扫描(图1-26)。与其相对应的探头分别为线阵探头、扇形探头或相控阵探头、凸阵探头。

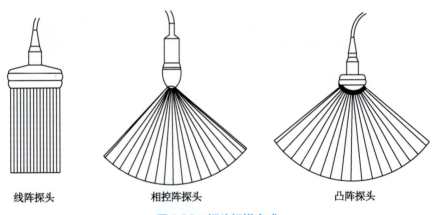

线阵探头　　　　　　相控阵探头　　　　　　凸阵探头

图1-26　探头扫描方式

2. 根据探头的频率

(1)单频探头:即单一频率,发射时标称频率的振幅最强,即声强最强。接收回声信号的频率也是标称频率。采用长脉冲。

(2)变频探头:同一探头可变换2~5种频率,如2.0MHz、2.5MHz、3.0MHz、3.5MHz、4.0MHz。采用长脉冲。

(3)宽频探头:采用短脉冲,发射的频带很宽。

(4)高频探头:高频超声波在临床检查中可以分辨更细微的病灶,即提高超声图像的轴向分辨率。在血管内及浅表器官成像中,已采用的最大频率可达20~40MHz;眼科超声生物显微镜频率范围为40~100MHz。

(三)超声探头的种类与临床应用

1. 凸阵探头用于腹部、妇产科检查。

2. 线阵探头用于外周血管、小器官检查。

3. 扇形探头用于成人心脏、小儿心脏检查。

4. 腔内探头常用的有:经食管探头,用于心脏检查;经直肠探头,用于直肠及泌尿系统检查;经阴道探头,用于妇产科检查。

二、超声成像仪器主要功能键的使用和调节

（一）B型超声主要功能键的使用和调节

1. 增益（gain） 调整图像灵敏度，可以在30~90dB之间变化，一般在50dB左右。

2. 聚焦（focus） 可选择聚焦区数目，以取得观察区清晰图像。

3. 深度（depth） 在可能的深度范围内增加或减小深度，图像出现增大或缩小变化。

4. 时间增益补偿（time gain compensation，TGC） 与深度对应，一般有8~10个滑动钮，每个钮对应一定的深度，分别调节某一深度回波信号的强度。一般设置在中心位置。

5. 局部放大（zoom） 感兴趣区域的放大功能，对相对较小结构和快速运动组织的评价有价值。

6. 动态范围（dynamic range） 最大处理信号幅度和最小处理信号幅度比值的对数。调节图像的对比分辨率，压缩或扩大灰阶显示范围。一般情况下，腹部超声检查设置的动态范围比心脏检查的动态范围大。

7. 灰阶图（gray map） 可使图像的灰度发生变化，有几种方式可供选择。

（二）多普勒超声的正确调节使用

1. 多普勒功能键调节

（1）多普勒增益（Doppler gain）：过高过低均会影响图像显示，原则上是在频谱和彩色多普勒血流成像显示清楚下尽可能减少噪声信号。

（2）壁滤波（wall filter）：高速血流用高通滤波，低速血流用低通滤波。壁滤波一般用于频谱多普勒超声的调整。

（3）速度标尺（scale）：根据所检测血流速度的高低选择相应的多普勒频谱速度和彩色速度。

（4）取样框大小（sample size）：取样框的大小应合适，通过调整取样框或探头的位置使感兴趣区位于取样框内。在满足取样范围的条件下应尽可能地减小取样框的大小。

（5）取样框倾斜角度（steer）：使用线阵探头时，可以向左或右在20°~25°范围内调节取样框的角度，应尽量减小声束方向与血流方向之间的夹角，以减少多普勒信号测量误差。因此，可以通过优化取样框与血流方向的角度来获得最大流速。

（6）取样容积（sample volume）：取样容积应放在血管中央，长度有1~10mm的调整范围，一般为目标血管内径的1/3~1/2。

（7）多普勒角度（Doppler angle）：应当将多普勒角度指示线调节到和血流运动方向或血管走行平行。

（8）基线（baseline）：用于增大脉冲式多普勒和彩色多普勒血流成像技术的流速测量范围。基线移位的最大范围为两倍的奈奎斯特频率极限（Nyquist frequency limit），也就是说，可使流速测量的范围增大一倍。在CDFI中，基线位于红蓝两色谱的中央，利用基线移位功能，可增大单向血流速度，并克服折返现象。改变基线向上，使其向红色标尺方向调节，结果显示（负向频移）蓝色增多，反之则红色增多。

2. 调节要领

（1）消除彩色信号闪烁：应选用适当的滤波条件和速度标尺，缩小取样容积，屏住呼吸。

（2）增加彩色血流信号：应增大彩色血流增益，减少滤波及速度标尺。

（3）二维图像使用高频，彩色图像使用低频，可使用复合而成的图像既能获得高分辨率，又能提高彩色血流的检出敏感度。

（任建丽）

21

第五节　超声特殊检查与新技术

一、超声特殊检查

（一）经腔内超声检查

1. 经食管超声心动图（transesophageal echocardiography，TEE）　常规的经胸超声心动图（transthoracic echocardiography，TTE）常因肥胖、胸廓畸形和肺气肿等因素的影响不能获得满意的图像，使诊断受到限制。TEE 检查时，将探头由口腔插入食管，探头位于食管的不同深度由后向前近距离地扫查心脏，避免了 TTE 检查时的干扰因素，并可检查常规超声难以成像的部位，如心房、胸主动脉、上腔静脉等结构，使心脏疾病诊断的敏感性及特异性均明显提高。

TEE 检查时使用单平面、双平面或多平面探头，能从不同部位、角度和方向观察各种切面。临床上根据不同病情的需要，重点选择有关切面进行细致检查。

（1）横轴切面：系由经食管探头的横向扫描换能器扫查所获得，常用者有主动脉根部短轴切面、四腔心切面、五腔心切面、左心室水平切面、左心耳切面与左心室短轴切面等。

（2）纵轴切面：双平面经食管超声探头除能以横向扫描换能器扫查横轴切面以外，并可以经纵向扫描换能器扫查心脏各个结构。常用者有主动脉根部长轴切面、右心室流出道长轴切面、左心矢状切面与降主动脉长轴切面等。

（3）多轴向切面：多平面经食管超声探头检查时由于换能器转动 180°，不仅可做横轴与纵轴切面，而且可在食管的不同节段旋转换能器，全方位地显示心脏的形态结构，准确地显示病变的全貌，其中最常使用以下几个节段的切面：食管下段切面、食管中段切面、食管上段切面、降主动脉及主动脉弓切面。

经食管超声心动图的临床应用主要包括以下方面。

（1）心律失常：大多数心房颤动（简称房颤）、心房扑动、房性心动过速患者进行射频消融或电复律前需进行 TEE 检查，了解心房及心耳血栓情况。

（2）主动脉病变：如主动脉扩张及主动脉夹层等。

（3）先天性心脏病：如房间隔缺损（图 1-27），室间隔缺损，法洛四联症，右心室流出道、肺动脉干狭窄等。

（4）心脏瓣膜病变。

（5）人工瓣膜功能障碍。

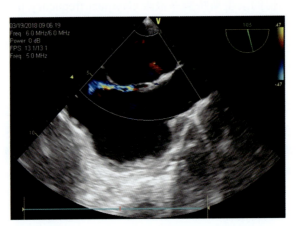

图 1-27　经食管超声心动图显示卵圆孔未闭

（6）感染性心内膜炎。

（7）心腔内肿物及血栓形成。

（8）心脏手术和介入治疗的术中监护等。

2. 经直肠超声检查 经直肠超声是将特制的专用直肠探头置于直肠腔内，对直肠壁全层及其周围器官如前列腺、精囊等进行超声检查的技术。由于探头直接接触肠壁，缩短了探头与被检器官的距离，避免了腹壁、肠道气体等因素的干扰，便于使用更高频率和更高分辨率探头，故可以获得高度清晰的二维超声断层图像和高度灵敏的多普勒血流信息。

经直肠超声检查的临床应用主要包括以下方面。

（1）直肠病变

1）大便次数频繁或形态改变。

2）黏液脓血便或原因不明便血。

3）慢性腹泻伴消瘦。

4）会阴部、下腹部原因不明的长期腹痛。

5）直肠指诊发现直肠内肿块。

6）直肠癌的术前分期。

7）直肠周围慢性脓肿。

（2）前列腺、精囊、膀胱病变

1）有尿频、尿急等尿路刺激症状，或有排尿困难、血尿，经腹壁超声检查未能明确诊断者。

2）前列腺疾病（肿瘤、增生、炎症等）（图1-28）。

3）后尿道结石、息肉、肿瘤、狭窄等。

4）精囊疾病（炎症、结石、肿瘤等）。

5）膀胱三角区或膀胱颈肿瘤与其他病变。

（3）探测子宫、附件病变（宜采用端扫式探头）。

（4）利用直肠探头开展超声引导穿刺活检或其他介入性处理。

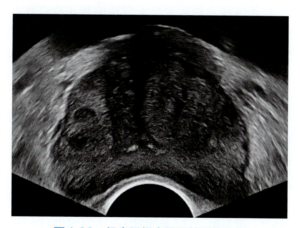

图1-28　经直肠超声显示前列腺肿瘤

3. 经阴道超声检查 经阴道超声检查是将特制的专用阴道探头或阴道直肠两用探头置于阴道内，对阴道、宫颈、子宫、卵巢、输卵管及周围器官（尿道、膀胱、直肠、盆腔腹膜后等）进行检查的技术。由于探头位于阴道内，紧贴子宫及其附件，避免了腹壁、肠道内气体等因素的干扰。采用高频率、高分辨率的探头，提高了二维超声图像的清晰度及对彩色多普勒血流成像血流信号的敏感性，且患者不必充盈膀胱，不受肥胖、瘢痕及肠腔的影响，省时方便。经阴道三维超声成像对先天性子宫发育异常能提供更直观、清晰的图像，诊断符合率更高。

经阴道超声检查的临床应用主要包括以下方面。

（1）观察正常子宫及双侧卵巢大小、形态、包膜及卵泡数目及其周期变化等。

（2）检测卵泡。

（3）诊断早孕，观察早期妊娠胚胎发育，早期排除胎儿发育不良及胎儿畸形。

（4）结合临床及实验室检查对早期异位妊娠进行诊断，并对异位妊娠进行介入治疗。

（5）结合临床及实验室检查对子宫及卵巢肿瘤进行诊断（图1-29）。

（6）早期发现子宫内膜病变，对绝经后女性内膜观察尤其重要，可为宫腔镜手术提供依据。

（7）对盆腔脓肿、炎性渗出、炎性肿块等病变进行诊断。

（8）对各种疑难病变及细小病变进行超声引导下的穿刺诊断和介入治疗。

经阴道超声检查使用的探头频率高，分辨率好，图像十分清晰，可穿透力却很有限，当盆腔肿瘤较大时，如直径大于10cm，或病变位置高，超出探头成像范围则无法清晰显示病变。

经阴道超声检查不适用于从未有性生活女性、阴道大量流血、阴道狭窄或晚期恶性子宫颈肿瘤等患者。

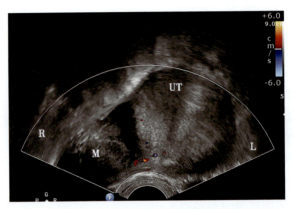

图1-29 经阴道超声显示子宫肌瘤
UT：子宫；M：肌瘤。R：右侧；L：左侧。

4. 血管内超声检查 血管内超声检查是将无创性的超声检查技术和微创性的心导管技术相结合，用于诊断心血管病变的新方法。通过心导管将微型化的超声换能器置入心血管腔内，显示心血管断面的形态和/或血流图形，主要包括超声成像技术和多普勒血流测定两方面。前者主要有血管内超声成像和心腔内超声成像，而后者主要为冠状动脉（简称冠脉）内多普勒血流速度描记。超声成像技术能反映血管和心脏内膜下各层的解剖形态，而多普勒血流速度描记技术则记录血管内的血流速度，并通过不同情况下血流速度的改变情况反映冠脉循环的病理生理功能。由于血管腔内超声技术能将换能器直接置于血管腔内探测，声能衰减小，使换能器的频率可达到9～40MHz，分辨率明显提高。

（1）血管内和心腔内超声成像的临床应用

1）诊断方面的应用：血管内超声成像可提供精确的定性和定量诊断。①造影未能检出的病变；②严重程度不明确的病变；③不稳定性（易损性）斑块的检出（图1-30）；④斑块进展、消退的研究；⑤移植心脏血管病；⑥主动脉疾病；⑦评估慢性肺栓塞病变。

2）在介入治疗中的应用：血管内超声成像通过对病变程度、性质、累及范围的精确判断，可用于指导介入治疗的过程，帮助监测并发症（图1-31）。①确定斑块性质和范围以帮助治疗方法的选择；②研究介入治疗扩大管腔的机制；③指导介入治疗的过程；④并发症的监测；⑤支架晚期贴壁不良的评估；⑥支架内再狭窄的评价。

（2）冠脉内多普勒血流速度描记的临床应用

1）诊断方面的应用：冠脉微循环功能的评价；心肌梗死；旁路搭桥术；心脏移植；研究血管活性药物、体液因素等对冠脉血流的影响；研究心肌桥对冠脉血流和储备功能的影响。

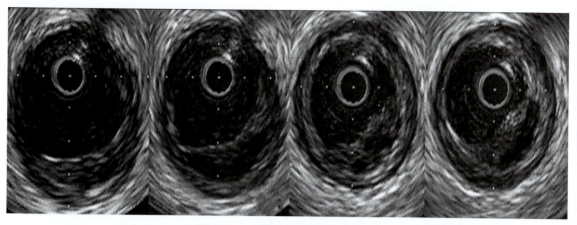

图1-30 血管内超声显示易损斑块

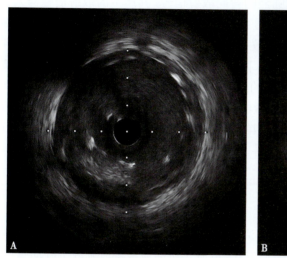 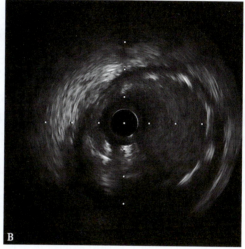

图1-31 血管内超声指导介入治疗

A. 血管内超声显示支架扩张不满意；B. 血管内超声显示再次扩张后满意。

2）介入治疗中的应用：评价临界病变；评价介入治疗效果；并发症监测。

（二）负荷超声心动图检查

在静息状态下，心绞痛患者及慢性心肌缺血患者常规超声心动图可无心肌缺血改变。为了提高心肌缺血的检出率，常通过不同的方式、方法以增加心脏负荷，使心肌耗氧量增大，诱发心肌缺血发作，同时记录二维超声心动图和多普勒血流频谱，进而评价室壁运动和血流动力学状态，这种诊断技术称为负荷超声心动图。负荷超声心动图的方法大致可分为以下三大类：运动负荷试验，运动方式主要包括平板运动和踏车运动；药物负荷试验，所采用的药物主要有多巴酚丁胺、双嘧达莫（潘生丁）、腺苷和硝酸甘油等；其他方法，包括经食管心房调搏、冷加压试验、握力运动等。目前最常用的负荷试验方法是卧位踏车运动和静脉滴注多巴酚丁胺。

负荷超声心动图的临床应用如下：冠状动脉粥样硬化性心脏病（简称冠心病）的诊断；存活心肌的检测；冠心病预后及疗效的评价；人工瓣膜功能的评价及心脏瓣膜病的评估；大型手术前心脏危险性的评价；隐性肺动脉高压的诊断。

负荷超声心动图除了受到检查者操作技术、仪器设备、试验方法等影响外，运动负荷试验图像质量还受到受检者过度换气的影响，约30%患者的超声图像不够清晰。此外，受检者身体的运动也使得同一标准切面的位置难以保持，不利于前后对比，从而降低了运动负荷试验的成功率和准确性。药物负荷严重副作用虽少见，但心悸、恶心、头痛、寒战、焦虑、心律失常等反应给检查带来一些影响。

（三）超声造影

1968 年，Gramiak 首次用生理盐水与靛青绿混合振荡液，经心导管注射，实现了右心腔的显影，开创了超声造影（contrast-enhanced ultrasound imaging）的先河。超声造影技术弥补了彩色多普勒血流成像技术对低流速及低血容量血管显示不佳的缺陷，能够实时显示器官和病变的微循环血流灌注以提高病变的检出率并对病变的良恶性进行鉴别。

随着超声对比成像剂（ultrasound contrast agent）的不断发展和超声造影成像技术的日趋成熟，超声造影的临床应用范围十分广泛，主要包括腹部器官造影、浅表器官造影、心脏造影、外周血管造影等，是目前最好的实时显示和评估微循环血流灌注的影像学检查方法。

1. 超声造影原理　超声造影检查目前所采用的对比成像剂为不同壳材料的微气泡，其直径小于红细胞，粒径通常为 2～5μm。经外周静脉注射后能自由通过肺循环实现靶器官或组织显影，但不能穿过血管内皮进入组织间隙，因此超声造影是一种纯血池造影成像。

微泡声学对比剂在声场中能产生非常强烈的背向散射信号，其产生的散射信号与人体组织产生的散射信号存在显著不同，组织的回波信号主要为线性基波信号，而对比剂产生的回波信号主要为非线性的谐波信号，系微泡在低机械指数（MI）声场中发生振荡所致。利用微泡声学对比剂的这一特性，采用不同的脉冲编码成像技术（同向、反向、序列脉冲编码等），选择性地提取由对比剂产生的非线性谐波信号，滤除组织产生的线性基波信号，从而实现组织、器官的实时血流灌注成像，这就是目前临床常用各种低机械指数实时超声造影成像技术的基本原理。当 MI 较高时，微泡会发生瞬间爆破，同时释放短暂而强烈的非线性谐波信号。因此，通过发射高 MI 声脉冲瞬间击碎声场中的微泡，再转换至低 MI 条件，就能动态观察微泡对比剂的再灌注过程，定量评估组织、器官及病灶局部血流灌注情况。

2. 临床应用

（1）腹部及浅表器官超声造影

1）肝脏：超声造影用于肝脏疾病的诊断与治疗的临床价值已得到普遍肯定，具有广阔的应用前景。肝脏具有不同于其他脏器的特殊供血方式，肝脏实质的血液供应来源于肝动脉（25%～30%）与门静脉（70%～75%）。根据对比剂到达肝脏出现实质增强的时间规律，人为定义了三个有重叠的血管时相：动脉相（以肝动脉供血为主）、门脉相（以门静脉供血为主）和延迟相。需要说明的是，不同的微泡对比剂由于其壳材料或制备工艺各异，经静脉注射被正常肝脏网状内皮系统吞噬后还能较长时间显影，持续时间可长达 30 余分钟，具有血管后期相。肝脏超声造影的时相划分见表 1-1。

表 1-1　肝脏超声造影的时相划分

时相	起始时间	结束时间
动脉相	10～20s	30～45s
门脉相	30～45s	120s
延迟相	>120s	微泡消失（240～480s）
血管后期相	>8min	30min

由于各类肝脏局灶性病变在各个时相具有不同的增强模式，通过超声造影实时观察有助于鉴别诊断各类肝脏局灶性病变。肝脏良恶性病变的超声造影表现反映了其自身血流动力学的特性，大多数肝脏良性肿瘤的特点是门脉相和延迟相的持续增强，而动脉相的增强类型与良性病变的种类密切相关（图 1-32）。肝脏恶性肿瘤超声造影多表现为肿块于动脉相高增强，门脉相、延迟相低增强，尤其适用于胆管细胞癌、肝转移癌（图 1-33）。肝内大多数良恶性病变的超声造影表现规律见表 1-2。

表 1-2 肝脏局灶性病变的超声造影增强表现

局灶性病变类型	动脉相	门脉相	延迟相
肝细胞肝癌	整体高增强	等 / 低增强	低 / 无增强
胆管细胞癌	环状高增强	低 / 无增强	低 / 无增强
肝转移癌	环状高增强	低增强	低 / 无增强
血管瘤	周边结节状增强	向心性填充等 / 高增强	等增强
局灶性结节性增生	轮辐状高增强	高增强部分见中央瘢痕	等 / 高增强部分见中央瘢痕
单纯性囊肿	无增强	无增强	无增强
增生结节	等 / 低增强	等增强	等增强
肝脓肿	环状高增强,中央无增强	高 / 等增强,中央无增强	低增强,中央无增强
局灶性脂肪分布不均	等增强	等增强	等增强

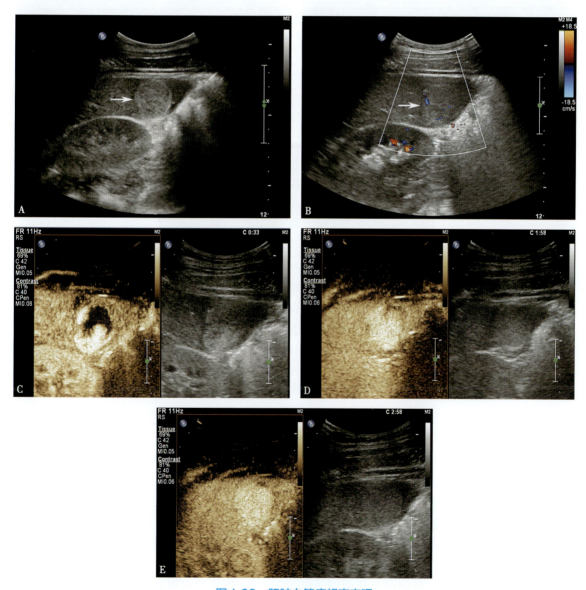

图 1-32 肝脏血管瘤超声表现

A. 灰阶超声显示肝右叶高回声结节(白色箭头),边界清楚;B. 彩色多普勒血流成像显示内部点线状血流信号(箭头);C. 超声造影动脉相显示病灶呈周边结节状增强;D、E. 门脉相及延迟相显示病灶完全填充,呈高增强。

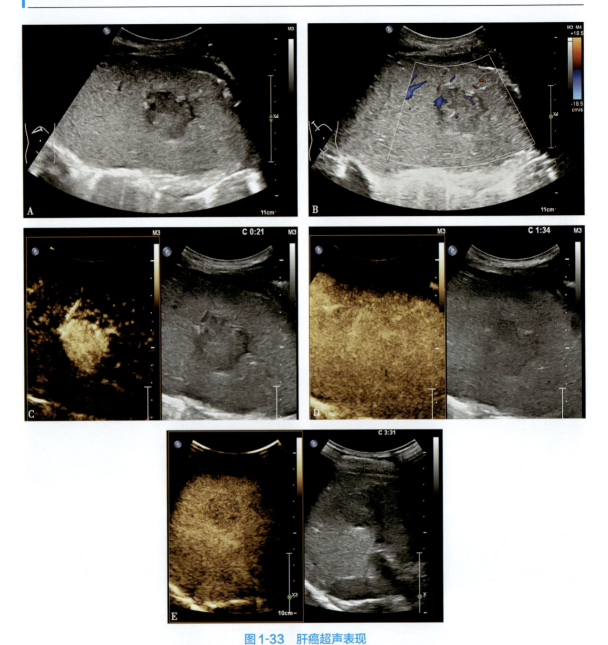

图 1-33 肝癌超声表现

A. 灰阶超声示肝右叶低回声结节；B. 彩色多普勒血流成像显示病灶内点线状血流信号；C. 超声造影动脉相呈快速整体高增强；D. 门脉相呈等增强；E. 延迟相呈低增强。

2）甲状腺：超声造影常用于甲状腺良恶性结节的鉴别诊断。此外，在引导甲状腺结节穿刺活检，甲状腺结节射频消融术后监测等方面也有一定的临床应用价值。研究表明，结节性甲状腺肿多呈弥漫性等增强，囊性部分无增强。滤泡性肿瘤多呈弥漫性高增强，分布均匀或不均匀。甲状腺恶性结节多呈弥漫性或向心性低增强，分布均匀或不均匀。结节周边环状增强多见于良性结节，特别是滤泡性腺瘤或腺瘤样结节。一些甲状腺良性结节发生囊性变后，囊液逐渐被吸收，在二维图像上表现为形态不规则、低回声、钙化等恶性征象，超声造影表现为结节无增强或少许条索状等增强，有助于二者鉴别诊断。

在超声引导下进行甲状腺结节穿刺活检时，先行超声造影显示甲状腺结节内的增强区和无增强区，从而穿刺活检时选择结节内增强区而避开无增强区，提高甲状腺病变穿刺活检的阳性率，降低穿刺的假阴性率。

3）其他：超声造影还广泛应用于淋巴结、乳腺、肾脏、胰腺、脾脏、前列腺、卵巢、子宫疾病的诊断。此外，超声造影也可用于腹部外伤的诊断，明确腹部实质脏器（肝、脾、肾等）是否存在损伤，损伤的部位、程度及范围，判断是否存在活动性出血，具有较高的敏感性和特异性。如肝脏的创伤灶表现为各期均呈低和/或无增强区，而周围正常组织在注入对比剂后增强。创伤累及脏器包膜时，可见增强的包膜回声连续性中断，回声中断处即为包膜破口。创伤后活动性出血表现为创伤灶内部或周边的异常高增强区，若累及包膜，可观察到对比剂自包膜破口溢至包膜外，在脏器周围形成高增强区。根据欧洲生物医学超声学会联盟（EFSUMB）指南，超声造影可用于保守治疗的腹部创伤的随访。

（2）心脏超声造影：心脏超声造影是通过外周静脉注射对比剂，心腔或心肌产生回声反射以增强组织对比度，协助诊断心血管疾病的一种方法。目前，心脏超声造影的临床应用范围不断拓展，已应用于右心声学造影、左心声学造影、心肌灌注成像等。

1）右心声学造影：目前在国内外常规使用的右心声学对比剂是振荡无菌生理盐水对比剂，其产生的气泡直径较大，不能进入肺微循环，左心系统不显影。右心声学造影能实时、动态地显示右心系统的显影顺序、心脏内部右向左分流，显示右心腔大小、右心室壁厚度、右心室流出道大小，为临床提供丰富的解剖及血流动力学信息。

右心声学造影可以清晰显示卵圆孔未闭的右向左分流，并能同时对分流量进行半定量评估，为卵圆孔未闭患者下一步是否干预和治疗提供依据。当怀疑三尖瓣闭锁时，可见对比剂先进入右心房，但舒张期未进入右心室而进入左心房、左心室，通过左心室进入右心室，说明右心房与右心室之间无血流通过，三尖瓣闭锁成立。肺动脉瓣闭锁时，对比剂依次进入右心房、右心室、右心室流出道，但不能通过肺动脉瓣进入肺动脉。右心声学造影能直观地显示右心房的位置，与右心系统相延续的大动脉是主动脉还是肺动脉，从而为心房反位、大动脉转位等复杂先天性心脏病的诊断提供更为直接的影像学证据。

2）左心声学造影：左心声学造影主要包括左心腔声学造影和心肌声学造影。

超声心动图图像质量不佳时，进行左心声学造影可提高左心腔内膜边界的显示率和清晰度，为节段性室壁运动分析、左心功能的准确评估、心腔内细微解剖结构的清晰显示等提供重要信息。左心室心肌致密化不全时，超声造影可显示对比剂充盈于肌小梁和隐窝间，表现为深陷的隐窝和粗大的肌小梁突入左心室腔，致密化心肌与非致密化心肌分界清楚。常规经胸超声心动图左心尖部的超声图像常因近场区伪像干扰、肺气干扰、肥胖等因素显示欠佳，导致左心室心尖部病变的漏诊，因此左心腔声学造影对心尖部细微解剖结构的显示具有重要的临床价值，提高了左心室心尖肥厚型心肌病、左心室心尖血栓、左心室心尖室壁瘤等心尖部病变诊断的敏感性和准确性。

心肌声学造影可用于了解和评价冠心病、心肌梗死患者危险区心肌的范围、侧支循环的建立、冠状动脉血流及血流储备等情况。心肌声学造影多采用实时成像方法和触发成像两种方法。首先采用超低 MI 实时动态显示左心室心腔和心肌灌注充盈的过程，采用高 MI "闪烁"功能破坏微泡，心肌灌注消失，然后超低 MI 心肌再灌注，观察并记录心肌对比剂再充盈的全过程，用于定性和定量评价心肌微循环灌注。此外，心肌声学造影在经皮冠状动脉腔内成形术和冠状动脉旁路移植术术前制订手术方案，术后评价疗效，发挥了重要作用。

（3）超声造影在肿瘤介入治疗中的应用：除肿瘤诊断外，超声造影在肿瘤消融手术之前、术中和术后的评估也发挥着重要作用，用于实时引导对残存肿瘤的及时追加治疗和预后判断。目前，超声是用于引导和监控肝脏肿瘤消融治疗最常用的影像手段。

1）术前：通过超声造影对病灶进行评估，包括病灶的位置、数量、大小、形态、边界、滋养血管以及与周围组织器官的关系。为介入治疗前适应证的筛选和治疗方案的制订提供影像学证据。

2）术中：对于常规超声不能显示或显示不清的病灶，超声造影可清晰显示病灶并引导穿刺电极片的植入，通过消融范围的精准定位以确保肿瘤的完全消融。治疗后即刻通过观察肿瘤内是否出现灌注增强评估消融治疗是否成功，完全消融表现为肿瘤区域各期无增强。

3）术后：通常在消融治疗后一个月通过超声造影进行局部疗效评估，超声造影判断肿瘤复发或残留的敏感性和特异性较高，完全消融表现为各个时相无增强，部分消融表现为动脉期局部结节状增强，门脉期及延迟期低增强。超声造影作为评估消融治疗疗效的有效方法，还可用于监测肿瘤复发与转移的长期随访。

二、超声新技术

（一）三维超声

传统的 B 型超声成像技术所显示的是人体某一断面的二维图像，而人体结构复杂，脏器繁多，层次叠覆，并有不同的活动状况。检查者为了解各脏器的形态及其血管分布、走行、立体方位与毗邻关系，须进行多角度、多方位二维超声检查，获取系列二维断面图像，然后在自己的头脑中"虚拟"出一幅立体图像，以理解其三维解剖结构，才能作出正确、全面的判断。随着计算机技术的飞速发展，数据存储量与图像处理速度都大大提高，特别是人工智能技术的不断成熟和应用，使得超声实时显示脏器与血管各结构的立体形态、厚度、腔径、空间关系，特别是活动状况的愿望得以实现，此即三维超声成像。

1. 三维超声原理　三维超声成像技术根据其成像原理可以分为静态三维成像技术和动态三维成像技术两大类。

（1）静态三维成像：系首先通过不同的方法获取靶部位系列二维断面图像，再通过计算机处理，重建出三维立体结构。

（2）动态三维成像：属实时三维成像技术，系采用三维容积探头，直接通过机械或电子学方法获得三维容积数据信息，经过计算机分析处理，实现实时三维结构成像。动态三维成像因加上了时间维度（心动周期），又被称之为四维超声成像，它是近几年逐渐发展和不断成熟的一项新技术。

2. 三维图像显示模式　目前，三维超声成像在临床应用中多采用两种显示模式，即表面成像模式和透明成像模式。

（1）表面成像模式：通过利用灰阶差异的变化或灰阶阈值法，自动勾画出感兴趣区组织结构的表面轮廓。适用于心脏、胎儿、膀胱、胆囊、子宫等含液性的空腔或被液体环绕的结构，已广泛地应用于临床，如心脏和胎儿三维超声检查。由于组织结构与液体灰阶反差较大，因此，三维表面成像清晰，可显示感兴趣结构的立体形态、表面特征、空间位置关系等，并可单独提取和显示感兴趣结构，精确测量面积或体积等。

（2）透明成像模式：采用透明算法实现三维重建，淡化周围组织结构的灰阶信息，使之呈透明状态，而着重显示感兴趣区域的结构，同时保留部分周围组织的灰阶信息，使重建结构具有透明感和立体感，从而有助于显示实质性脏器内部感兴趣区域的结构及其空间位置关系，如血流分布情况等。

3. 三维超声的优缺点　三维超声成像技术能够克服二维断面空间显示不足的局限性，和常规二维超声成像技术相比具有以下优点。

（1）显示更客观：为三维结构显示而非断面，图像显示更直观。而且通过计算机图像处理技术还可以获取一些常规二维超声检查无法获得的切面图像，如冠状切面等，提高了诊断的准确性。

（2）测量更准确：例如获取心脏三维结构信息后，心室容积、与容积相关的心脏功能等参数测量更准确可靠。

（3）定位更精准：三维超声成像能够直观给医生提供病灶在体内的空间位置、与周围重要结构的毗邻关系（血管、神经等）以及病灶自身的三维结构，为治疗方案的制订，特别是外科手术提供依据，有利于避免损伤正常组织。

（4）工作效率高：三维超声可明显缩短数据采集时间，通过一次性采集三维容积数据并存储，医生通过计算机存储的数据进行诊断，这样就不需要再使用二维探头在患者身上长时间扫查，可缩短检查时间，甚至在患者离开医院后，仍能借助计算机进行诊断，明显提高工作效率。

4．三维超声的临床应用

（1）心脏病变方面

1）房、室间隔，房室壁结构与病变：三维超声心动图可从左心侧或右心侧正面显示房间隔、室间隔的整体形态与动态变化，这种空间方位的立体图像显示十分有助于准确评价房、室间隔病变。

2）心脏瓣膜：动态三维超声图像不但可获得与二维超声相似的心脏瓣膜断面，还可适当转动图像方位，观察到二维图像无法显示的瓣口整体正面图像，宛如将摄像机置于瓣上或瓣下观察瓣口的整体空间结构与活动，显示出瓣膜的形态、厚度、关闭和开放时的活动情况。

3）心脏占位病变：三维超声能清晰地显示心腔内肿块，判定肿块的确切附着部位、形状和大小。临床上对左心房血栓、心腔内肿瘤如黏液瘤和赘生物的位置、形态、体积（大小）及与邻近结构的解剖关系的显示，三维超声心动图较二维超声心动图更具优势。

4）心腔内血流信号三维成像：实时三维彩色血流成像可显示血流束的立体形态，从而分析血流束的位置、时相、方向、长度、宽度、面积、流程、起止点和严重程度。对显示偏心性瓣膜反流和评估其反流程度，三维超声心动图较二维超声心动图更为直观、准确。

5）容积与体积测量：三维超声图像能显示心腔容积在不同时相的立体形态，无须借助假设的几何模型对心腔容积和结构的体积进行准确计算（图1-34）。国内外学者应用三维超声心动图对心室容积测量进行了大量研究，动物实验和临床研究均表明，三维超声心动图在测量心室容积和评价心功能方面较二维超声心动图有明显优势。尤其是对形态不规则的右心室腔容积与左心室腔形变时左心室腔容积测量，其结果更为准确。

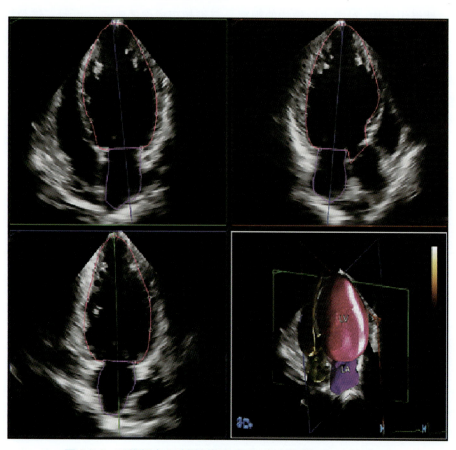

图1-34　三维超声心动图测量左心房、左心室容积和评价心功能

（2）非心脏病变方面

1）含液性结构和病变：对含液性结构和病变可显示其立体形态、内部结构和内壁特征。可用于显示眼球内病变、胃内病变、胆囊内病变、肾盂积水、膀胱内病变、大血管壁和血管腔内病变及各类囊性肿块。

2）被液体环绕的结构和病变：对被液体环绕的结构和病变，可清楚显示其表面特征。腹腔积液时可形象直观显示肠管、子宫及脾脏等脏器的表面特征，也可显示腹腔积液中肝脏的表面形态，有助于对腹腔积液病因的鉴别诊断。对胎儿的观察是三维超声成像的一个重要的临床应用，可用于观察胎儿的面部及其他体表特征（图1-35），对胎儿先天发育畸形有重要的诊断价值。还可用于显示鞘膜腔积液时睾丸的表面特征。

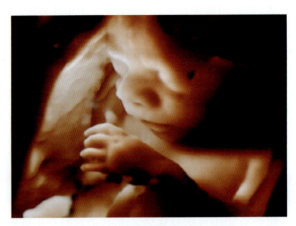

图1-35　三维超声显示胎儿面部

3）实质性组织结构：对实质性结构的观察是三维超声成像的难点。可对三维数据体元进行连续平行切割以判断各结构的空间位置关系。亦可采用灰阶阈值法去除阈值以下的灰阶信息而仅显示阈值以上的组织结构的三维形态。新近出现的透明成像法不仅可以显示实质性脏器内某感兴趣结构，还可保留其周围组织结构的灰阶信息，因而可以判断脏器内部结构或病灶的空间位置关系（图1-36）。可采用透明成像法显示胎儿骨骼系统、肝脏内管道系统等。

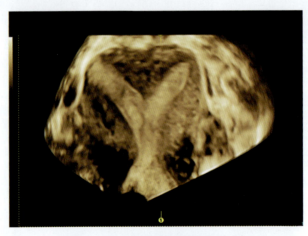

图1-36　三维超声显示双角子宫

4）血管系统（血管树）：利用血流的彩色多普勒能量信息可对血管系统（血管树）进行三维重建。可显示肾脏内的主要血管分支和皮质内细小终末血管，以观察肾脏血流灌注状况。也可对肝脏等实质性脏器及其病变内的血管结构（血管树）进行三维重建，并用透明成像显示实质性脏器内血管的三维结构，及其与病变（病灶）或其他组织结构之间的空间位置关系，为疾病的诊断提供更加丰富的信息,亦可为外科医师提供更直观准确的三维信息,对选择手术方式或路径有一定的指导意义(图1-37)。

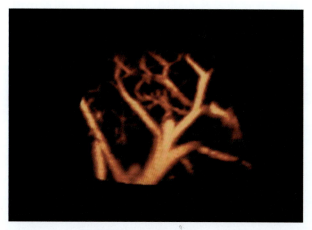

图1-37 三维超声显示肝内血管的走行及其小的分支

5)对外科手术的作用:在动态三维超声显示的立体图像上,可以根据需要切割并除去浅层组织的回声,有利于对感兴趣部位和病灶的细致分析,也可用于模拟手术,借以制订比较理想的手术方案与选择合适的手术途径,这些资料对外科医师将有一定参考价值。

(二)斑点追踪超声心动图

1.二维超声斑点追踪成像 二维超声斑点追踪成像(two-dimensional speckle tracking imaging,2D-STI)是在二维超声图像的基础上,基于斑点追踪原理,通过逐帧追踪灰阶图像中细小结构产生的背向散射斑点信息,实时跟踪心肌运动轨迹,从而检测心肌运动状况,包括纵向运动、径向运动、圆周运动和扭转运动。STI技术克服了组织多普勒成像技术角度依赖性的缺陷,通过对特征斑点的运动速度和方向参数进行计算衍生,能获得心肌运动的速度向量、应变、应变率、旋转角度和速度以及扭矩等多种心肌力学参数,可以更全面、更准确评价心肌功能(图1-38)。2D-STI的追踪斑点信息来自二维平面,而心脏是一个立体三维结构,所以会造成追踪斑点可能扫描到平面以外或不能完全扫描到平面内,造成缺失,不能完全反映心肌运动情况。

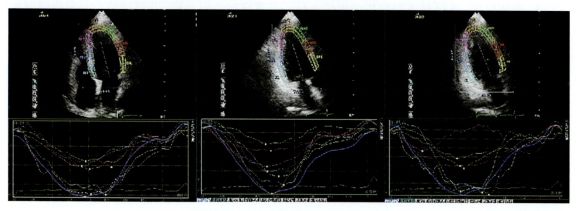

图1-38 左心室整体纵向应变(GLS)

2.三维超声斑点追踪成像 三维超声斑点追踪成像(three-dimensional speckle tracking imaging,3D-STI)是通过对连续的心脏全容积图像进行分析,追踪心肌声学斑点在三维空间内的运动轨迹,可从多个角度、实时动态地显示心脏解剖结构,直接测量心室容量及心脏局部、整体功能,以实现对心肌组织的运动情况进行评价(图1-39)。较2D-STI增加了面积应变的测算,且与 MRI 具有良好的相关性。但由于其是多个心动周期的不同平面拼接起来的全容积成像,对心律有较大程度的依赖性,心律不齐的患者会出现拼接错位,其信息的追踪会受到很大影响,分析结果容易出现误差。此外,声窗透声差及心脏明显扩大的患者,可能出现部分容积无法显示的情况,因此可能因无法完整采集图像信息而影响分析结果。

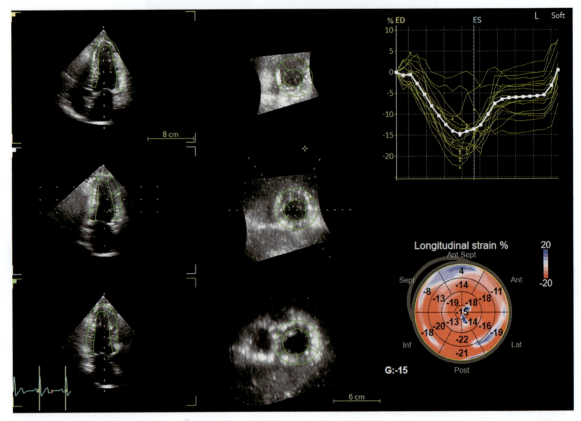

图 1-39　3D-STI 评价心肌运动情况

3. 临床应用　STI 技术可应用于评价各种心脏疾病的心肌功能,并可评价左心室收缩同步性。其中在心功能评估、室壁运动分析和肿瘤治疗相关心脏毒性评估方面应用最为广泛。

(1) 心功能评估:心肌应变与心肌的收缩和舒张功能密切相关,心肌应变测量的是心肌各节段的形变,能准确评估心肌收缩和舒张功能。

(2) 室壁运动分析:早期的心肌缺血缺氧主要累及心内膜,心内膜心肌的形变主要表现在纵向应变上;晚期冠状动脉中重度狭窄时主要累及中层及心外膜心肌。中层心肌及心外膜心肌的形变主要表现在圆周应变和径向应变上。所以冠状动脉狭窄时首先影响的是纵向应变,其次为圆周应变、径向应变。分层应变参数可以准确识别缺血心肌,并可以区分透壁与非透壁心肌梗死。同时,3D-STI 的牛眼图对节段性室壁运动异常的评估也有很好的指导作用。

STI 可通过检查达峰值应变的时间差和标准差来反映左心室收缩同步性。由于 STI 可从纵向、径向和圆周方向综合评价同步性,因而更全面、准确,可为心脏再同步化治疗筛选患者、预测疗效、指导左心室电极植入位置及评价疗效,有望成为评价左心室收缩同步性的新方法。

(3) 肿瘤治疗相关心脏毒性评估:随着疾病早期诊断技术以及抗肿瘤方案的不断改进,肿瘤患者的生存率日益提高,但抗肿瘤药物或放疗也会增加发生如心力衰竭、瓣膜疾病、心肌病等远期心血管毒副作用的风险。STI 应变参数能无创、便捷、准确、敏感地识别肿瘤治疗所致的亚临床心功能障碍,预测心脏毒性事件的发生,为患者治疗方案的选择及疗程制订提供参考。

（三）弹性成像

物体的弹性即可压缩性，是指在外力的作用下物体发生形变的能力，物体的弹性与硬度相关，在物理学上可用弹性模量来表征。生物组织的弹性即硬度与组织学成分、微观结构以及组织病理变化等生物学特性密切相关。因此，在二维图像的基础上结合弹性成像技术，对组织的弹性进行定性和定量分析，能够提供病变组织更多的病理生理信息，提高病变的检出率，同时也为病变良恶性诊断与鉴别诊断提供很重要的参考信息。

传统的 CT、MRI 目前均无法直观显示组织弹性模量这一重要的基本力学特征，因此，超声弹性成像技术一经出现便很快成为关注热点，在临床迅速推广和应用，已经成为一项快速发展的新技术。

1. 成像原理　超声弹性成像的技术和方法有多种，归纳起来大体可分为应变式弹性成像和剪切波弹性成像两大类。

（1）应变式弹性成像（strain elastography，SE）：不同组织的硬度不同，在受到外力压迫时，如人为探头施压或心脏、血管搏动等力的作用下，组织发生变形即应变的程度亦不同，采用超声检测方法和成像技术，将受力前后组织回声信号移动幅度即应变进行实时彩色编码显示，即可获得组织的应变大小与分布二维图像，即弹性图像。

在相同外力作用下，弹性模量或弹性系数越大，组织越硬，引起的应变即形变越小；反之，弹性系数越小，组织越软，应变就越大。通常情况下，人体正常组织较柔软，受力变形往往超过相对较坚硬的恶性肿瘤组织。应变式弹性成像即是利用肿瘤或其他病变区域与周围正常组织间弹性系数的不同，产生应变大小的不同，以彩色编码显示，来判别病变组织的弹性大小，从而推断某些病变的可能性（图 1-40）。

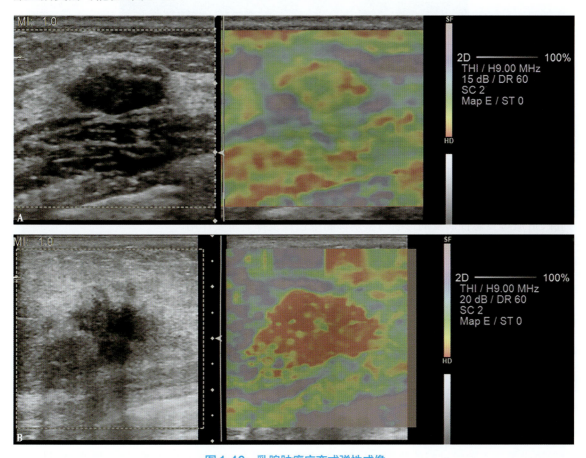

图 1-40　乳腺肿瘤应变式弹性成像
A. 乳腺良性肿瘤应变式弹性成像；B. 乳腺恶性肿瘤应变式弹性成像。

（2）剪切波弹性成像（shear wave elastography，SWE）：采用超声探头向体内发射声脉冲激励信号，组织因受脉冲信号的高效振动，在纵向方向产生应变的同时，在横向方向还会产生横向传播的剪切波，剪切波的传播速度与组织的弹性模量呈正相关，通过超高速成像等技术，超声仪器可以实时检测出横向剪切波传播的速度并进行彩色编码成像，获取组织的二维弹性图像。

剪切波弹性成像技术影响因素少，对于操作者的依赖性小，重复性相对较高，可进行定性和定量分析，采用该技术测量的弹性值反映组织的真实硬度（图1-41），而应变式弹性成像反映的是病灶与周围组织比较的相对硬度。

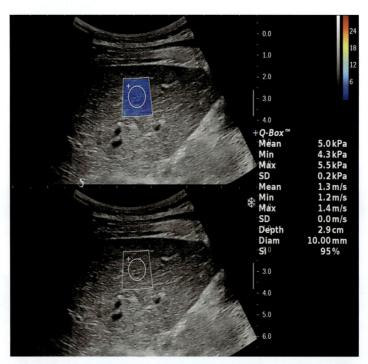

图1-41　肝脏 SWE 弹性图像

2. 临床应用

（1）病变良恶性质鉴别：通常情况下，恶性肿瘤较良性病变和正常组织都要硬，据此鉴别病变的良恶性质具有较高的敏感性和特异性。目前，弹性成像技术在甲状腺、乳腺、体表包块、前列腺、肝脏等良恶性病变的诊断与鉴别诊断中已经发挥着重要作用。

（2）肝脏纤维化程度分级分期：肝纤维化程度越重，肝脏就越硬，剪切波在其内的传播速度会明显增快。SWE 技术可以显示二维切面肝脏组织硬度大小及分布情况，定量、定性地分析组织硬度，并动态监测肝脏纤维化程度，为乙型肝炎肝硬化患者病情进展及治疗疗效的评估提供更可靠的依据和更简便的检查手段。弹性成像技术也可用于其他弥漫性疾病（如脂肪肝等）的诊断和分级分期等。

（3）运动与周围神经系统疾病：当发生肌腱炎、肌肉拉伤、扭伤、肌腱和肌肉断裂时，弹性成像可提供肌肉和肌腱的硬度、张力、肌力等生物力学信息的改变，帮助疾病的诊断与鉴别。弹性成像技术也可以辅助评价女性产后盆底肌的损害情况和盆底功能、检测糖尿病患者的下肢神经病变、定量评估失用性肌萎缩等。

（4）其他：组织热消融过程中，其弹性模量也将发生动态改变，超声弹性成像还可用于肿瘤射频消融等介入治疗过程的监测。另外，超声弹性成像在深静脉血栓成像、肾移植监测、针刺疗法中的组织位移估计甚至脑肿瘤的检测等应用领域都得到了一些初步的临床结果。

（四）融合导航

在临床实践工作中，某些肿瘤或病灶由于自身声阻抗特点或其他原因（气体遮挡、声窗限制等）无法在常规超声上显影或显示不清，无法应用常规超声影像进行引导，而通过超声与CT、MRI或PET之间的图像融合，将超声不显影的病灶明确定位，并在融合导航辅助下进行进一步的诊断或治疗工作。

图像融合技术就是将几种医学成像设备获取的图像，经过必要的变换处理，达到空间坐标上的匹配，叠加后获取互补信息，从而弥补单一模式成像的某些不足。

1. 基本原理 融合导航技术是基于影像融合和定位追踪技术发展而来的一项实时定位导航技术。通过将术前获得的CT、MRI或PET图像与实时超声图像进行配准融合，术中由定位仪（磁定位仪）实时追踪穿刺针及超声探头所在位置，在融合影像上定位病灶位置，从而指导医生进行穿刺、病灶切除等操作。其核心部件包括一个与导航系统相匹配的超声探头和一个动态磁定位系统。利用超声探头及超声仪器上配置的磁感应传感器产生一个磁场区域，将MRI或CT等DICOM（医学数字成像与通信）图像通过三点对应法映射到实时超声扫查图像上，通过特定的软件对每一帧图像进行对位融合。融合影像的显示往往以某个影像为基准，该影像以灰度色阶显示，另一个影像叠加在基准影像上，用彩色色阶显示。

随着医学影像技术和人工智能（AI）技术的进步，融合导航技术发展迅速，不但可实现超声与CT、MRI等多模态图像融合，也可以实现容积超声与实时超声融合，常规超声或超声造影与三维CT融合等。超声与CT或MRI图像融合出现最早，也是目前在临床使用最为广泛的融合方式。

2. 临床应用 融合导航技术在辅助临床医生进行术前诊断、术中引导、术后评估中都具有重要作用。对乳腺、肝脏、肺脏等各部位CT、MRI检查发现的高风险异常病灶而超声检查未检出相应病变的患者，采用融合导航技术进行定位，移动探头逐步缩小范围，寻找到可疑对应病变的位置后，分析病变及其周围组织声像图特征并可即刻进行超声造影检查，进一步明确病灶性质；或在实时超声引导下进行病灶穿刺活检、局部微创或手术治疗；术后在融合导航引导下再次进行超声造影等检查以确定治疗疗效（图1-42）。

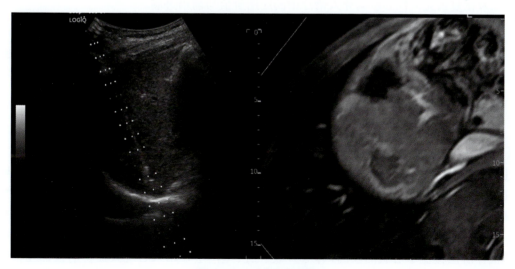

图1-42 融合导航图像

图像融合导航使临床诊断和治疗更加精准，在肿瘤物理治疗、立体定向放射外科、图像引导的手术导航系统甚至医学图像的归档等方面均有着重要意义。

（冉海涛）

第二章 心脏及大血管

　　临床应用超声探查心脏始于20世纪50年代,1953年瑞典学者Edler开创了超声心动图检查的历史,其诞生被认为是心脏病学的十大里程碑事件之一。经过近70年的发展,超声心动图已成为心血管疾病诊疗中不可或缺的重要影像学工具。超声心动图从早期的A型、M型、B型灰阶成像,经过了彩色多普勒血流成像、对比增强、三维超声、经食管超声、血管内超声等系列具有里程碑意义的技术创新,发展成为一种精准评价心脏大血管形态结构及功能的现代医学影像学手段。

　　超声心动图二维图像能清晰地显示心脏各房室形态结构、心肌活动、瓣膜启闭情况,联合彩色多普勒血流成像、三维超声、超声斑点追踪成像及超声对比增强等技术,不仅可对左心及右心整体、节段心肌功能进行全面评估,还可定量评价心脏瓣膜狭窄、反流程度,确定心脏占位病变的大小、性质,观察各类先天性心脏畸形和血流动力学改变,为临床心脏病的诊疗决策提供关键性的影像学依据。随着老龄化时代到来、结构性心脏病微创介入术兴起,床旁超声、经食管三维超声与血管内超声等在心血管病治疗中的价值更为突显,在各类常规及介入心脏操作围手术期中广泛应用,如心包穿刺、经胸或经皮瓣膜置换与成形、心内缺损修补或封堵、人工血管植入等,进行术前精准评估、术中监测引导并及时评估治疗效果等,超声心动图应用贯穿整个心脏大血管疾病的诊疗过程。本章主要介绍超声心动图主要检查方法;超声心动图在心功能评价中应用现状;超声心动图在冠心病、瓣膜病和人工瓣膜、常见心肌病、心包疾病与心脏占位性疾病、主动脉夹层等中的应用价值;超声心动图在先天性心脏病节段诊断方法和常见先天性心脏病超声诊断特征,以及在复杂先天性心脏病介入治疗中的应用价值与前沿进展。

第一节　心脏及大血管解剖概要与检查方法

一、解剖和生理概要

(一)解剖概要

　　1.心包　是包裹心脏和出入心脏大血管根部的圆锥形纤维浆膜囊,分内、外两层。外层为纤维心包,内层为浆膜心包。纤维心包主要由坚韧的纤维结缔组织构成,上方包裹出入心脏的升主动脉、肺动脉干、上腔静脉和肺静脉根部,并与这些大血管的外膜相延续,下方与膈肌中心腱相连。浆膜心包位于心包囊的内层,又分脏、壁两层。壁层衬贴于纤维心包的内面,与纤维心包紧密相贴;脏层覆盖于心肌的表面,即心外膜。脏、壁两层在出入心脏大血管的根部互相移行,两层之间的潜在性腔隙称心包腔,内含少量浆液起润滑作用。在心包腔内,浆膜心包脏、壁两层反折处的间隙,称为心包窦(图2-1)。

　　2.心脏和大血管　主要包括心房、心室、主动脉、肺动脉及上、下腔静脉。

　　右心房壁薄,呈三角形,基底部宽大,其上缘外侧与上腔静脉相连,下缘与下腔静脉相连。自上腔静脉入口的前面伸至下腔静脉入口的前面略隆起。右心房后壁为房间隔,与左心房相隔,近房间隔中央有一卵圆窝(图2-2)。

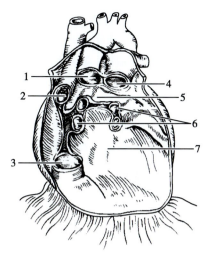

图 2-1　心包斜窦、横窦和隐窝的位置

1. 升主动脉；2. 上腔静脉；3. 下腔静脉；4. 肺动脉干；
5. 横窦；6. 肺静脉口；7. 斜窦。

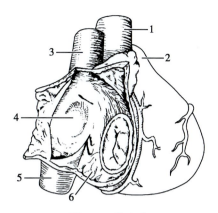

图 2-2　右心房

1. 升主动脉；2. 肺动脉干；3. 上腔静脉；
4. 卵圆窝；5. 下腔静脉；6. 右心房。

　　房间隔前缘正对主动脉无冠窦的中点，下缘在二尖瓣环之上，后缘正对房间沟，上缘与上腔静脉内侧壁相连续。

　　右心室外观略呈三角锥体状，右心室腔分为流入道（窦部）、小梁部及流出道（漏斗部）三部分。流入道与流出道分界线为室上嵴。室上嵴上方为右心室腔流出道，下方为右心室腔流入道。流出道远端为肺动脉瓣口，流入道连于三尖瓣。小梁部位于右心室下部，心腔内布满肌小梁。隔束下部发出一粗大的肌柱，连于三尖瓣前乳头肌基底部，称为调节束。右心室前壁心尖部发出一粗大前乳头肌，后乳头肌起于右心室腔下壁（图 2-3）。

　　室间隔由膜部室间隔和肌部室间隔两部分组成。膜部室间隔是一膜性间隔，是房间隔、室间隔与动脉圆锥间隔的汇合部，位于主动脉右冠瓣与无冠瓣的瓣环交界前下方、房间隔后下方、肌部室间隔的上方。膜部是室间隔缺损的好发部位。肌部室间隔是室间隔的主要组成部分，又可分为窦部、小梁部和漏斗部（图 2-4）。

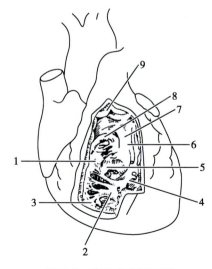

图 2-3　右心室内部解剖

1. 三尖瓣前叶；2. 三尖瓣后叶；3. 前乳头肌；
4. 调节束；5. 三尖瓣隔瓣；6. 室间隔；7. 右心
室漏斗部；8. 室上嵴；9. 肺动脉瓣。

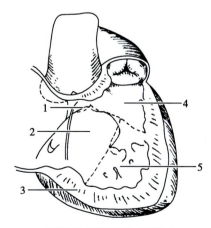

图 2-4　室间隔右心室面

1. 膜部室间隔；2. 窦部室间隔；3. 右心室壁；
4. 漏斗部室间隔；5. 小梁部室间隔。

左心房壁较右心房壁厚，心房内壁光滑，后壁有四个开口，左、右各两个，分别为左、右肺静脉入口。左心房的左前外侧为左心耳，外形多呈细长分叶状。左心耳基底部开口较窄，壁较薄。

左心室略呈圆锥形，室壁厚度约为右心室壁的 3 倍。二尖瓣开放时，瓣叶朝向左心室腔内，主要以二尖瓣前叶为界，后方左心室腔为左心室流入道。前方与室间隔之间的腔室构成左心室流出道。二尖瓣前叶瓣体纤维与主动脉瓣环直接延续（图 2-5）。

主动脉起自主动脉瓣环水平，延伸至腹主动脉分叉处（大致在脐和第 4 腰椎水平）。分为升主动脉、主动脉弓、胸主动脉和腹主动脉四部分。升主动脉根部主要由主动脉窦构成，左、右冠状动脉窦分别发出左、右冠状动脉。主动脉弓主要位于胸骨右缘后方，由第 2 肋软骨水平向后，延伸至第 4 胸椎下缘左侧。

主肺动脉位于主动脉左前方，左外侧为左心耳，向后走行于主动脉弓下方，在主动脉弓下方分为左、右肺动脉。右肺动脉较长，几乎呈直角发自主肺动脉。左肺动脉较短，与主肺动脉成角较大。

上腔静脉位于心脏右后上方，紧邻升主动脉右侧，远段位于心包外。奇静脉于无名静脉后方汇入上腔静脉。上腔静脉开口于右心房，入口处一般无静脉瓣膜。

下腔静脉经过膈肌向上开口于右心房下部，左后方为奇静脉，外侧有胸膜和膈神经。下腔静脉开口于右心房处，常见静脉瓣膜（图 2-6）。

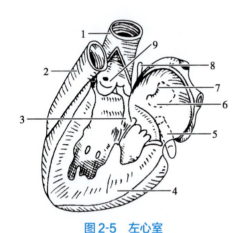
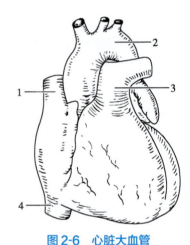

图 2-5　左心室
1. 主动脉；2. 肺动脉干；3. 二尖瓣；4. 左心室；5. 半月皱襞；6. 卵圆窝；7. 冠状静脉窦；8. 横窦；9. 主动脉瓣。

图 2-6　心脏大血管
1. 上腔静脉；2. 主动脉；3. 肺动脉；4. 下腔静脉。

3. 心脏纤维骨架　指以主动脉瓣环为中心连接四个瓣膜及瓣环的纤维三角。四个瓣环大致在一个平面上，与心脏长轴相垂直（图 2-7）。

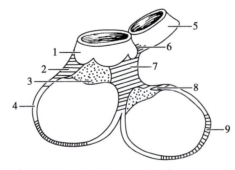

图 2-7　心脏纤维骨架
1. 主动脉；2. 左纤维三角；3. 垂幕；4. 二尖瓣环；5. 肺动脉；6. 球部腱索；7. 右纤维三角；8. 室间隔膜部；9. 三尖瓣环。

4．心肌 分为心房肌和心室肌。心房肌的浅层呈横向走行，为左、右两心房共同组成部分。深层心房肌分别为左、右两心房所固有，分为纵行与环行两种走向纤维。心室肌呈螺旋样走行，可分为四组：①深层球螺旋状肌束，起自室间隔膜部，螺旋状走行在左心室内面；②深层窦螺旋状肌束，起自三尖瓣环，环绕左右两室；③浅层球螺旋状肌束，从二尖瓣环起始，顺时针方向抵心尖移行到肌小梁与乳头肌；④浅层窦螺旋状肌束，起自三尖瓣环，顺时针方向抵心尖移行到肌小梁与乳头肌（图2-8）。

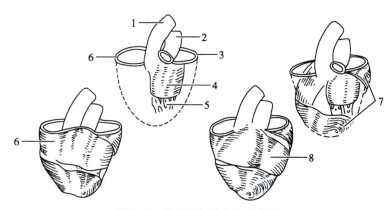

图 2-8 心室肌纤维走行示意图
1．主动脉；2．肺动脉；3．二尖瓣；4．深层球螺旋肌；5．左心室；
6．深层窦螺旋肌；7．浅层球螺旋肌；8．浅层窦螺旋肌。

5．心脏瓣膜 通过两组房室瓣和两组半月瓣的作用，使血液循环在心动周期内产生单向前进血流。二尖瓣位于左心房与左心室之间；三尖瓣位于右心房与右心室之间；主动脉瓣连接左心室与主动脉；肺动脉瓣连接右心室与肺动脉（图2-9）。

（1）二尖瓣与二尖瓣装置：二尖瓣位于左心房与左心室之间，二尖瓣瓣叶、腱索、乳头肌，相邻部位左心房、心室肌共同组成结构与功能一体的二尖瓣装置。

1）瓣叶：为弹性柔软的膜状组织，基底附着于二尖瓣环。二尖瓣分为前、后两个瓣叶，前叶瓣体大，瓣环附着缘占瓣环周径约1/3；后叶瓣叶短，多呈分叶的扇贝状，瓣环附着缘占瓣环周径的2/3，前后瓣叶面积大致相等。正常成年人的二尖瓣口面积为 $4\sim6cm^2$。瓣叶自瓣环附着缘至游离缘，可分为基底带、光滑带与粗糙带三部分。

2）腱索：前叶与后叶粗糙带边缘通过复杂腱索系统与乳头肌相连；二尖瓣后叶有部分腱索直接与心室壁相连。

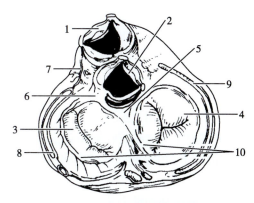

图 2-9 心脏瓣膜解剖示意图
1．肺动脉瓣；2．主动脉瓣；3．二尖瓣；4．三尖瓣；5．右纤维三角；6．左纤维三角；
7．左冠状动脉前降支；8．回旋支；9．右冠状动脉；10．纤维环。

3）乳头肌：分前外侧与后内侧两组乳头肌，前外侧乳头肌（前乳头肌）起始于左心室前、侧壁中下 1/3 处，多为单个粗大乳头肌；后内侧乳头肌（后乳头肌）起始于室间隔与左心室下侧壁交界处，常为多个细小乳头肌。

4）瓣环：二尖瓣环的前内 1/3 为左、右纤维三角，前叶基底部附着于此处，其与主动脉左冠瓣后半部和无冠瓣直接纤维连接，瓣环后外 2/3 与后叶相连。二尖瓣环呈"马鞍"形。

（2）三尖瓣：位于右心房与右心室之间。三尖瓣功能整体由三尖瓣环、瓣叶、腱索与乳头肌组成。

1）瓣环：略呈 D 形结构，为心脏纤维骨架的组成部分及三尖瓣瓣叶基底部附着处。三尖瓣环与二尖瓣环不在同一平面上。三个瓣叶附着缘不在同一平面上，后瓣与隔瓣的后半部接近于同一平面上，前瓣及隔瓣前交界附着处（相当于室间隔部中点）高于后瓣与隔瓣后半部附着处大约 15mm。

2）瓣叶：常见为三个瓣叶，前叶、后叶和隔叶。前瓣瓣叶最大，为三尖瓣功能的主要部分；后瓣较小，也称边缘瓣、背瓣或下瓣；隔瓣也称内瓣，部分基底附着于右心室后壁，大部分附着于室间隔右心室面。

3）腱索：可直接起源于乳头肌，也可直接起源于右心室壁或室间隔。附着于乳头肌的腱索称真腱索，直接附着于右心室壁或室间隔则称壁腱索。

4）乳头肌

前乳头肌：附着于右心室前壁心尖部前外侧，为三尖瓣最大的乳头肌，室间隔有许多大肌束与此相连，其中较粗的肌束称调节束，连接于前乳头肌与室上嵴之间，其腱索主要连接三尖瓣前叶。

后乳头肌：较小，单个或成双存在，其腱索主要连接后瓣。

圆锥乳头肌：位于室上嵴下缘，其腱索分布于隔瓣与前瓣的交界附近。

（3）主动脉瓣：包括瓣叶、瓣环、主动脉窦与主动脉瓣下组织。

1）瓣叶：主动脉瓣常为三个半月状瓣叶组成。基底部附着于弧形弯曲的瓣环上，瓣叶与其相应的主动脉壁构成向上开口的袋状结构，即主动脉窦。三个瓣叶大致相等、位置等高。

2）瓣环：主动脉瓣叶基底附着于主动脉壁上的纤维索带称主动脉瓣环。它由三个"花冠"状的弧形环连接而成。

3）主动脉窦：与主动脉瓣叶相对应的主动脉管腔，向外呈壶腹样膨出，形成向上开口的袋状腔，称主动脉窦。根据冠状动脉开口，主动脉窦分右冠状动脉窦（简称右冠窦）、左冠状动脉窦（简称左冠窦）与无冠状动脉窦（简称无冠窦）。

4）主动脉瓣下组织：二尖瓣前叶直接与主动脉瓣相连续，通常主动脉的左冠瓣叶后部与无冠瓣叶的瓣环下方为致密的纤维组织，向下延伸为二尖瓣前叶，共同构成左心室流入道与流出道之间的分界。

（4）肺动脉瓣：由左后瓣、右后瓣与前瓣三个半月瓣组成。瓣叶与瓣环均较薄弱。瓣环与右心室漏斗部心肌相连。左后瓣与漏斗部的隔束相延续，右后瓣与漏斗部壁束相延续。左、右瓣叶的内 1/2 与主动脉壁相贴。

（二）生理概要

1．心动周期 是指心脏的一个活动周期，由心脏的一次收缩和舒张动作构成。因为心脏由心房和心室组成，故在一个心动周期中，一次心脏收缩和舒张活动，可以看成是心房和心室各自收缩舒张活动的有机结合。通常情况下，用心室的机械活动周期来代表心动周期，包括收缩期和舒张期。

2．心脏泵功能 心脏是人体血液循环的动力装置，心脏泵功能通过心肌收缩与舒张活动实现，而心肌收缩与舒张活动是通过电兴奋 - 机械收缩耦联机制实现的。与骨骼肌细胞不同，心肌细胞收缩具有以下特点：①心肌细胞的收缩依赖心肌细胞外 Ca^{2+} 内流；②心肌呈"全或无"收缩方式。

3．正常心内压　中心静脉压正常值为 0.49～0.98kPa（5～10cmH$_2$O），一般代表右心室或者腔静脉胸腔段内压力变化，在临床实践中可以准确反映右心前负荷情况。

4．心脏血液供应　即心肌冠状动脉循环，心肌血供来自心脏的左、右冠状动脉。左、右冠状动脉及其分支的走行，可有多种变异。但在多数人中，左冠状动脉主要供应左心室的前部，右冠状动脉主要供应左心室的后部和右心室。正常人安静状态下，冠状动脉血流量为 600～800ml/（kg•min）。冠状动脉血流量主要影响因素是动脉舒张压和心脏舒张期长短。

二、超声检查技术

心脏位于胸腔中纵隔，经胸超声心动图检查时，需要选择合适的声窗，尽可能地避开可能影响超声波透入的组织和器官（如肋骨、胸骨等），以获得清晰的心脏超声图像。常用五个检查声窗：胸骨左缘区、心尖区、剑突下（肋下）区、胸骨上窝区、胸骨右缘区。（图 2-10）

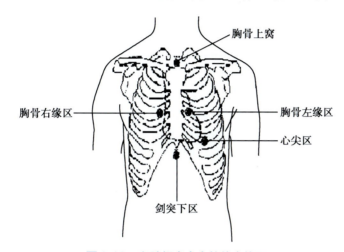

图 2-10　心脏超声声窗的体表位置

根据心脏的解剖学方位，心脏超声切面用长轴、短轴、四腔心切面分别命名。长轴切面图像扫描时，探头常置于胸骨旁左缘、右缘或心尖区，超声声束平面通过心脏长轴；扫查短轴切面图像时，探头常置于胸骨旁左缘或心尖区，超声声束垂直于心脏长轴，可在心尖、乳头肌与二尖瓣水平分别获取相应短轴。

成人心脏检查常选用中心频率为 2.5MHz 或 3.0MHz 的探头，婴幼儿可用 5.0MHz 探头。二维超声心动图显像与记录时，图像帧频应大于或等于 50 帧/s；彩色组织多普勒速度图显像与记录时，帧频应大于或等于 80 帧/s。M 型和频谱多普勒超声心动图测量时，依据心率情况不同，建议图像记录速度为 50～100mm/s。

（一）二维超声心动图检查方法

1．胸骨左缘区

（1）胸骨旁左心室长轴切面

1）检查方法：嘱患者左侧卧位，探头置于胸骨左缘第 3、4 肋间，扫查声束平面与右胸锁关节和左乳头的连线平行。

2）观察内容：右心室前壁、右心室流出道、室间隔、左心室、左心室流出道、二尖瓣及其相关结构，如腱索和乳头肌、左心室下侧壁、主动脉及主动脉瓣、左心房及降主动脉等（图 2-11）。

该切面是常用的二维测量切面，标准切面上主动脉前壁与室间隔的结合点位于图像中间，同时，主动脉瓣右冠瓣与无冠瓣关闭线位于主动脉窦中间。可定量观测如下结构：

主动脉瓣环径：主动脉瓣叶根部附着点处，内缘到内缘之间的距离，于收缩中期放大模式下测量。

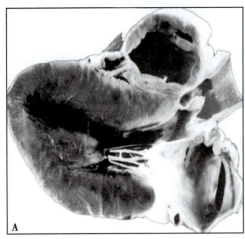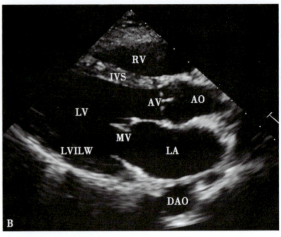

图 2-11　胸骨旁左心室长轴切面

A. 解剖图；B. 超声切面图。

RV：右心室；LV：左心室；IVS：室间隔；LVILW：左心室下侧壁；AV：主动脉瓣；AO：主动脉；MV：二尖瓣；LA：左心房；DAO：降主动脉。

主动脉窦内径：主动脉窦膨出最大点内缘到内缘之间的距离，舒张末期测量。

升主动脉内径：窦管交界处上方约 2cm 处，舒张末期测量。

左心房前后径：主动脉后壁与左心房后壁之间，取与左心房长径相垂直的径线，收缩末期测量。

左心室流出道内径：距主动脉瓣环下 1cm 处，收缩末期测量。

右心室前后径：右心室游离壁内缘至室间隔右心室面的垂直距离，舒张末期测量。

右心室壁厚度：右心室前壁心外膜至右心室前壁心内膜之间的距离，舒张末期测量。

（2）胸骨旁主动脉根部短轴切面

1）检查方法：探头置于胸骨左缘第 2、3 肋间，在左心室长轴切面的基础上，将探头顺时针旋转 90°，使声束与左肩和右肋弓的连线平行。

2）观察内容：主动脉根部及主动脉左冠瓣、右冠瓣、无冠瓣。主动脉瓣闭合时，三个瓣叶呈"Y"字形。调整探头方向，可分别显示左、右冠状动脉起始段。其他结构还包括左心房、右心房、房间隔、三尖瓣隔叶（紧邻主动脉）和前叶、右心室及右心室流出道、肺动脉等（图 2-12）。

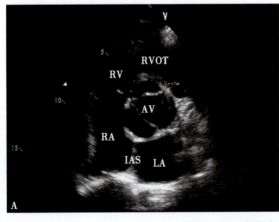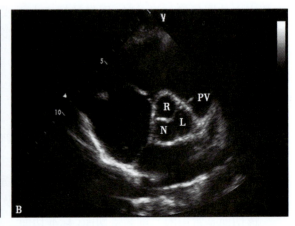

图 2-12　胸骨旁主动脉根部短轴切面

A. 主动脉瓣开放；B. 主动脉瓣关闭。

RA：右心房；RV：右心室；RVOT：右心室流出道；LA：左心房；AV：主动脉瓣；IAS：房间隔；R：右冠瓣；L：左冠瓣；N：无冠瓣；PV：肺动脉瓣。

（3）胸骨旁肺动脉长轴切面

1）检查方法：在主动脉根部短轴切面的基础上，探头方位朝头侧偏斜。

2）观察内容：该切面显示右心室流出道远端、肺动脉长轴和主动脉短轴，可观察肺动脉、肺动脉分叉结构与相关病变等，动脉导管未闭也常在此切面显示（图2-13）。

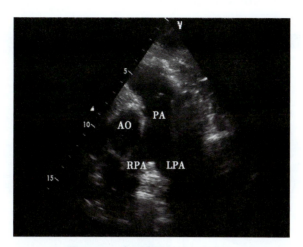

图2-13 胸骨旁肺动脉长轴切面
PA：肺动脉；AO：主动脉；RPA：右肺动脉；LPA：左肺动脉。

此切面可测量：

主肺动脉内径：肺动脉瓣环上方1cm处，舒张末期测量。

左、右肺动脉内径：肺动脉分叉上方1cm处，舒张末期测量。

（4）胸骨旁左心室短轴切面

1）二尖瓣水平左心室短轴切面（图2-14）

检查方法：探头置于胸骨左缘第3、4肋间。该切面上，右心室呈月牙形位于近场左侧，室间隔呈弓形凸向右心室侧，二尖瓣短轴图像位于圆形左心室腔内。

观察内容：二尖瓣口的左右径和前后径、室间隔与左心室壁活动及二尖瓣口形态等。

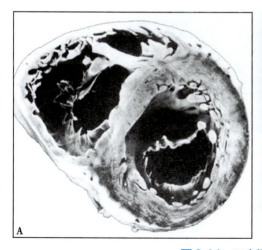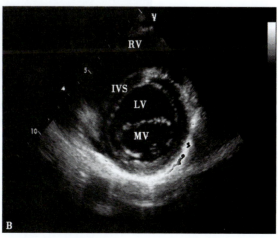

图2-14 二尖瓣水平左心室短轴切面
A. 解剖图；B. 超声切面图。
IVS：室间隔；RV：右心室；LV：左心室；MV：二尖瓣。

2）乳头肌水平左心室短轴切面（图2-15）

检查方法：探头置于胸骨左缘第3、4肋间。该切面上，右心室腔较小，呈月牙形位于图像左侧，左心室腔呈圆形位于图像右侧。两组乳头肌位于左心室短轴圆环状结构之内，是其突出的标志。

观察内容：左心室壁、乳头肌及相关病变等。

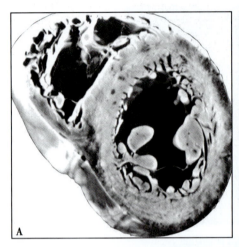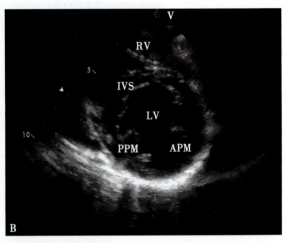

图 2-15　乳头肌水平左心室短轴切面

A. 解剖图；B. 超声切面图。

RV：右心室；LV：左心室；IVS：室间隔；APM：前外侧乳头肌；PPM：后内侧乳头肌。

3）心尖水平左心室短轴切面（图2-16）

检查方法：探头置于胸骨左缘第4、5肋间。该切面上，右心室腔图像近乎消失，左心室为圆形结构。

观察内容：左心室近心尖部结构与相关病变等。

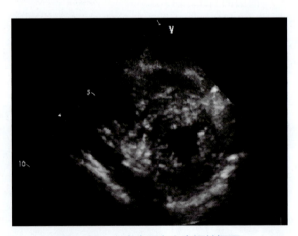

图 2-16　心尖水平左心室短轴切面

（5）胸骨旁右心室流入道长轴切面（图2-17）

1）检查方法：在左心室长轴切面的基础上，将探头倾斜指向右下。

2）观察内容：该切面可显示右心房、右心室、三尖瓣的前叶和后叶以及冠状静脉窦等。

2．心尖区

（1）心尖四腔心切面（图2-18）

1）检查方法：探头置于左心室心尖搏动处，声束方向指向右胸锁关节。切面图像上，室间隔由心尖向心底延伸,与三尖瓣隔叶、二尖瓣前叶及房间隔交汇,房间隔向上延伸止于心房后壁。

2) 观察内容:主要显示心脏的四个心腔、左/右房室瓣、房间隔、室间隔、肺静脉等结构。

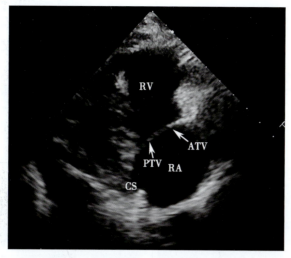

图 2-17　胸骨旁右心室流入道长轴切面

CS:冠状静脉窦;RA:右心房;RV:右心室;ATV:三尖瓣
前叶;PTV:三尖瓣后叶。

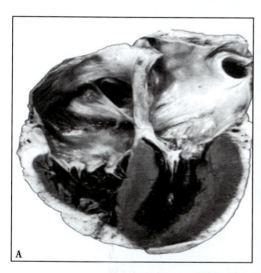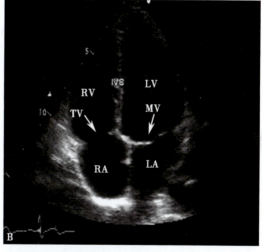

图 2-18　心尖四腔心切面

A. 解剖图;B. 超声切面图。

RA:右心房;RV:右心室;LA:左心房;LV:左心室;MV:二尖瓣;TV:三尖瓣。

该切面可定量观测如下指标:

A. 左心房长径与横径:长径自二尖瓣环平面中点测量至左心房顶部,收缩末期测量;横径测量自房间隔中点测量至左心房侧壁,且测量径线须垂直于左心房长径。

B. 右心房长径与横径:长径自三尖瓣环平面中点测量至右心房顶部,收缩末期测量;横径测量自房间隔中点测量至右心房侧壁,且测量径线须垂直于右心房长径。

C. 左心室长径与横径:长径自二尖瓣环平面中点测量至左心室心尖心内膜,横径自室间隔左心室面心内膜测量至左心室侧壁心内膜,于舒张末期测量。

D. 右心室长径与横径:长径自三尖瓣环平面中点测量至右心室心尖部心内膜,横径测量自室间隔右心室面心内膜至右心室侧壁心内膜,于舒张末期测量。

（2）心尖五腔心切面（图 2-19）

1）检查方法：在心尖四腔心切面的基础上，探头方向略向前倾斜，左心室腔出现左心室流出道及主动脉根部结构。

2）观察内容：主动脉根部及主动脉瓣、左心室流出道、房室瓣、房室心腔、室间隔等结构与病变。

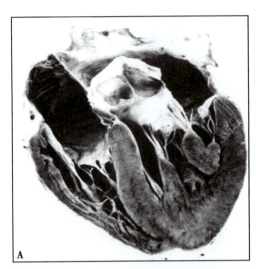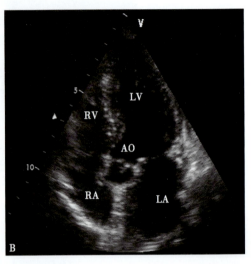

图 2-19 心尖五腔心切面
A. 解剖示意图；B. 超声切面图。
RV：右心室；RA：右心房；LV：左心室；AO：主动脉；LA：左心房。

（3）心尖两腔心切面（图 2-20）

1）检查方法：在心尖四腔心切面的基础上，逆时针旋转探头约 45°，探头方位稍向左倾斜显示该切面。

2）观察内容：左心室前壁、下壁、左心房及二尖瓣等。

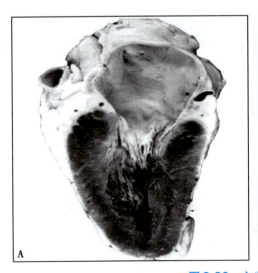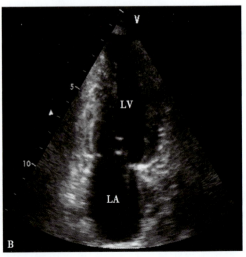

图 2-20 心尖两腔心切面
A. 解剖示意图；B. 超声切面图。
LV：左心室；LA：左心房。

（4）心尖左心室长轴切面（图2-21）

1）检查方法：心尖四腔心切面的基础上，将探头方位逆时针旋转约120°，该切面与胸骨旁左心室长轴切面相似，又称心尖三腔心切面，可清晰地显示心尖部结构与病变等。

2）观察内容：左心室下侧壁、前间隔、心尖、左心房、主动脉根部、主动脉瓣及二尖瓣结构与病变等。

3．剑突下区

（1）剑突下四腔心切面（图2-22）

1）检查方法：嘱患者平卧位检查，探头置于剑突下，声束方向指向左肩，超声平面与标准左心室长轴切面垂直。

2）观察内容：心尖位于图像右侧或右上方，心底位于图像左侧或左下方，可观察心脏的四个房室腔、两组房室瓣及房间隔和室间隔等结构与病变。该切面易于判断少量心包积液。

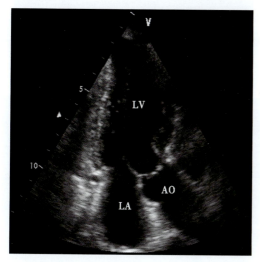

图2-21 心尖左心室长轴切面
LV：左心室；LA：左心房；AO：主动脉。

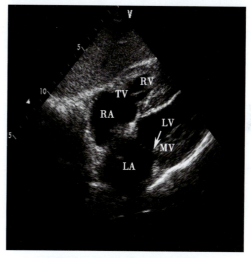

图2-22 剑突下四腔心切面
RV：右心室；TV：三尖瓣；RA：右心房；LV：左心室；LA：左心房；MV：二尖瓣。

（2）剑突下上、下腔静脉长轴切面（图2-23）

1）检查方法：嘱患者平卧位检查，探头方位与剑突下四腔心切面相同，逆时针方向转动探头，至心室部分的图像消失，只显示左、右心房、房间隔及腔静脉。

2）观察内容：左心房、右心房、房间隔和上、下腔静脉等结构与病变，是观察房间隔病变以及与腔静脉关系的重要切面。

4．胸骨上窝区

（1）胸骨上窝主动脉弓长轴切面（图2-24）

1）检查方法：嘱患者平卧位，头部后仰，探头置于胸骨上窝或右锁骨上窝处，超声声束方向指向心脏，探头方向标志朝向患者的左耳垂，扫查平面与主动脉弓走向平行。

2）观察内容：主动脉弓、无名动脉、左颈总动脉和左锁骨下动脉、主动脉弓至降主动脉起始段、右肺动脉等结构与病变。该切面是显示主动脉弓常用的标准切面。

（2）胸骨上窝主动脉弓短轴切面（图2-25）

1）检查方法：在主动脉弓长轴切面的基础上，继续旋转探头方向90°，声束横切主动脉弓，图像方位接近人体矢状切面。

2）观察内容：主动脉弓短轴、肺动脉干分叉、右肺动脉长轴等结构与病变。调整探头方向，可显示上腔静脉。

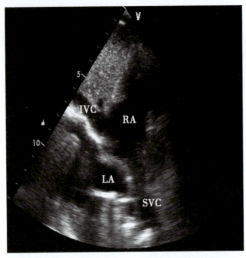

图 2-23　剑突下上、下腔静脉长轴切面

IVC：下腔静脉；RA：右心房；LA：左心房；
SVC：上腔静脉。

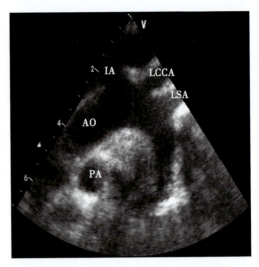

图 2-24　胸骨上窝主动脉弓长轴切面

LSA：左锁骨下动脉；LCCA：左颈总动脉；
IA：无名动脉；AO：主动脉；PA：肺动脉。

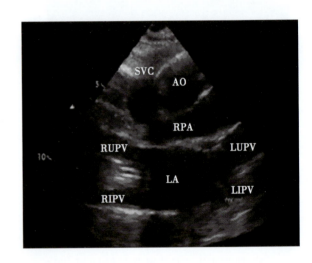

图 2-25　胸骨上窝主动脉弓短轴切面

AO：主动脉；SVC：上腔静脉；RPA：右肺动脉；
LA：左心房；LUPV：左上肺静脉；RUPV：右上肺
静脉；LIPV：左下肺静脉；RIPV：右下肺静脉。

中国成年人心血管各结构的测量正常值参考详见表 2-1。

表 2-1　心血管各结构的测量正常值参考　　　　　　　　　　单位：mm

左心房	舒张末期前后径		男：23.5～38.7，女：22.0～36.8
	舒张末期横径		男：26.7～44.7，女：26.2～43.0
	舒张末期长径		男：35.2～58.4，女：33.7～56.5
右心房	舒张末期横径		男：26.4～44.4，女：23.9～40.7
	舒张末期长径		男：35.2～53.6，女：32.3～50.7
左心室	前后径	舒张末期	男：38.4～54.0，女：36.7～49.7
		收缩末期	男：22.6～38.6，女：20.8～35.4
右心室	舒张末期横径	中部横径	男：16.5～36.9，女：14.8～33.6
		基底横径	男：22.2～42.2，女：19.6～39.2
	舒张末期长径		男：37.1～75.1，女：34.8～68.6
左心室流出道	收缩末期内径		男：13.6～25.0，女：12.0～23.0
右心室流出道	舒张末期内径		男：15.0～31.8，女：14.6～29.8

室间隔	舒张末期厚度	男：6.4～11.4，女：5.6～10.6
	收缩末期厚度	男：9.0～16.0，女：8.0～15.0
左心室下侧壁	舒张末期厚度	男：6.3～11.1，女：5.5～10.3
	收缩末期厚度	男：8.8～16.2，女：8.2～15.2
右心室壁	舒张末期前壁厚度	男：2.1～6.1，女：2.2～5.8
	舒张末期游离壁厚度	男：2.2～6.6，女：2.2～6.2
主动脉	收缩中期瓣环	男：16.4～26.2，女：15.1～24.1
	舒张末期窦部	男：23.8～36.4，女：21.3～33.5
	舒张末期近端升主动脉	男：20.4～35.0，女：19.0～32.8
	舒张末期主动脉弓	男：17.1～31.7，女：16.4～29.8
	舒张末期降主动脉	男：12.8～27.0，女：12.4～25.0
肺动脉	收缩中期瓣环	男：13.8～26.4，女：13.1～25.3
	舒张末期主肺动脉	男：15.2～26.2，女：14.3～26.1
	舒张末期右肺动脉	男：7.6～17.4，女：7.0～16.8
	舒张末期左肺动脉	男：8.0～17.4，女：7.5～16.9

注：数值参考自2016年中国成年人超声心动图检查测量指南。

（二）M型超声心动图检查方法

1. 主动脉根部波形（图2-26） 以胸骨旁左心室长轴切面为参考切面，将M型超声心动图取样线通过主动脉根部，即主动脉窦部，可依次显示出胸壁、右心室流出道前壁、右心室流出道、主动脉前壁、主动脉瓣、主动脉后壁、左心房、左心房后壁等在心动周期内活动的M型曲线。

主动脉瓣的M型曲线呈现为一六边形盒样。收缩期瓣口开放，主动脉右冠瓣与无冠瓣两条活动曲线分开，相互平行。舒张期瓣口关闭，两线合并。其中右冠瓣活动曲线位于前方，无冠瓣活动曲线位于后方。

2. 二尖瓣波形（图2-27） 同样以胸骨旁左心室长轴切面为参考切面，将M型超声心动图取样线移至二尖瓣前叶瓣尖处，显示结构依次为胸壁、右心室前壁、部分右心室、室间隔、左心室、二尖瓣前叶、左心室下侧壁等结构。

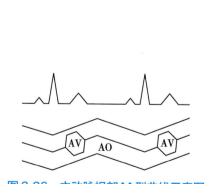

图2-26 主动脉根部M型曲线示意图
AV：主动脉瓣；AO：主动脉根部。

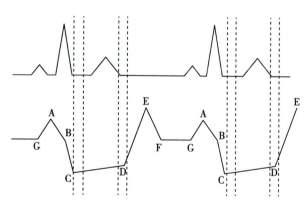

图2-27 二尖瓣前叶M型曲线示意图

二尖瓣前叶收缩期呈后向运动，舒张期呈前向运动。舒张期的快速充盈期与主动充盈期内，瓣叶为两次开放，M型曲线上形成两个峰，分别命名为E峰与A峰。曲线上各峰与各点的命名及形成机制如下：

（1）A峰：A峰是由心房收缩引起的。

B点：心房收缩后，二尖瓣射血，心房压力下降，左心室压力大于左心房，二尖瓣前叶又恢复至半关闭状态，前叶向后运动，出现B点，B点与F点在同一水平。

C点：相当于心电图的R波后，与第一心音中的第三部分（二尖瓣关闭）同步，心房收缩后，心室收缩，左心室压急剧升高，二尖瓣前叶迅速向后运动达最低点，即C点，C点标志着二尖瓣关闭。

BC段：左心室收缩，直至二尖瓣关闭。

CD段：二尖瓣处于关闭状态，形成CD段，大部分处于心室收缩期。在其终末部分，二尖瓣虽仍处关闭状态，但左心室已进入等容舒张期。

D点：为二尖瓣开放点、等容舒张期的终点，第二心音第一部分在D点前约0.03～0.05s，心电图T波在D点之前。

DE段：二尖瓣处于开放状态，代表左心室快速充盈前期。此时左心室压低于左心房压，左心房血液迅速推开二尖瓣瓣叶，充盈入左心室。此时间段内，左心房、心室压力差大，血流大量自左心房充盈入左心室，二尖瓣瓣叶快速开放，运动速度快，呈快速前向运动的DE段，DE斜率大。

（2）E峰：二尖瓣前叶处于最大开放位置，出现在第二心音之后约0.13s，与心音图开瓣音同步。

EF段：左心室快速充盈后期，形成M型曲线EF段。左心室快速充盈，左心室压随之上升，左心房压下降，房、室压力差减小，使二尖瓣前叶产生向后运动，呈半开放状态。

DE段、E峰及EF段，共同构成心室舒张期的快速充盈期。

F点：出现在P波前，为舒张中期二尖瓣前叶活动的最低点。此时房室间压力差小，二尖瓣呈半闭合状态。F点或G点以后，为心房收缩期。心房收缩，压力上升，使瓣膜再次呈前向开放运动，形成FA段或GA段。如前所述，A峰是二尖瓣前叶活动的第二个峰。

3．左心室波形（图2-28）　以胸骨旁左心室长轴切面为参考切面，将M型超声心动图取样线移动至腱索水平，可显示胸壁、右心室前壁、右心室、室间隔、左心室、左心室下侧壁等结构。须室壁内膜面清晰，左心室内可无或有腱索反射，但不应有二尖瓣或乳头肌回声，取样线尽可能垂直于室间隔和左心室下侧壁。

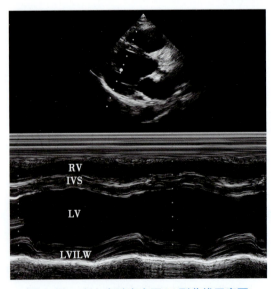

图2-28　左心室腱索水平M型曲线示意图

RV：右心室；IVS：室间隔；LV：左心室；LVILW：左心室下侧壁。

4.三尖瓣波形 三尖瓣在 M 型上的图形与二尖瓣相同，也分为 A、B、C、D、E、F 各点及 AC、DE、EF 各段，但运动幅度较二尖瓣大，形成机制与二尖瓣相同。

5.肺动脉瓣波形（图 2-29） 以主动脉根部短轴切面为参考切面，取样线移动至肺动脉瓣后瓣上，瓣叶曲线舒张期向前运动，收缩期向后运动。肺动脉瓣曲线各个点也有统一的命名。

a 波：在心电图 p 波之后，反映右心房收缩对肺动脉瓣活动的影响，吸气时可加深。

b 点：a 波的终点，是右心室射血开始点，从 b 点开始，瓣叶出现快速开放运动。

bc 段：反映了在收缩期开始时，瓣叶在右心室压力的推动下，向肺动脉腔快速开放运动。

cd 段：瓣膜处于开放状态，瓣叶有轻度前向运动。

de 段：收缩末期，瓣叶快速关闭运动，到 e 点时，瓣膜完全关闭。

b～e 点：右心室射血时间，从心电图 QRS 波起点到 b 点，为右心室射血前期时间。

e 点：是舒张期开始点，瓣叶逐渐向后运动到达 f 点。

ef 段：代表肺动脉腔运动对肺动脉瓣的影响。f 点后，有时呈一平直曲线，然后轻微向后运动形成 a 波，或从 f 点向后直接形成 a 波。

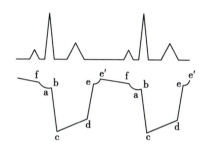

图 2-29 肺动脉瓣 M 型曲线示意图

（三）超声多普勒检查方法

1.彩色多普勒血流成像（color Doppler flow imaging，CDFI） 彩色多普勒血流成像能定性地显示或半定量测量心腔和血管腔内血流动力学，包括血流束的起始和终点、血流速度、流经路径、分布以及血流状态等。

（1）二尖瓣口血流

1）探查切面：心尖四腔心切面、心尖两腔心切面及胸骨旁左心室长轴切面。

2）血流特征：心尖四腔心切面上，自肺静脉回流至左心房的血流，朝向探头，呈红色血流信号。舒张期由左心房经二尖瓣口至左心室的血流，呈红色血流束。如同时存在二尖瓣口反流，可观察到收缩期由左心室经二尖瓣口至左心房的蓝色反流束（图 2-30）。

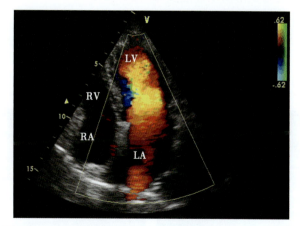

图 2-30 二尖瓣口彩色多普勒血流成像（心尖四腔心切面）

LA：左心房；LV：左心室；RA：右心房；RV：右心室。

（2）三尖瓣口血流

1）探查切面：心尖四腔心切面、胸骨旁主动脉根部短轴切面及右心室流入道切面等。

2）血流特征：舒张期由右心房经三尖瓣口进入右心室血流，亦表现为红色血流束。经三尖瓣口的血流流速较低，故血流束颜色呈暗红色。如存在三尖瓣口反流，可观察到收缩期自右心室经三尖瓣口至右心房的蓝色反流束。微量或少量的三尖瓣反流多为生理性反流（图 2-31）。

（3）主动脉瓣口血流

1）探查切面：心尖五腔心切面、心尖三腔心切面及胸骨旁左心室长轴切面。

2）血流特征：心尖五腔心或三腔心切面观察时，主动脉瓣瓣口血流显示为蓝色血流束，色彩亮度可因血流速度的高低而有所不同。如存在反流，主动脉瓣口处可出现舒张期的红色反流束（图2-32）。

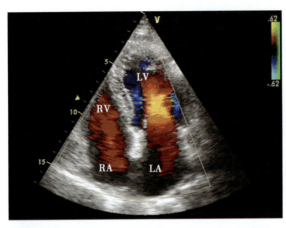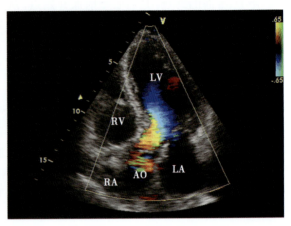

图2-31　三尖瓣口彩色多普勒血流成像（心尖四腔心切面）

LA：左心房；LV：左心室；RA：右心房；RV：右心室。

图2-32　主动脉瓣口彩色多普勒血流成像（心尖五腔心切面）

LA：左心房；LV：左心室；RA：右心房；RV：右心室；AO：主动脉。

（4）肺动脉瓣口血流

1）探查切面：胸骨旁主动脉根部短轴切面及肺动脉长轴切面。

2）血流特征：收缩期由右心室经肺动脉瓣口进入肺动脉主干的血流，彩色多普勒血流成像显示为蓝色血流束，血流束的色彩亮度可因血流速度的高低而有所差异。肺动脉瓣口可观察到舒张期少量的红色反流束，常为正常的生理性反流（图2-33）。

（5）升主动脉及降主动脉血流

1）探查切面：胸骨上窝主动脉弓长轴切面。

2）血流特征：此切面上，升主动脉的血流朝向探头，呈红色血流束。降主动脉内血流背离探头，呈蓝色血流束。主动脉弓中部因血流方向与超声声束垂直，故无彩色血流信号显示（图2-34）。

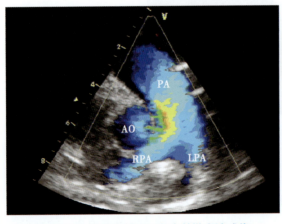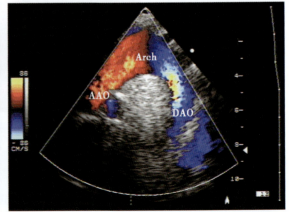

图2-33　肺动脉瓣口彩色多普勒血流成像

AO：主动脉；PA：主肺动脉；RPA：右肺动脉；LPA：左肺动脉。

图2-34　升主动脉及降主动脉彩色多普勒血流成像

AAO：升主动脉；Arch：主动脉弓；DAO：降主动脉。

（6）彩色多普勒血流成像的影响因素

1）患者因素：过度肥胖者、肺气肿患者，或其他因素致二维图像不清晰时，彩色多普勒血流信号也不清晰，会出现散乱的色彩暗淡的血流。

2）深度调节问题：随着被检结构部位的加深，声波衰减，血流回波信号也衰减，图像及血流均不清晰，距离越远，超声图像越不清晰。应尽量调节好显示图像深度，所需显示的血流束置于图像中部为佳。

3）二维图像衰减：彩色多普勒血流成像时，二维图像分辨率可下降。临床上，一般先观察结构的二维图像，必要时辅以彩色多普勒血流成像。

4）彩色信号混淆：如肺动脉狭窄与动脉导管未闭同时存在，肺动脉内高速血流在主肺动脉腔内呈现为"彩色镶嵌"的血流信号，可混淆小动脉导管分流信号，二者血流信号较难区别。此时，可应用频谱多普勒成像，观察血流频谱的时相，通过双相或单相频谱等特征进行鉴别。

5）心内复杂畸形：尤其存在右向左分流时，血流分流速度低，彩色多普勒血流成像仅起辅助诊断的价值，主要依靠二维图像识别心内结构形态学改变。

2. 频谱多普勒成像 频谱多普勒成像，包括脉冲波频谱多普勒和连续波频谱多普勒，是观察和测量心腔内血流动力学参数的主要方法。在彩色多普勒血流成像引导下，获取主动脉瓣口、肺动脉瓣口、二尖瓣口、三尖瓣口及其他心腔和血管腔内的血流速度频谱。频谱多普勒成像可提供血流速度、血流状态、血流时相、血流方向等血流动力学信息。

（1）二尖瓣口血流频谱测量指标：选取心尖四腔心切面，将取样容积置于二尖瓣口左心室侧。二尖瓣血流频谱为基线上方的双峰脉冲频谱，频谱轮廓清晰，中间为空窗。心室舒张早期即快速充盈期，形成 E 峰最大速度频谱；心室舒张末期即心房收缩期，形成 A 峰最大速度频谱。正常情况下 E 峰 > A 峰。通过二尖瓣口血流频谱，可测量多个血流动力学参数。测量指标如下（图 2-35）：

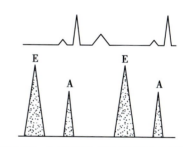

图 2-35 二尖瓣口血流频谱测量示意图
E 峰：舒张早期最大血流速度；A 峰：舒张晚期最大血流速度。

1）舒张早期最大血流速度

2）舒张晚期最大血流速度

3）血流速度时间积分

4）舒张早期加速度

5）舒张早期减速度

6）舒张早期与舒张晚期最大血流速度之比

7）加速度时间

8）减速度时间

（2）主动脉瓣口血流频谱测量指标：选取心尖五腔心切面，将取样容积置于主动脉瓣上。主动脉瓣血流频谱呈现为收缩期基线下方的负向窄带单峰频谱。血流峰值速度大于肺动脉瓣流速，可测收缩期主动脉瓣口多个血流动力学参数。

可测量指标如下（图 2-36）：

1）最大血流速度

2）加速度

3）减速度

4）血流速度时间积分

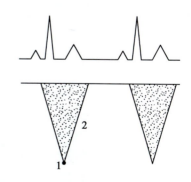

图 2-36 主动脉瓣口血流频谱测量示意图
1. 最大血流速度；2. 血流速度时间积分。

（3）各瓣口及大血管内的血流频谱特征（表2-2）

表2-2　各瓣口及大血管内的血流频谱特征

部位	切面	取样部位	频谱特征及时相	正常参考值/（m/s）
二尖瓣口	心尖四腔心	二尖瓣瓣尖	舒张期窄带双峰形（正向）	男：E峰 0.44～1.18 A峰 0.28～1.06 女：E峰 0.48～1.30 A峰 0.27～1.17
肺动脉瓣口	胸骨旁主动脉根部短轴	肺动脉瓣上	收缩期窄带单峰形（负向）	男：0.63～1.37 女：0.62～1.32
主动脉瓣口	心尖五腔心	主动脉瓣上	收缩期窄带单峰形（负向）	男：0.79～1.65 女：0.84～1.74
左心室流出道（LVOT）	心尖五腔心	主动脉瓣下LVOT内	收缩期窄带单峰形（负向）	男：0.56～1.42 女：0.57～1.43
右心室流出道（RVOT）	胸骨旁主动脉根部短轴	肺动脉瓣下RVOT内	窄带单峰呈匕首状（负向）	男：0.41～1.07 女：0.43～1.05

注：参考值范围参考自2016年中国成年人超声心动图检查测量指南。

3．组织多普勒成像　组织多普勒成像包含彩色组织多普勒成像和脉冲波组织多普勒成像两大类，是显示心室心肌力学性质的较为成熟的超声成像技术。组织多普勒成像时，将取样容积放置在心肌结构的特定部位，采集心肌组织运动频谱，显示该部位心肌的运动速度，常用于采集二尖瓣环（侧壁及间隔处）和三尖瓣环侧壁的纵向运动速度。瓣环运动速度波形由收缩期的波（s'）与舒张期的2个波（舒张早期：e'，舒张晚期：a'）构成。

（1）二尖瓣环组织多普勒成像（图2-37）

（2）三尖瓣环组织多普勒成像（图2-38）

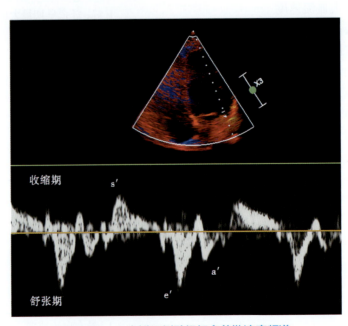

图2-37　二尖瓣环侧壁组织多普勒速度频谱

s'：二尖瓣环收缩期峰值速度；e'：二尖瓣环舒张早期峰值速度；

a'：二尖瓣环舒张晚期峰值速度。

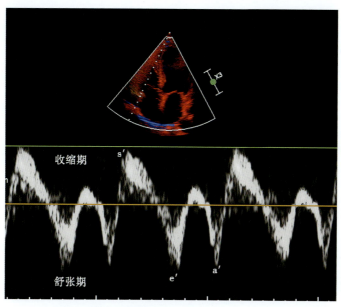

图 2-38　三尖瓣环侧壁组织多普勒速度频谱

s′：三尖瓣环收缩期峰值速度；e′：三尖瓣环舒张早期峰值速度；
a′：三尖瓣环舒张晚期峰值速度。

（穆玉明）

第二节　心脏功能测量

心脏的基本功能是在舒张期接受足够的静脉血流回流，并在收缩期将这些血液排入动脉系统，以满足身体代谢的需要。在许多心血管系统疾病中，心脏功能改变是决定患者疾病进程、进展与预后的主要因素，也是治疗方案制订与疗效判断的重要参考指标。心脏功能测量应包括左、右心室收缩和舒张功能测量以及心房功能评估。超声心动图可实时显示心脏的解剖结构、室壁运动和血流信息，可较全面地定量估测或定性分析心脏的功能状态，且具有简便、准确、安全和价廉的优点，已成为最常用的无创性测量心脏功能的技术。近年来，超声心动图新技术的临床应用、人工智能大数据分析等，为心功能的评估提供了新的方法。本章中，将对超声心动图评价心脏功能的基本理论、常用方法、测量参数以及临床应用进行介绍。

一、左心功能测量

（一）左心室收缩功能

1. 局部左心室收缩功能（regional left ventricular contractile function）　冠心病患者中，心肌缺血或梗死可出现左心室局部收缩功能异常，测量心肌局部功能对评价缺血范围、治疗效果和预后均具有十分重要的意义。心肌炎等其他心肌疾病均可出现不同程度的心肌病变，影响局部心肌功能。常用评价指标包括：局部室壁运动幅度及增厚率、室壁运动计分指数（wall motion score index，WMSI）、组织速度成像（tissue velocity imaging，TVI）、应变（strain，ε）及应变率（strain rate，SR）、心肌运动同步性指标等。

（1）局部室壁运动幅度及增厚率

1）室间隔（IVS）/ 左心室下侧壁（ILW）的运动幅度（IVSE、ILWE）：测量方法是在舒张末期（Ed）将测量游标置于 IVS 左心室面 /ILW 心内膜位置，再将测量游标置于收缩末期（Es）IVS 左心室面 /ILW 心内膜位置，测量其最大垂直距离（图 2-39）。

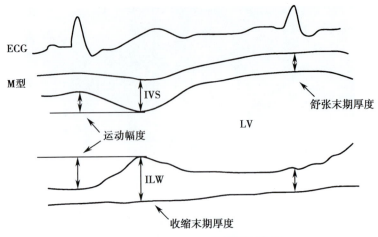

图 2-39　IVSE、ILWE 测量示意图

2）室间隔 / 左心室下侧壁增厚率（$\Delta IVST\%$，$\Delta T\%$），计算公式为式 2-1：

$$\Delta IVST\% = \frac{STs - STd}{STd} \times 100\% \qquad \Delta T\% = \frac{ILWTs - ILWTd}{ILWTd} \times 100\% \qquad （式 2-1）$$

STs：收缩末期室间隔厚度；STd：舒张末期室间隔厚度；$ILWTs$：收缩末期左心室下侧壁厚度；$ILWTd$：舒张末期左心室下侧壁厚度。

（2）室壁运动记分指数（wall motion score index，WMSI）：根据室壁运动幅度不同，可分别记录为：①运动增强（0 分）或正常（1 分）：心内膜运动幅度≥5mm，室壁增厚率≥50%；②运动减弱（2 分）：心内膜运动幅度 2～4mm，室壁增厚率 <50%；③运动消失（3 分）：心内膜运动幅度 <2mm，室壁增厚消失或可忽略的室壁增厚；④反向运动（4 分）：收缩期心肌变薄或伸长，室壁朝向外运动，如室壁瘤。将所有节段的记分进行总和后，再除以心肌节段总数，计算出左心室室壁运动记分指数（WMSI），WMSI=1 为正常；>1 为异常；>2 为显著异常。

（3）组织速度成像（tissue velocity imaging，TVI）：将取样容积置于局部心肌，可显示局部心肌运动的时间速度曲线。局部心肌收缩期最大运动速度（s′）的大小，可反映局部心肌的收缩功能，局部心肌 s′ 正常值 >5cm/s（图 2-40）。但该技术应用时，受到多普勒声束与室壁运动方向之间夹角和相邻心肌相互牵拉的影响，在检测各节段室壁运动时，存在一定误差。

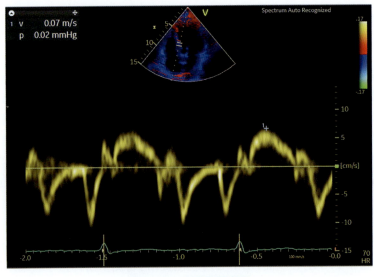

图 2-40　s′ 测量示意图

（4）应变（strain，ε）及应变率（strain rate，SR）：应变指心脏在外力作用下，心动周期内两点之间局部心肌长度的瞬间变化率，以百分比（%）表示，大小表示心肌形变的性能。应变率指心肌形变发生的速度，即单位时间内心肌长度的变化。应变及应变率可反映心肌主动收缩功能，以区别心肌的主动收缩和被动牵拉。最常使用的形变参数是左心室收缩期长轴峰值应变（图 2-41）。二维斑点追踪技术或三维斑点追踪技术获得的局部心肌力学参数，其正常参考值尚在研究中。

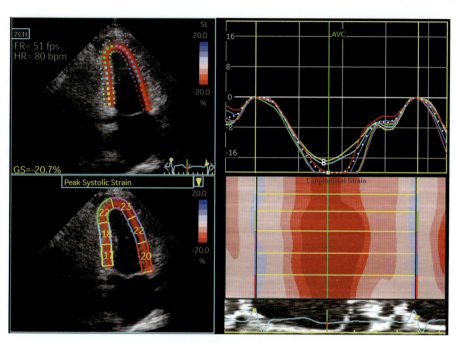

图 2-41　应变测量示意图

应变及应变率计算公式分别如式 2-2：

$$\mathcal{E}\% = \frac{L_1 - L_0}{L_0} \times 100\% \qquad SR = \frac{V_1 - V_2}{L} \qquad \text{（式 2-2）}$$

L_0：两点间心肌的初始长度；L_1：两点间心肌运动后的长度。L：两点间心肌的长度，V_1 及 V_2 分别代表两点心肌的运动速度。

（5）心肌运动同步性指标：通过测量左心室不同节段间的收缩指标达峰时间差获取，可应用 M 型超声、频谱多普勒超声、组织多普勒超声、斑点追踪超声及三维超声等成像方法获取。

1）心室间同步性指标：通过测量左心室侧壁和右心室侧壁收缩期运动速度达峰时间差，可对心室间心肌运动同步性进行评价，大于 40ms 定义为心肌运动不同步。

2）左心室收缩同步性指标：一般在心尖四腔心切面、两腔心切面、左心室长轴切面上，测量心室壁基底段和中间段共计 12 个节段心肌达峰时间。评价指标包括：①左心室内收缩同步指数，计算 12 个节段达到收缩峰值速度的时间标准差（Ts-SD），Ts-SD 正常值小于 33ms。②达峰速度最大差值，计算 12 节段中任意两个节段达峰收缩速度的时间差，正常最大差值小于 100ms。

2. 整体左心室收缩功能（global left ventricular contractile function）　可反映心脏血流动力学变化。常用的指标有：左心室射血分数（left ventricular ejection fraction，LVEF）、心输出量（cardiac output，CO）、每搏输出量（stroke volume，SV）及心脏指数（cardiac index，CI）等，心室舒张末期容积（left ventricular end-diastolic volume，LVEDV）与收缩末期容积（left ventricular end-systolic volume，LVESV）的变化差值，通过计算公式获得上述参数。因此，准确的测定左心室容积对于评价左心室功能非常重要。另外，左心室整体纵向应变（global longitudinal strain，GLS）可反映心内膜下心肌纤维的收缩，是目前评估心肌功能异常比较敏感且稳定的新指标。

（1）左心室容积：左心室容量的测量目前多采用M型、二维和三维超声心动图技术。前两种技术均需要将左心室假设为几何形态，然后根据数学公式计算其体积，即左心室容量的测量采用数学几何模型。三维超声心动图可获取左心室的全容积数据，无需几何形态假设，可准确计算左心室容积。

1）M型超声心动图（式2-3）

$$V=\frac{7.0}{2.4+D}\times D^3 \qquad （式2-3）$$

D为左心室前后径。该方法根据室间隔和左心室下侧壁局部运动的曲线，计算收缩期和舒张期的左心室局部心腔直径，再利用简化的椭球体数学公式，计算心室容积。该方法在左心室几何形态明显改变或节段室壁运动异常时，计算值误差较大，目前ASE指南不建议常规应用该方法测量左心室容积。

2）二维超声心动图Simpson法：依据Simpson法则，规则或不规则的左心室腔容积（V）沿不同长轴切面，可将左心室腔分割为系列等高的近似于椭圆的圆柱体，全部圆柱体的总和即为左心室腔总容积（图2-42）。

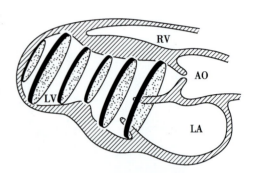

图2-42　Simpson公式原理示意图
RV：右心室；LA：左心房；AO：升主动脉。

常用计算容积的方法是改良双平面Simpson法，计算公式为式2-4：

$$V=\frac{\pi}{4}\times H\times \sum_{0}^{N}D_1D_2 \qquad （式2-4）$$

H为每一圆柱体的高度，D_1和D_2为圆柱体横截面上两条相交的直径，左心室容积由所有圆柱体的体积相加得出。

3）三维超声心动图：三维超声心动图显示心脏的三维灰阶和彩色信息，大大提高了对心脏复杂解剖结构三维空间关系的识别能力。三维超声心动图获取左心室容积不受心室任何形状改变的影响，能较准确地计算左心室容积，其测值与磁共振测值高度相关（图2-43）。

（2）左心室射血分数（left ventricular ejection fraction，LVEF）：在临床实践中，LVEF已成为评价左心室收缩功能最常用的指标，LVEF由EDV和ESV的测值计算而来，公式如下：LVEF=（LVEDV−LVESV）/LVEDV×100%，LVEF男性＜52%，女性＜54%，则提示左心室收缩功能异常。

（3）每搏输出量（stroke volume，SV）：SV指每个心动周期左心室射出的血液容积，SV=LVEDV−LVESV。应用二维图像测量主动脉瓣环内径，多普勒方法测量主动脉瓣口血流速度时间积分，可计算出每搏输出量，正常值为60～120ml，计算公式为式2-5：

$$SV=\pi\times(d/2)^2\times VTI \qquad （式2-5）$$

d：主动脉瓣环内径，VTI：主动脉环水平收缩期频谱包络线速度时间积分（连续测量5个VTI取平均值）。

（4）心输出量（cardiac output，CO）：心输出量是指每分钟左心室射出的血量，CO正常值为3.5～8.0L/min，计算公式为式2-6：

$$CO=SV\times HR \qquad （式2-6）$$

HR：心率。

（5）心脏指数（cardiac index，CI）：心脏指数是心输出量与体表面积（BSA）的比值，正常值为2.2～5.0L/(min·m²)，计算公式为式2-7：

$$CI=CO/BSA \qquad （式2-7）$$

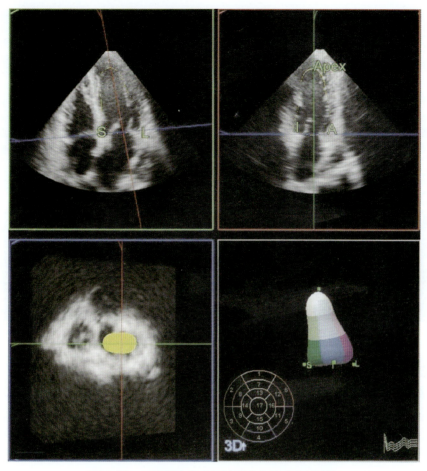

图 2-43　三维超声心动图计算左心室容积示意图
S：间隔；L：侧壁；A：前壁；I：下壁；Apex：心尖。

（6）整体纵向应变（global longitudinal strain，GLS）：斑点追踪技术测量的左心室收缩期整体纵向应变（GLS）较左心室射血分数能够更敏感地反映心肌的收缩功能。GLS 应在三个心尖标准切面上测量，并取平均值（图 2-44）。测量 GLS 同样需要选择标准切面，感兴趣区域不应包含乳头肌以及左心室流出道，要准确定位心尖以及二尖瓣环位置。同时，感兴趣区域的厚度要调整为心肌的厚度但不包括心包。虽然 GLS 的临床应用远低于 LVEF，但多项研究均表明 GLS 测值稳定，且重复性好，对患者亚临床心脏功能下降评价及预后评估方面优于 LVEF。鉴于不同厂家的仪器所测量的 GLS 结果差异较大，尚无法推荐 GLS 的正常值和正常低限。目前建议 GLS≤−20% 为正常参考值界限。

（7）左心室短轴缩短率（left ventricular short-axis fractional shortening，LVFS）：左心室的收缩来自左心室长轴和短轴两个方向的缩短，以来自短轴方向的缩短为主，因此由短轴缩短率可估测左心室射血分数，其计算公式为式 2-8：

$$LVFS = \frac{(Dd - Ds)}{Dd} \times 100\%$$
（式 2-8）

Dd 为左心室舒张末期内径，Ds 为左心室收缩末期内径。

应用 M 型超声心动图可方便地测得 Dd 和 Ds，从而求得 $LVFS$。研究表明，在无节段性室壁运动异常的患者，FS 与 EF 的相关良好，但在有节段性室壁运动异常的患者，FS 与 EF 的相关性下降。$LVFS$ 的正常值 >25%（34%±5%），由于其估测心功能准确性低，不建议临床常规应用。

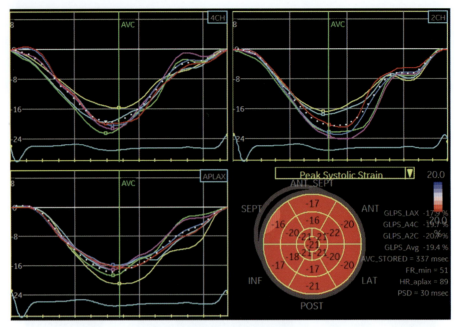

图 2-44　左心室收缩期整体纵向应变测量示意图

（二）左心室舒张功能

左心室舒张功能（left ventricular diastolic function）测量的"金标准"是有创的心导管检查技术测量的指标。超声心动图作为间接的估测方法，单一指标均难以准确判断舒张功能异常及严重程度。应结合患者临床信息、超声检查心脏结构指标（包括心腔、心肌厚度、瓣膜）、左心室收缩功能和多普勒超声测量指标进行综合分析。目前常用超声心动图评估左心室舒张功能的指标分为主要指标和次要指标，具体如下。

1．主要指标

（1）二尖瓣口血流：心尖四腔心切面采用频谱多普勒成像于二尖瓣瓣尖水平测量二尖瓣舒张早期峰值血流速度 E 峰、二尖瓣舒张晚期峰值血流速度 A 峰及二尖瓣 E 峰减速时间（DT）（图 2-45）。应当注意的是，二尖瓣口血流速度受年龄、心率和心律、心脏前后负荷等因素影响较大，测量结果应结合临床综合评价。随着年龄增加，E 峰减低，A 峰增加，E/A 可小于 1；心率增快同样可以出现 E/A 小于 1；二尖瓣中至重度反流可出现 E 峰增加，E/A 大于 2。

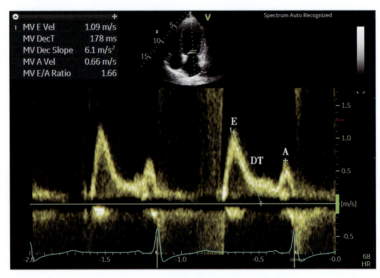

图 2-45　二尖瓣口血流频谱测量示意图

（2）二尖瓣瓣环运动速度：心尖四腔心切面采用组织多普勒成像，可测量二尖瓣环侧壁和间隔部位心肌舒张早期最大运动速度（e′）（图2-46）。正常二尖瓣环侧壁速度大于间隔部位。

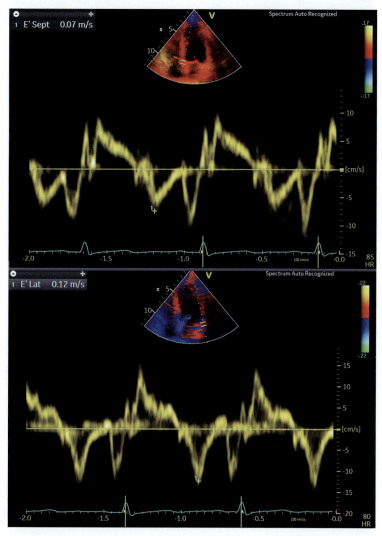

图2-46　二尖瓣环侧壁和间隔舒张早期最大运动速度测量示意图

（3）平均E/e′值：二尖瓣血流E峰速度除以二尖瓣环处侧壁和间隔舒张早期运动速度的平均值e′。排除其他影响因素，平均E/e′≥14提示左心房压或左心室充盈压升高。

（4）左心房容积指数（left atrial volume index，LAVI）：左心房最大容积（不包含左心耳和肺静脉）与体表面积（BSA）的比值，即$LAVI=LAV/BSA$。国际指南定义$LAVI>34ml/m^2$为左心房增大，左心室舒张功能异常可引起左心房容积增大。左心房壁薄，房腔形态不规则，建议采用三维超声或双平面Simpson法测量左心房容积。

（5）肺静脉血流

1）肺静脉血流S波、D波及S/D值：心尖四腔心切面在右肺静脉口下1~2cm处，采用频谱多普勒测量肺静脉收缩期峰值速度S、舒张早期峰值速度D。S/D＝S波速度/D波速度，或S波速度时间积分/D波速度时间积分。

2）收缩期肺静脉逆向血流速度Ar波及其持续时间（图2-47）。

（6）三尖瓣反流最大速度：于胸骨旁主动脉根部短轴切面和心尖四腔心切面，采用连续波多普勒测量三尖瓣反流最大速度。收缩期三尖瓣反流最大速度大于2.8m/s，提示肺高压。

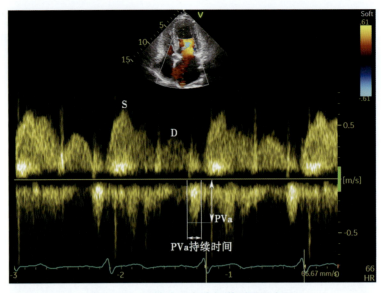

图 2-47　肺静脉口血流频谱测量示意图

S：肺静脉收缩期峰值速度；D：肺静脉舒张早期峰值速度；PVa：肺静脉收缩期逆向血流速度。

2．次要指标

（1）左心室内血流传播速度（Vp）：应用 M 型彩色多普勒血流成像测量二尖瓣水平到左心室腔内舒张早期 4cm 混叠区血流斜率（图 2-48）。该方法受检查者声窗、仪器设置等因素影响较大，测量值结果变异性大，不建议常规应用。

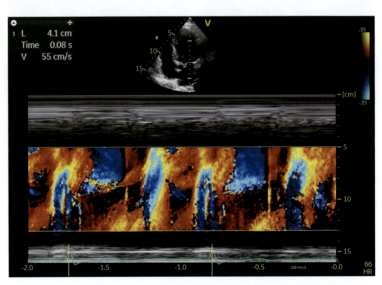

图 2-48　M 型彩色多普勒血流成像血流传播速度测量示意图

（2）等容舒张时间（IVRT）：即主动脉瓣关闭至二尖瓣开放的时间。

3．左心室舒张功能评估流程

（1）左心室射血分数正常舒张功能评估简要流程如图 2-49 所示。

（2）LVEF 减低患者和 LVEF 正常心肌病变患者舒张功能异常分级评估简要流程（图 2-50）。

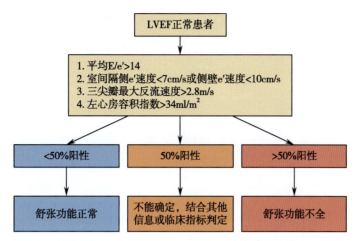

图2-49　左心室射血分数正常舒张功能评估简要流程

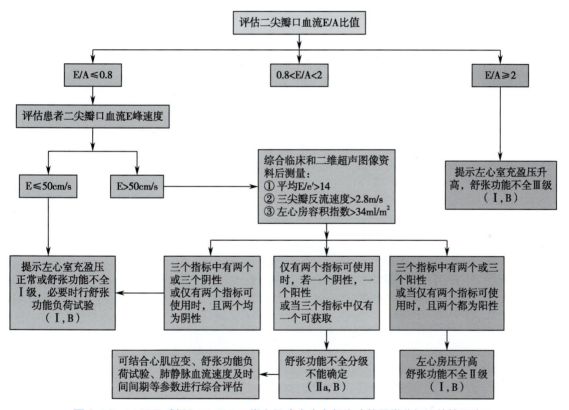

图2-50　LVEF减低和LVEF正常心肌病变患者舒张功能异常分级评估简要流程

（三）左心房功能测量

1.左心房大小

（1）M型超声心动图测量左心房内径：因左心房位于胸腔纵隔内，受胸骨和脊柱影响，左心房前后方向扩大受限，因此左心房常为非对称性扩大，导致该方法对于左心房大小测量准确性减低（图2-51）。

（2）二维超声心动图测量左心房内径：主动脉根部短轴切面、心尖四腔心切面和左心室长轴切面测量左心房前后径、横径和上下径（图2-52）。

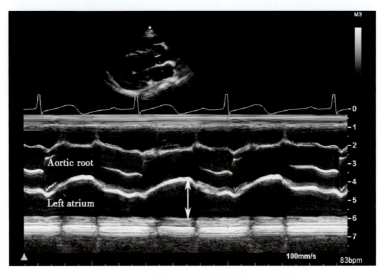

图 2-51　M 型超声心动图测量左心房内径

Aortic root：主动脉根部；Left atrium：左心房。箭头所示为左心房内径。

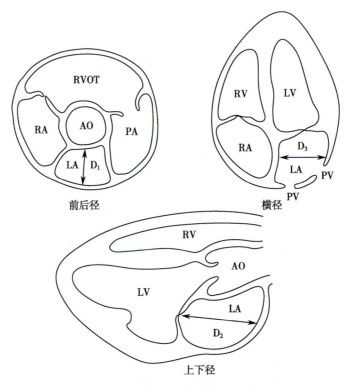

图 2-52　二维超声心动图测量左心房内径

D_1：前后径；D_2：横径；D_3：上下径。

LA：左心房；RA：右心房；RVOT：右心室流出道；PA：肺动脉；

RV：右心室；LV：左心室；PV：肺静脉；AO：升主动脉。

（3）二维超声心动图 Simpson 法测量左心房容积（LAV）：心尖四腔心和两腔心切面二尖瓣开放前 1～2 帧左心房最大切面（不应包含左心耳和肺静脉），具体方法同左心室容积（图 2-53）。

（4）三维超声心动图测量左心房容积：无需对左心房形态进行几何形状的假设，是测量左心房容积最可靠的方法（图 2-54）。

（5）左心房容积指数（LAVI）：正常左心房大小和容积受个体质量指数、身高、年龄和性别的影响，其中受个体质量指数影响较大。因此，目前推荐左心房大小和容积用体表面积进行矫正计算。

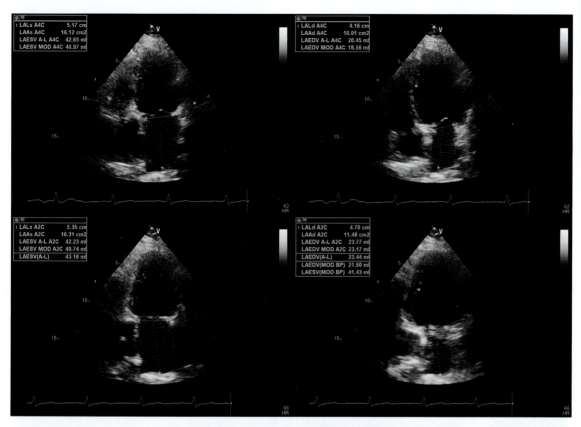

图 2-53　Simpson 法测量左心房容积

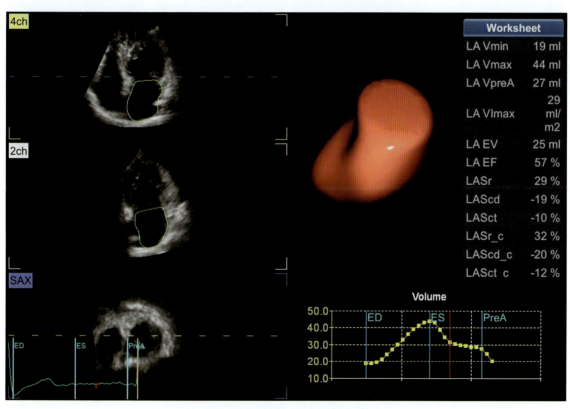

图 2-54　三维超声心动图测量左心房容积

2. 左心房整体纵向应变 左心房应变曲线可见两个波峰,位于心室收缩末期和左心房收缩期,分别反映左心房存储功能和左心房泵功能,两峰之间测值反映左心房通道功能。但受左心房壁薄、肺静脉入口等因素的影响,左心房整体纵向应变测量技术要求较高(图2-55)。

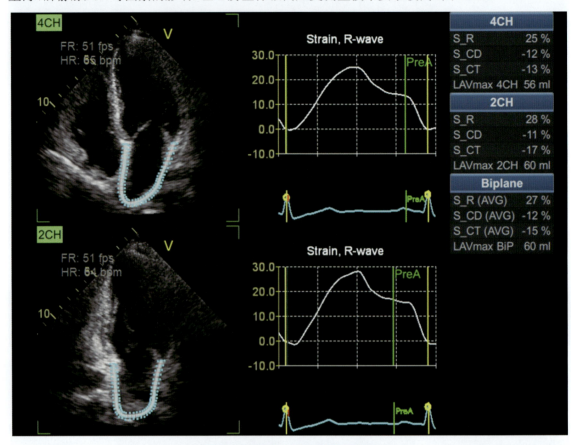

图2-55 左心房应变测量示意图

(四)左心耳大小及功能测量

1. 左心耳(left atrial appendage,LAA)大小 一般采用经食管超声心动图(TEE)测定左心耳大小(图2-56)和判断有无血栓形成,对于评价左心房、左心耳功能十分重要。

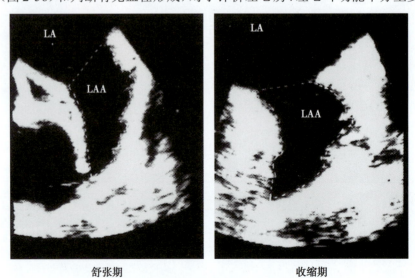

舒张期　　　　　　　　　　　收缩期

图2-56 TEE测量左心耳内径

LA:左心房;LAA:左心耳。

2. 左心耳早期被动缩短分数（early passive shortening fraction，EPSF）（式 2-9）

$$EPSF = \frac{LAA_{max} - LAA_{ee}}{LAA_{max}} \times 100\%$$ （式 2-9）

LAA_{max}：最大左心耳直径；LAA_{ee}：左心耳早期排空末直径。

二、右心功能测量

（一）右心室收缩功能

由于右心室形态不规则、室壁薄、心腔内肌束较多、心内膜不光滑，左心室收缩功能的评估方法不适用于右心室功能评价。常用的右心室收缩功能评估指标如下。

1. 局部右心室收缩功能（regional right ventricular contractile function）　采用以左心室腱索、高位乳头肌及低位乳头肌为解剖标志的右心室短轴切面，分别称为腱索切面、高位及低位乳头肌切面。将右心室假设为半圆形，以前、后交界点连线的中点为圆心，以后交界点开始，每 30° 为一节段，将每个切面分为 6 个节段，从后交界向前按序称为 1～6 区（图 2-57），分别计算各节段的收缩功能。局部右心室收缩功能的计算方法同左心室。

2. 整体右心室收缩功能（global right ventricular contractile function）

（1）二维超声心动图测量右心室面积变化分数（fractional area change，FAC）：心尖四腔心切面上，分别测量右心室舒张末期面积（$RVEDV$）及右心室收缩末期面积（$RVESV$，包括肌小梁、腱索及三尖瓣瓣叶），$FAC=(RVEDV-RVESV)/RVEDV \times 100\%$，$FAC<35\%$ 提示右心室收缩功能下降（图 2-58）。

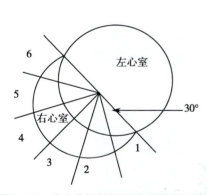

图 2-57　右心室短轴切面节段划分示意图

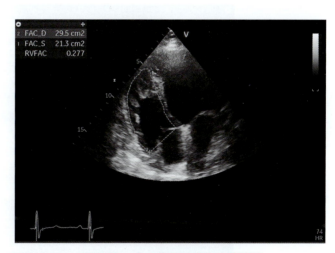

图 2-58　右心室面积变化分数测量

（2）三维超声心动图测量右心室射血分数（$RVEF$）：$RVEF<44\%$ 表明右心室收缩功能下降（图 2-59）。

（3）M 型超声心动图测量三尖瓣环收缩期位移（$TAPSE$）：$TAPSE<16$mm 反映右心室收缩功能下降。

（4）组织多普勒测量三尖瓣环收缩期最大速度（s'）：s'<9.5cm/s 表明右心室收缩功能下降。

（5）右心室心肌做功指数（$RIMP$）：也称 MPI 或 Tei 指数，$RIMP=(IVRT+IVCT)/ET$，其中 $IVRT$ 为等容舒张时间，$IVCT$ 为等容收缩时间，ET 为射血时间。脉冲波多普勒测 $RIMP>0.40$，组织多普勒测 $RIMP>0.55$，提示右心室功能不全（图 2-60）。

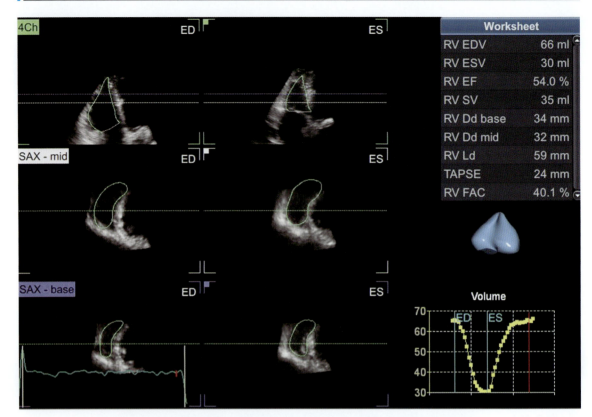

图 2-59　三维超声心动图测量右心室射血分数

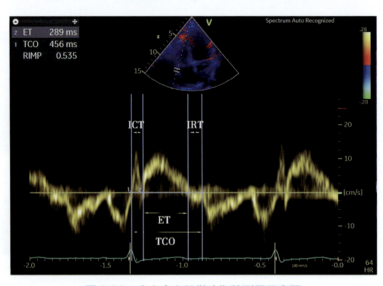

图 2-60　右心室心肌做功指数测量示意图

（6）右心室应变：右心室游离壁整体纵向应变（RVGLS）可用于评估右心室收缩功能，但测值变异性大，不建议临床常规应用。在右心衰竭、肺动脉高压、致心律失常性右心室心肌病和先天性心脏病患者中，可使用 RVGLS 评估右心室收缩功能，推荐右心室收缩正常参考值 RVGLS＜-21%（图 2-61）。

（二）右心室舒张功能（right ventricular diastolic function）

近年来，右心室舒张功能逐渐受到关注。由于右心室室壁薄，受左心室功能、腔静脉血流及呼吸等因素影响较大，舒张功能评估更为复杂且相关研究较少，不同疾病右心室舒张功能评估指标的临床意义尚需进一步研究。同右心室收缩功能，需要结合多个指标进行评估。

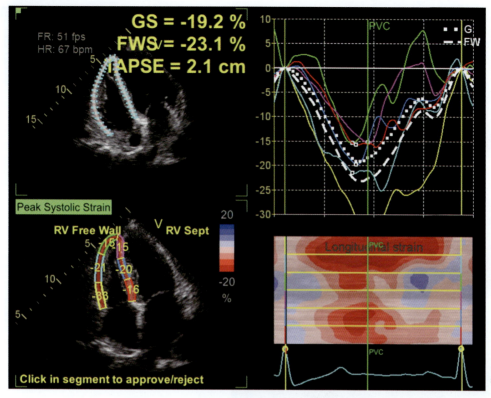

图 2-61 右心室游离壁整体纵向应变测量示意图

1．二维超声心动图

（1）右心房大小：右心房面积＞18cm² 或右心房长径＞53mm、右心房横径＞44mm 或右心房容积指数（$RAVI$）＞11ml/m²，均表明右心房增大，提示右心室舒张功能异常。

（2）右心室游离壁厚度：右心室游离壁厚度＞5mm 提示右心室肥厚。

（3）下腔静脉内径及吸气末内径塌陷率：正常情况下，下腔静脉内径≤2.1cm，吸气末内径塌陷率＞50%，是评估右心房压主要指标（图 2-62）。若两者均正常，则估测右心房压为 3mmHg（0～5mmHg）；如两者均异常，则提示右心房压增高 15mmHg（10～20mmHg）；如两者其中一项异常，提示右心房压约为 8mmHg（5～10mmHg）。

2．三尖瓣口血流频谱

（1）三尖瓣口血流 E/A：正常三尖瓣口血流 E/A 参考值为 0.8～2.1，E/A＜0.8 提示右心室松弛功能受损，三尖瓣口血流 E/A＞2.1 提示右心室限制性充盈障碍。

（2）E 峰减速时间（EDT）：正常三尖瓣 EDT 参考值为 120～229ms，EDT＞229ms 提示右心室松弛功能受损，EDT＜120ms 提示右心室限制性充盈障碍。

3．三尖瓣环组织多普勒

（1）右心室 e′/a′：e′/a′＜1 提示右心室松弛功能受损。

（2）右心室 E/e′：E/e′＞6 提示右心室舒张功能受损。

（3）右心室等容舒张时间（$IVRT$）：右心室 $IVRT$＞73ms 提示右心室舒张功能异常。

4．肝静脉血流频谱

肝静脉血流频谱是反映右心血流动力学的重要指标之一。右心充盈障碍表现为舒张期血流优势，即 S/D＜1 或肝静脉收缩期充盈分数 $HVSFF$＜55%。$HVSFF$＝S/（S＋D）× 100%（图 2-63）。

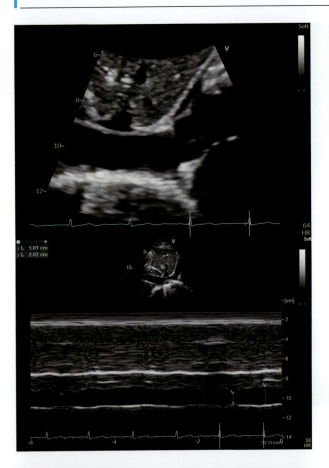

图 2-62 下腔静脉内径及吸气末内径塌陷率测量示意图

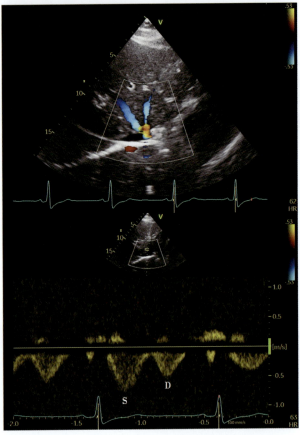

图 2-63 肝静脉血流频谱测量示意图

（张　梅）

第三节　冠状动脉粥样硬化性心脏病

冠状动脉粥样硬化性心脏病（coronary atherosclerotic heart disease）是指因冠状动脉粥样硬化使血管腔狭窄或闭塞，或 / 和因冠状动脉痉挛，致心肌缺血缺氧或坏死而引起的心脏疾病，简称冠心病（coronary heart disease，CHD）。

冠心病是动脉粥样硬化导致心脏病变的最常见类型，是严重危害人类健康的常见疾病之一。根据其临床表现和治疗原则的不同，临床上将冠心病分为急性冠脉综合征和慢性冠状动脉疾病两大类。目前冠心病诊断的影像学技术包括冠状动脉 CT 血管造影、冠状动脉磁共振、核素心肌灌注扫描、超声心动图等无创性成像技术，以及血管造影、血管内超声成像等有创性影像技术。这些技术各有优势与不足，超声心动图在诊断冠心病及其并发症中具有重要作用。

一、节段性室壁运动分析

（一）冠状动脉粥样硬化基本病理改变

冠状动脉粥样硬化早期为内膜下脂质沉着，继而局部隆起形成粥样硬化斑块。斑块好发部位依次为左前降支、右冠状动脉、左回旋支及左冠状动脉主干。粥样斑块导致管腔狭窄，血流受阻，冠状动脉储备功能降低。此时，当心脏负荷增加或冠状动脉痉挛，可引起急性暂时性心肌缺血，导致心绞痛发作。如斑块发生出血、血栓形成或冠状动脉痉挛，使管腔闭塞、血流阻断、局部心肌缺血坏死即发生急性心肌梗死。急性心肌梗死后，坏死心肌组织修复形成瘢痕称为陈旧性心肌梗死。

（二）冠状动脉循环与心肌缺血

心脏的血液供应来自左、右冠状动脉。静息状态下，正常成人的冠状动脉血流量（coronary blood flow，CBF）约占心输出量的 5%（250ml/min）。心肌能量的产生需要大量的氧，心肌从血液中摄取的氧（血液含氧量为 65%～75%）远较其他组织（10%～25%）要多，一般情况下，心脏活动所需氧量已接近于冠状动脉血液含氧量最大值。当心肌耗氧量增加时，已难以从血中摄取更多的氧，只能通过增加 CBF 来满足其氧耗需求。因此，心肌缺血是冠状动脉供血与心肌需氧量之间发生矛盾，CBF 不能满足心肌代谢需要所致，并与冠状动脉病变程度、心肌耗氧量增加以及侧支循环建立情况等多种因素有关。

（三）心肌缺血与室壁运动异常

心肌缺血是节段性室壁运动异常（regional wall motion abnormality，RWMA）的病理生理学基础。动物实验证实，冠状动脉结扎后，所供血区域心室壁几乎立即就会出现 RWMA，早于心电图 ST-T 改变，是心肌缺血早期、敏感的特异性指标。

（四）室壁节段划分法

为便于 RWMA 的定位和定量分析，临床上曾采用 1989 年美国超声心动图学会（American Society of Echocardiography，ASE）推荐的左心室十六节段心肌分段法。

十六节段划分法，首先沿左心室长轴，将左心室壁分为三段，超声心动图显示为左心室三个短轴切面，分别为：

1. 基底段　从二尖瓣环至乳头肌顶部。

2. 中段　乳头肌段。

3. 心尖段　乳头肌下缘至心尖。

再参考左心室长轴和短轴 360° 圆周，将基底段和中段按每 60° 划分为一段，共 12 段，心尖段按每 90° 划分为一段，共 4 段，共计 16 个节段。各节段定位与命名及其与常用超声切面之间的对应关系如图 2-64。

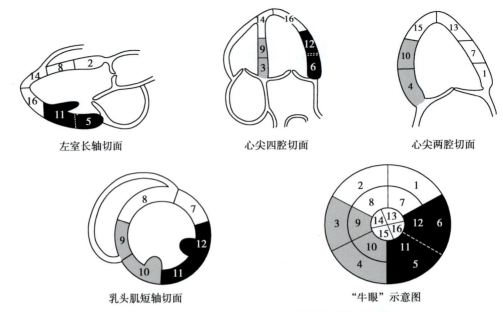

左室长轴切面　　　　　　心尖四腔切面　　　　　　心尖两腔切面

乳头肌短轴切面　　　　　　　　　　"牛眼"示意图

图2-64　十六节段划分法各节段定位与命名示意图

1. 前壁基底段；2. 前间隔基底段；3. 后间隔基底段；4. 下壁基底段；5. 下侧壁基底段；6. 前侧壁基底段；7. 前壁中段；8. 前间隔中段；9. 后间隔中段；10. 下壁中段；11. 下侧壁中段；12. 前侧壁中段；13. 前壁心尖段；14. 室间隔心尖段；15. 下壁心尖段；16. 侧壁心尖段。

☐左前降支供血　　▨右冠状动脉供血　　■左回旋支供血。

目前，临床多采用十七节段分段法。十七节段分段法在十六节段分段法的基础上，将心尖帽（左心室心腔末端以外的心肌）单独作为一段进行分析（图2-65）。

（五）室壁节段与冠状动脉供血关系

对左心室壁进行节段划分目的主要有两个方面：①便于对RWMA进行定位和定量分析；②所划分的各室壁节段与冠状动脉供血之间，存在相对固定的良好对应关系，便于判断病变冠状动脉。

通常情况下，前间隔、前壁与心尖部心肌主要由冠状动脉左前降支及其分支供血；前侧壁与下侧壁主要由左回旋支及其分支供血；下壁与后间隔主要由右冠状动脉供血。以十七节段分段法为例，各室壁节段与冠状动脉供血大致关系见表2-3。

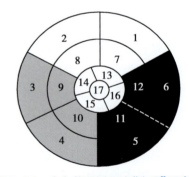

图2-65　十七节段划分法"牛眼"示意图

表2-3　十七节段划分法，各室壁节段与冠状动脉供血关系

冠状动脉血管	供血节段
左前降支（LAD）	1、2、7、8、13、14、15、16、17段
左回旋支（LCX）	5、6、11、12段
右冠状动脉（RCA）	3、4、9、10段

需要特别说明的是，冠状动脉的分布存在较大解剖变异。室壁节段可能由某一支优势血管供血，也可能是由两支血管双重供血。例如下壁通常由右冠状动脉供血居多，但也可能由左旋支供血为主，或左旋支与右冠状动脉双重供血。供应心尖部心肌的冠状动脉变异也较大，可由三支冠状动脉中的任何一支供血。因此，上述各室壁节段与冠状动脉分支的供血关系只是大致对

应关系。了解和掌握室壁节段与冠状动脉分布之间的关系,对运用 RWMA 方法分析室壁受累部位与范围,确定病变冠状动脉十分有帮助。

(六)室壁运动判断方法

1. 二维超声心动图

(1)目测法:在实时状态下,目测对比观察室壁运动幅度,可确定是否存在局部室壁运动减弱、消失、反常运动等,并对异常部位进行定位。在心肌缺血或梗死室壁节段出现运动异常的同时,正常供血节段室壁可出现代偿性室壁运动增强。

(2)室壁运动异常程度半定量方法:将室壁运动异常按程度分为不同等级,并按等级记分(表 2-4),计算室壁运动记分指数(wall motion score index,WMSI),以半定量评价室壁运动异常程度。WMSI = 各室壁记分之和 / 记分节段总数。

正常左心室 WMSI 为 1(以 16 节段划分法为例,每节段记分为 1,故 WMSI = 16/16 = 1)。WMSI 与整体左心室射血分数相关性良好,WMSI 越高,病情越重,并发症越多,预后越差。

表 2-4 室壁运动异常划分等级与记分

室壁运动分级	超声表现	室壁运动记分
运动正常	收缩期室壁运动幅度≥5mm,室壁增厚率≥50%	1
运动减弱	收缩期室壁运动幅度 2～4mm,室壁增厚率 <50%	2
运动消失	收缩期室壁运动幅度 <2mm	3
反常运动	收缩期室壁变薄或向外膨出	4

2. M 型超声心动图

M 型超声心动图不但可精确测量室壁运动幅度、室壁收缩期增厚率以及收缩期室壁增厚速度,还能观察室壁运动协调性,是临床常用的观察室壁运动的方法之一。

正常室壁运动幅度室间隔为 4～8mm,左心室下侧壁为 8～14mm,室壁增厚率≥50%。

正常情况下,各部位室壁运动不尽相同,通常心底部低于心室中部与中下部,室间隔低于游离壁,而左心室下侧壁运动幅度最大。

3. 组织多普勒成像

组织多普勒成像(tissue Doppler imaging,TDI)可直接获取心肌运动的多普勒信号,通过对心肌的运动速度、加速度及能量进行定量分析,可用于评价心肌运动力学特征,并可通过彩色编码图来直观显示。可用于分析心肌活性、传导功能等。组织多普勒成像受心脏整体运动及超声入射角度的影响。目前常用的评价指标包括心肌的运动速度以及速度阶差等。静息状态下,冠心病患者局部心肌缺血时该节段心肌收缩期的峰值速度显著减低,且在负荷试验后,舒张早期及晚期的峰值速度也显著减低。TDI 技术检测心肌运动指标亦可独立预测 ST 段抬高的心肌梗死患者经皮冠脉介入术(percutaneous coronary intervention,PCI)术后的临床转归(图 2-66)。

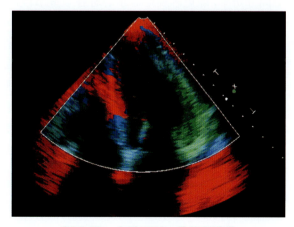

图 2-66 心脏 TDI 二维显示模式

近年来,一系列基于 TDI 成像原理的新技术与新分析显示方法不断出现,为快速、无创评估心肌运动协调性等,提供了新的途径和分析方法,如组织应变率成像等。

心肌应变(strain)是指心肌发生形变的能力,而应变率则是心肌发生形变的速度,即单位时间内的应变,反映心肌运动在声束方向上的速度梯度。应变及应变率成像是从高帧频组织多普勒成像衍生而来，并可评价心肌形变及收缩功能改变。这种方法可克服异常心肌节段被相邻正常心肌节段牵拉影响的局限性，并能区分是主动心肌增厚还是被动心肌运动。组织多普勒成像具有较高的时间分辨率（通常高达 200 帧/s），但其较低的信噪比及角度依赖性，则限制了其临床应用（图 2-67）。

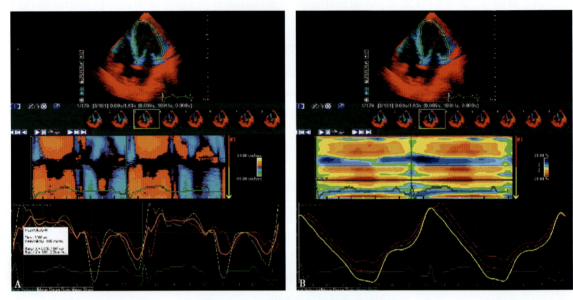

图 2-67　心肌应变率成像（SRI）

A. 心脏再同步化治疗（CRT）前，SRI 显示患者室壁运动不协调；B. CRT 后，患者室壁运动协调性明显改善。

除了应变率成像，还包括组织追踪成像（tissue tracking imaging，TTI）、定量组织速度成像（quantitative tissue velocity imaging，QTVI）、组织同步成像（tissue synchronization imaging，TSI）等技术。

4. 斑点追踪成像　斑点追踪成像（speckle tracking imaging，STI）是通过采用纹理分析和斑点自动追踪技术，在心动周期中可逐帧追踪感兴趣区内细小结构所产生的散射斑点信息，直接测量心肌速度、位移、应变及应变率等参数。斑点追踪成像较好地解决了多普勒成像的角度依赖性问题，可在纵向、径向及圆周三个方向上，对心肌应变进行定量测量。该技术具有较高的时间及空间分辨率，能更客观地显示心脏各室壁节段的心肌运动情况（图 2-68），联合负荷超声心动图试验，可用于冠心病诊断，判断心肌梗死及梗死区域的范围、心肌存活性以及预后评估。

STI 是基于高帧频二维或三维灰阶图像，通过追踪心动周期中心肌斑点运动进行成像，可精确反映局部心肌的收缩及舒张功能。研究显示：正常左心室心肌节段收缩期峰值应变参考值（*LVPSS*）为 -18.6%，当该值 ≥-14.0% 常提示心肌缺血，而 ≥-6.5% 常提示心肌梗死。另外，不同方向上应变达峰时间的改变，也可反映心肌节段的供血状态。轻度心肌缺血时，出现心肌短轴方向上运动达峰时间延长；随着冠状动脉狭窄程度加重，相应心肌节段运动明显延迟；重度心肌缺血（>75%）时，心肌各个方向上运动达峰时间均明显延迟。目前，基于二维斑点追踪技术的分层应变技术，可评价左心室心肌各层的应变状态，通过分层应变成像分析，对易发生缺血的内层心肌，可敏感发现早期局部心肌功能异常。

5. 负荷超声心动图　对于已经明确有冠状动脉疾病，而既往无心肌梗死病史的患者，静息状态下超声心动图显示室壁运动可能正常，此时需行负荷超声心动图（stress echocardiography）试验，诱发心肌缺血进行检查，以明确是否存在节段性室壁运动异常。

常通过运动或药物负荷，增加心肌耗氧量，诱导心肌缺血。临床工作中，通常采用卧位踏车试验和多巴酚丁胺药物负荷试验。两种方法各有其优缺点。卧位踏车试验方式符合人体的生理

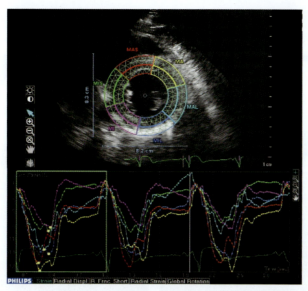

图 2-68 冠心病患者圆周应变曲线图

状态,易于诱发心肌缺血,运动中一旦出现症状可立即停止,但其图像质量容易受被检者过度换气的影响,同时,受检者的身体运动,使受检者难以始终保持同一标准切面,不利于前后对比分析。

多巴酚丁胺药物负荷试验属非生理状态方法,还有可能出现药物不良反应。但整个试验中,受检者无须运动,克服了运动负荷试验的缺点。同时,不需特殊设备,操作简单方便,尤其适用于因各种原因无法运动和年老体弱者,临床工作中较为常用。

多巴酚丁胺为 β 受体激动剂,选择性兴奋心脏 $β_1$ 受体,对 $β_2$ 和 α 受体作用小。小剂量多巴酚丁胺主要增强心肌收缩力,临床上主要用于评价心肌存活性。大剂量多巴酚丁胺则以增加心率为主,收缩压增高,明显增加心肌耗氧,主要用于检查心肌缺血。多巴酚丁胺药物负荷试验结果判定标准及其临床意义见表2-5。

表2-5 多巴酚丁胺药物负荷试验结果判定标准及其临床意义

静息状态	负荷试验	临床意义
室壁运动正常	运动增强	正常
室壁运动正常	运动异常	心肌缺血
室壁运动异常	恶化	心肌缺血
室壁运动异常	无变化	心肌梗死
室壁运动异常	改善	存活心肌(顿抑或冬眠)

6. 心肌声学造影 心肌声学造影(myocardial contrast echocardiography,MCE)可直接显示心肌血流灌注情况,与负荷超声心动图结合,可同时评价室壁运动和心肌灌注,多用于心肌梗死后心肌血流灌注的评估。另外,对可疑心肌缺血但心电图无法明确诊断的患者,应用 MCE 评估节段心肌灌注,可增加诊断和预后判断的附加价值。同时,MCE 有助于确定心肌缺血与梗死危险区及梗死区面积,并评价心肌存活性,指导治疗并评估治疗效果。

7. 实时三维超声心动图 实时三维超声心动图(real-time three-dimensional echocardiography,RT3DE)能够实现从不同方位、角度对心脏的三维结构进行实时观察,获得室壁各节段的容积变化曲线,对 RWMA 的检测、节段性室壁功能定量分析等具有重要价值(图2-69)。RT3DE 结合斑点追踪成像技术,不仅可以在三维立体空间,准确定量心脏容积、质量与射血分数等参数,还可分析心室壁整体及节段性运动特征,准确、客观评价心脏整体及局部心肌功能。结合心肌声学造影以及多巴酚丁胺负荷超声心动图，更能准确、敏感地检测室壁运动异常，尤其适用于冠状动脉前降支供血区域及心尖部缺血的评价。

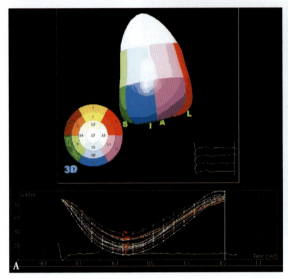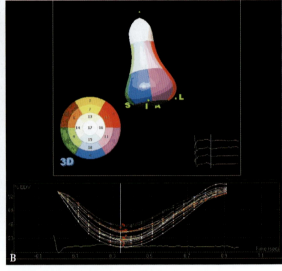

图2-69 三维容积自动分析（17节段）

A. 舒张末期；B. 收缩末期。

下方曲线代表各个室壁节段随心动周期容积变化曲线。

二、心肌梗死并发症

（一）真性室壁瘤

系较大面积心肌梗死后，坏死心肌组织由纤维瘢痕组织代替，在心腔内压力作用下，局部室壁变薄、扩张，向外膨出形成真性室壁瘤，好发于左心室前壁心尖部。通常在心肌梗死后3个月内形成，部分患者在一年内形成，是心肌梗死的常见并发症。较大室壁瘤常并发难治性心力衰竭、严重心律失常等，并易形成附壁血栓。室壁瘤的超声表现特点如下（图2-70、图2-71）。

（1）局部室壁向外膨出，收缩期明显。

（2）膨出部分室壁变薄，呈收缩期向外、舒张期向内矛盾运动。

（3）瘤壁与正常心肌组织之间，存在正常心肌向坏死心肌逐渐转化的交界区。

（4）瘤颈（室壁瘤与心腔的交通口）较宽，其长径不小于瘤腔的最大径。

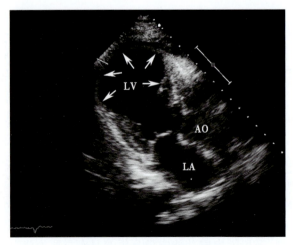

图2-70 左心室三腔心切面

局部室壁收缩期变薄，并出现矛盾运动（收缩期室壁向外运动）。

AO：升主动脉；LA：左心房；LV：左心室。

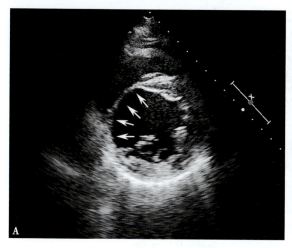
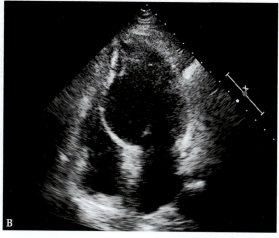

图 2-71　左心室短轴及心尖四腔心切面

陈旧性心肌梗死患者室间隔基底段室壁瘤,可见局部室壁变薄,回声增强,向外膨出(箭头)。

（二）乳头肌功能不全

因乳头肌缺血致其收缩功能障碍,也可因心腔明显扩大或室壁瘤牵拉乳头肌,导致二尖瓣脱垂、对合不良,从而引起不同程度二尖瓣关闭不全。乳头肌功能不全是心肌梗死后的常见并发症,发生率可高达50%。临床表现为心尖区出现收缩期杂音,可引起心力衰竭、急性肺水肿。乳头肌功能不全的超声表现特点如下。

（1）乳头肌收缩减弱,收缩期无缩短、增粗,乳头肌回声可增强。

（2）二尖瓣前后叶对合不良、脱垂,致二尖瓣关闭不全,但无"连枷样"运动。

（3）左心房、左心室扩大。

（4）CDFI:可见不同程度二尖瓣反流。

（三）乳头肌断裂

为乳头肌缺血坏死所致,发生率约1%。乳头肌断裂是急性心肌梗死少见严重并发症之一,常致患者发生急性心力衰竭,迅速发生肺水肿在数日内死亡。严重者必须尽快行二尖瓣置换手术治疗。较常发生于下壁梗死致二尖瓣后乳头肌缺血坏死。超声表现特点如下。

（1）断裂乳头肌连于腱索,随心动周期在左心房与左心室之间来回运动,呈"马鞭样"运动（图2-72）。如断裂处靠近乳头肌顶端,则可见腱索断端回声增强、增粗。不完全乳头肌断裂,可见收缩期乳头肌裂隙。

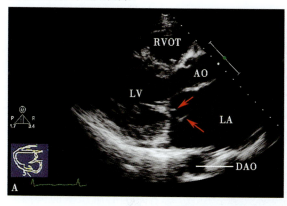
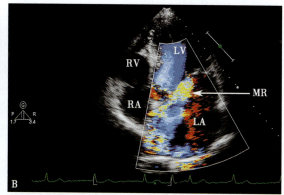

图 2-72　左心室长轴切面及心尖四腔心切面

A. 急性心肌梗死合并腱索断裂,可见断裂的腱索收缩期脱入左心房(箭头);B. CDFI显示收缩期二尖瓣重度反流(箭头)。

LA:左心房;LV:左心室;RVOT:右心室流出道;AO:主动脉;DAO:降主动脉;RA:右心房;RV:右心室;MR:二尖瓣反流。

（2）二尖瓣瓣叶连枷样运动：收缩期瓣叶明显脱入左心房，舒张期进入左心室，运动幅度大。不完全乳头肌断裂，瓣叶可表现为脱垂。

（3）左心房、左心室扩大。

（4）二尖瓣关闭不全，常为重度，CDFI可见明显反流束。

（四）室间隔穿孔

室间隔穿孔是急性心肌梗死的严重并发症，发生率约为1%，是室间隔局部心肌缺血坏死、破裂所致。大的室间隔穿孔可使患者在数天内死亡；小的穿孔不危及生命，其临床表现与先天性心脏病室间隔缺损相似，但穿孔部位多发生在室间隔肌部。约半数患者合并心力衰竭或休克，约1/3患者出现传导障碍，需要进行手术治疗。其超声表现特点如下：

（1）肌部室间隔回声连续性中断，或呈隧道样缺损（图2-73），缺损口边缘不整齐，大小随心动周期变化，收缩期增大可达舒张期时的2～3倍。

（2）穿孔周围室壁运动异常。

（3）左心室、右心室扩大。

（4）CDFI：可见穿孔处左向右异常分流。

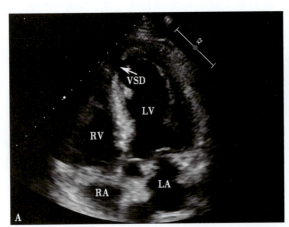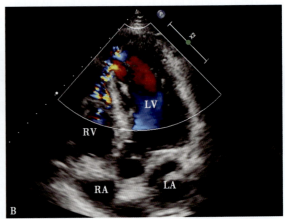

图2-73 急性心肌梗死并发室间隔穿孔

A. 肌部室间隔回声连续性中断（箭头）；B. CDFI示经室间隔穿孔处左向右分流信号。

RA：右心房；RV：右心室；LA：左心房；LV：左心室；VSD：室间隔缺损。

（五）心室附壁血栓

心肌梗死后，由局部心肌心内膜炎症反应、运动减弱或消失、心腔内血液黏滞度增高、血流缓慢、淤滞等共同作用，形成心室附壁血栓，发生率为1%～6%，80%以上发生于急性心肌梗死后一周内。临床多见于前壁和心尖段心肌梗死或室壁瘤患者。其超声表现特点如下（图2-74）。

（1）凸向心腔内的实性团块回声，常发生于心尖部。边界常清楚，边缘不规则，内部回声不均质。血栓形成早期回声较低，随后逐渐增强，多数较心肌组织回声稍高。

（2）附壁血栓多活动性小，左心室壁附着面积较大，与心内膜面界限明确。

（3）血栓附着局部常有明显室壁运动异常。

（六）心脏破裂

为急性心肌梗死致命性并发症，系心室游离壁坏死破裂所致，患者常因心脏压塞而突然死亡。常在起病1周内出现，发生率为1%～3%。超声可发现因心肌梗死而变薄的室壁局部连续性中断，伴不同程度心包积液。

（七）假性室壁瘤

为心肌梗死的严重并发症，是心脏破裂的一种特殊表现类型。系急性心肌梗死致左心室游离壁破裂，由于破口范围较小，未发生急性心脏压塞，由局部产生的血栓和邻近壁层心包组织等包裹血液而形成，呈小而窄的破口与心室腔相交通，瘤内常伴血栓形成。假性室壁瘤应注意与真性室壁瘤鉴别，其超声表现特点如下：

（1）心室壁与心包之间出现囊状无回声腔，腔内常见血栓形成，其壁为心包组织。

（2）囊状无回声腔通过一细小瘤颈与心腔相通。瘤颈宽度常小于瘤体最大径的40%（图2-75）。

（3）CDFI：在瘤颈与心腔之间可见双向血流信号。

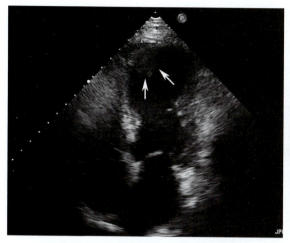

图2-74　急性心肌梗死后室壁瘤内血栓
急性心肌梗死后室壁瘤内出现附壁血栓（箭头）。

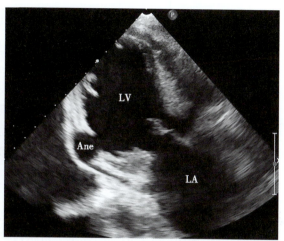

图2-75　急性心肌梗死并发假性室壁瘤
LA：左心房；LV：左心室；Ane：假性室壁瘤。

三、临 床 价 值

超声心动图能够显示因心肌缺血或梗死所导致的RWMA，可对心肌缺血或梗死部位、范围以及心功能进行定位和定量分析，同时还能评价心肌梗死并发症。在冠心病的诊断与鉴别诊断、预后判断、治疗效果观察等方面，均有重要的临床作用及价值，主要体现在以下几个方面：

1. RWMA是心肌缺血早期特征性敏感指标，超声心动图能够直观显示室壁运动情况，并对其进行定性和定量分析，超声检出RWMA可诊断冠心病。负荷试验可明显提高超声心动图对心肌缺血的检出率。

2. 超声心动图可直接显示RWMA的部位，对冠状动脉病变作出初步判断，并可对缺血或梗死的范围进行定量分析。

常规二维超声心动图可测量RWMA范围，三维超声心动图的应用进一步提高了其测量的精确性。RWMA范围与病理所见梗死区大小范围良好相关，但通常要高于实际梗死范围。其原因有：①牵拉效应（tethering），即梗死区室壁异常运动对邻近正常室壁运动的影响，使其运动减弱；②邻近梗死区周围心肌缺血；③非透壁性心肌梗死。心肌声学造影能准确显示心肌梗死范围。

3. 超声诊断心肌梗死并发症具有独特优势，特别是血栓形成、乳头肌功能不全或断裂以及梗死性室间隔穿孔等并发症，对于临床制订治疗措施、预后判断具有重要意义。负荷试验不但可提高超声心动图对心肌缺血的检出率，还可判定心肌是否存活，指导治疗并评估治疗效果。

4. 超声可测量心功能，特别是三维超声心动图可精确测量室壁节段和整体功能变化情况，对于指导治疗、评估疗效和预后判断均具有重要临床价值。

（舟海涛）

第四节 瓣 膜 病

一、瓣 膜 狭 窄

（一）二尖瓣狭窄

【病理与临床】

二尖瓣狭窄（mitral stenosis，MS）常见病因为风湿性病变，主要表现为前、后瓣叶交界区的粘连、融合。随着社会老龄化程度的加剧，瓣膜退行性变也较为常见，主要表现为瓣叶根部钙化，多见于老年人，常与高血压、动脉粥样硬化并存。少数狭窄病因为二尖瓣装置先天性发育异常所致。二尖瓣狭窄可单独存在，亦可合并二尖瓣关闭不全和／或其他瓣膜病变。

正常二尖瓣开口面积约为 $4.0 \sim 6.0 cm^2$，当瓣口面积介于 $2.0 \sim 4.0 cm^2$ 时，虽有解剖学上的瓣口狭窄，但患者通常无明显临床症状。当瓣口面积小于 $2.0 cm^2$，临床定义为二尖瓣狭窄。瓣口面积 $< 1.5 cm^2$，患者可出现明显的临床症状，表现为劳力性或夜间阵发性呼吸困难、端坐呼吸咳嗽，可咯血。心尖区可闻及舒张中晚期杂音。

【超声表现】

1. **M型超声心动图** 前叶与后叶开放幅度降低，呈同向运动，EF 斜率减小。前叶 E、A 两峰间的 F 点凹陷消失，其活动曲线呈平台状，即"城墙"样改变。

2. **二维超声心动图** 风湿性二尖瓣狭窄主要表现为瓣叶增厚，回声增强，舒张期瓣叶开放受限，瓣体上可见散在或弥漫分布的钙化强回声。左心室长轴切面可见前叶开放呈"圆顶"样改变。左心室短轴切面示前、后叶交界处粘连增厚，舒张期瓣口面积缩小，呈"鱼口"样改变（图2-76）。病变严重者，腱索及乳头肌等瓣下结构亦明显增厚、钙化。

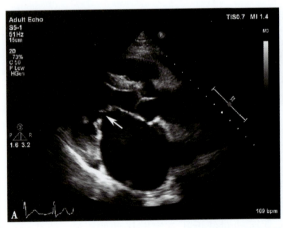
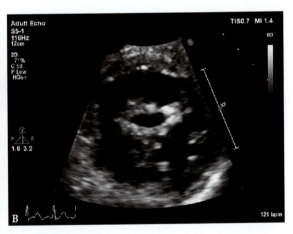

图2-76 二尖瓣狭窄二维超声心动图

A. 胸骨旁左心室长轴切面示二尖瓣瓣叶增厚，回声增强，开放受限，呈"圆顶"样改变（箭头）；B. 二尖瓣水平左心室短轴切面示前后叶交界处粘连增厚，瓣口开放面积减小，呈"鱼口"样改变。

3. **彩色多普勒血流成像及频谱多普勒超声** 彩色多普勒血流成像显示舒张期二尖瓣口"五彩镶嵌"的射流束。频谱多普勒超声显示典型的全舒张期正向双峰实填宽带频谱，频谱峰值流速增快。

4. **继发改变** 左心房扩大，部分患者可并发左心房血栓，血栓多附着于左心耳或左心房后侧壁。单纯二尖瓣狭窄时，左心室大小可在正常范围内，或因充盈不足而偏小。病程晚期，肺静脉回流障碍形成肺淤血，可出现肺静脉扩张及右心室扩大。

5.三维超声心动图　实时三维超声心动图全容积成像可自由切割、旋转，自左心房侧或左心室侧观察二尖瓣立体解剖结构及空间关系。

6.经食管超声心动图　经食管超声心动图对左心房、左心耳、房间隔和整个二尖瓣装置等结构的显示更具优势。经食管超声心动图对血栓检出具有高度特异性，是诊断左心房尤其是左心耳血栓的可靠、必要检查方法。

7.狭窄程度定量评价　依据改良 Bernoulli 方程 $\Delta P = 4V^2$，通过舒张期跨二尖瓣血流速度（V），可得到舒张期跨二尖瓣口的峰值压差及平均压差（ΔP）。狭窄程度越重，跨瓣压差越高。在二尖瓣水平左心室短轴切面直接勾画二尖瓣口面积，与其解剖面积最为相似，是临床首选的二尖瓣口面积评估方法。有研究表明，通过实时三维超声心动图获取的二尖瓣口面积测值准确性更高。压差减半时间（PHT）是通过测量二尖瓣口血流频谱 E 峰下降支的斜率，获取舒张早期跨瓣血流的跨瓣压差自峰值降至一半所用的时间。利用经验公式 $MVA = 220/PHT$ 可准确估测瓣口面积。二尖瓣狭窄时舒张期通过二尖瓣口的血流量等于主动脉瓣口的搏出量。计算公式为式2-10：

$$MVA = AOA \times TVI_{AO}/TVI_{MV} \qquad （式2-10）$$

式中 MVA 为二尖瓣口面积（cm^2），AOA 为主动脉瓣口面积（cm^2），TVI_{AO} 为主动脉瓣口血流速度时间积分（cm），TVI_{MV} 为二尖瓣口血流速度时间积分（cm）。

表2-6为二尖瓣狭窄程度定量评估标准。

表2-6　二尖瓣狭窄的定量评估

狭窄程度	特征性表现	辅助性指标	
	二尖瓣口面积 /cm²	平均跨瓣压差 /mmHg*	肺动脉收缩压 /mmHg
轻度	>1.5	<5	<30
中度	1.0~1.5	5~10	30~50
重度	<1.0	>10	>50

注：*适用于窦性心律且心率为60~80 次/min 的患者。

【鉴别诊断】

1.左心室容量负荷增大的疾病　如室间隔缺损、动脉导管未闭、二尖瓣关闭不全、贫血等导致左心室容量负荷增加的疾病，致二尖瓣口的血流量增多，彩色多普勒血流成像表现为瓣口血流色彩明亮，流速加快，但二尖瓣无开放受限，血流束较二尖瓣狭窄者明显增宽，且为层流。

2.左心功能不全的疾病　左心功能下降致左心室舒张期压力增高，房室间压差减小，二尖瓣开口幅度减小，但血流速度明显减慢，且离散度小，仍具层流的特点。

3.相对性二尖瓣狭窄　部分主动脉瓣关闭不全患者，其偏心性反流束直接冲击二尖瓣前叶，致二尖瓣前叶开放受限，形成相对性狭窄。

4.二尖瓣机械性狭窄　二尖瓣装置形态结构正常，但左心房内存在异常占位性病变，如左心房黏液瘤，阻塞二尖瓣口致其相对狭窄。

【临床价值】

超声心动图诊断二尖瓣狭窄具有以下临床价值：①明确二尖瓣狭窄诊断；②狭窄程度定量评估；③评价心脏功能及判断有无合并症；④术中监测、术后疗效评价及随访。

（二）主动脉瓣狭窄

【病理与临床】

主动脉瓣狭窄（aortic stenosis，AS）可由先天性和后天性病因所致。风湿性瓣膜损害、主动脉瓣退行性变是后天性主动脉瓣狭窄的常见病因,主动脉瓣二叶瓣畸形是先天性主动脉瓣狭窄的主要病因。正常主动脉瓣口面积约 3.0cm²,当瓣口面积减小至一半时,瓣口两端的压力阶差明显上升,出现血流动力学梗阻,左心室壁肥厚。患者可表现为呼吸困难、心绞痛、晕厥,甚至休克。

【超声表现】

1.**M 型超声心动图**　主动脉瓣波群曲线见主动脉瓣反射增强,活动僵硬,开放幅度明显减低。室间隔和左心室下侧壁厚度增加。

2.**二维超声心动图**　风湿性病变者表现为主动脉瓣尖不同程度增厚。老年退行性变者,主要表现为三叶瓣的瓣膜根部与瓣环处回声增强,继而累及至瓣体与瓣尖。瓣叶活动受限,开口间距减小,瓣口开放面积减小。先天性主动脉瓣狭窄,主要表现为主动脉瓣瓣叶数目异常,可为单叶瓣、二叶瓣及四叶瓣等不同类型,其中二叶瓣畸形最常见。二叶瓣畸形者主动脉瓣呈大小不一的两个瓣叶,收缩期呈"鱼口"样,舒张期瓣叶关闭线呈"一"字形。

3.**彩色多普勒血流成像及频谱多普勒超声**　彩色多普勒血流成像显示主动脉瓣口收缩期出现五彩镶嵌的高速射流信号。连续波多普勒超声显示收缩期高速射流频谱,呈单峰形态,其上升支速度变缓,峰值后移,射血时间延长(图 2-77)。

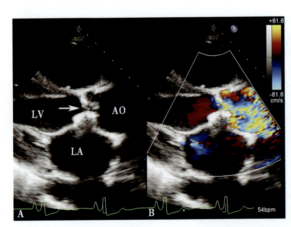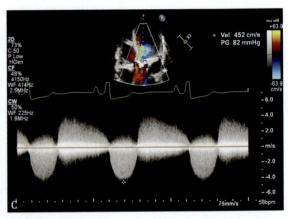

图 2-77　主动脉瓣狭窄超声心动图

A. 胸骨旁左心室长轴切面,显示主动脉瓣增厚,回声增强,见较明显钙化斑,收缩期开放受限(箭头)。AO:升主动脉;LA:左心房;LV:左心室;B. 彩色多普勒血流成像显示收缩期主动脉瓣口的高速血流信号;C. 连续波多普勒超声显示收缩期主动脉瓣口高速射流频谱。

4.**继发改变**　左心室向心性肥厚,室间隔与左心室下侧壁厚度大于 1.2cm。升主动脉可扩张。病变早期左心室腔大小正常,左心室收缩功能正常;晚期左心室增大,左心室收缩功能降低。

5.**狭窄程度的定量评价**　主动脉瓣射流峰速为经狭窄主动脉瓣口的前向收缩期血流峰值速度,是评估临床预后的最佳指标之一。平均压差是指主动脉瓣口两侧所有瞬时压差的平均值,是准确反映瓣口两端压力变化的敏感指标。利用简化的左心室流出道与主动脉瓣口血流速度的比值可以评估狭窄程度。主动脉瓣口面积可通过连续方程方法获得,即流经主动脉瓣近端左心室流出道血流量与流经狭窄瓣口的血流量可视为相等。计算公式为式 2-11:

$$A_{AV} = A_{LVOT} \times VTI_{LVOT}/VTI_{AV}$$ （式 2-11）

其中,A_{AV} 为主动脉瓣口面积,A_{LVOT} 为左心室流出道出口处即主动脉瓣环下方左心室流出道横截面积。假设左心室流出道出口为圆形,则 $A_{LVOT} = \pi D^2/4$,D 为左心室流出道收缩期内径。

VTI_{LVOT}、VTI_{AV} 分别为收缩期通过左心室流出道出口处、主动脉瓣口的血流速度时间积分，在心尖五腔心切面上通过频谱多普勒测量。

表 2-7 为主动脉瓣狭窄程度定量评估标准，应综合上述指标进行判断。

表 2-7　主动脉瓣狭窄程度分级评估

分级	主动脉瓣口射流速度 /（m/s）	平均跨瓣压差 /mmHg	主动脉瓣有效瓣口面积 /cm²	标化主动脉瓣口面积 /（cm²/m²）	流速比（左心室流出道 / 主动脉瓣口）
主动脉瓣硬化	≤2.5	—	—	—	—
轻度	2.6～2.9	<20	>1.5	>0.85	>0.50
中度	3.0～3.9	20～39	1.0～1.5	0.60～0.85	0.25～0.50
重度	≥4.0	≥40	<1.0	<0.6	<0.25

【鉴别诊断】

1. 主动脉瓣下狭窄和主动脉瓣上狭窄　主动脉瓣下狭窄多见于主动脉瓣下纤维隔膜、纤维肌性隔膜，或肥厚的室间隔基底部突向左心室流出道；主动脉瓣上狭窄多见于主动脉窦管交界部的局限性狭窄。主动脉瓣尚纤细或轻度增厚，瓣叶开放正常，彩色多普勒血流成像显示高速射流束起源于狭窄发生部位，而非主动脉瓣。

2. 主动脉血流量增多病变　主动脉瓣反流、动脉导管未闭、主动脉窦瘤破裂等病变，主动脉血流量明显增多，但主动脉瓣开放正常，频谱多普勒超声显示射流速度增快，呈宽阔明亮的频谱。

【临床价值】

超声心动图是无创性评价主动脉瓣狭窄的首选方法，能清晰显示狭窄瓣膜的形态与活动幅度，明确狭窄程度并提供病因诊断信息。

（三）三尖瓣狭窄

【病理与临床】

三尖瓣狭窄（tricuspid stenosis，TS）比较少见，风湿性瓣膜病变是最常见病因，常合并二尖瓣狭窄及反流。表现为三尖瓣瓣叶增厚、纤维化及交界处粘连，瓣口面积减小。正常三尖瓣口面积为 6～8cm²，当面积减小至 2cm² 时，临床定义为三尖瓣狭窄。

【超声表现】

1. M 型超声心动图　三尖瓣前叶活动曲线斜率减小，类似"城墙"样改变。

2. 二维超声心动图　三尖瓣增厚，回声增强，瓣叶交界粘连，活动僵硬，舒张期开放受限，呈"圆顶"样改变。

3. 彩色多普勒血流成像及频谱多普勒超声　彩色多普勒血流成像显示舒张期三尖瓣口细窄的血流束进入右心室，严重者可呈"五彩镶嵌"状。频谱多普勒超声显示舒张期湍流频谱，E 峰流速加快，通常为 1.0～1.5m/s。

4. 继发征象　右心房增大，下腔静脉可增宽，可合并三尖瓣反流。晚期出现颈静脉怒张、肝大、腹腔积液与水肿等症状。

5. 狭窄程度定量评价　三尖瓣狭窄程度的定量评估，主要是通过连续波多普勒超声获取的血流动力学信息来判断。正常通过三尖瓣口血流的峰值流速低于 0.7m/s，瓣口狭窄时流速多 >1.0m/s，吸气时可高达 2.0m/s。正常三尖瓣口平均跨瓣压差为 2～10mmHg，均值 5mmHg 左右，如高于 5mmHg，提示瓣膜存在狭窄。压差减半时间越长，狭窄程度越重，当压差减半时间≥190ms 时，多存在有临床意义的狭窄（表 2-8）。

表2-8 诊断重度三尖瓣狭窄的血流动力学征象

超声所见	具体测值
瓣膜形态改变	瓣膜增厚, 僵硬, 瓣叶钙化
血流动力学变化	
平均压差	>5mmHg
压差减半时间	≥190ms
连续方程法计算的瓣口面积[a]	≤1cm^2 [a]
继发改变	
右心房中度以上扩大	—
下腔静脉扩张	—

注: [a] 表示心输出量由左心室或右心室流出道测算得来, 当存在轻度以上三尖瓣反流时, 此方法将低估三尖瓣口面积。然而, 无论怎样, 当测值≤1cm^{2}时, 提示由三尖瓣联合病变所造成的血流动力学负荷已经具有临床意义。

【鉴别诊断】

1. 右心功能不全 三尖瓣活动幅度可减低, EF斜率减小, 但无瓣叶的增厚粘连, 三尖瓣口不会探及高速射流信号。

2. 致三尖瓣口血流量增加的疾病 如明显三尖瓣关闭不全、房间隔缺损等病变, 因经三尖瓣口流量增加, 彩色多普勒血流成像表现为瓣口血流色彩明亮, 流速加快, 但血流束较三尖瓣狭窄者明显增宽, 且为层流。

【临床价值】

超声心动图是诊断三尖瓣狭窄的首选检查工具。因三尖瓣狭窄图像特征不如二尖瓣狭窄者典型, 容易被忽略。对于风湿性二尖瓣病变者, 应常规观察三尖瓣形态活动与血流动力学情况。

二、瓣 膜 反 流

(一) 二尖瓣关闭不全

【病理与临床】

二尖瓣关闭不全 (mitral insufficiency, MI) 是由各种原因所致的二尖瓣装置解剖结构或功能异常, 致收缩期血流自左心室反流入左心房。风湿性瓣膜病变是二尖瓣关闭不全最常见的病因, 其他常见病因有二尖瓣脱垂、缺血性心肌病导致腱索断裂或乳头肌功能不全、感染性心内膜炎导致二尖瓣赘生物或穿孔、退行性变、先天性发育异常等。二尖瓣关闭不全时左心房容量增加, 压力升高, 久之导致左心室容量负荷过重, 左心室功能减退, 心输出量降低, 最终引起左心衰竭。但多数慢性轻、中度二尖瓣关闭不全患者可长期无症状。

【超声表现】

1. M型超声心动图 收缩期二尖瓣曲线CD段存在缝隙提示二尖瓣关闭不全, 舒张期CD段明显下凹呈吊床样改变提示二尖瓣脱垂。

2. 二维超声心动图 风湿性二尖瓣关闭不全者可见瓣叶增厚、回声增强, 瓣叶对合不良, 可存在缝隙。二尖瓣脱垂者表现为瓣叶冗长、松弛, 收缩期二尖瓣瓣叶脱向左心房侧, 超过瓣环连线水平2mm以上 (图2-78)。腱索或乳头肌断裂者瓣叶可表现为典型连枷样运动, 即受损瓣叶以瓣环附着处为支点, 随心动周期呈大幅度挥鞭样运动, 收缩期瓣叶甩入左心房侧, 舒张期瓣叶甩入左心室侧。感染性心内膜炎者, 可见附着于瓣膜上赘生物回声。

3. 彩色多普勒血流成像及频谱多普勒超声 彩色多普勒血流成像显示收缩期二尖瓣口左心房侧出现蓝色为主的"五彩镶嵌"血流信号, 是诊断二尖瓣关闭不全最直接的依据。反流束形态和走行有助于判别病变部位: 二尖瓣前叶脱垂或病变为主者, 反流束为沿后叶瓣体或左心房后

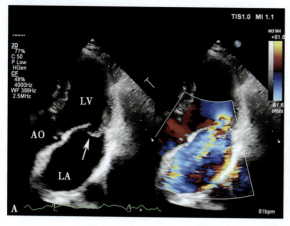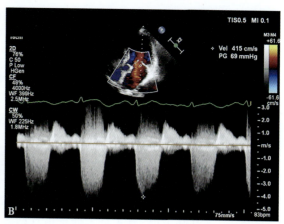

图 2-78　二尖瓣后叶脱垂超声心动图

A. 心尖五腔心切面二尖瓣后叶收缩期脱向左心房侧（箭头）；B. 收缩期二尖瓣口左心房侧出现高速反流血流频谱。

AO：升主动脉；LA：左心房；LV：左心室。

侧壁走行的偏心血流束；后叶脱垂或病变为主者，反流束沿前叶瓣体或左心房前侧壁走行；两叶脱垂或对合不良者，反流束多为中心性走行。重度二尖瓣反流时反流束可达左心房顶部，甚至折返至其起始处附近。对于反流信号较小、范围局限、起始于收缩早期，同时无瓣膜形态活动异常或无心腔大小改变者，一般认为其为生理性二尖瓣反流。频谱多普勒超声见二尖瓣口左心房侧出现收缩期高速、宽带湍流频谱。

4. 继发改变　左心房增大，左心室增大。晚期患者右心房、右心室也可扩大。晚期患者左心功能有不同程度减低。

5. 三维超声心动图　三维超声心动图可立体显示二尖瓣瓣叶及其附属结构，对病变部位及范围的判定更为准确。它可以从心房向心室方向，或从心室向心房方向，直观显示二尖瓣口及瓣叶的整体形态、大小和启闭状态。

6. 经食管超声心动图　经食管超声心动图因避开胸骨和肺组织对超声声束的遮挡，可近距离、多平面、全方位显示二尖瓣结构。当经胸超声心动图难以确诊时，除有明确禁忌证或不具备条件，可考虑经食管超声心动图进一步诊断。

7. 二尖瓣关闭不全定量评价

（1）彩色反流束半定量评估：①根据反流长度，反流束局限在二尖瓣环附近者为轻度，达左心房中部者为中度，达左心房顶部者为重度。②根据反流束面积，依据彩色多普勒血流成像最大反流束面积进行分级。反流束面积 <4cm² 者为轻度，介于 4~8cm² 为中度，>8cm² 者为重度。③根据反流束宽度，左心房反流束最大宽度与左心房腔最大宽度之比 <1/3 者为轻度，介于 1/3~2/3 者为中度，>2/3 者为重度反流。

（2）反流分数法：在无二尖瓣反流患者中，根据连续方程原理，主动脉瓣口血流量等于通过二尖瓣口血流量。单纯二尖瓣反流患者，主动脉瓣口血流量 + 二尖瓣反流量 = 左心室输出量，收缩期二尖瓣反流量等于舒张期二尖瓣前向血流量（代表总的每搏输出量）与收缩期主动脉瓣前向射血量（代表有效的每搏输出量）差值。各瓣口血流量的计算方法为多普勒速度时间积分乘以该瓣口面积。该方法的准确性已在临床与实验室得到验证。反流分数计算公式为式2-12：

$$RF = (MVF - AVF)/MVF = 1 - AVF/MVF$$

（式2-12）

式中 RF 为反流分数，MVF 为舒张期二尖瓣口血流量，AVF 为主动脉瓣口收缩期血流量。

【鉴别诊断】

二尖瓣反流主要需要与二尖瓣口附近的主动脉窦瘤破入左心房以及冠状动脉左心房瘘的血

流相鉴别。这两种病变的异常血流为双期（收缩期和舒张期）或以舒张期为主的血流频谱，同时显示出相应的主动脉窦或冠状动脉结构异常。

【临床价值】

超声心动图是无创性诊断二尖瓣关闭不全的首选方法和最佳手段，其临床价值在于：①迅速、敏感地确定有无二尖瓣反流；②判断二尖瓣关闭不全严重程度；③鉴别二尖瓣关闭不全病因；④确定心脏结构功能改变；⑤术中监测，术后疗效评价及随访。

（二）主动脉瓣关闭不全

【病理与临床】

主动脉瓣关闭不全（aortic insufficiency，AI）继发于各种病因所致的主动脉瓣和/或主动脉根部病变。风湿性瓣膜病、主动脉瓣退行性变、感染性心内膜炎是常见病因。长期高血压导致的主动脉增宽、主动脉夹层、马方综合征等也是较常见病因。主动脉瓣关闭不全临床症状出现较晚，可有心悸、头部搏动感和体位性头晕等，后期可有劳力性呼吸困难。

【超声表现】

1. **M型超声心动图**　左心室内径增大，主动脉增宽且搏动明显。主动脉瓣叶闭合线存在缝隙，呈双线征。

2. **二维超声心动图**　主动脉瓣脱垂者，超声表现为舒张期主动脉瓣叶呈吊床样突入左心室流出道，超过主动脉瓣根部附着点的连线以下，同时关闭线常偏心；感染性心内膜炎者，超声可探及其特征性的赘生物回声及各种并发症征象，如瓣膜穿孔、瓣膜脓肿及瓣膜瘤等（图2-79）；主动脉根部扩张者，如马方综合征，表现为主动脉根部呈瘤样扩张，主动脉瓣环增大，瓣叶活动僵硬，对合不良；主动脉瓣退行性变者，表现为主动脉瓣叶增厚、僵硬，活动受限。

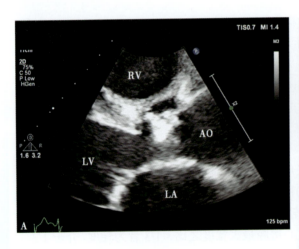
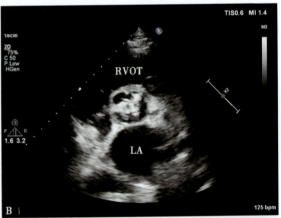
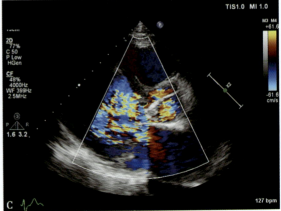

图2-79　感染性心内膜炎超声心动图

A、B. 左心室长轴切面及主动脉根部短轴切面显示主动脉瓣上大小不等的赘生物；C. 左心室长轴切面示主动脉瓣口舒张期见大量血流进入左心室流出道。AO：升主动脉；LA：左心房；LV：左心室；RV：右心室；RVOT：右心室流出道。

3．彩色多普勒血流成像及频谱多普勒超声　彩色多普勒血流成像显示左心室腔内舒张期起自主动脉瓣的"五彩镶嵌"反流束。主动脉瓣脱垂时反流束通常为偏心性，如病变以左冠瓣或无冠瓣受损为主，反流束朝向室间隔；如病变主要累及右冠瓣，则反流束朝向二尖瓣前叶。如瓣叶穿孔，则反流束起源于瓣膜回声中断处。频谱多普勒超声可于主动脉瓣口探及舒张期反流信号。在左心功能代偿期，其反流峰速常大于 4.0m/s。

4．三维超声心动图　通过多角度剖切主动脉瓣，可显示病变主动脉瓣叶及其与主动脉窦、主动脉壁及左心室流出道的空间位置关系。

5．经食管超声心动图　经胸壁检查不能清晰显示主动脉瓣的形态及其活动时，可行经食管超声检查。术中经食管超声心动图可细致观察瓣环及瓣叶的形态结构、人工瓣膜及瓣膜周围有无异常回声附着、瓣叶活动等情况，从而及时评估手术效果，准确发现问题并及时处理，提高人工主动脉瓣置换术的成功率和即时评价瓣膜置换术的效果。

6．主动脉瓣反流程度评估　超声心动图检查如提示轻度以上主动脉瓣反流，需定量评估。正确评估主动脉瓣反流程度对临床选择治疗方式与治疗时机具有重要指导意义。根据反流束在左心室腔内的形态及范围大小，可对反流程度进行半定量分析。轻度主动脉瓣反流，反流束为细条状，局限于主动脉瓣下；中度主动脉瓣反流，反流束长度超过二尖瓣前叶瓣尖水平；重度主动脉瓣反流，反流束可充填整个左心室流出道，长度可达心尖部。另外，在胸骨旁左心室长轴切面上，测量主动脉瓣下反流束宽度与左心室流出道宽度比值，也可半定量评估主动脉瓣反流程度。

【鉴别诊断】

主动脉瓣关闭不全的反流束应与二尖瓣狭窄的射流束鉴别。前者起源于主动脉瓣口，主动脉瓣有增厚、瓣叶对合处存在缝隙等改变，反流的最大流速一般大于 4.0m/s。后者起源于二尖瓣口，可见二尖瓣增厚，开口间距和开放面积减小，射流的最大流速一般不超过 3.0m/s。

【临床价值】

超声心动图是临床诊断主动脉瓣关闭不全的首选方法。2017 年 ASE 指南建议，超声应通过结构参数、多普勒定性参数、半定量及定量参数，对主动脉瓣反流程度进行分级评价，对临床精准诊断有指导意义。

（三）三尖瓣关闭不全

【病理与临床】

三尖瓣的功能性改变或器质性病变均可导致三尖瓣关闭不全（tricuspid insufficiency，TI）。功能性三尖瓣关闭不全的病因中，以右心室扩大、三尖瓣环扩张最为常见。其次可继发于合并肺高压和右心室高压的心脏病，如二尖瓣狭窄或关闭不全、左向右分流型先天性心脏病、肺心病等。风湿性心脏瓣膜病是器质性三尖瓣关闭不全的主要病因，其次可由感染性心内膜炎、外伤、瓣膜脱垂综合征等引起。严重三尖瓣关闭不全时周围静脉回流受阻，可出现腹腔积液和水肿等体静脉淤血症状，右心室容量负荷过重致右心室扩张，严重者将导致右心衰竭。

【超声表现】

1．M 型超声心动图　三尖瓣 E 峰幅度增大，开放与关闭速度增快。右心房、右心室内径增大，严重的右心室容量负荷过重可造成室间隔与左心室下侧壁呈同向运动。

2．二维超声心动图　风湿性心脏病所致三尖瓣反流者，瓣叶轻度增厚，回声增强；感染性心内膜炎者，可见瓣叶赘生物附着，呈蓬草样疏松高回声；瓣膜脱垂者，瓣膜脱入右心房侧，对合点超过三尖瓣环连线水平或呈挥鞭样运动；三尖瓣下移畸形的患者，其三尖瓣隔叶和 / 或后叶下移，隔叶与二尖瓣前叶附着点之间距离 15mm 以上；三尖瓣重度反流者，收缩期瓣叶闭合时出现缝隙，三尖瓣瓣环扩张，右心房、右心室增大。三尖瓣反流程度较重者下腔静脉及肝静脉可见增宽。

3．彩色多普勒血流成像及频谱多普勒超声　彩色多普勒血流成像显示起自三尖瓣口的收缩期反流束，射向右心房中部或沿房间隔走行，呈蓝色或"五彩镶嵌"的湍流信号。连续波多普勒超声于三尖瓣口探及反流频谱，频谱上升与下降支轮廓近于对称，呈充填的抛物线形曲线。

4．三维超声心动图 实时三维超声心动图可显示三尖瓣环、瓣叶及瓣下结构的立体形态，可用于探讨三尖瓣关闭不全的发生机制，并指导临床决策。

5．经食管超声心动图 经食管超声心动图仅用于经胸超声图像质量不佳者，或需要观察三尖瓣赘生物、心房内血栓，以及三尖瓣位人工瓣膜评价时应用。

6．三尖瓣反流程度评估 由于缺乏三尖瓣反流定量评估的大样本研究数据，二维及多普勒超声心动图评估三尖瓣反流程度各具优缺点。根据反流束在右心房腔内分布及面积大小，可对反流程度进行半定量分析。轻度反流，反流束自三尖瓣口至右心房长径的1/2处；中度反流，反流束超过右心房长径1/2处、占据大部分右心房腔；重度反流，反流束到达右心房顶部，腔静脉与肝静脉内亦见反流信号。亦可根据反流束面积占右心房面积判定反流程度，<20%为轻度，20%～40%为中度，>40%为重度。

【鉴别诊断】

1．生理性反流 生理性三尖瓣反流持续时间较短，多发生于收缩早期，不超过收缩中期，反流束范围局限于瓣环附近，反流跨瓣压差<30mmHg。

2．功能性三尖瓣反流 功能性三尖瓣反流时，瓣叶形态可保持正常，但瓣环扩张。连续波多普勒超声成像测量反流的最大压差亦可作为鉴别参考，功能性反流跨瓣压差极少>30mmHg。

【临床价值】

诊断三尖瓣关闭不全的主要依据是探及右心房内自三尖瓣口的收缩期反流信号。二维超声心动图显示三尖瓣闭合不佳及右心房、右心室扩大等形态改变可作为诊断参考。同时，通过三尖瓣反流束测量其跨瓣压差估测右心室收缩压，已在临床上得到广泛应用。

三、心脏人工瓣膜

（一）病理与临床

心脏人工瓣膜（cardiac prosthetic valve）临床应用已有60余年历史。人工瓣膜主要分机械瓣和生物瓣两种。机械瓣主要有倾斜碟瓣，如 Medtronic Hall 瓣；双叶碟瓣，如 St. Jude 瓣等，目前临床上双叶碟瓣更常见。生物瓣有同种异体瓣，以猪主动脉瓣、牛主动脉瓣或牛心包等生物材料制作的瓣多见。

人工瓣膜包括两个基本部分：①瓣环（瓣架），环外周用于与生理瓣环组织进行缝合固定，环内腔为血流通道；②瓣叶，为生物组织或人造材料制成的活瓣，随心动周期开启和关闭。不同类型和大小的人工瓣膜有不同的血流动力学特征，启闭活动需根据其特点重点扫查和鉴别。

（二）超声表现

1．正常人工瓣膜的超声特征

（1）机械瓣：金属支架与金属瓣叶呈强反射，遮盖了瓣膜后组织结构的信号。检查人工瓣膜时，不仅要扫查各标准切面，而且要扫查多种非标准切面，以便充分显示瓣膜内部及瓣架结构。如二尖瓣位人工瓣膜瓣口在胸骨旁左心室短轴切面显示最佳，碟瓣的运动情况则从心尖切面观察更佳等，不同的情况需灵活变换切面全面扫查。

1）M型超声心动图：以倾斜碟瓣为例，M型超声显示二尖瓣位人工瓣膜的曲线，可见支架与瓣叶的强反射。舒张期开放，曲线向上；收缩期关闭，曲线向下。主动脉瓣位人工瓣膜活动曲线，可见人工瓣膜瓣叶收缩期前移与舒张期后移的运动曲线。

2）二维超声心动图：可显示位于二尖瓣口水平心壁上的支架强反射，倾斜碟瓣的瓣叶收缩期呈一字形，与支架反射连线平行，将瓣口封闭；舒张期瓣叶一端向前移向左心室侧，另一端向后移向左心房侧。双叶碟瓣瓣叶舒张期呈两条平行线，收缩期呈"倒八字"，双侧瓣叶开放角度对称（图2-80）。胸骨旁左心室长轴切面是显示主动脉瓣位人工瓣膜的常用切面，位于主动脉瓣口水平的支架呈强回声。由于声束与主动脉瓣位呈垂直关系,对瓣叶活动的显示比较困难,但在心尖左心室长轴切面或心尖五腔心切面上显示主动脉瓣人工瓣膜的活动度更为适宜。

　　3)彩色多普勒血流成像及频谱多普勒超声:彩色多普勒血流成像可直接显示瓣口的血流信号,观察人工瓣膜反流信号(图2-81);频谱多普勒超声可测量人工瓣膜瓣口前向血流,判断跨瓣压差有无增大。

　　4)经食管超声心动图:经食管超声心动图克服经胸超声心动图的不足,食管探头直接从左心房后壁扫查心脏,避免二尖瓣位人工瓣膜声影对左心房后方的遮挡,能准确评估二尖瓣反流(图2-81)。

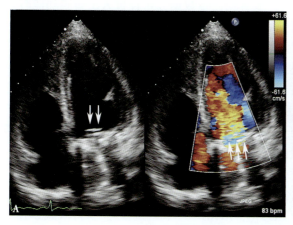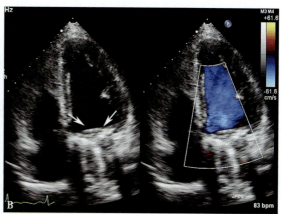

图2-80　二尖瓣位双叶机械瓣超声心动图

A. 双叶瓣开放时瓣叶呈两条平行线(箭头),CDFI 显示舒张期三束射流束(箭头);B. 关闭时双叶瓣呈"倒八字"(箭头),CDFI 显示收缩期未见明显反流。

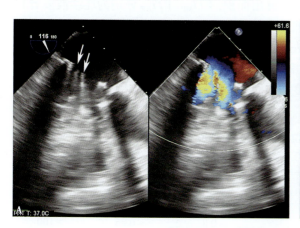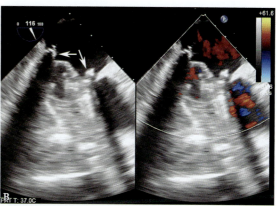

图2-81　二尖瓣位双叶机械瓣经食管超声心动图

A. 双叶瓣开放时呈两条平行线,瓣叶光滑,CDFI 显示舒张期二尖瓣口三束射流束;B. 关闭时双叶瓣呈"倒八字",瓣叶光滑,CDFI 显示收缩期左心房侧未见明显反流。

箭头所示为人工瓣的瓣叶。

　　(2)生物瓣

　　1)M 型超声心动图:取样线对向支架前后缘时可见两条平行曲线,因人工二尖瓣支架靠近主动脉根部,受后者牵拉,其活动方向与主动脉根部一致。二尖瓣位生物瓣瓣叶与正常二尖瓣相似,收缩期关闭,M 型曲线上可见瓣叶反射合拢成一条较粗的光带;舒张期开放,瓣叶向前后分离。主动脉瓣位生物瓣的活动与二尖瓣相反,收缩期瓣口开放,瓣叶分离,舒张期瓣口关闭,瓣叶合拢。

　　2)左心室长轴切面和心尖四腔心切面上,可清楚显示二尖瓣位生物瓣的其中两个强回声架脚,轮廓清晰光滑,分别附着于左心室下侧壁及主动脉根部的后壁上。瓣架中央可见纤细的生物瓣瓣叶活动，回声与自然瓣叶相似。胸骨旁主动脉根部短轴切面可清楚显示生物主动脉瓣瓣叶及其开口，正常瓣叶厚度不应超过3mm。

3）生物瓣多普勒超声心动图表现与自然瓣基本一致。瓣叶开放时为一束中心性射流信号通过瓣口，关闭时瓣口无明显反流信号。

2. 异常人工瓣膜超声评价

（1）人工瓣膜狭窄

1）跨瓣压差评价：大多数正常人工瓣膜常有一定程度的血流受阻，瓣口血流速度增快，跨瓣压差增大。临床上对人工瓣膜跨瓣压差要具体分析，如生物瓣跨瓣压差主要取决于其型号大小，较小型号的瓣膜，跨瓣压较高，存在明显梗阻现象。多普勒测量数据分析评价人工瓣膜功能时，必须综合考虑换瓣部位、瓣膜类型和型号大小等因素。单纯根据跨瓣压差大小不能确定人工瓣膜狭窄程度，因为跨瓣压差不仅与瓣口面积有关，而且还与血流跨瓣流率有关。贫血、发热、反流量增加等病变情况下跨瓣流率高，其跨瓣压差可达人工瓣膜狭窄判断标准水平。多普勒血流速度成像评估人工瓣膜跨瓣压差时需测量其流率。二尖瓣位人工瓣膜跨瓣血流速度增加时，PHT 测量有助于区别跨瓣流率增加与瓣叶狭窄，跨瓣流率增加时 PHT 正常，而瓣叶狭窄时 PHT 延长。

2）人工瓣膜有效瓣口面积（EOA）测量：①压差减半时间即 $220/PHT$ 是根据自然二尖瓣测算所得出的公式，尚未被证实能可靠测定人工瓣膜的有效瓣口面积，但对同一患者，随访检查测量结果则具可比性。②多普勒连续方程法，无显著二尖瓣或主动脉瓣反流时，测量主动脉瓣位或二尖瓣位机械瓣有效瓣口面积的公式为式2-13、式2-14：

$$EOA_{MP} = (CSA \times VTI)_{LVOT}/VTI_{MP} \qquad \text{（式2-13）}$$

$$EOA_{AP} = (CSA \times VTI)_{LVOT}/VTI_{AP} \qquad \text{（式2-14）}$$

式中 EOA_{MP}、EOA_{AP} 分别为二尖瓣位和主动脉瓣位人工瓣膜有效面积；CSA 为 LVOT 的横截面积，在主动脉瓣瓣环外缘测量 LVOT 的直径而计算出面积；VTI_{MP}、VTI_{AP} 分别为连续波多普勒超声测量的二尖瓣位和主动脉瓣位人工瓣膜血流速度时间积分。

3）多普勒速度指数（DVI）的测量：DVI 是左心室流出道 VTI 与跨主动脉瓣位人工瓣膜 VTI 的比值，约等于两部位血流速度比值。该比值受瓣膜尺寸影响小，如果不存在狭窄，两者的比例应接近于1；随着狭窄程度增加，主动脉瓣射流速度增加而左心室流出道流速维持不变。$DVI < 0.25$ 高度提示瓣膜梗阻，表2-9可供参考。

表2-9 主动脉瓣位人工瓣膜狭窄评价

狭窄情况	峰值速度 /（m/s）	平均压差 /mmHg	EOA/cm²	DVI	AT/ms
正常	<3	<20	>1.2	≥0.30	<80
可疑狭窄	3~4	20~35	0.8~1.2	0.25~0.29	80~100
显著狭窄	>4	>35	<0.8	<0.25	>100

注：EOA，有效瓣口面积；DVI，多普勒速度指数；AT，加速时间。

二尖瓣位人工瓣膜狭窄时，瓣膜活动受限，舒张期射流峰速增加，舒张期平均跨瓣压差增大，压差减半时间延长以及有效瓣口面积减小，对二尖瓣位人工瓣膜狭窄的评估可参考表2-10。

表2-10 二尖瓣位人工瓣膜狭窄评价指标

狭窄情况	峰值速度 /（m/s）	平均压差 /mmHg	EOA/cm²	VTI_{PMV}/VTI_{LVOT}	PHT/ms
正常	<1.9	≤5	>2.0	<2.2	<130
可疑狭窄	1.9~2.5	6~10	1.0~2.0	2.2~2.5	130~200
显著狭窄	>2.5	>10	<1.0	>2.5	>200

注：EOA，有效瓣口面积；VTI_{PMV}：二尖瓣位人工瓣膜血流速度时间积分；VTI_{LVOT}：左心室流出道血流速度时间积分；PHT：压差减半时间。

4）人工瓣膜狭窄形态学改变：二维超声检查可发现瓣膜上回声增强，瓣叶活动降低，如为双叶瓣，可因一侧瓣叶开放受限造成有效瓣口面积减小，瓣口血流偏心，射流加快（图2-82）。血栓或赘生物形成是机械瓣狭窄的常见原因，经胸超声检出率较低，经食管超声心动图检查优于经胸超声。二维超声显示光滑的瓣膜或瓣架上呈现团块样回声附着。血栓性阻塞可出现在不同位置，造成人工瓣膜狭窄，或主要表现为反流。生物瓣血栓形成少见。生物瓣狭窄时瓣膜增厚，瓣口开放幅度减小。

（2）人工瓣膜反流

1）正常反流：正常机械瓣均存在少量反流。经食管超声心动图成像时，几乎所有的机械瓣均存在一定程度反流。人工瓣膜正常反流的特点是：反流持续时间短、彩色血流色彩单一、深暗不易显示，通常易与异常反流相区别。部分人工瓣膜反流有其特征性，例如 St. Jude 瓣，可同时显示三条反流束，最多可同时见到四条反流束。Medtronic Hall 瓣显示一束较大的反流信号起自于碟瓣中央孔，依探头扫查方向不同，有时不能显示出反流束，有时则显示一至两条小的周边反流束。Bjork-Shiley 瓣显示两条小反流束起自于碟瓣和瓣架间的小缝隙。

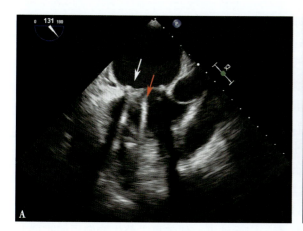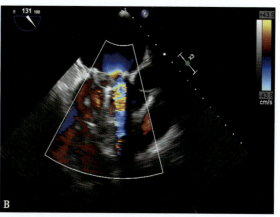

图 2-82　二尖瓣位双叶机械瓣狭窄经食管超声心动图

A. 白箭头示人工二尖瓣舒张期一侧瓣叶未开放，红箭头示一侧瓣叶开放；B. 因一侧瓣叶未开放致有效瓣口面积减小，瓣口见"五彩镶嵌"射流。

2）瓣周漏：指存在于人工瓣膜缝合环与周围瓣环组织之间的反流，大多由于手术中瓣周组织切除过多，或瓣周组织薄弱，或缝线等原因造成。彩色多普勒血流成像显示起源于瓣架之外的瓣周反流束（图2-83）。瓣周反流与跨瓣反流的鉴别往往较困难，但以下标准有助于诊断瓣周漏：①反流常起源于缝合环之外，而不是穿过瓣膜本身；②虽不能确定反流起源于缝合环之外，但明显不是通过前向血流所经过的途径；③反流束近端加速区位于人工瓣膜之外。经食管超声心动图检查有助于确定人工瓣膜反流起源位置。

3）跨瓣反流：病理性跨瓣反流常见于生物瓣置入和主动脉瓣自身移植，病变原因多为瓣叶撕裂，瓣叶增厚、皱缩，机械瓣运动失常等。跨瓣性反流束有时呈中心性，但多数为偏心性，并沿邻近左心房壁走行，因其复杂的空间分布，彩色多普勒血流成像常难以显示全貌，较难评价反流程度。超声心动图可确定是否存在生物瓣撕裂或连枷瓣活动，经食管超声心动图检查可提高诊断的敏感性和准确性。

4）反流定量测量：目前主要根据彩色多普勒血流成像中反流束的长度、宽度、面积等进行定量评价。分析有无远端血管腔内血流反流，如降主动脉内或肺静脉处逆流，亦有助于判断反流程度。对于人工二尖瓣反流，综合分析反流束的形态和肺静脉血流形式，可对其程度进行半定量分级。如反流束仅至左心房中部则为轻度反流；超过左心房中部但未影响肺静脉血流为中度反流；

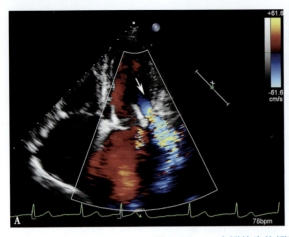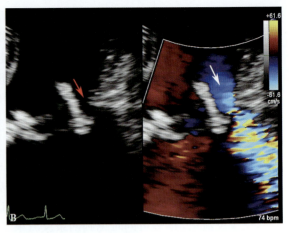

图 2-83　二尖瓣位生物瓣瓣周漏彩色多普勒血流成像
白箭头所示为瓣周反流的"五彩镶嵌"血流信号，红箭头显示瓣周漏口。

反流造成收缩期肺静脉内或左心耳内血流逆流即为重度反流。降主动脉内出现逆流则表明存在重度人工主动脉瓣反流。此外，应用血流会聚法亦可评价人工瓣膜反流的严重程度。

5）正常与病理性人工瓣膜反流的鉴别：①反流束形状，正常和病理性反流束常可根据反流形态来鉴别，如机械瓣病理性反流最常见于瓣周漏，其反流束通常是偏心的。②反流束速度分布，正常与病理性人工瓣膜反流的速度分布各有其重要特征。典型 St.Jude 瓣和 Bjork-Shiley 瓣的瓣口反流为低速血流，仅在近瓣口处出现色彩倒错。③反流束位置，反流束起源位置有助于鉴别正常和病理性反流。如确认反流束起自瓣环之外时，则高度提示瓣周漏。④反流程度，正常的反流束色彩单一，反流程度多为轻度，病理性反流为五彩镶嵌的湍流信号，反流程度多为中度以上。

（3）人工瓣膜赘生物与瓣周脓肿形成：同自然瓣类似，人工瓣膜感染性心内膜炎的特征亦为赘生物形成，表现为附着于人工瓣膜结构上的不规则团块回声。赘生物较小时，通常表现为不连续的、不规则的、固定的团块回声；赘生物较大时，有一定活动度。偶尔可见赘生物向周围扩展并累及邻近结构，向上可延伸至左心房或主动脉瓣位人工瓣膜的缝合环。人工瓣膜心内膜炎可致瓣周脓肿，表现为在缝线环附近或与其相邻的心肌内，可存在不与心血管腔相通的低回声区或无回声区。人工瓣膜摆动（prosthetic valve rocking）、Valsalva 窦瘤形成、主动脉根部前壁增厚≥10mm，或与间隔相邻的瓣周结构增厚≥14mm 等是提示脓肿存在的征象。瓣周脓肿形成常会造成人工瓣膜撕脱和瓣周漏。

经胸超声心动图检测人工瓣膜赘生物的敏感性欠佳，经食管超声心动图可以大大提高对赘生物的检出率，对显示小赘生物尤为有价值。

（三）临床价值

目前超声心动图是评估人工瓣膜的最有效手段，其临床价值在于：①评价人工瓣膜形态及功能；②评价人工瓣膜功能异常及其病因；③术后随访。瓣膜置换术后患者常规超声心动图检查十分重要。必须强调的是，需建立患者术后 3 个月内超声检查基准参数，以作为其后随访人工瓣膜功能的参考值。

四、心脏瓣膜病介入治疗

（一）概述

随着人口老龄化加重，心脏瓣膜病发病率明显增加，严重危害人类健康。传统外科手术治疗仍是心脏瓣膜病的主要治疗手段。近年来微创瓣膜介入治疗技术发展迅速，具有巨大的临床应用前景，超声心动图是微创瓣膜介入围手术期评估最基本的手段。

（二）经导管主动脉瓣介入治疗

经导管主动脉瓣置换术是将人工瓣膜通过导管送入主动脉根部进行定位释放，替代原有病变瓣膜。与传统外科瓣膜置换术相比，经导管主动脉瓣置换术无须开胸操作和体外循环支持，创伤小，术后恢复快。超声心动图在经导管主动脉瓣置换术围手术期中的应用如图 2-84 所示。

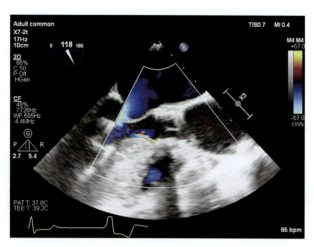

图 2-84　TEE 评估人工瓣膜功能

1. 术前评估　主动脉根部解剖形态、主动脉瓣狭窄程度、心脏大小及功能、其他瓣膜功能等。

2. 术中引导与监测

（1）建立血管入径：经静脉入径放置临时起搏器导管于右心室心尖部，超声显示起搏器导线的位置，明确有无穿孔和心包积液等并发症。

（2）导丝递送入左心室：超声评估超硬导丝在心尖部的位置，是否影响二尖瓣装置或导致二尖瓣反流程度加重，有无心包积液和穿孔。

（3）球囊扩张：在右心室快速起搏下进行球囊扩张，球囊扩张后超声即刻观察主动脉瓣反流程度，以及冠状动脉开口有无被钙化瓣叶堵塞。

（4）人工瓣膜置入：评估人工瓣膜位置形态和功能，有无瓣膜反流和瓣周漏，评估其他瓣膜功能，监测有无主动脉根部夹层、心脏压塞及新发的左心室壁运动异常等并发症。

3. 术后随访　评估人工瓣膜的位置、形态、活动度及功能、其他瓣膜功能以及心室功能等。

（三）经导管二尖瓣介入治疗

经导管二尖瓣介入治疗包括经导管二尖瓣修复术和置换术，下面以经导管二尖瓣缘对缘修复为例介绍超声心动图在围手术期的应用。

1. 术前评估　分析二尖瓣反流病因，判定二尖瓣反流程度，评估二尖瓣解剖情况，协助制订治疗方案。选择二尖瓣缘对缘修复技术时，需要足够长的瓣叶组织以供夹合器夹闭，对功能性二尖瓣反流，需要采用经食管超声于四腔心切面测量瓣叶对合的长度和高度，瓣叶关闭时对合长度应≥2mm，瓣尖对合高度应 <10mm（图 2-85）；对二尖瓣连枷患者，应评估连枷间隙和脱垂宽度，连枷间隙应 <10mm，脱垂宽度应 <15mm（图 2-85）。

2. 术中引导与监测

（1）引导房间隔穿刺：于食管中段双房切面引导穿刺点，食管中段四腔心切面及主动脉根部短轴切面上，确认穿刺点距二尖瓣瓣环平面的距离 >4.0cm，且远离主动脉。

（2）引导输送系统进入左心房：输送系统经房间隔进入左心房并调弯，顶端垂直指向二尖瓣口。TEE 全程监测输送系统尖端，避免损伤左心房侧壁和后壁。

（3）引导瓣叶捕获：引导夹合器至瓣环中间，捕获瓣叶。

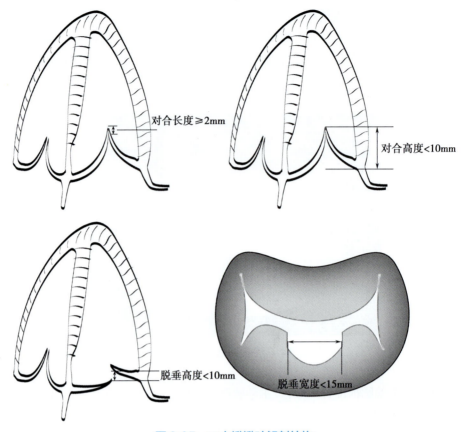

对合长度≥2mm

对合高度<10mm

脱垂高度<10mm

脱垂宽度<15mm

图 2-85　二尖瓣瓣叶解剖结构

（4）评估捕获效果：评估夹合器的位置和稳定性、二尖瓣残余反流程度，测量二尖瓣瓣口面积、二尖瓣最大跨瓣压差及平均跨瓣压差。

（5）释放夹合器：实时监测夹合器的释放和输送系统撤出，评估有无夹合器脱落、二尖瓣损伤、严重二尖瓣狭窄及心脏压塞等并发症。

3．术后随访　评估内容包括夹合器位置及稳定性、血流动力学及心功能情况等。

（四）经导管三尖瓣介入治疗

三尖瓣关闭不全常继发于左心瓣膜疾病，外科治疗需要体外循环辅助，对于左心瓣膜术后或植入生物瓣衰败需要再次手术的患者，三尖瓣关闭不全围手术期死亡率较高；约有半数患者因高龄、心功能减退及严重合并症，无法接受传统外科手术治疗，经导管三尖瓣介入治疗为此类患者提供了新的治疗选择。下面以经导管三尖瓣置换术为例，介绍超声心动图在围手术期中的应用。

1．术前评估　主要评估三尖瓣瓣叶、瓣环、腱索和乳头肌等解剖结构，以及三尖瓣反流程度，判断三尖瓣反流病因和机制。

2．术中引导与监测

（1）确定心房穿刺点：术者以指尖触压右心房壁预穿刺部位，采用食管中段四腔心切面，确认穿刺点是否有利于输送系统与三尖瓣环垂直。

（2）引导器械输送系统进入右心室：食管中段四腔心切面监测输送器跨过三尖瓣口，避免缠绕三尖瓣腱索。

（3）人工三尖瓣植入：食管中段四腔心切面监测前叶夹持装置释放，捕获三尖瓣前叶，随后进行室间隔锚定，逐步释放瓣膜。

（4）评估手术效果：评估瓣膜位置、瓣叶活动及瓣周漏程度，实时监测瓣膜位置的微调整以减少瓣周漏（图2-86）。

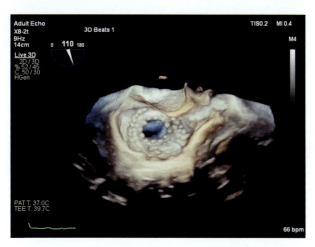

图2-86　3D-TEE评估人工三尖瓣位置和形态

3.术后随访　评估人工瓣膜位置和形态、瓣口及瓣周反流程度、跨瓣压差、右心大小和功能、下腔静脉内径等。

（五）经导管肺动脉瓣置换

经导管肺动脉瓣置换术，是最早应用于临床的经导管瓣膜置换术，主要应用于右心室流出道重建术后并发右心室流出道功能不全的患者，其中最为常见的是法洛四联症外科矫治术后的患者。现以国产自膨胀式肺动脉瓣为例介绍超声心动图在围手术期的应用。

1.术前评估　超声评估内容包括患者右心室形态及功能、肺动脉瓣、三尖瓣反流情况，右心室流出道、肺动脉主干及其分支起始部的内径和长度、左心形态及功能。

2.术中引导与监测

（1）引导瓣膜输送系统跨瓣：避免超硬导丝从三尖瓣腱索丛内进入肺动脉，输送系统跨瓣后评估三尖瓣形态及功能。

（2）瓣膜释放即刻评估：评估人工肺动脉瓣的位置，有无堵塞左、右肺动脉。

（3）释放后评估：超声再次确认人工肺动脉瓣的位置、功能及并发症情况。

3.术后随访　评估人工瓣膜的位置形态和瓣膜功能，以及其他瓣膜功能和心功能等。

（谢明星）

第五节　心 肌 病

1957年，首次提出了心肌病的概念，用以描述一类不常见的非冠状动脉病变所致的心肌疾病。随着对其病因与发病机制的深入研究，心肌病的定义与分类被不断地修正与更新。1995年，世界卫生组织（WHO）/国际心脏病学会及联合会（ISFC）将心肌病定义为伴有心脏功能异常的心肌病变，并将心肌病分为扩张型、肥厚型、限制型、致心律失常性右心室心肌病、特异性心肌病及未分类心肌病。2006年美国心脏病协会（AHA）将心肌病定义为一组由各种原因（通常是遗传原因）引起的异质性心肌疾病，与心脏的机械和/或电活动异常相关，常表现为心室异常肥厚或扩张。2008年欧洲心脏病学会（ESC）将心肌病定义为非冠心病、高血压病、瓣膜病和先天性心脏病等原因所引起的心肌结构及功能异常，并发布了新的心肌病分类标准，按照形态功能表现分为五种类型心肌病（肥厚型、扩张型、限制型、致心律失常性和未分类型），各型又分为家族性或非家族性。2013年世界心脏联盟（WHF）推荐心肌病从形态功能异常、受累器官、遗传特性、病因学及心功能5个方面进行分类。2020年我国发布的心肌病临床应用指南中心肌病分类主要以 WHO、AHA、ESC 及 WHF 为主要参考依据。本节重点介绍扩张型心肌病、肥厚型心肌病、限制型心肌病、致心律失常性右心室心肌病和未分类型中的左心室心肌致密化不全。

<h1 style="text-align:center">一、扩张型心肌病</h1>

扩张型心肌病（dilated cardiomyopathy，DCM）是以心室扩张合并功能障碍为特征的心肌病变，诊断时需除外高血压病、心脏瓣膜病、先天性心脏病和缺血性心肌病等。2020 年，中华医学会发布《超声心动图诊断心肌病临床应用指南》中，将扩张型心肌病分为原发性、获得性、继发性和特发性。原发性具有家族遗传史，多为常染色体显性遗传；获得性包括酒精性心肌病、围生期心肌病等；继发性为全身系统性疾病累及心肌，包括自身免疫性心肌病、其他器官疾病并发心肌病等；特发性指原因不明但符合 DCM 诊断。

（一）病理与临床

病理表现以心腔扩张为主，可伴有附壁血栓。光镜下见弥漫性心肌细胞萎缩、变性，残余心肌细胞可不均匀性肥大、伸长。萎缩和肥大的心肌细胞交错排列，心肌组织间可呈现广泛的间质和血管周围纤维化，以左心室心内膜下纤维化较明显，导致心肌变薄。

临床症状主要源于左心室扩大、收缩功能下降所致的左心功能不全。早期症状可仅为疲倦无力或劳累时呼吸困难，晚期出现夜间阵发性呼吸困难、端坐呼吸、水肿等。

（二）超声表现

1. M 型超声心动图

（1）二尖瓣波群：二尖瓣前后叶开放幅度变小，形成"大心腔，小开口"，但前后叶仍呈镜像运动，呈"钻石"样改变；E 峰至室间隔距离（E-point septal separation，EPSS）明显增大，一般 >10mm（图 2-87A）。

（2）心室波群：左心室明显扩大，室间隔及左心室下侧壁运动幅度减低，收缩期室壁增厚率明显减低（图 2-87B）。

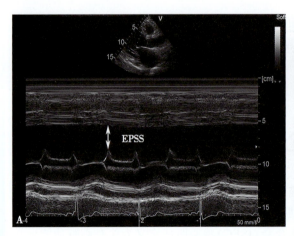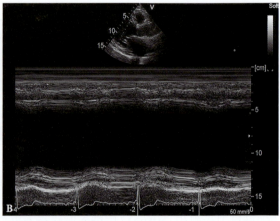

图 2-87　扩张型心肌病 M 型超声心动图

A. 二尖瓣波群显示二尖瓣前后叶开放幅度减低，EPSS 明显增大；B. 心室波群显示左心室增大，室间隔及左心室下侧壁运动幅度减低。

EPSS：E 峰至室间隔距离。

2. 二维超声心动图

（1）心腔明显扩大：早期以左心房和左心室扩大为主，左心室呈球形扩张；晚期全心扩大，以左心显著（图 2-88A）。

（2）心肌运动减低：左心室心肌相对变薄或正常厚度，向心运动普遍减低。

（3）二尖瓣开放幅度减低：由于左心室扩大，导致二尖瓣环扩张，瓣叶受牵拉，前后叶开放幅度减小，形成"大心腔，小开口"改变。

（4）附壁血栓：部分患者由于左心室收缩功能下降，心室腔内血流缓慢，可合并附壁血栓，多见于左心室心尖部，为单发或多发（图2-89）。

3. 彩色多普勒血流成像及频谱多普勒超声

（1）彩色多普勒血流成像：因心肌收缩及舒张功能受损，心腔内及各瓣口血流速度缓慢，彩色血流色彩暗淡；由于心腔扩大，瓣环扩张，导致瓣叶相对性关闭不全，常合并多瓣膜反流，以二尖瓣反流最为多见（图2-88B）。

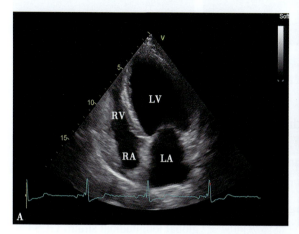
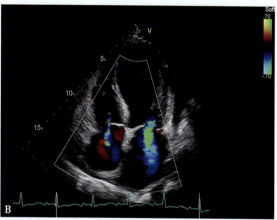

图2-88 扩张型心肌病二维超声心动图及CDFI

A. 心尖四腔心切面显示左心显著扩大；B. CDFI显示收缩期二尖瓣反流。

LA：左心房；LV：左心室；RA：右心房；RV：右心室。

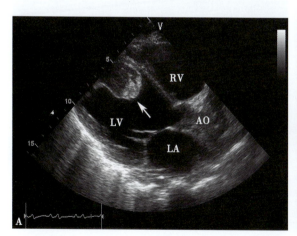
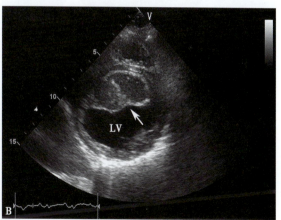

图2-89 扩张型心肌病合并附壁血栓二维超声心动图

A. 胸骨旁左心室长轴切面；B. 心尖水平左心室短轴切面。

AO：主动脉；LA：左心房；LV：左心室；RV：右心室。

图中箭头所指为左心室近心尖部附壁血栓。

（2）频谱多普勒超声

1）主动脉瓣口血流峰值流速减低，射血时间缩短，射血前期延长。

2）二尖瓣口血流频谱随疾病时期和程度不同，表现形式各异：①在病变早期因左心室松弛受损，常表现为 E 峰减低，A 峰增高，E/A<0.8（图2-90A）；②随病程进展，E 峰逐渐增高，E/A 增大，接近于正常，呈现"假性正常化"的频谱形态（图2-90B）；③严重心力衰竭时，常出现限制性充盈形式，E 峰高耸，A 峰极低或消失，E/A>2.0，此时多为不可逆性舒张功能不全（图2-90C）。

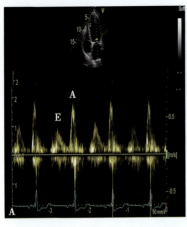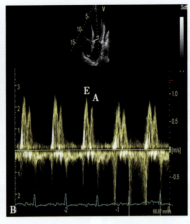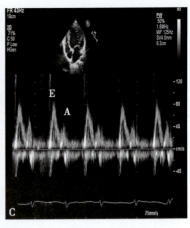

图 2-90 扩张型心肌病频谱多普勒超声图像
A. 左心室松弛受损；B. 假性正常化；C. 限制性充盈。

4. **实时三维超声心动图**（real-time three-dimensional echocardiography，RT-3DE） RT-3DE 不依赖几何假设，可获得心脏立体三维结构，计算更接近真实的左心室容积及射血分数。此外，RT-3DE 可获取左心室整体及各个节段的容积-时间曲线，计算收缩不同步指数，从而评价左心室运动同步性，扩张型心肌病患者左心室运动同步性减低（图 2-91A）。

5. **斑点追踪成像**（speckle tracking imaging，STI） 2020 年我国《超声心动图诊断心肌病临床应用指南》中推荐采用二维 STI 测量左心室整体纵向应变（global longitudinal strain，GLS）来评价扩张型心肌病患者左心室收缩功能，GLS＞−20% 为左心室收缩功能下降参考值（图 2-91B）。

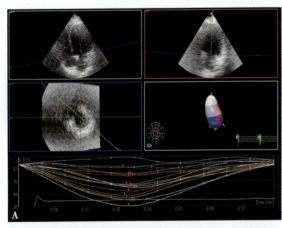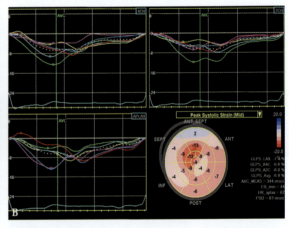

图 2-91 扩张型心肌病 RT-3DE 及 STI
A. RT-3DE 容积-时间曲线显示左心室收缩不同步；B. 二维 STI 显示左心室整体纵向应变减低。

（三）鉴别诊断

主要与缺血性心肌病、心脏瓣膜病、高血压心脏病及左心室心肌致密化不全相鉴别。

1. **与缺血性心肌病鉴别**（表 2-11）

2. **心脏瓣膜病** 瓣膜关闭不全可引起左、右心室腔增大，疾病晚期也可出现心室收缩功能下降。与扩张型心肌病鉴别要点为瓣膜本身存在形态异常，如瓣膜增厚、粘连或瓣膜脱垂等。

3. **高血压心脏病** 有明确的高血压病史，早期室壁对称性肥厚，室壁运动增强，升主动脉扩张，晚期出现心室腔扩大，室壁运动减低，结合病史可与扩张型心肌病鉴别。

4. **左心室心肌致密化不全** 详见本节中"五、左心室心肌致密化不全"。

表2-11 扩张型心肌病与缺血性心肌病鉴别

鉴别要点	扩张型心肌病	缺血性心肌病
病史	无明确冠心病病史	有明确的心绞痛和/或心肌梗死病史
心腔大小及形态	左心腔扩大为主,左心室球形改变	左心腔扩大,缺血区可形成节段性扩张或室壁瘤
室壁厚度及回声	相对变薄或正常,回声均匀	厚度不均,缺血区心肌节段性变薄,回声多增强
室壁运动	多为弥漫性减低	缺血区室壁节段性运动减低,其余室壁可正常
心肌声学造影	心肌灌注可正常或弥漫性减低	心肌节段性灌注减低
冠状动脉造影	冠状动脉正常	单支或多支冠状动脉狭窄或闭塞

（四）临床价值

超声心动图是诊断DCM首选影像学检查,可准确评估心脏大小、室壁运动、房室瓣膜情况,并进行动态观察,为临床诊断、治疗、疗效评价及预后评估提供重要参考依据。

二、肥厚型心肌病

肥厚型心肌病(hypertrophic cardiomyopathy,HCM)是一类由于肌小节蛋白编码基因(或肌小节蛋白相关基因)变异,或遗传病因不明的以左心室心肌肥厚为特征的心脏疾病,需排除有明确证据证实其他心脏疾病、系统性或代谢性疾病导致左心室肥厚的情况。根据血流动力学改变,可分为梗阻性、隐匿梗阻性和非梗阻性三类。根据肥厚部位分为四型:Ⅰ型,前室间隔肥厚;Ⅱ型,前室间隔和后室间隔均肥厚,左心室游离壁一般不受影响;Ⅲ型,室间隔和左心室壁均肥厚,以室间隔肥厚更明显(下壁不受累);Ⅳ型,主要是乳头肌水平以下室间隔、左心室前壁和侧壁肥厚。

（一）病理与临床

心脏体积增大、质量增加,左心室壁非对称性肥厚致心腔狭小,左心室流出道(left ventricular outflow tract,LVOT)狭窄。显微镜下见心肌细胞肥大且排列紊乱,周围疏松结缔组织增多,纤维化明显。

临床症状多为呼吸困难、胸痛、心悸和晕厥等症状,严重者可猝死。其中以呼吸困难最为常见,主要原因为舒张功能不全造成的心室充盈受损,也可无临床症状。

（二）超声表现

1.M型超声心动图 室间隔肥厚合并LVOT梗阻时,二尖瓣波群特征性表现为收缩期二尖瓣前叶向室间隔侧移动,CD段上抬,称为收缩期前向运动(systolic anterior motion,SAM)(图2-92A),舒张期EF段下降速度缓慢,EPSS减小。

2.二维超声心动图

(1)心室壁增厚:大多数HCM以左心室肥厚为主,右心室及双心室肥厚较少见。一个或多个节段室壁厚度≥15mm,有家族史者厚度≥13mm,心肌回声增强、不均匀(图2-92B)。

(2)心腔变小:左心室内径变小,心肌肥厚部位出现心腔几何形变,如室间隔肥厚时LVOT狭窄更明显,可致梗阻;而累及乳头肌水平以下时心尖部可呈闭塞改变。可出现左心房增大,终末期出现心力衰竭,心腔可扩张。

(3)合并LVOT梗阻时,二尖瓣前叶及瓣下腱索收缩期向室间隔侧移动,与后叶对合欠佳。

3.彩色多普勒血流成像及频谱多普勒超声

(1)LVOT梗阻时,CDFI显示LVOT收缩期呈“五彩镶嵌”的细窄血流束,狭窄越重,色彩混叠越严重(图2-93A)。频谱多普勒超声显示收缩中晚期血流速度明显加快,频谱形态峰值后移,呈“匕首”样,压力阶差≥30mmHg(图2-93B)。此外,多合并不同程度的二尖瓣反流。

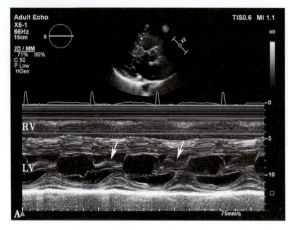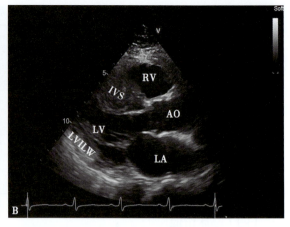

图 2-92　肥厚型心肌病合并左心室流出道梗阻 M 型及二维超声心动图
A. M 型二尖瓣波群显示收缩期前向运动（箭头）；B. 胸骨旁左心室长轴切面显示室间隔明显增厚。
AO：主动脉；IVS：室间隔；LA：左心房；LV：左心室；LVILW：左心室下侧壁；RV：右心室。

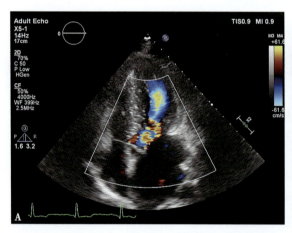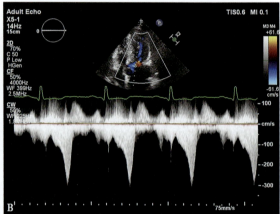

图 2-93　肥厚型心肌病合并左心室流出道梗阻多普勒超声心动图
A. CDFI 显示收缩期 LVOT 内可见"五彩镶嵌"血流；B. 频谱多普勒超声显示 LVOT 内高速湍流频谱，峰值后移。

（2）组织多普勒成像：应用组织多普勒测量二尖瓣环侧壁和室间隔部位舒张早期速度（e′），计算平均 E/e′，平均 E/e′ > 14 为舒张功能下降重要评价依据之一。

4. 斑点追踪成像　左心室明显增厚节段及整体心肌的纵向应变均明显减低（图 2-94A），有助于与其他心肌增厚性病变进行鉴别。

5. 左心室超声造影　常规超声心动图图像显示不理想情况下，应用超声对比剂可辅助识别心内膜边界，更准确地评估左心室容积及功能。此外，左心室超声造影还有助于心尖部肥厚的诊断及鉴别诊断，心尖部心腔舒张期呈特征性"铁锹"样改变（图 2-94B）。

6. 负荷超声心动图　对有症状但静息状态下非梗阻性（压力阶差 < 30mmHg）患者可行负荷超声心动图检查，负荷试验激发后压力阶差 ≥ 30mmHg，提示存在隐匿性梗阻。

（三）鉴别诊断

主要与高血压心脏病、主动脉瓣疾病、主动脉狭窄及其他原因造成的心肌肥厚等相鉴别。

1. 高血压心脏病　有高血压病史，多为左心室对称性肥厚，室壁增厚程度不及 HCM 明显。

2. 主动脉瓣或主动脉狭窄　超声心动图表现为主动脉瓣或主动脉结构异常，如主动脉瓣增厚、钙化或粘连，瓣口血流速度显著加快，或主动脉变细等。左心室心肌多呈代偿性均匀增厚。

102

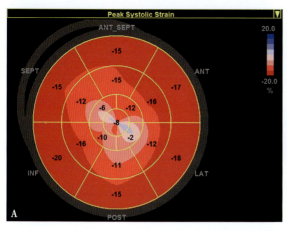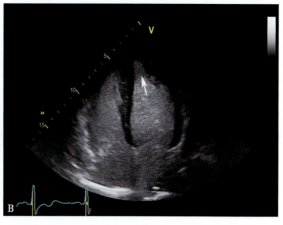

图 2-94　乳头肌水平以下肥厚型心肌病 STI 及左心室超声造影

A. 二维 STI 显示心尖部心肌纵向应变明显减低；B. 左心室超声造影显示心尖部心腔呈"铁锹"样改变（箭头）。

3．其他原因所致心肌肥厚　部分遗传性代谢性疾病可出现左心室心肌肥厚，如法布里（Anderson-Fabry）病、丹农（Danon）病等，需结合临床表现、实验室检查、其他影像学及基因检测等加以鉴别。

（四）临床价值

超声心动图是 HCM 首选检查方法，可显示室壁增厚程度、位置及 LVOT 梗阻程度，并可对室壁运动、血流动力学和功能状态进行评价，为诊断、鉴别诊断及指导治疗提供重要依据。

三、限制型心肌病

限制型心肌病（restrictive cardiomyopathy，RCM）是一类少见的以限制性充盈障碍为主要改变的心肌疾病，预后较差。根据病理生理学机制，将 RCM 分为心肌疾病和心内膜疾病，前者最常见的病因为心肌淀粉样变性，后者以嗜酸性粒细胞增多性心内膜炎（Loffler 心内膜炎）及类癌心脏病多见。

（一）病理与临床

病理改变可表现为心肌及心内膜增厚、纤维化，心肌僵硬。受累心室腔缩小，心房明显扩张。临床表现以发热、倦怠为初始症状，逐渐出现呼吸困难、水肿、颈静脉怒张等心力衰竭症状。

（二）超声表现

1．二维超声心动图

（1）心房明显增大，心室可正常或减小（图 2-95）。

（2）心肌厚度正常或增厚，心内膜受累时可表现为增厚，回声增强，常累及心尖部，此时心尖部心腔可由僵硬的心内膜占据，导致闭塞（图 2-95）。心肌舒张受限，运动幅度可正常或轻度减低。

（3）二尖瓣和三尖瓣可增厚，活动幅度减低。

（4）心腔内可见附壁血栓，亦可出现心包积液，下腔静脉扩张。

2．彩色多普勒血流成像及频谱多普勒超声

（1）彩色多普勒血流成像：二尖瓣、三尖瓣舒张期血流充盈持续时间较短，收缩期可见反流。心房收缩期肺静脉和上腔静脉内可显示反流。

（2）频谱多普勒超声：进展期二尖瓣血流频谱表现为特征性充盈限制性改变，E 峰高尖，E 峰减速时间缩短（<150ms），A 峰减低，E/A>2。

3．组织多普勒成像　早期舒张功能下降时，二尖瓣环舒张早期速度（e'）减低（e'$_{间隔}$<7cm/s，e'$_{侧壁}$<10cm/s，平均 e'<8cm/s）。随病程进展，可出现限制性舒张功能下降，平均 E/e'>14。

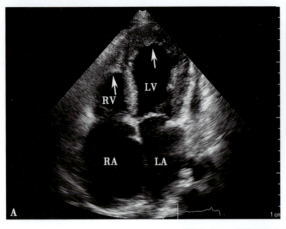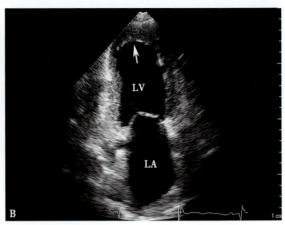

图2-95　限制型心肌病二维超声心动图

A. 心尖四腔心切面显示心房明显扩大,心室腔缩小,双心室心尖部心内膜明显增厚(箭头);B. 心尖二腔心切面显示左心室心尖部心内膜明显增厚(箭头)。

LA:左心房;LV:左心室;RA:右心房;RV:右心室。

(三)鉴别诊断

主要与缩窄性心包炎鉴别(表2-12)。

表2-12　限制型心肌病与缩窄性心包炎鉴别

鉴别要点	限制型心肌病	缩窄性心包炎
病史	病因不明,病程发展迅速	有心包积液病史,病程发展缓慢
心包	无增厚、钙化	增厚、钙化
心肌或心内膜	心肌或心内膜增厚、回声增强	正常
心房	通常显著增大	通常轻度增大
室间隔运动	不明显	随呼吸周期性摆动
二尖瓣血流呼吸相改变	不明显,E峰呼吸变化率 $<25\%$	明显,E峰呼吸变化率 $\geqslant 25\%$
组织多普勒成像	二尖瓣环平均 $e' < 8cm/s$, $e'_{侧壁} > e'_{间隔}$	二尖瓣环平均 $e' > 8cm/s$, $e'_{侧壁} < e'_{间隔}$

(四)临床价值

超声心动图可观察心腔、心肌及心内膜情况,评价心室功能,与缩窄性心包炎等进行鉴别诊断。但超声心动图缺乏明确诊断RCM的特征性改变,确定诊断还需结合其他辅助检查,甚至心内膜活检。

四、致心律失常性右心室心肌病

致心律失常性右心室心肌病(arrhythmogenic right ventricular cardiomyopathy,ARVC)是一类以心律失常及心源性猝死为突出表现的遗传性心肌疾病,其特征为右心室心肌进行性被纤维脂肪组织替代。近年来发现部分ARVC患者可同时或单纯累及左心室,因而分为三型:①典型ARVC,仅累及右心室(约占39%);②双心室受累型,同时累及左、右心室(约占56%);③左心室型,仅累及左心室(约占5%)。

(一)病理与临床

病理特征为纤维脂肪组织逐步替代右心室心肌细胞,心肌进行性萎缩,右心室壁局部或整体变薄,局部形成室壁瘤,最常见受累部位为右心室流出道、三尖瓣下区域及心尖部,即发育不良"三角"。最终右心室结构及功能发生改变。

临床表现包括心悸、胸闷、晕厥、猝死等，疾病晚期可出现心力衰竭症状。多发生于中青年男性，是运动性猝死常见原因之一。心电图常表现为右胸导联 T 波倒置、室性早搏、室性心动过速及右束支传导阻滞等。

（二）超声表现

1.二维超声心动图

（1）右心室弥漫性或局限性扩张，流出道增宽（图 2-96A）。

（2）心肌局部或广泛变薄，局部室壁瘤形成，多见于发育不良"三角"（图 2-96B）。

（3）受累室壁运动幅度减低、消失或呈矛盾运动。

（4）右心室肌小梁形态异常，回声增强，排列紊乱，以心尖部显著。

（5）右心室功能下降，以收缩功能下降为主。左心室功能可正常。

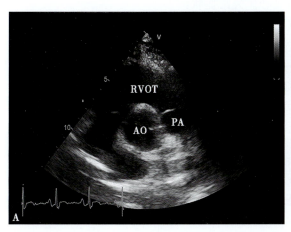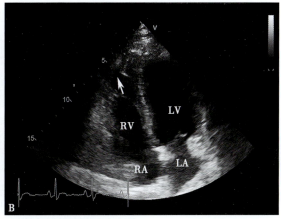

图 2-96 致心律失常性右心室心肌病二维超声心动图

A. 胸骨旁主动脉根部短轴切面显示右心室流出道增宽；B. 心尖四腔心切面显示右心室侧壁心尖部扩张（箭头）。

AO：主动脉；LA：左心房；LV：左心室；PA：肺动脉；RA：右心房；RV：右心室；RVOT：右心室流出道。

2.彩色多普勒血流成像及频谱多普勒超声 显示右心室腔内、三尖瓣口及肺动脉瓣口血流色彩暗淡，频谱多普勒超声显示三尖瓣及肺动脉瓣血流速度减低。三尖瓣可出现不同程度反流，常为轻度或中度。

3.实时三维超声心动图 显示右心室动态三维立体图像，并计算右心室容积及射血分数。右心室射血分数 <44% 提示收缩功能下降。

（三）鉴别诊断

主要与右心室扩大、右心室功能下降的疾病相鉴别，如右心室心肌梗死、扩张型心肌病、肺源性心脏病、房间隔缺损等。鉴别诊断仅依据超声心动图检查较困难，必要时结合心电图和心脏磁共振等辅助检查进行诊断。

1.与右心室心肌梗死鉴别（表 2-13）。

表 2-13 致心律失常性右心室心肌病与右心室心肌梗死鉴别

鉴别要点	致心律失常性右心室心肌病	右心室心肌梗死
胸痛病史	（－）	（＋）
心悸，晕厥发作史	（＋）	（－）
家族史	（＋）	（－）
心电图	右胸导联 T 波倒置，室性早搏，右束支传导阻滞等	右胸导联 ST 段抬高，病理性 Q 波，常同时存在下壁心肌梗死

续表

鉴别要点	致心律失常性右心室心肌病	右心室心肌梗死
右心室壁变薄	局部或广泛变薄	梗死节段变薄
室壁运动	局部或广泛运动减低	梗死节段运动减弱或消失
室壁瘤形成	多见	少见
心室功能	右心室功能下降,左心室功能多正常	右心室功能下降,常合并左心室功能下降
心脏磁共振	室壁脂肪沉积	室壁瘢痕及纤维化
冠状动脉造影	正常	有相应冠状动脉狭窄或闭塞

2．扩张型心肌病 以左心增大为主,且无明显心律失常症状。

3．肺源性心脏病 常合并肺高压,右心室壁常增厚。

4．房间隔缺损 二维超声图像可见房间隔连续中断,CDFI可见心房水平分流信号。

（四）临床价值

ARVC 是一种遗传性心肌病,常发生于中青年人群,猝死可以是首发症状,因此早期诊断并对亲属进行系统检查具有重要意义。超声心动图是 ARVC 的首选检查方法,必要时需联合临床症状及其他辅助检查进行诊断。

五、左心室心肌致密化不全

左心室心肌致密化不全(left ventricular noncompaction,LVNC)是先天性心肌发育不良的罕见类型,表现为心肌内膜面突出的肌小梁和肌小梁间的深隐窝,形成非致密化心肌,又称为"海绵状心肌"。

（一）病理与临床

本病系心肌胚胎发育期致密化过程提早终止,导致心肌小梁致密化不良的一种先天性心肌病。病理学特征表现为心室内粗大的肌小梁和肌小梁之间交错呈现深隐窝。病变主要累及左心室,以心尖部多见,亦可累及右心室,伴或不伴有其他先天性心脏病。临床上常以渐进性心力衰竭、室性心律失常和体循环栓塞为主要表现,亦可无临床症状。

（二）超声表现

1．二维超声心动图

（1）可见两层不同的心肌结构。内层为多发突入左心室腔内的粗大肌小梁和肌小梁之间的深隐窝,即非致密心肌层;外层为纤薄的致密心肌层(图 2-97A)。病变多累及左心室游离壁的中下部,以心尖部多见,室间隔多正常。

（2）左心室非致密层心肌变厚,致密层心肌变薄,收缩末期非致密层心肌与致密层心肌厚度比例成人>2.0,幼儿>1.4。

（3）左心室腔不同程度扩大,受累区域心肌或整体心肌运动减低,左心室室壁增厚率及射血分数出现不同程度减低,肌小梁间隙内可见血栓形成。

2．彩色多普勒血流成像及频谱多普勒超声 显示肌小梁隐窝内低速血流充盈并与左心室腔相通,在舒张末期易于观察(图 2-97B),当心腔扩大、瓣环扩张或乳头肌受累时,可探及不同程度的房室瓣反流。

3．左心室声学造影 当可疑 LVNC 但二维超声图像显示不清晰时,借助超声对比剂可以清晰显示心内膜边界,观察到快速充入隐窝内的对比剂微泡和未被对比剂充填的肌小梁结构(图 2-97C)。

（三）鉴别诊断

主要与扩张型心肌病和心内膜弹力纤维增生症(endocardial fibro-elastosis,EFE)鉴别(表 2-14)。

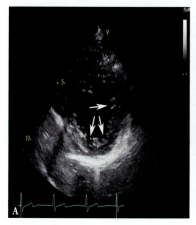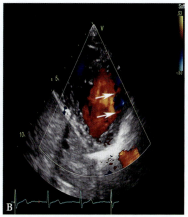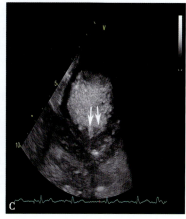

图 2-97 左心室心肌致密化不全超声图像

A. 心尖水平左心室短轴切面显示左心室内多发肌小梁和深陷其间的隐窝（箭头）；B. CDFI 显示左心室血流进入隐窝内（箭头）；C. 左心室声学造影显示隐窝内对比剂充填（箭头）。

表 2-14 LVNC、DCM 和 EFE 的鉴别

鉴别要点	LVNC	DCM	EFE
年龄	成人多见	成人多见	婴幼儿多见
心室壁	增厚的非致密层与纤薄的致密层心肌	相对均匀变薄	均匀变薄
心内膜	粗大突出的肌小梁，之间有深隐窝	光滑的线状	明显增强增厚
CDFI	肌小梁间见血流充盈，并与心腔相通	心尖部可见暗淡血流	心尖部可见暗淡血流

注：LVNC，左心室心肌致密化不全；DCM，扩张型心肌病；EFE，心内膜弹力纤维增生症。

（四）临床价值

超声心动图能够观察到左心室心尖部多发肌小梁结构及隐窝，结合声学造影有助于 LVNC 的诊断及鉴别诊断，特别是对于孤立性无症状性 LVNC 的诊断具有重要价值。

（马春燕）

第六节 心包疾病及心脏占位性疾病

心包（pericardium）是包裹心脏和出入心脏大血管根部的圆锥形纤维浆膜囊，分内、外两层，外层为纤维心包，内层为浆膜心包。纤维心包由坚韧的纤维结缔组织构成，上方包裹出入心脏的升主动脉、肺动脉干、上腔静脉和肺静脉的根部，并与这些大血管的外膜相延续，下方与膈的中心腱紧密相连。浆膜心包位于心包囊的内层，又分为脏层和壁层。脏层覆盖于大血管根部和心脏的表面（心外膜），在大血管根部处移行为壁层，壁层衬贴于纤维心包的内面，与纤维心包紧密相贴。脏、壁两层之间的潜在性腔隙称为心包腔。在心包腔内，浆膜心包脏、壁两层反折处的间隙称心包窦，主要有：①心包横窦，为心包腔在主动脉、肺动脉后方与上腔静脉、左心房前壁前方之间的间隙；②心包斜窦，为位于左心房后壁，左右肺静脉、下腔静脉与心包后壁之间的心包腔；③心包前下窦，位于心包腔的前下部，心包前壁与膈之间的交角处，由心包前壁移行至下壁所形成。人体直立时，该处位置最低，心包积液常存于此窦中，是心包穿刺比较安全的部位。

正常时心包腔内含有少量浆液，在心脏搏动时起润滑作用，减少心脏运动时的摩擦；心包还有限制心脏容量的作用，避免心腔因容量负荷过重而过分扩张；此外，心包还具有防止邻近器官和组织炎症向心脏蔓延的作用。

常见的心包疾病包括急性心包炎、心包积液、缩窄性心包炎、心包肿瘤及憩室、心包缺如等。本节仅就心包积液、缩窄性心包炎、心脏肿瘤及心腔内血栓的超声心动图诊断进行探讨。

一、心 包 积 液

正常心包腔内约有 20～30ml 液体,各种原因引起心包腔内液体超过 50ml,即称之为心包积液(pericardial effusion)。

(一)病理与临床

心包积液的病因很多,可由全身各部位的病变所致,也可由各种物理因素和化学因素所致。引起心包积液的常见病因见表2-15。

表2-15　心包积液的病因分类

感染	细菌(包括结核分枝杆菌、葡萄球菌、肺炎球菌等)、病毒、真菌、寄生虫、立克次体等
全身疾病	结缔组织疾病(风湿热、类风湿性关节炎、系统性红斑狼疮等)、过敏性疾病(血清病、心包切开综合征、心肌梗死后综合征等)、代谢性疾病(尿毒症、痛风、黏液性水肿)、溃疡性结肠炎、甲状腺功能减退、充血性心力衰竭、肝硬化、急性胰腺炎、地中海贫血、肾病综合征、淀粉样变性、家族性心包炎等
邻近器官疾病蔓延	肺部疾病、食管疾病、壁间动脉瘤、急性心肌梗死、胸膜炎
物理因素	贯通性或闭合性胸部外伤、胸腔手术后、心导管或起搏器导线穿孔、心脏或大血管破裂、放疗后
化学因素	肼屈嗪、普鲁卡因酰胺、保泰松、异烟肼、阿霉素等药物治疗后
肿瘤	原发性肿瘤(心包间皮瘤、肉瘤)、转移性肿瘤(肺癌、胸腺癌、乳腺癌、淋巴瘤、白血病等)
特发性(非特异性因素)	急性特发性心包炎、慢性特发性心包炎

心包积液根据病因及炎症性质的不同,积液可分为浆液性、纤维性、化脓性、出血性、粘连性、新生物性、肉芽肿性及胆固醇性。根据病程又可分为急性、亚急性和慢性三类。病程在6周内为急性,半年内为亚急性,超过半年为慢性。积液常为弥漫性,有的可为局限性,多数为纤维性,部分为浆液性。渗出性心包炎的危害远较纤维蛋白性心包炎大,其心包积液产生速度可超过心包代偿性扩张的程度,使心包腔内压力急剧升高,只要有 150～200ml 心包积液就可引起心脏压塞。而纤维蛋白性心包炎心包积液增长缓慢,随着积液量不断增加,心包会相应逐渐伸展,积液即使达到 2 000～4 000ml,心包腔内压力增加也不明显。

(二)心包积液超声表现

超声心动图根据心包积液出现的部位和厚径(测值以舒张期为准),可粗略地估计心包积液量。临床上把心包积液分为微量、少量、中量和大量4个等级。

1. 微量心包积液　心包腔内液体 30～50ml。

超声心动图取胸骨旁左心室长轴切面,M 型和二维超声心动图显示左心室下侧壁心包腔内无回声区厚径约 2～3mm,常见于房室沟附近,也可延伸到左心室后下壁,收缩期出现,舒张期消失(图2-98)。

2. 少量心包积液　心包腔内液体 50～200ml。

(1)M 型超声心动图:左心室下侧壁心包腔内出现厚径小于 10mm 的无回声区,而右心室前壁心包腔内多没有无回声区(图2-99)。

(2)二维超声心动图:在胸骨旁左心室长轴切面上,左心室下侧壁心包腔内整个心动周期出现局限性的无回声区,而心尖部和右心室前壁心包腔内没有无回声区。在胸骨旁二尖瓣水平左心室短轴切面,左心室下侧壁心包腔内出现弧形无回声区(图2-100)。

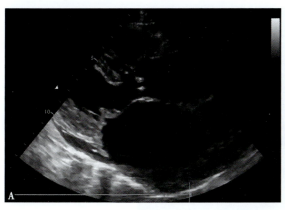
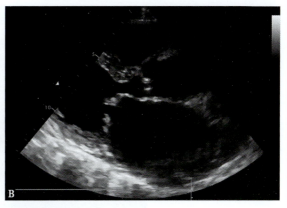

图 2-98 微量心包积液

胸骨旁左心室长轴切面二维超声心动图示左心室下侧壁心包腔内可见厚径约 2～3mm 的无回声区,收缩期出现(图 A),舒张期消失(图 B)。

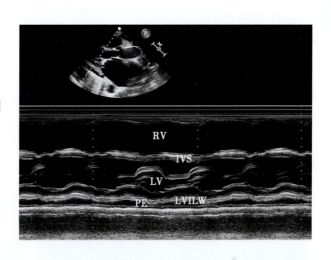

图 2-99 少量心包积液

胸骨旁左心室长轴切面 M 型超声心动图示左心室下侧壁心包腔内出现无回声区,厚径小于 10mm。

RV:右心室;LV:左心室;IVS:室间隔;LVILW:左心室下侧壁;PE:心包积液。

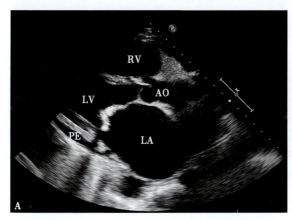
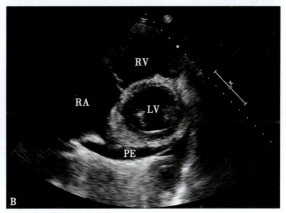

图 2-100 少量心包积液

A. 胸骨旁左心室长轴切面;B. 二尖瓣水平左心室短轴切面。
RV:右心室;LV:左心室;AO:主动脉;LA:左心房;RA:右心房;PE:心包积液。

3. 中量心包积液 心包腔内液体 200～500ml。

(1)M 型超声心动图

1)左心室下侧壁心包腔内无回声区厚径约 10～20mm,右心室前壁心包腔内也可出现厚径约 5～10mm 无回声区(图 2-101)。

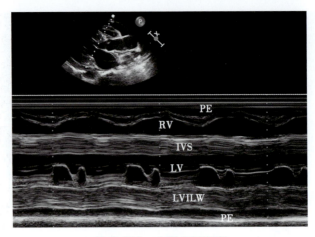

图 2-101　中量心包积液

胸骨旁左心室长轴切面 M 型超声心动图示左心室下侧壁和右心
室前壁心包腔内出现无回声区，厚径小于 20mm。
RV：右心室；LV：左心室；IVS：室间隔；LVILW：左心室下侧壁；
PE：心包积液。

2）主动脉根部运动幅度降低，偶尔可显示左心房后心包腔内有少量的无回声区。

（2）二维超声心动图：整个心包腔内可探及弥漫分布的无回声区，并沿房室沟上方和前方扩
展（图 2-102）。在主动脉根部短轴切面，右心室流出道前方可出现无回声区。在心尖四腔心切
面，显示心尖部以及沿着两心室外侧心包腔内均可见无回声区。剑突下四腔心切面可显示无回
声区位于前部、心尖部和后部。

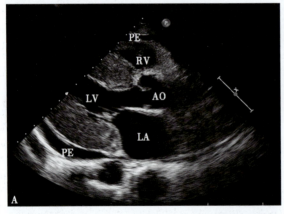 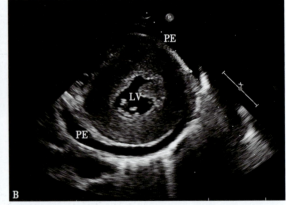

图 2-102　中量心包积液

A. 胸骨旁左心室长轴切面；B. 胸骨旁乳头肌水平左心室短轴切面。
RV：右心室；LV：左心室；AO：主动脉；LA：左心房；PE：心包积液。

4. 大量心包积液　心包腔内液体超过 500ml。此时心脏游离在液体内摆动，即收缩期向前、
舒张期向后，摆动的幅度与液体的黏稠度有关。

（1）M 型超声心动图

1）左心室下侧壁心包腔内的无回声区厚径大于 20mm，右心室前壁心包腔内无回声区厚径
大于 15mm（图 2-103）。

2）右心室前壁收缩期出现切凹征。

3）左心室下侧壁与室间隔同向运动。

4）收缩早期二尖瓣曲线 CD 段下移，类似二尖瓣脱垂改变。

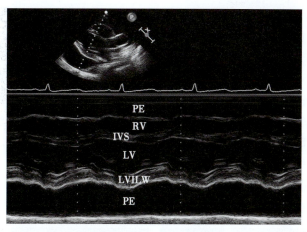

图 2-103　大量心包积液

胸骨旁左心室长轴切面 M 型超声心动图示左心室下侧壁和右心室前壁心包腔内出现较厚的无回声区，厚径大于 20mm。
RV：右心室；LV：左心室；IVS：室间隔；LVILW：左心室下侧壁；PE：心包积液。

（2）二维超声心动图

1）显示心包腔内心脏周围均有较厚的无回声区，常大于 20mm（图 2-104）。

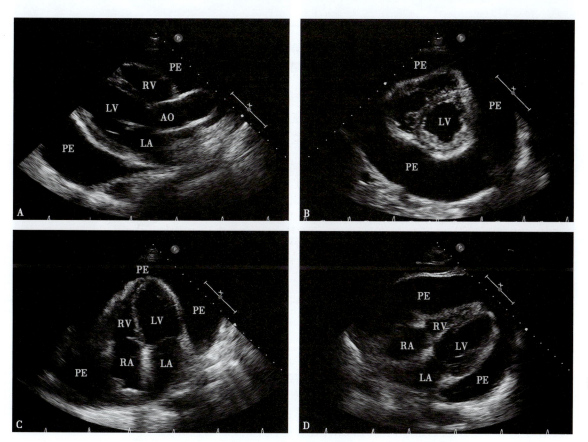

图 2-104　大量心包积液

A. 胸骨旁左心长轴切面；B. 左心室短轴切面；C、D. 四腔心切面。
各切面二维超声心动图示心包腔内包绕心脏的较厚无回声区，厚径大于 20mm。
RV：右心室；LV：左心室；AO：主动脉；LA：左心房；RA：右心房；PE：心包积液。

2）心脏舒张受限，心腔内径缩小，心室收缩时心尖抬举。由于心包腔内有大量液体，心脏游离在液体内，出现前后或左右摇摆，称心脏摆动征。

3）右心室前壁活动度增大及形态异常，呈波浪式运动或塌陷征。

通常较快出现的心包积液可引发心脏压塞。广义上心脏压塞可指心包积液时，血流动力学从轻度异常（无临床期）至心包积液，造成心脏严重受压、循环异常的一系列动态改变过程；而临床意义的心脏压塞一般指大量心包积液造成心脏受压出现临床三联征（心率加快、奇脉和低血压）。

（三）心脏压塞超声表现

1. 右心房收缩期塌陷　右心房游离壁为柔软菲薄的结构，心包内压大于右心房收缩压时，可出现右心房游离壁塌陷（图2-105）。观察右心房收缩期塌陷的最佳切面为心尖四腔心切面，需要仔细地逐帧分析观察二维切面或M型曲线。

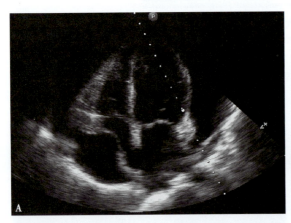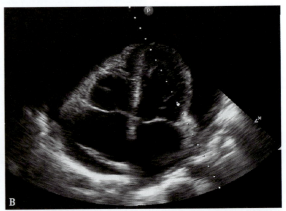

图2-105　右心房收缩期塌陷二维超声心动图
A. 收缩早期出现右心房塌陷；B. 收缩中晚期恢复。

2. 右心室舒张期塌陷　心包内压大于右心室舒张压及右心室游离壁厚度和顺应性正常时，可出现右心室舒张期塌陷（图2-106）。胸骨旁左心室长轴和剑突下四腔心切面为观察的理想切面。M型超声心动图记录右心室壁曲线有助于右心室壁运动的时相分析。

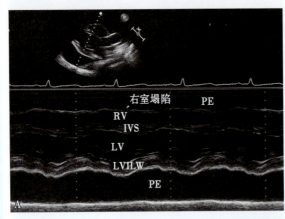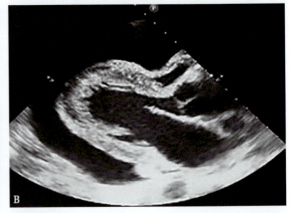

图2-106　右心室舒张期塌陷超声心动图
A. 胸骨旁左心室长轴切面M型超声心动图示右心室舒张期塌陷；B. 胸骨旁左心室长轴切面二维超声心动图示右心室舒张期塌陷。
RV：右心室；LV：左心室；IVS：室间隔；LVILW：左心室下侧壁；PE：心包积液。

3. 心室腔大小及血流动力学的呼吸相改变　心脏压塞时心室腔大小随呼吸相改变，心腔内血流动力学也随之改变。心脏压塞时心包压升高，限制了双侧心室的扩张，吸气时静脉回流使右心室增大，而增大的右心室使室间隔偏向左心室导致左心室腔减小；而呼气时左心室血流增加，左心室增大，相应右心室腔血流减少，右心室腔变小。依据心脏压塞时心腔内血流动力学呼吸相的特征性变化，多普勒超声心动图可敏感地检测到心脏压塞时的多普勒参数改变。正常人三尖瓣血流吸气时轻度增加（<17%）、二尖瓣血流吸气时轻度减少（<10%）。心脏压塞时，左侧和右侧心腔内血流流速呼吸相改变显著，吸气时二尖瓣 E 峰较呼气时下降约 40%；吸气时三尖瓣 E 峰较呼气时增加约 85%（图 2-107）。左心室流出道血流、右心室流出道血流亦有相似的多普勒超声心动图改变。

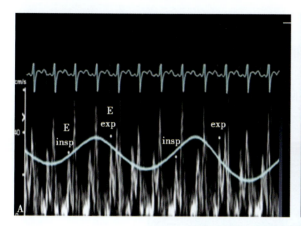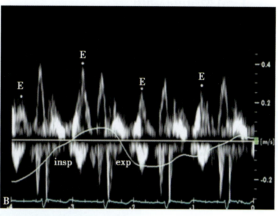

图 2-107　瓣口血流频谱呈呼吸相改变
A. 二尖瓣；B. 三尖瓣。
insp: 吸气；exp: 呼气。

（四）鉴别诊断

1. 心包积液与左侧胸腔积液的鉴别　心包积液出现在心脏周围，影响心脏的舒张，左心室下侧壁与降主动脉的距离增大；而胸腔积液时左心室下侧壁与降主动脉的距离不变，左心室长轴切面示液体出现在降主动脉后方，无回声延伸到心脏以外的胸腔壁，甚至在背部肩胛下也可显示无回声。

2. 心包积液与心包脂肪垫的鉴别　肥胖者在右心室前方可显示一层较厚的无回声区，如不注意很容易误认为心包积液。与心包积液不同之处在于，左心室下侧壁心包腔内并非无回声，从心尖四腔心到短轴切面多切面扫查，心包腔内没有无回声，加大增益，脂肪垫可出现点状低回声。

（五）临床价值

超声心动图是诊断心包积液最敏感、最准确可靠且为非侵入性的技术。超声心动图检查对心包积液的诊断操作简便，诊断迅速，并可动态观察心脏内部结构及心包积液程度和分布范围，即使是少量心包积液也能清楚地显示，为临床提供较准确的诊断依据。超声心动图能较准确估测心包积液量，并可依据积液内回声的高低，估测积液的浓稠度。另外可引导心包穿刺，准确定位、定深度，监测进针路径，避免损伤心脏，大大提高了穿刺成功率，以进一步明确诊断或辅助治疗方案。

二、缩窄性心包炎

缩窄性心包炎（constrictive pericarditis）是由感染或其他原因引起的心包慢性炎症过程导致心包增厚、粘连，形成坚硬的纤维外壳包绕在心脏外层，限制心脏的舒张，使回心血流受阻、静脉淤血、心输出量下降。常为急性心包炎的后遗症，可发生于急性心包炎后数月至数年。

（一）病理与临床

缩窄性心包炎最常见的病因是结核性心包炎（约占 50%），其次为非特异性心包炎、化脓性心包炎。心包炎性病变后，纤维组织增生显著，心包脏层和壁层增厚、粘连，心包腔闭塞，形成坚厚的瘢痕束缚心脏和大血管根部。心包常增厚到 3～5mm，有时可达 10mm 以上。心包增厚可广泛也可局限，伴有钙化。有时心包腔内可见到少量液体。由于心包的缩窄，限制了心室在舒张期的扩张，静脉回流受阻，舒张期心室充盈减少，心输出量下降，最终导致体循环及肺循环淤血，引发一系列临床症状。缩窄性心包炎的主要临床表现有静脉压升高、颈静脉怒张、肝大、胸腔积液、下肢水肿及呼吸困难等。

（二）超声表现

1. M 型超声心动图

（1）心包增厚，回声增强。

（2）由于心包的纤维化、增厚及钙化，坚厚的心包限制了心脏的舒张，表现为心室波群左心室下侧壁于舒张中晚期运动平坦或震颤。

（3）室间隔运动异常，舒张早期出现异常后向运动，表现为舒张早期切迹，也称室间隔"弹跳征"或"跳跃征"（图 2-108）。

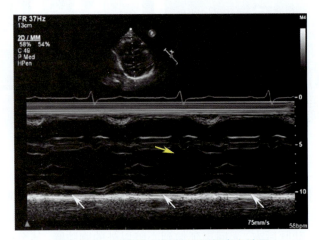

图 2-108　缩窄性心包炎 M 型超声心动图
M 型超声心动图示左心室下侧壁于舒张中晚期运动平坦或
震颤（白色箭头），室间隔"弹跳征"或"跳跃征"（黄色箭头）。

（4）由于右心室及右心房受压，右心房压增高，下腔静脉回流受阻，管腔扩大且内径不随呼吸而改变。

（5）由于右心室舒张压极度增高，超过了肺动脉压，致使肺动脉瓣提前于舒张期开放。

2. 二维超声心动图

（1）于胸骨旁左心室长轴切面及四腔心切面可见单层或双层心包增厚，可均匀增厚，也可局限增厚，最大厚度可达 10mm 以上。有时可在两层增厚的心包之间见到不规则液性暗区，此即少量未能吸收的积液所致。钙化部位可见强回声（图 2-109）。

（2）在剑突下下腔静脉长轴切面，可见下腔静脉明显扩张，同时可见肝静脉扩张。

（3）在心尖四腔心切面可见心室腔因受压而变小，左、右心房增大，故心房与心室大小相近（图 2-110），致房室交界后角变小，左心室长轴切面心脏呈"高跟鞋"样改变。

（4）吸气时回心血量增加，由于右心室舒张受限，可见房室间隔被推向左心房、左心室侧。

（5）由于充盈受限，充盈量减少，致使心脏排血指数下降。但左心室射血分数及收缩时间可正常。

3. 彩色多普勒血流成像及频谱多普勒超声

（1）用多普勒超声可测得右心房、右心室、肺动脉和左心室的内压，由于心脏舒张受限，因而上述部位的舒张压均明显增高。

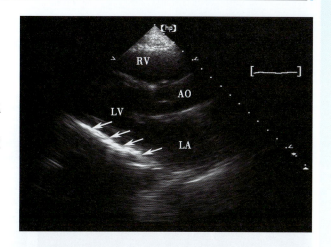

图 2-109　缩窄性心包炎
胸骨旁左心室长轴切面二维超声心动图示心包
增厚，回声增强。
RV：右心室；LV：左心室；AO：主动脉；LA：左
心房；箭头所示为心包增厚，回声增强。

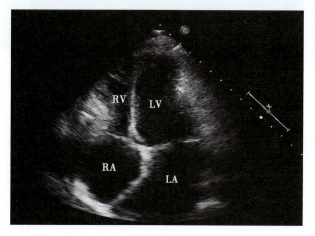

图 2-110　缩窄性心包炎
心尖四腔心切面二维超声心动图示缩窄性心包
炎心室腔变小，左、右心房增大。
LA：左心房；LV：左心室；RA：右心房；RV：右
心室。

（2）二尖瓣口血流频谱出现明显的舒张充盈受阻征象，即舒张早期流速增快，E 峰较高；而
晚期充盈速度显著减慢，A 峰降低，因而 E/A 比值明显增大。

这种现象尤以呼气时更明显，与吸气时相比，E 峰和 A 峰的值均增高大于或等于 25%，而减
速时间常缩短（<160ms）。此时，肝静脉血流频谱可见舒张期倒流在呼气开始之后增加，其幅度
大于或等于舒张期前向血流的 25%，此即所谓"缩窄型充盈频谱"（图 2-111）。据报道，它对诊断
缩窄性心包炎敏感度高，且可预测心包切除术的效果。

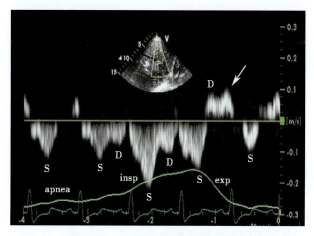

图 2-111　肝静脉"缩窄型充盈频谱"
箭头所示为肝静脉血流频谱呼气后出现舒张期倒流。
apnea：呼吸暂停；insp：吸气；exp：呼气；S：收缩期；D：舒张期。

（3）组织多普勒成像显示心尖四腔心切面二尖瓣环间隔侧的舒张早期速度（e′）升高，同时随着缩窄程度加剧，间隔侧 e′ 逐渐增加，而二尖瓣环侧壁 e′ 通常低于间隔侧 e′，间隔侧 e′ 大于 8cm/s（图 2-112）。

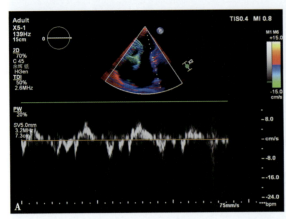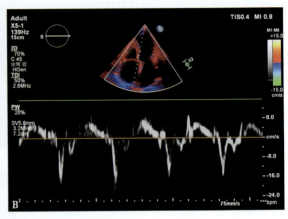

图 2-112　缩窄性心包炎的组织多普勒成像表现
A. 二尖瓣环侧壁 e′；B. 间隔侧 e′。

（三）鉴别诊断

1. 检查出心包增厚对诊断缩窄性心包炎具有重要的意义。但由于心包回声易与心外组织回声混淆，应予注意。此时需密切结合临床，多切面仔细检查。

2. 缩窄性心包炎的血流动力学改变与限制型心肌病相似，两者的具体鉴别见表 2-16。

表 2-16　缩窄性心包炎与限制型心肌病鉴别

项目	缩窄性心包炎	限制型心肌病
心包表现	增厚，回声增强	正常
心房大小	轻至中度增大	显著增大
室间隔运动	常见舒张早期切迹	正常
室间隔位置	常见吸气时朝向左心室	正常
室壁、心内膜	正常	增厚，回声致密、增强，心尖部明显
乳头肌	正常	肥大
二尖瓣 E 峰呼吸相变化	>25%	正常，<15%
二尖瓣环运动速度	>8cm/s	<8cm/s
肺动脉高压	少见	常见
二尖瓣/三尖瓣反流	少见	常见

3. 就血流动力学改变而言，缩窄性心包炎还应与心脏压塞相鉴别，但后者有起病急骤和大量心包积液等表现可资鉴别。

（四）临床价值

部分缩窄性心包炎临床表现不典型，临床诊断与病情判断存在困难，而超声心动图是目前首选的无创性诊断方法，可发现诸多不同程度的异常征象，室间隔运动异常和二尖瓣 E 峰幅度吸气时降低 >25% 是较好的特异性指标。超声不但能做出诊断，且能对病变部位、范围、程度做出评估，为制订治疗方案提供重要的信息。

三、心脏肿瘤

心脏肿瘤为少见的心脏疾病，包括原发性肿瘤和继发性肿瘤。依据肿瘤的性质可分为良性和恶性两大类；依据肿瘤组织发生部位又可分为心腔肿瘤、心肌肿瘤（壁内性肿瘤）及心包肿瘤。原发性心脏肿瘤较少见，继发性心脏肿瘤比较常见，恶性肿瘤死亡者心脏的累及率可高达 20%。超声心动图可对心脏肿瘤的部位、大小、形态、活动性、与周围组织结构之间的关系、对血流动力学的影响、并发症及治疗疗效进行精确地评估，为临床诊断和鉴别诊断提供重要信息，是心脏肿瘤检查的首选方法。超声心动图检查应重点观察肿瘤的解剖范围，包括部位、大小、活动度以及与邻近组织的关系。超声心动图虽不能提供组织学诊断，但能够动态追踪随访，有助于了解心脏肿瘤的发展过程以及继发的血流动力学效应。

（一）心脏原发性良性肿瘤

心脏的原发性肿瘤以良性肿瘤居多，约占 75%，恶性肿瘤约占 25%。成人心脏良性肿瘤中 80%～90% 为黏液瘤，其他的良性肿瘤包括脂肪瘤、乳头状弹力纤维瘤、血管瘤、纤维瘤、畸胎瘤、间皮瘤等。良性心脏肿瘤可干扰正常心内血流，导致血流动力学发生改变，也可引起全身症状，出现栓塞、恶性心律失常、胸痛、晕厥和心力衰竭等并发症。

1. 黏液瘤

（1）病理与临床：黏液瘤是最常见的原发性心脏良性肿瘤，属心腔肿瘤，可发生于心腔的任何部位，95% 发生于心房，最常见于左心房，约占 75%，其次为右心房，约占 15%～20%，发生于左、右心室者各占 4%，男性患者约占 2/3。

左心房黏液瘤最常见的发生部位是房间隔左心房面，接近卵圆孔的边缘，离二尖瓣口较近。附着处基底较小，形成瘤蒂则活动度大，心脏收缩时肿瘤上移进入左心房，舒张时常脱入二尖瓣口，阻碍瓣口血流通过，使心房排空困难，左心室灌注时间延长。

左心房黏液瘤的临床表现与血流动力学改变似二尖瓣狭窄，虽为良性肿瘤，但由于瘤体组织可坏死脱落，造成体循环栓塞或阻塞二尖瓣口，导致晕厥或猝死，因此一旦确诊应尽快手术。

（2）超声表现

1）M 型超声心动图：①心底波群（4 区），收缩期左心房内可见云雾状团块回声，左心房可以变大；②二尖瓣波群（2b 区），舒张期二尖瓣前叶之后或前后叶之间可见云雾状团块回声，二尖瓣 EF 斜率可减小，有时可见二尖瓣前叶扑动，但二尖瓣纤细，无增厚表现。

2）二维超声心动图：左心房黏液瘤于胸骨旁左心室长轴切面及心尖四腔心切面可见肿瘤有蒂附着于房间隔中部，舒张期部分瘤体经二尖瓣口凸入左心室，阻塞二尖瓣口，收缩期返回至左心房（图 2-113A）。

形态：左心房内的瘤体多为高回声团块，均匀一致，大小一般在 5～6cm，也可小于 1cm 或大于 10cm。若中央有坏死则可出现无回声区。瘤体形态可变，收缩期位于左心房，呈圆形，舒张期至二尖瓣口，呈椭圆形。

部位：黏液瘤常借助蒂附着于房间隔左心房面卵圆孔边缘，蒂长约 2～5mm。也可附着于左心房的其他部位，如左心房前后壁、左心耳内。

活动度：左心房黏液瘤对二尖瓣口阻塞的程度与瘤蒂的长短、附着部位距瓣口的距离及瘤体大小有关，瘤体大、蒂长、附着部位低，则对二尖瓣的阻塞程度就重，反之，则轻。

房室大小：瘤体阻塞房室瓣常导致左心房扩大，如瘤体阻塞二尖瓣口严重，也可继而导致右心室增大。

3）彩色多普勒血流成像及频谱多普勒超声：CDFI 于胸骨旁左心室长轴切面、心尖四腔心切面及二腔心切面，均可见舒张期二尖瓣口黏液瘤与房室瓣环间出现明亮的射流血流信号，类似二尖瓣狭窄时的"五彩镶嵌"信号。若瘤体影响二尖瓣关闭，则收缩期在二尖瓣口左心房侧可见不同程度的反流信号,分布多较局限(图2-113B)。

(3)鉴别诊断:左心房黏液瘤应和以下情况相鉴别。

1)心腔内血栓:左心房附壁血栓常发生在二尖瓣狭窄尤其伴有心房颤动的基础上,血栓常附着于左心房后壁,基底宽,不活动,表面尚平整,新鲜血栓呈低回声,机化的血栓回声较高,回声不均。

2)静脉内平滑肌瘤病:静脉内平滑肌瘤病原发于子宫或子宫盆腔的静脉壁,肿瘤可凸入子宫或盆腔的静脉通道内,经髂静脉延伸,扩展至下腔静脉和右心房,甚至经三尖瓣进入右心室、肺动脉,超声可见瘤体呈蛇形回声沿腔静脉伸展至右心。该病发病隐匿,就诊时往往已出现右心梗阻症状(图2-114)。

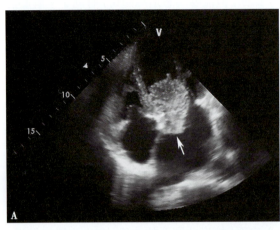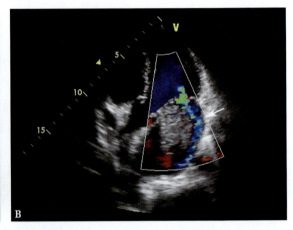

图2-113　左心房黏液瘤

A. 心尖四腔心切面见左心房内一团块状回声(箭头),舒张期凸入二尖瓣口;B. CDFI示收缩期二尖瓣反流(箭头)。

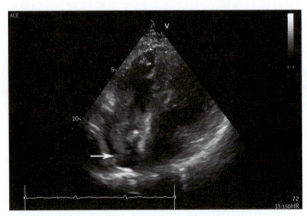

图2-114　静脉内平滑肌瘤病

箭头所示为沿腔静脉延伸至右心房内肌瘤瘤体。

(4)临床价值:超声心动图诊断黏液瘤的主要目的在于确定肿瘤的附着位置,明确或排除多发性肿块的可能,评估肿瘤对血流动力学的影响。因此需要多切面,甚至应用经食管超声心动图进行仔细观察,以利于手术方案的制订。

2. 乳头状弹力纤维瘤

(1)病理与临床:心脏乳头状弹力纤维瘤是发生于心脏瓣膜最常见的肿瘤,约占瓣膜肿瘤的90%,酷似心脏瓣膜赘生物。随着对乳头状弹力纤维瘤的检出与认识的提高,目前认为乳头状弹力纤维瘤是仅次于黏液瘤的第二位成人心脏肿瘤。

有报道该肿瘤检出年龄以60岁以上者多见,男女患病率无明显差异。可同时伴有瓣膜病变。

乳头状弹力纤维瘤外观似叶状，组织学检查示肿瘤外部由心内膜内皮细胞构成，内部为不含血管的疏松结缔组织，富含黏多糖、胶原、弹力纤维及平滑肌细胞，形成纤细的网状结构环绕中央胶原或致密的弹力纤维核心。

乳头状弹力纤维瘤一般不造成血流动力学改变，但有可能脱落导致组织器官栓塞。

（2）超声表现

二维超声心动图：乳头状弹力纤维瘤可发生于所有心脏瓣膜，但以主动脉瓣最多见（图 2-115），其次是二尖瓣，三尖瓣、肺动脉瓣少见。超声心动图显示心脏瓣膜上出现回声均匀的、细小的团块回声，表面呈乳头状，呈圆形、椭圆形或不规则形状，边界清楚，一般位于半月瓣的动脉面和房室瓣的心房侧，90% 为单发。经胸超声心动图对乳头状弹力纤维瘤的诊断敏感性为 62%，经食管超声心动图为 77%。对于大于 2mm 的肿瘤，诊断敏感性在 90% 以上。

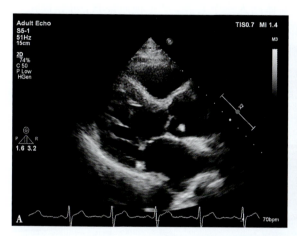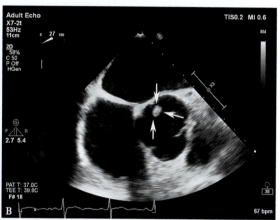

图 2-115 发生于主动脉瓣上的乳头状弹力纤维瘤
A. 经胸扫查胸骨旁左心室长轴切面；B. 经食管扫查主动脉根部短轴切面。
显示主动脉瓣无冠瓣上附着的椭圆形、乳头状团块回声。

（3）鉴别诊断

1）感染性心内膜炎：感染性心内膜炎有较长时间的发热病史，可在二尖瓣瓣叶心房面或主动脉瓣瓣叶心室面出现大小不等、回声不均的团块，与瓣膜附着紧密（图 2-116），随心脏瓣膜活动，赘生物本身活动度较小。其诊断常需依赖临床表现、基础病变及实验室检查等进行鉴别。

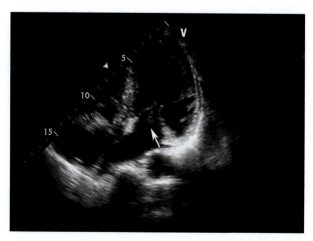

图 2-116 感染性心内膜炎——二尖瓣赘生物
心尖四腔心切面显示二尖瓣前叶瓣尖心房面见毛绒样、回声不均、活动的赘生物附着（箭头）。

2）兰伯赘生物：并非心脏肿瘤，一般 60 岁以后，钙质沿主动脉瓣环开始沉积，主动脉基底部明显增厚，沿瓣膜闭合缘形成兰伯赘生物。这是一种不透明的细小乳头状突起，多见于老年人主动脉瓣容易受损的瓣膜关闭交界缘，而乳头状弹力纤维瘤很少累及瓣膜交界处。

（4）临床价值：超声心动图是诊断乳头状弹力纤维瘤最重要的影像检查手段，CT 或 MRI 往往由于肿瘤体积太小不能发现。

3．横纹肌瘤

（1）病理与临床表现：心脏横纹肌瘤是胎儿、婴儿和儿童最常见的原发性心脏肿瘤，有人称之为心脏错构瘤、浦肯野（Purkinje）细胞瘤和组织细胞样心肌病。90% 发生于 15 岁以下的儿童，78% 患儿年龄不足 1 岁，50% 以上患者在进入儿童期后肿瘤可自行消退。临床表现与肿瘤的位置及大小相关，约 90% 为多发性；30% 累及心房。位于心室者最常见，左、右心室部位发病率大致相等。50% 以上的病例，有 1 个或 1 个以上的瘤体凸入一个心腔，产生梗阻症状，可导致充血性心力衰竭，是胎儿宫内死亡及婴幼儿水肿的原因。

心脏横纹肌瘤被认为是错构瘤而非真正的肿瘤，可能由胎儿心脏成肌细胞衍化而来。肿瘤呈散在的结节状的灰色或黄白色肿块，大小约 0.5～2.5cm，无真正的肿瘤包膜，镜检可见片状分布的明显异常的蜘蛛细胞，体积较大，中央可见细胞质，周围放射状分布纤细的突起，其外形特征明显，易与周围正常心肌细胞相区分。

（2）超声表现：横纹肌瘤本质上是心肌内固体肿瘤，累及心肌的许多区域，直径从数毫米至数厘米。典型的超声表现为心壁内单个或多个圆形或椭圆形团块状高回声，内部回声均匀一致，边界清晰。最常累及左心室，其次为右心室和室间隔心肌层（图 2-117），大约 1/3 患者可累及一侧心房或同时累及双侧心房。位于心室流入道或流出道的横纹肌瘤可造成梗阻，多普勒超声有助于评估梗阻的程度。

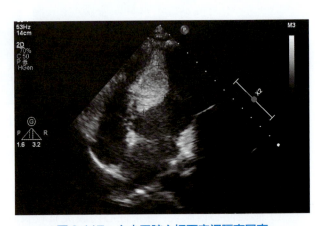

图 2-117　心尖四腔心切面室间隔高回声

室间隔左心室面见椭圆形团块状高回声，术后病理证实为横纹肌瘤。

（3）鉴别诊断：横纹肌瘤需与心脏黏液瘤、心肌纤维瘤等疾病鉴别。

1）心脏黏液瘤：多发生于左心房，瘤体多呈单个息肉状、球状或分叶状。软而脆，表面光滑，有长短不一的瘤蒂，可活动，瘤体表面部分大小不等的碎片容易脱落而引起栓塞。

2）心肌纤维瘤：多在室间隔或心室壁，呈单个发生。瘤体坚硬，呈非包被团块，一般直径 3～7cm（图 2-118）。心肌纤维瘤可侵犯心脏传导系统，导致患者因心律失常猝死。

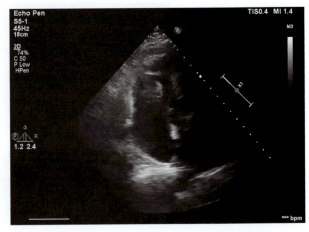

图 2-118　心尖四腔心切面右心室高回声

右心室游离壁可见边界清晰的团块状回声，病理证实为心肌纤维瘤。

（4）临床价值：超声心动图是该病重要的影像诊断技术。其临床价值在于：①部分横纹肌瘤患儿有自发性消退倾向，超声随访可了解肿瘤的自然史；②对于有心腔血流梗阻的患者，尽早发现，可及时手术。

（二）心脏原发性恶性肿瘤

心脏原发性恶性肿瘤较良性心脏肿瘤少见，95% 为肉瘤，其余 5% 为淋巴瘤。成人原发性心脏恶性肿瘤包括血管肉瘤、横纹肌肉瘤、纤维肉瘤及间皮瘤等，其中以血管肉瘤较为常见，以下以血管肉瘤为例。

【病理与临床】

血管肉瘤约占成人原发性心脏肉瘤的 30%，女性多见，约为男性的 3 倍。血管肉瘤好发于右心房，呈息肉状向心腔内生长，或弥漫性、浸润性生长，累及心包。肿瘤富含血管，故多伴有出血和坏死。

血管肉瘤组织学表现为边界不清的多个相互吻合的血管腔，其内可见不典型内皮细胞聚集。约 25% 的患者可见纺锤状细胞，胞浆小管内含有红细胞有助于确立诊断。

【超声表现】

1. 心腔内见单个或多个浓密的团块状回声，边缘不规则，边界不清楚，肿块活动度小或不活动。

2. 肿块范围较广泛，可累及瓣叶、瓣环，伴有瓣膜关闭不全；可累及心包，致心包增厚或心包积液。

【鉴别诊断】

1. 附壁血栓 通常呈回声较弱的多层回声，边缘欠清晰，大多有风湿性心瓣膜病、冠心病或扩张型心肌病伴慢性心房颤动史。

2. 感染性心内膜炎 有发热病史及感染性心内膜炎的临床征象，巨大的赘生物多呈毛绒样、团块状，常随瓣膜活动而活动。

【临床价值】

超声心动图可对肿块的形态、大小、部位、血供分布等提供影像学信息，并可与血栓、赘生物等进行鉴别，但无法提供其病理信息，其确诊只有通过病理检查证实。

（三）转移性心脏肿瘤

转移性心脏肿瘤是指身体任何部位的恶性肿瘤，通过直接浸润、淋巴管或血液途径转移至心脏某些部位。心脏转移是肿瘤的晚期表现，常与其他部位的恶性肿瘤转移灶并存。恶性肿瘤转移至心脏或心包约占 10%，少数患者在心外原发灶未显露之前，即可以心脏转移为首发症状。恶性肿瘤死亡患者中 1/3 可发生心包转移。

【病理与临床】

身体几乎任何部位的恶性肿瘤均可侵犯心脏，原发灶以肺癌、乳腺癌多见，其次为恶性淋巴瘤、急性白血病、恶性黑色素瘤。检出心外肿瘤是诊断转移性心脏肿瘤的重要依据。在转移性心脏肿瘤中，以心包和心外膜转移最为常见，约占 75%，其由心外恶性肿瘤通过直接浸润和/或淋巴管转移所致，可产生心包积液（血性），甚至出现心脏压塞；心肌转移少见，多来源于淋巴瘤或黑色素瘤，心肌转移的肿瘤可突入心腔或压迫心腔引起血流动力学改变。还有一种转移途径为爬行生长转移，见于肾细胞癌、上腔静脉、下腔静脉、纵隔或子宫的肿瘤。这些肿瘤首先侵犯静脉系统，然后在血流的冲击作用下，向血流方向的前方或下游生长，呈蔓状爬行生长进入右心系统。

【超声表现】

1. 心腔、心壁及心包部位可见回声稍高的团块状占位性病变，边界不清（图 2-119、图 2-120）。

2. 肿瘤直接侵犯心包，可出现大量心包积液，甚至心脏压塞的超声征象。

3. 肿瘤侵入心腔或压迫心腔，致腔室内血流受阻，CDFI 可探及"五彩镶嵌"的湍流信号。

4. 若转移性肿瘤爬行生长，可见肿瘤呈蛇形回声沿腔静脉伸展至右心系统，随血流在心腔中漂动。

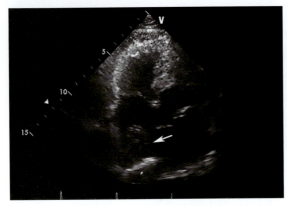

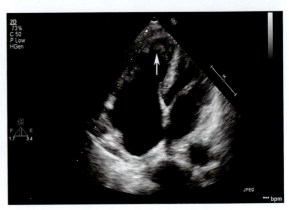

图 2-119　右心房转移性肿瘤

该病例为一原发性肝癌患者，肿瘤转移至右心房，胸骨旁近四腔心切面于右心房内可见一回声不均、边界不清的肿块（箭头）。

图 2-120　右心室转移性肿瘤

该病例为一原发性肺癌患者，肿瘤转移至右心室，心尖四腔心切面于右心室心尖部可见一回声不均、边界不清的肿块（箭头）向右心室腔内生长。

【临床价值】

超声心动图检查应重点观察肿瘤的范围、解剖位置、血流动力学改变，包括瓣膜反流或狭窄、心腔梗阻及程度，以及是否伴有心包积液及心脏压塞等。由于恶性肿瘤生长较快，可向心腔及心包扩展，连续及动态超声心动图检查有助于了解恶性肿瘤的进展和心功能的变化，再结合其他影像学检查，确定有无原发部位，以及帮助制订治疗方案。

四、心腔内血栓

心腔内血栓是栓塞的主要来源，多发生于心肌梗死、心肌病、心瓣膜病、房性心律失常等疾病。左心栓子脱落可导致体循环相应部位的栓塞，如脑血管栓塞；右心栓子脱落可导致肺动脉栓塞。

（一）病理与临床

1. 左心房血栓好发于风湿性心脏病二尖瓣狭窄及无瓣膜病的心房颤动，后者中心输出量显著降低的患者亦可形成左心房血栓。左心房血栓最常见于左心耳部，因左心耳部形态不规则，内部较多皱襞，与左心房间通道狭窄，其中血流缓慢，所以是左心房内最容易形成血栓的部位。

2. 左心室血栓一般发生于左心室室壁运动减弱和血液滞留的患者，如急性心肌梗死、左心室室壁瘤、扩张型心肌病等，血栓最常见于左心室心尖部，此处血流缓慢，易淤滞。心肌梗死患者血栓多位于梗死部位，尤其是室壁瘤处。

3. 右心房血栓多发生于右心房扩大同时伴有心房颤动的基础上，若心内存在异物，如起搏导线，其上易附着血栓。右心血栓也可来源于外周静脉血栓，其脱落至右心形成活动性血栓，右心血栓脱落至肺动脉导致肺动脉栓塞。

4. 右心室血栓少见，可见于右心输出量下降的患者，如右心室心肌梗死、心肌病等。

（二）超声表现

1. 心腔内血栓的超声共同表现　心腔内血栓因部位不同可有不同超声表现，但其回声的演变过程具有相同的特点。

（1）自发性显影：正常的血流超声显示为无回声区，缓慢流动的血流可呈现烟雾状的回声，即自发性显影。自发显影局限于血流受阻的心腔，如二尖瓣狭窄合并心房颤动时的左心房。出现自发性显影提示存在血栓形成的条件，临床需要予以抗凝治疗，避免形成血栓。

（2）血栓的超声表现

1）血栓的超声特征：①正常应为无声区的心腔内，出现异常的团块状回声。②新鲜血栓呈低回声，与噪声不易区别。边缘不固定，可呈现半流动状态，但有固定附着部位。随血栓形成时间的延长,回声有所增强,与心腔内血液无回声区形成较明显的对比,此时回声强而均匀。③陈旧性或机化的血栓,由于血栓成分中纤维组织的增加及部分钙化,回声明显增强且不均匀,表面锐利、不规则、不平滑。

2)血栓与周围组织的关系:血栓一般附着于房室壁,附着面大,游离面小。部分新鲜血栓受血流冲击,部分脱离附着部位,附着部位变细,血栓活动类似带蒂肿瘤,在心腔内自由漂动。体积较大者可能阻塞瓣口引起猝死;小血栓脱落,随血流到末梢器官导致栓塞。

2. 各心腔内血栓的超声特征性表现

(1)左心房血栓:血栓最易附着的部位是左心耳,较小的左心耳血栓经胸超声心动图(TTE)
显示不清时,可行经食管超声心动图(TEE)检查,血栓可清晰显示(图2-121)。TTE主动脉根部短轴切面中,左心耳部位于主动脉根部右侧,尖端向前,正常无回声。血栓形成后显示团块状低回声;TEE探查横轴和纵轴切面均可显示左心耳,血栓回声清晰,位于心耳尖部。左心房血栓也可附着于左心房壁,TTE心尖四腔心切面、左心室长轴切面及主动脉根部短轴切面均可显示(图2-122A),血栓基底部较宽,呈椭圆形或不规则形,心脏舒缩时,其形状无改变,活动度小。二尖瓣狭窄、左心房扩大、心房颤动时,左心房腔内各部位均可见附壁血栓,多附着于心房顶部。三维超声心动图成像于左心房内可见向心房腔内突出的团块,血栓与心房壁的附着面较大(图2-122B)。

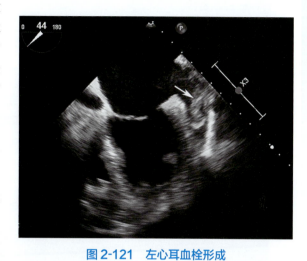

图2-121 左心耳血栓形成
TEE示左心耳内团块状低回声(箭头),充满心耳,左心房烟雾状的自发性显影。

(2)左心室血栓:血栓多位于心肌梗死室壁运动异常的部位,尤其是室壁瘤处,左心室心尖部最为多见。血栓呈回声不均匀的团块。机化的血栓回声较强,新鲜血栓呈低回声。血栓基底面较宽,附着于病变的心室壁,游离面指向心腔。常用的检查切面包括左心室长轴切面、心尖四腔心和二腔心切面、左心室短轴切面(图2-123A、B)。三维超声心动图显示附着于心室壁的团块突向心室腔(图2-123C)。当疑有心尖部小血栓而常规超声心动图显示不清时,心腔声学造影有助于明确诊断(图2-124)。

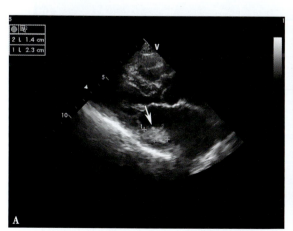

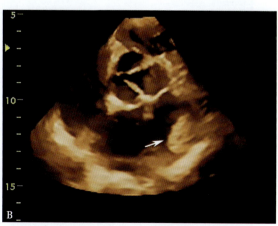

图2-122 左心房血栓形成
A. 胸骨旁左心室长轴切面见中等强度回声团块附着于左心房侧后壁(箭头);B. 三维超声心动图显示血栓附着于左心房侧后壁(心尖四腔心切面,箭头所示)。

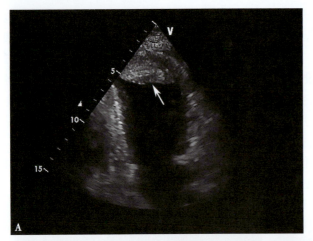

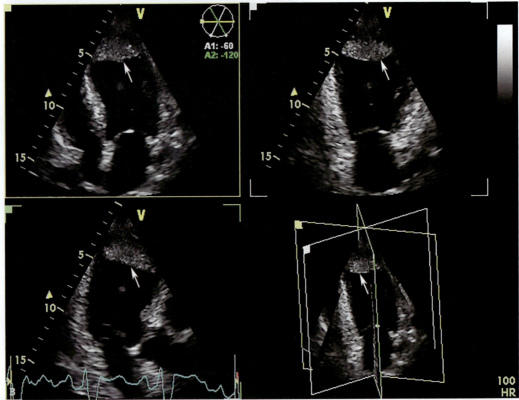

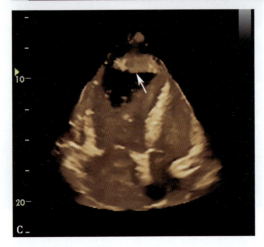

图2-123　左心室血栓形成

A. 心尖四腔心和二腔心切面显示左心室心尖部室壁变薄,向外膨隆,室壁上有回声不均匀的团块附着(箭头);B. 三维超声三平面显示左心室心尖部血栓附着(箭头);C. 三维超声心动图显示血栓附着于左心室心尖部(心尖四腔心切面,箭头所示)。

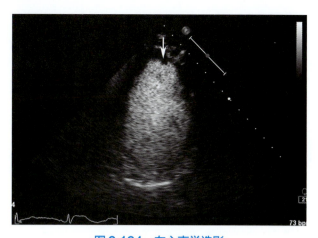

图2-124 左心声学造影

超声对比剂显示心尖部血栓,箭头所示为血栓部位,对比剂充盈缺损。

(3)右心房血栓:扩大的右心房内,可见形状不规则、回声不均匀团块状回声附着于右心房壁上。右心房内血栓也可呈蛇形样团块回声,自腔静脉延展至右心房。常用检查切面包括心尖四腔心切面、右心室流入道切面、主动脉根部短轴切面等。剑突下声窗更易显示右心房。

(4)右心室血栓:右心室血栓少见,血栓回声特点与其他心腔内血栓相似,值得注意的是右心室内调节束、肌小梁粗大,易与血栓相混淆,须注意鉴别。

(三)鉴别诊断

1.黏液瘤 左心房黏液瘤有蒂,附着部位多在房间隔上,异常回声位置多在左心房下部,活动度大,随血流摆动;左心室黏液瘤患者一般无室壁运动异常。

2.异常肌束 又称假腱索,位于室间隔与左心室游离壁,或室间隔与乳头肌,或游离壁与游离壁之间,为条索状纤维样结构,超声表现为较强的条索状回声。

3.Chiari网 为残留的胚胎静脉窦,是从冠状窦瓣和下腔静脉瓣穿过右心房内部,并延伸至界嵴的纤维网。超声心动图显示为右心房内活动的回声较强的条索状结构,由下腔静脉口延伸至房间隔或三尖瓣。

4.界嵴 位于右心房侧壁,是右心房内的一个正常解剖结构(肌性隆起),起自上腔静脉口前方,止于下腔静脉口前方,与下腔静脉口前方的欧氏瓣(Eustachian瓣)相连续,为右心房的标志性结构,其将右心房腔分为固有心房和腔静脉窦。心尖四腔心切面上,在右心房顶部可见一突起,大小因人而异(图2-125),当探头旋转90°突起则被拉长,以此可做鉴别。

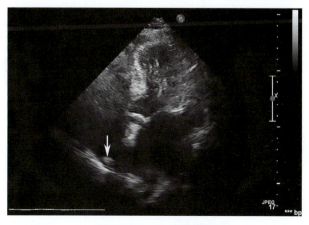

图2-125 右心房界嵴

箭头所示即为界嵴。

（四）临床价值

超声心动图检查,尤其是经食管超声心动图和三维超声心动图,可清晰地显示血栓的形态、轮廓、边缘、性质(陈旧与新鲜),以及与心壁的关系。其诊断的敏感性和特异性均较高,优于其他的影像学检查方法。当患者发生体、肺循环栓塞,需要寻找栓子来源时,超声心动图应为首选的影像学检查方法。

（任建丽　许　迪）

第七节　主动脉夹层

一、典型主动脉夹层

【病理与临床】

主动脉夹层(aortic dissection,AD)是指主动脉内膜层断裂,血流进入变性的中膜层,导致内膜层、中膜层分离,并沿动脉壁进一步延伸,将主动脉腔形成真腔和假腔两部分。该病发病急,预后凶险。

主动脉夹层发病率约为 0.06‰,男性较女性高发,高危风险因素包括主动脉疾病家族史、主动脉手术史、马方综合征、主动脉瓣疾病、动脉粥样硬化、胸主动脉瘤及妊娠等。主要的病理机制是主动脉中膜层弹性纤维出现局部囊性变性、坏死或断裂,在血流冲击下内膜层断裂,血液进入中膜层,并逐渐扩展延伸,形成夹层。

主动脉夹层分型主要有 DeBakey 分型和 Stanford 分型两种方法。DeBakey 分型根据主动脉夹层撕裂的部位和累及范围,将其分为三型。Ⅰ型:原发破口位于升主动脉或主动脉弓,累及范围始于升主动脉并延伸至无名动脉起始处远端;Ⅱ型:原发破口位于升主动脉,夹层范围仅局限于升主动脉;Ⅲ型:原发破口位于左锁骨下动脉开口远端,累及范围延伸至胸段降主动脉或腹主动脉。Stanford 分型根据累及范围和临床治疗需要,将其分为两型:A 型累及升主动脉;B 型累及降主动脉及远端者。Stanford 分型对急诊制订主动脉夹层治疗方案更具指导价值,临床上更为常用(图 2-126)。根据症状出现时间,还可将主动脉夹层分为急性期(病程 2 周以内)和慢性期(无症状和病程 2 周以上)。

突发性撕裂样剧烈胸背部疼痛,或上腹痛是急性主动脉夹层最为常见的临床表现,发生率约为 70%~85%。主动脉夹层累及范围可延伸至远端大的动脉分支,引起分支血管的狭窄或闭塞,

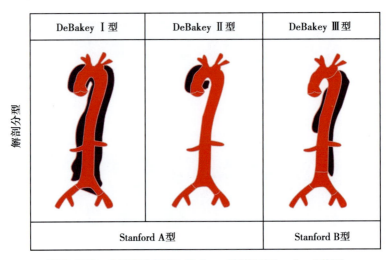

图 2-126　主动脉夹层 DeBakey 分型和 Stanford 分型

从而导致晕厥、卒中、心肌缺血或梗死、急性肾衰竭、下肢缺血等重要脏器供血不足的症状和体征；也可破入心包或胸腔，导致心脏压塞及胸腔积液；夹层引发的主动脉瓣环扭曲或破损，可导致严重的急性主动脉瓣反流及左心衰竭。

【超声表现】

1.二维超声　主动脉夹层累及升主动脉时，胸骨旁左心室长轴切面、心尖五腔心切面显示主动脉根部或升主动脉管腔明显增宽，腔内可见纤细、菲薄的膜样回声，呈飘带样运动，随心动周期来回摆动，将管腔分为真腔与假腔两部分（图 2-127）。假腔内血流缓慢，可见云雾状回声缓慢移动，也可能出现附壁稍强血栓回声。主动脉夹层累及主动脉弓及降主动脉起始段时，可采用胸骨上窝主动脉弓长轴切面进行探查，同时还需对主动脉弓的分支及颈部血管进行扫查，判断上述血管是否累及（图 2-128）；腹主动脉或髂动脉受累时，可采用腹主动脉短轴及长轴切面探查显示（图 2-129）。利用二维超声可对夹层所累及的范围进行粗略评估。降主动脉远端部分受累，经胸超声难以显示。降主动脉夹层累及范围，超声心动图有时难以判定，必要时需行其他影像学检查。

经胸超声心动图评价主动脉时易受气体干扰，此外，患者腹部皮下脂肪层过厚有时也会影响腹主动脉管腔的清晰显示，心脏超声造影可以提高对撕脱内膜片的检出率，减少漏诊。较之经胸超声心动图，经食管超声心动图可提供更清晰和精细的声像图信息，能够更加准确地确定夹层累及范围、内膜片形状、破口位置、真假腔血流速度和方向、有无血栓形成、主动脉瓣受累及反流程度等情况，还须注意观察冠状动脉是否受累。升主动脉及其近主动脉弓部，由于位于气管和左主支气管前方，经食管超声心动图难以显示。

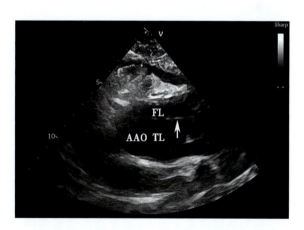

图 2-127　升主动脉夹层二维超声心动图

胸骨旁左心室长轴切面示主动脉根部及升主动脉管腔明显增宽，腔内可见纤细、菲薄的膜样回声（箭头），将管腔分为真腔（TL）与假腔（FL）两部分。AAO：升主动脉。

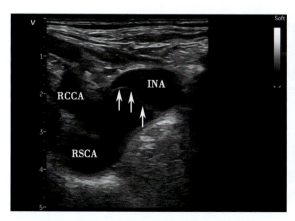

图 2-128　无名动脉夹层二维超声心动图

锁骨上窝切面示无名动脉（INA）管腔内撕裂内膜回声（箭头）。

RCCA：右侧颈总动脉，RSCA：右侧锁骨下动脉。

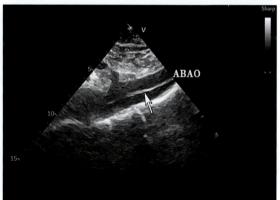

图 2-129　腹主动脉夹层二维超声心动图

腹主动脉长轴切面示腹主动脉（ABAO）管腔内撕裂内膜回声（箭头）。

2．彩色多普勒血流成像　彩色多普勒血流成像可显示收缩期血流自真腔经破裂口进入假腔。真腔内血流速度快，色彩信号明亮；假腔内血流速度慢，色彩暗淡，甚至不能显示出明确的血流信号（图 2-130）。当假腔内出现血栓，腔内血流充盈缺损。彩色多普勒血流成像还有助于判断破口及继发破口的位置（图 2-131）。若累及主动脉瓣，彩色多普勒血流成像可以评估其瓣膜反流程度。

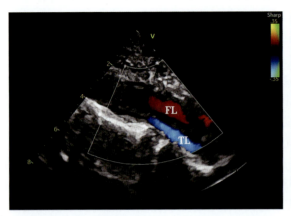

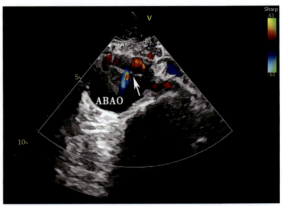

图 2-130　主动脉夹层彩色多普勒血流成像
真腔（TL）内血流速度快，色彩明亮；假腔（FL）内血流速度慢，色彩暗淡。

图 2-131　腹主动脉夹层破口彩色多普勒血流成像
彩色多普勒血流成像示腹主动脉（ABAO）夹层破口处血流（箭头）。

【鉴别诊断】

1．升主动脉腔内伪像　由于旁瓣效应或主动脉壁的二次反射，升主动脉管腔内有时可探及带状回声伪像，易与主动脉夹层撕脱的内膜回声混淆。鉴别要点如下：对主动脉根部进行 M 型超声成像，带状伪像的运动方向和幅度与主动脉壁一致，且位置固定；而撕裂的内膜的运动方向和幅度与主动脉壁不相一致。彩色多普勒血流成像示带状伪像对管腔内血流无影响，但主动脉夹层患者撕裂内膜片两侧血流方向可不一致。

2．不典型主动脉夹层　主动脉壁内血肿及穿透性主动脉溃疡与典型的主动脉夹层有相似的病理基础和临床症状，但其超声表现并不一致。壁内血肿表现为主动脉壁呈新月形或环形增厚，常为低回声或无回声；而穿透性溃疡常伴多处明确的斑块回声，局部出现"火山口样"溃疡。除非并发典型主动脉夹层，二者均无明显内膜片和撕裂口，不出现真、假腔。

3．主动脉瘤　主动脉夹层的假腔内充满血栓时，其声像图与主动脉瘤附壁血栓类似，但动脉瘤常常合并有粥样硬化斑块回声。

4．急性冠脉综合征　二者常有相似的临床症状，且均起病急，但急性冠脉综合征的主动脉内并不出现内膜片和撕裂口，不呈现真、假腔，一般也不伴有主动脉显著增宽及动脉瘤形成。

【临床价值】

主动脉夹层起病急，病死率较高，属于超声危急值范围，早期诊断至关重要。夹层的类型、破口及继发破口的位置、是否有并发症等信息，对临床决策及预后评估非常有帮助。经胸超声心动图作为主动脉夹层的首选检查方法，具有快捷、方便、安全等优点，适用于病情不稳定的疑似患者。但少数患者经胸超声图像质量较差，此时应结合经食管超声心动图或超声造影检查，以清晰显示动脉及内膜结构。总之，超声心动图对主动脉夹层的快速诊断、分型、合并症、病情发展预测、治疗决策选择以及预后评估，均具有重要价值。

CTA 及 MRI 较超声心动图能够更加准确、全面地评价主动脉夹层累及范围，以及破口的位置，对于识别累及降主动脉的主动脉夹层较超声检查有更高的敏感性。

二、非典型主动脉夹层

（一）病理与临床

非典型主动脉夹层包括主动脉壁内血肿及主动脉穿透性溃疡，较为罕见，与典型的主动脉夹层有共同的高危风险因素和临床症状。这两种非典型主动脉夹层均可逐渐发展为典型主动脉夹层。

主动脉壁内血肿表现为中膜层内血肿进行性扩大，病变常较为局限，偶伴微小的内膜层撕裂，但不出现明显的内膜层撕裂和假腔，有一定的自限性。其发生与主动脉中膜层滋养血管破裂出血有关。根据累及范围将其分为两型，其中累及升主动脉及主动脉弓为 A 型，累及降主动脉为 B 型，与典型主动脉夹层 Stanford 分型相似。

主动脉穿透性溃疡是指穿透内膜层弹性纤维、累及中膜层的主动脉粥样硬化斑块，常见于老年人，多发生于胸段降主动脉。主动脉穿透性溃疡可能进展为壁内血肿、假性动脉瘤、主动脉破裂或急性主动脉夹层。

（二）超声表现

1. 二维超声心动图　主动脉壁内血肿，可见主动脉壁呈新月形或环形增厚，达 5mm 以上，内膜面较光滑，增厚的主动脉壁呈较为均一的低回声或无回声（图 2-132）。主动脉穿透性溃疡，于主动脉管壁可见多处动脉粥样硬化斑块回声，内膜增厚，表面不光滑，局部破裂形成"火山口样"溃疡，累及主动脉中膜层，并向管壁外凸起，呈囊袋样，常伴有局限性壁内血肿（图 2-133）。两种类型主动脉管腔内均无明显的撕裂内膜回声。

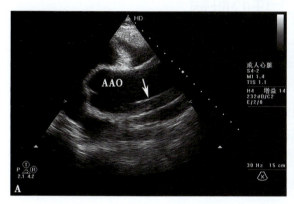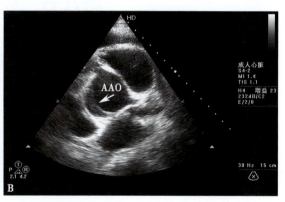

图 2-132　升主动脉壁内血肿二维超声心动图

A. 升主动脉（AAO）长轴切面示升主动脉壁增厚，呈较为均一的低回声（箭头）；B. 升主动脉短轴切面示升主动脉壁呈新月形增厚（箭头），较厚处约 5mm，为低回声。

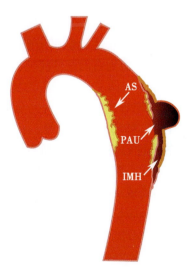

图 2-133　主动脉穿透性溃疡示意图

降主动脉可见多处动脉粥样硬化斑块，局部破裂形成"火山口样"溃疡，累及主动脉中膜层，向管壁外凸起，呈囊袋样，常伴有局限性壁内血肿（IMH）。AS：动脉粥样硬化斑块，PAU：主动脉穿透性溃疡。

2. 彩色多普勒血流成像　　主动脉壁内血肿，其增厚的主动脉壁内无明确血流信号。而主动脉穿透性溃疡中血流可由溃疡处进入斑块，范围较为局限。

（三）鉴别诊断

1. 大动脉炎　　大动脉炎所致血管壁增厚可累及胸、腹主动脉，与主动脉壁内血肿较难鉴别，但临床特点不同，大动脉炎常累及青年女性。

2. 主动脉粥样硬化斑块　　主动脉穿透性溃疡常合并粥样硬化斑块，但临床表现不同，主动脉穿透性溃疡常伴随胸痛等典型临床症状，但主动脉粥样硬化斑块常不伴有这些症状。同时，主动脉穿透性溃疡常出现"火山口样"溃疡，累及主动脉中膜层，并向管壁外凸起，呈囊袋样，而主动脉溃疡性斑块表面的带状高回声纤维帽，多呈连续性中断。

3. 典型主动脉夹层　　见本节"一、典型主动脉夹层"鉴别诊断部分。

（四）临床价值

经胸超声心动图不作为筛查主动脉壁内血肿及主动脉穿透性溃疡的首选手段，敏感性较低。CT、MRI 对诊断主动脉壁内血肿的敏感性和特异性均较高，且能识别微小的内膜破裂，对治疗决策选择以及预后评估具有重要临床价值。主动脉穿透性溃疡常累及胸段降主动脉的中、下段，超声不易显示，CT 血管增强成像为首选筛查手段。

（袁丽君）

第八节　先天性心脏病

一、先天性心脏病超声诊断方法

（一）先天性心脏病的分类

先天性心脏病（congenital heart disease，CHD）指胎儿心脏与大血管发育异常所致的先天性心血管多种类型心脏畸形病变，简称先心病。根据临床表现不同，可分为发绀型和非发绀型；也可根据左、右心之间有无血流交通，分为分流型和无分流型，前者又可依据分流方向分为左向右分流型和右向左分流型。

1. 非发绀型

（1）无分流型：多为先天性房室瓣及半月瓣病变（瓣膜狭窄或关闭不全）；流入道及流出道梗阻病变，如二尖瓣瓣上隔膜、右心室流出道狭窄、主动脉瓣上或瓣下狭窄；主动脉缩窄；矫正型大动脉转位等。

（2）左向右分流型：常见畸形有房间隔缺损、室间隔缺损、动脉导管未闭；少见及复杂畸形有部分型心内膜垫缺损、主动脉窦瘤破入右侧心腔、冠状动脉 - 右侧心腔瘘等，但当此类病变导致肺高压时，心内分流为右向左分流型。

2. 发绀型　　右向左分流型多为复杂先天性心脏病，其中常见畸形有法洛四联症、法洛三联症、右心室双出口；少见畸形有完全型大动脉转位、永存动脉干、完全型肺静脉异位引流、单心室、三尖瓣闭锁、肺动脉瓣闭锁等。

（二）先天性心脏病超声诊断方法

复杂先天性心脏病往往在心房、心室和大动脉水平发生多种畸形及连接关系异常，传统的诊断方法极易造成误诊和漏诊。1964 年，由美国 Van Praagh 教授等最先提出应用系统诊断法（systematic approach），从大体解剖学角度，诊断复杂先天性心脏病。后来，这一方法已成为超声诊断复杂先天性心脏病遵循的最基本方法。这种分析方法称为系统诊断法，又称为顺序节段诊断法（sequential segmental approach）。该方法将心脏与大血管结构简化为三个节段（心房、心室、大动脉)和两个连接(心房与心室的连接、心室与大动脉的连接),按以下五个步骤,进行系统性和逻辑性分析与诊断。

1. 内脏-心房位置判定 剑突下切面、腹部脐水平横切面,观察肝脏、脾脏、胃泡、腹主动脉及下腔静脉的位置及其相互关系。与下腔静脉相连的心房一般为形态学右心房;不存在肺静脉畸形引流时,肺静脉汇入的心房为形态学左心房。

2. 心室位置(心室袢)判定 主要依据心室的形态学特征,区分形态学左心室与形态学右心室。形态学右心室又称解剖右心室,心室内膜较粗糙,有较多肌小梁分布,近心尖 1/3 处有特征性结构——调节束,所附着的房室瓣(解剖三尖瓣)距离心尖较近。形态学左心室也称解剖左心室,心室内膜较光滑,所附着的房室瓣(解剖二尖瓣)距离心尖较远。

3. 心房与心室连接关系 心脏具有两个心室时,房室间连接有多种排列组合关系,包括房室连接一致,即形态学右心房经三尖瓣连接形态学右心室,形态学左心房经二尖瓣连接形态学左心室;房室连接不一致,即形态学右心房经二尖瓣连接形态学左心室,形态学左心房经三尖瓣连接形态学右心室;右心房异构或左心房异构等三种类型。心脏具有一个心室时,通常为三个腔室的特殊类型房室连接,包括双入口型、共同入口型和单入口型或单侧房室连接缺如型。

4. 大动脉位置判定 主要依据大动脉的解剖特征识别主动脉与肺动脉。胸骨上窝声窗切面,显示主动脉走行为弓状,头侧有三个分支,即无名动脉、左颈总动脉及左锁骨下动脉,多数情况下主动脉根部可见冠状动脉开口。肺动脉从心室发出后,走行较短一段距离后分为两个内径接近的"人"字形分支,即左、右肺动脉。肺动脉根部一般无冠状动脉开口。

5. 心室与大动脉连接关系 正常情况下心室与大动脉连接一致,主动脉发自形态学左心室,肺动脉发自形态学右心室。大动脉转位时,心室与大动脉连接不一致,主动脉发自形态学右心室,肺动脉发自形态学左心室。心室双出口时,两个大血管全部,或一个大血管全部而另一大血管大部分发自同一心室。

对复杂先天性心脏病而言,在常规胸骨左缘切面检查的基础上,剑突下区、胸骨右缘区、胸骨上窝区检查尤为重要,应为常规检查部位。此外,经食管超声心动图在先天性心脏病的诊断方面,亦可弥补经胸超声心动图的不足。实时三维超声心动图也有助于先天性心脏病的诊断。

(三)右心超声造影

右心超声造影(right-heart contrast echocardiography)是辅助诊断先天性心脏病一项重要方法,在复杂心血管畸形不能判断心房位置,或不能确定心内分流方向时,右心超声造影有着重要的诊断价值,并有助于肺动静脉瘘、永存左上腔静脉等少见先天性畸形的诊断。目前临床上,常用的右心超声对比剂是声振生理盐水或葡萄糖微气泡,微气泡直径较大,不能通过肺部毛细血管,正常生理状态下只能在右心系统显影。当心房、心室和大动脉水平存在右向左分流时,则在相应水平的左心腔、主动脉出现对比剂。当心房、心室和大动脉水平存在左向右分流时,分流束经过的区域无对比剂充填,可出现"负性造影区"。

(四)先天性心脏病患者肺动脉压的定量评估

1. 肺动脉收缩压(pulmonary artery systolic pressure,PASP)

(1)通过三尖瓣反流估测 PASP:应用简化的 Bernoulli 方程,通过测量三尖瓣反流速度(TRV)及右心房压,可评估右心室收缩压($RVSP$),公式为:$RVSP = 4TRV^2 +$ 右心房压,右心房压可通过下腔静脉内径及其呼吸内径变化率评估。无肺动脉瓣或右心室流出道狭窄时,$PASP = RVSP$。存在肺动脉瓣或右心室流出道狭窄时,$PASP = RVSP -$ 肺动脉瓣或右心室流出道压差。使用该方法估测 $PASP$ 为 30~50mmHg 时,提示肺动脉收缩压轻度升高,50~70mmHg 提示肺动脉收缩压中度升高,70mmHg 以上提示肺动脉收缩压重度升高。

(2)通过心内分流压差法估测 $PASP$:在室间隔缺损或动脉导管未闭患者中,且排除肺动脉口及主动脉口梗阻时,$PASP =$ 肱动脉收缩压 - 分流口处最大压差,尤其是三尖瓣反流较少或不易测量时,可据此估测 $PASP$。

2.肺动脉舒张压(pulmonary artery diastolic pressure,PADP) 应用简化的 Bernoulli 方程,通过测量舒张末期肺动脉瓣反流速度及右心房压可以计算 $PADP$,计算公式为: $PADP = 4 \times$ 舒张末期肺动脉瓣反流速度 ^{2} + 右心房压。$PADP$ 正常值范围为 $6 \sim 10mmHg$。

3.肺动脉平均压(mean pulmonary artery pressure,MPAP) 应用简化的 Bernoulli 方程,通过测量舒张早期肺动脉瓣反流峰值速度及右心房压估测,公式为: $MPAP = 4 \times$ 舒张早期肺动脉瓣反流峰值流速 ^{2} + 右心房压。$PAMP$ 正常上限为 $20mmHg$。

以上方法计算的肺动脉压力与心导管检查结果相关性良好,但有研究显示超声心动图存在高估或低估肺动脉压力的可能,临床诊断肺高压时推荐参考是否存在右心房、右心室增大,肺动脉增宽等肺高压的间接超声征象,进行综合判断。

二、房间隔缺损

房间隔缺损(atrial septal defect,ASD)指房间隔出现缺损,形成左、右心房之间的血液分流,是最常见的先天性心脏病之一,发病率约占先天性心脏病的 $10\% \sim 15\%$。女性多见,女:男为 $2:1 \sim 4:1$。本病可单独存在,也可合并其他心血管畸形。

(一)病理与临床

主要依据缺损的解剖部位,房间隔缺损可分为四种亚型(图 2-134)。①继发孔型:最常见,约占 $70\% \sim 80\%$,缺损多发生于房间隔中部卵圆窝部位及其周围,大小不等,多数直径在 $1.5 \sim 3.5cm$ 之间,最大直径小于 $3.5cm$ 的继发孔型房间隔缺损,多可通过介入封堵术治疗。②原发孔型:较少见,约占 $10\% \sim 25\%$,又称部分型心内膜垫缺损(详细见本节"五、房室间隔缺损")。③静脉窦型:少见,约占 $5\% \sim 10\%$,又分为上腔静脉窦型和下腔静脉窦型两种亚型。上腔静脉窦型缺损靠近上腔静脉入口,下腔静脉窦型位置较低,缺损紧邻下腔静脉入口;可伴有部分型或完全型肺静脉异位引流。④冠状静脉窦型:又称为无顶冠状静脉窦房间隔缺损或冠状静脉窦顶盖缺如,极少见,约占 1%。

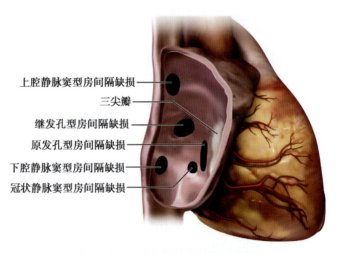

图 2-134 房间隔缺损分型示意图

房间隔缺损时,右心室不仅接受上、下腔静脉回流入右心房的血液,同时接受由左心房通过房间隔缺损分流入右心房的血液,导致右心容量负荷增加,肺血增多,可致右心增大。部分病例可出现肺高压,极少数严重病例会出现重度肺高压,导致心房水平出现右向左分流,临床表现为发绀,即艾森门格综合征(Eisenmenger syndrome)。

单纯房间隔缺损患者,儿童期或青少年期可无症状。部分较小的房间隔缺损,出生后自行闭合。未闭合或较大的房间隔缺损,需采取治疗措施,包括外科修补治疗和介入封堵治疗等。

（二）超声表现

1. 二维及 M 型超声心动图

（1）直接征象：四腔心、主动脉根部短轴及剑突下双房等切面上，继发孔型房间隔缺损显示房间隔中上部回声中断（图 2-135）。若心房顶部无房间隔残端显示，则通常为静脉窦型房间隔缺损。剑突下切面有助于上腔静脉窦型或下腔静脉窦型房间隔缺损的显示。冠状静脉窦型房间隔缺损时，冠状静脉窦往往增宽，窦壁部分或完全回声中断。若房间隔残端小，则多为混合型房间隔缺损。如无房间隔回声，则为单心房。

（2）间接征象：右心房、右心室扩大，右心室流出道增宽，肺动脉及其分支扩张。由于右心室容量负荷过重，室间隔呈弧形凸向左心室侧，M 型超声可表现为室间隔与左心室下侧壁呈同向运动。

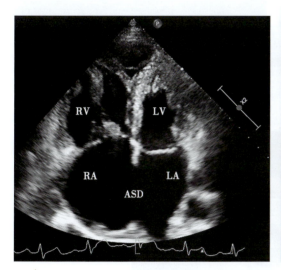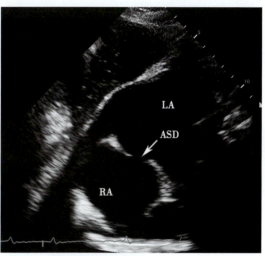

图 2-135 继发孔型房间隔缺损二维超声心动图

ASD：房间隔缺损；LA：左心房；LV：左心室；RA：右心房；RV：右心室。

2. 彩色多普勒血流成像及频谱多普勒超声 彩色多普勒血流成像（CDFI）可在房间隔缺损处显示穿隔血流束，呈红色为主的分流信号。由于分流速度不高，湍流不明显，但分流色彩信号一般较为鲜亮（图 2-136）。频谱多普勒超声可显示全心动周期左向右分流信号，分流峰值速度出现在收缩末期，速度一般在 1.0～1.5m/s。三尖瓣口及肺动脉内血流速度增快。多孔型房间隔缺损的彩色分流束多在 2 个以上。单心房时左、右心房之间无明显分隔，左、右心血液相互融合，彩色多普勒血流成像显示血流信号在心房内呈旋转状。当合并重度肺高压出现心房水平右向左分流时，CDFI 在缺损部位可显示右向左的蓝色分流信号，或彩色分流信号不明显。

3. 经食管超声心动图（transesophageal echocardiography，TEE） 经胸超声检查图像不清晰者可采用 TEE 检查。TEE 可提高对小的或静脉窦型等特殊类型房间隔缺损的诊断准确率，诊断卵圆孔未闭（patent foramen ovale，PFO）较经胸超声心动图敏感。TEE 可以清晰显示房间隔缺损断端与腔静脉、冠状静脉窦的关系，有助于协助制定房间隔缺损治疗方案。三维经食管超声心动图（three-dimensional transesophageal echocardiography，3D-TEE）可实时动态显示房间隔缺损及毗邻结构的立体图像，可从任意一个方位或视角，观察房间隔缺损的立体形状、大小及其与邻近心血管结构的三维空间位置关系等（图 2-137）。

4. 右心超声造影 右心超声造影可辅助某些特殊房间隔缺损病例的诊断。经外周静脉注射右心超声对比剂后，可在房间隔缺损的右心房面观察到典型的"负性造影区"（图 2-138）。当心房水平有双向分流时，右心房侧呈现负性造影区，左房室腔内显示对比剂回声。深呼气或嘱患者

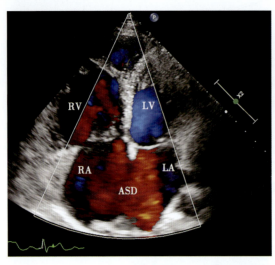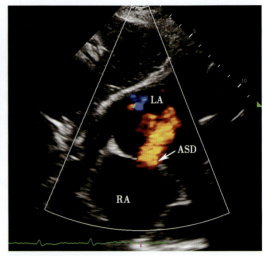

图 2-136　继发孔型房间隔缺损彩色多普勒血流成像
箭头所示为房间隔缺损处过隔分流信号
ASD：房间隔缺损；LA：左心房；LV：左心室；RA：右心房；RV：右心室。

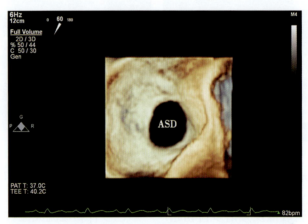

图 2-137　继发孔型房间隔缺损三维经食管超声心动图
ASD：房间隔缺损。

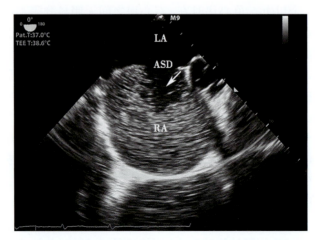

图 2-138　继发孔型房间隔缺损右心超声造影图像（箭头示负性造影区）
ASD：房间隔缺损；LA：左心房；RA：右心房。

进行 Valsalva 动作时,可明显增加右心房压,产生一过性右向左分流,左房室腔内出现对比剂回声,有助于判断卵圆孔未闭的右向左分流。

5. 监测和评价经导管房间隔缺损介入封堵术　经导管房间隔缺损介入封堵术目前已广泛应用于临床。心脏超声,尤其是经食管超声心动图在术前患者筛选、术中引导监测和术后疗效评估方面具有十分重要的价值。

(三)诊断要点及鉴别诊断

1. 超声诊断要点

(1)二维超声心动图显示房间隔回声中断。

(2)CDFI 显示缺损处穿隔分流信号。

(3)频谱多普勒超声显示典型的分流频谱。

(4)右心房、右心室扩大,肺动脉压增高。

2. 鉴别诊断

(1)正常腔静脉血流:CDFI 检查时,须注意勿将流入右心房的上腔或下腔静脉血流,误认为房间隔缺损的分流信号。此时房间隔连续性完整,CDFI 显示的血流信号起自心房顶部的腔静脉入口,频谱多普勒超声显示为腔静脉血流速度与形态,并随呼吸改变,与心动周期无关。房间隔缺损的分流频谱速度及形态在每个心动周期一致,不受呼吸影响。必要时可选择右心超声造影或经食管超声心动图检查对二者进行鉴别。

(2)卵圆孔未闭:小的继发孔型房间隔缺损应与卵圆孔未闭相鉴别。典型卵圆孔未闭者,房间隔中部原发隔与继发隔之间见一细小缝隙,间隔断端不在一条直线上,呈错位状。CDFI 显示两层房间隔回声之间斜行穿隔血流信号。剑突下切面和经食管超声心动图有助于鉴别诊断。

(3)部分型或完全型肺静脉异位引流:肺静脉异位引流时,右心房、右心室显著扩大,左心发育不良,部分或全部肺静脉未与左心房直接连接,而与右心房或体静脉相连,必要时可结合肺静脉 CT 成像进行鉴别。

(4)肺高压:多种原因引起的肺高压可导致右心房、右心室明显扩大,此时房间隔中部较菲薄,卵圆窝处易出现假性回声失落而误诊为房间隔缺损。通过改变声束与房间隔之间的夹角,或调节增益,必要时可选择右心超声造影或经食管超声心动图检查进行鉴别诊断。

三、室间隔缺损

室间隔缺损(ventricular septal defect,VSD)是胚胎发育时期室间隔未能完整发育导致左、右心室之间形成异常通道,产生心室水平分流。约占先天性心脏病的 20%~30%,为最常见先天性心脏病,可单独存在,也可为复杂性心脏畸形的一部分。

(一)病理与临床

室间隔缺损分型方法较多,一般可以分为以下四大类(图 2-139)。

1. 膜周部室间隔缺损　最常见,约占 75%~80%,缺损多位于室上嵴下方,累及膜部及其周围室间隔。局限于膜部室间隔的小缺损,若其缺损边缘与三尖瓣隔叶粘连形成瘤样结构,称为室间隔假性膜部瘤。

2. 流入道室间隔缺损　也称隔瓣下型室间隔缺损,缺损多位于三尖瓣隔叶的后下方,距肺动脉瓣较远。

3. 流出道室间隔缺损　也称嵴上型室间隔缺损,缺损位置较高,位于主动脉和肺动脉瓣环下方。根据缺损边缘是否紧邻肺动脉瓣环,分为干下型(紧邻瓣环)和嵴内型。

4. 肌部室间隔缺损　约占室间隔缺损 15%~20%,缺损位于室间隔的肌小梁部,可单发或多发。多发性肌部室间隔缺损又被称为瑞士奶酪样室间隔缺损,小的肌部室间隔缺损又称罗杰病(Roger's disease)。

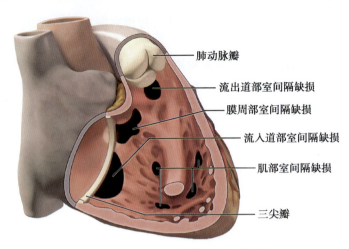

图 2-139　室间隔缺损分型示意图

肺动脉瓣

流出道部室间隔缺损

膜周部室间隔缺损

流入道部室间隔缺损

肌部室间隔缺损

三尖瓣

临床表现取决于室间隔缺损的大小和肺循环的阻力。缺损较小者,不会致严重的血流动力学变化,多无明显症状。缺损较大者,早期表现为左心室容量负荷过重,左心室、左心房增大。随病情进展,长期持续肺血流量增加,致肺血管内膜及中层增厚,阻力增高,最终发展为肺高压,形成双向分流或右向左分流,临床上出现发绀症状。

(二)超声表现

1. 二维和 M 型超声心动图　多个切面观察显示室间隔回声中断为诊断室间隔缺损的直接证据(图 2-140)。室间隔缺损部位不同,显示切面亦不相同。通常在左心室长轴切面、胸骨旁主动脉根部短轴切面、心尖及胸骨旁四腔心切面、五腔心切面、剑突下四腔心切面等切面上,进行探查诊断。主动脉根部短轴切面上,如缺损的回声中断或分流信号位于三尖瓣隔瓣基底部至 12 点钟处,则多为膜周部缺损;如缺损位于主动脉根部短轴切面 12 点钟至肺动脉瓣之间,则多为流出道缺损;流入道缺损常在心尖及胸骨旁四腔心切面显示;肌部缺损在左心室长轴切面、四腔心切面、五腔心切面及左心室短轴切面显示。M 型超声心动图不易直接观察室间隔缺损情况,多用于测量心腔大小,了解左心有无容量负荷增加等征象。

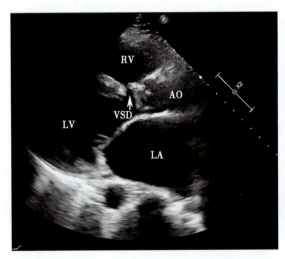
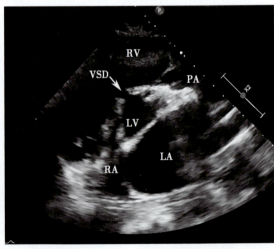

图 2-140　室间隔缺损二维超声心动图

AO:主动脉;LA:左心房;LV:左心室;RV:右心室;PA:肺动脉;VSD:室间隔缺损(箭头)。

2.彩色多普勒血流成像　彩色多普勒血流成像（CDFI）可显示穿过缺损部位的左向右"五彩镶嵌"的高速血流信号（图 2-141）。随着肺动脉压力增高，可出现双向分流甚至右向左分流。CDFI 可显示室间隔缺损分流的部位、方向、分流束宽度，有助于室间隔缺损的分型，亦有助于显示二维超声心动图难以确定的小的室间隔缺损及筛孔状室间隔缺损。

3.频谱多普勒超声　频谱多普勒超声在分流处可探及收缩期左向右高速单峰的穿隔分流频谱，流速常达 4m/s 以上（图 2-142）。肺高压时，左向右分流速度减低，可出现双向分流，甚至出现右向左低速分流频谱。

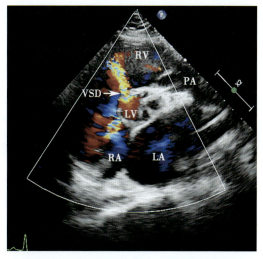

图 2-141　室间隔缺损彩色多普勒血流成像

VSD: 室间隔缺损；PA: 肺动脉；LA: 左心房；LV: 左心室；RA: 右心房；RV: 右心室。

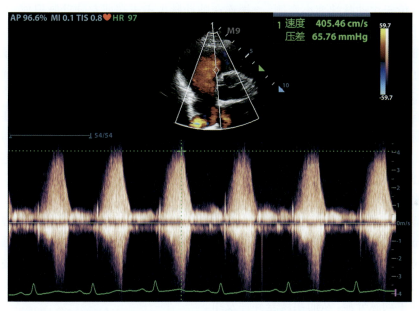

图 2-142　室间隔缺损连续波多普勒超声图像

（三）诊断要点及鉴别诊断

1.诊断要点

（1）二维超声心动图显示室间隔回声中断，须注意较小室间隔缺损有可能难以显示。

（2）CDFI 显示缺损处收缩期穿隔分流信号，有助于确定缺损部位、大小及数目。

（3）频谱多普勒超声显示典型的分流频谱。

（4）缺损较大者，可出现左心房、左心室增大，肺高压。

2.鉴别诊断

（1）右心室流出道狭窄：二维超声心动图可见右心室流出道肌性或膜性狭窄，但无明显室间隔回声中断；CDFI 显像时，两者在右心室流出道内均可显示收缩期五彩高速血流信号，但血流束起源、方向不同。

（2）主动脉右冠窦瘤破入右心室流出道：主动脉窦瘤破裂为连续性全心动周期左向右分流频谱，而室间隔缺损一般为收缩期左向右分流频谱。临床上两者常合并存在，室间隔缺损也为主动窦瘤形成原因之一。由于右冠窦瘤常从室间隔缺损口破入右心室，窦瘤瘤体往往遮盖缺损口，较易漏诊，需结合临床，多切面多角度观察。

（3）双腔右心室：右心室被异常肌束分隔为两个心腔，三尖瓣口侧为近端腔，由于存在流出道肌性梗阻，近端心腔内压力升高，也称为高压腔；肌性梗阻的远端与右心室流出道交通，其内压力正常，也称为低压腔。二维超声心动图及 CDFI 可进行鉴别，但部分双腔右心室患者，也可同时合并室间隔缺损，室间隔缺损可以与高压腔相通，也可以与低压腔相通。

四、动脉导管未闭

动脉导管未闭（patent ductus arteriosus，PDA）是常见的先天性心脏病之一，发生率约占 10%～20%。男女比例约为 1:2～1:3。多单独发生，约 10% 合并其他心血管畸形。

（一）病理与临床

动脉导管是胎儿期肺动脉与主动脉之间重要的正常生理通道。正常新生儿在出生后第 3 天动脉导管关闭，以后 3 个月由于导管内皮重叠和纤维化而发生永久性闭合，成为动脉韧带。新生儿出生后 3 个月内 80% 动脉导管关闭，出生后 1 年内 95%～99% 的动脉导管闭合。如出生后 1 年动脉导管未闭合，则为动脉导管未闭。

动脉导管位于主动脉峡部小弯侧，一端连在肺动脉主干末端或左肺动脉根部，另一端连接左锁骨下动脉开口远端的降主动脉前侧壁。在形态学上可分五型：①管型：最多见，约占 80% 以上，导管管径粗细一致；②漏斗型：较少见，导管主动脉端内径大于肺动脉端；③窗型（缺损型）：导管短而粗，主动脉与肺动脉呈窗形相通，类似于主动脉与肺动脉之间的间隔缺损；④瘤型：导管两端细，中部呈瘤样膨大；⑤哑铃型：导管中部细，两端粗。后三型很少见。

动脉导管未闭时，由于主动脉压力在收缩期及舒张期均高于肺动脉，主动脉内的血液持续性经未闭的动脉导管流向肺动脉，造成肺循环血流量明显增加，进而导致左心系统前负荷增加，左心房、左心室扩大。长期肺血流量的增加导致肺血管压力增高，逐渐出现肺高压，包括动力性和阻力性。当出现严重的肺高压，产生右向左分流时，可导致右心室后负荷增加，使右心室肥厚、扩张，出现艾森门格综合征。

动脉导管未闭的临床表现主要取决于主动脉与肺动脉之间的分流量以及继发肺高压的程度。通常 3mm 以下的细小分流可无症状，在成人期可引起轻度的左心增大，肺高压也出现得较晚。超过 5mm 的动脉导管未闭，尤其是窗型，会导致明显的左心增大和较早出现肺高压，临床上可表现为劳累后心悸、乏力，易患呼吸道感染、发育迟缓或反复心力衰竭。晚期重度肺高压则出现肺动脉向主动脉分流，从而出现差异性发绀。

动脉导管的高速血流长期冲击肺动脉内壁及肺动脉瓣，可能导致继发性感染性心内膜炎赘生物的形成，后者脱落可引起不同程度的肺动脉栓塞，并加重肺高压。

（二）超声表现

1. 二维及 M 型超声心动图

（1）心脏形态学变化：未闭的动脉导管直径在 5mm 以下者，心脏各腔室大小可在正常范围。动脉导管较大时，二维超声心动图显示左心房、左心室增大，肺动脉增宽。合并肺高压时，右心室、右心房增大，右心室壁增厚。在重度肺高压时，以右心房、右心室增大为主，肺动脉及分支增粗，肺动脉瓣运动幅度增大，M 型超声心动图肺动脉瓣曲线 a 波变浅或消失，收缩期呈 W 形或 V 形（肺动脉瓣收缩期提前关闭征象）。

（2）直接征象：胸骨旁主动脉根部短轴切面肺动脉分叉处或左肺动脉根部有管道与后方的降主动脉相连，二维超声心动图可显示导管的形态、内径及长度（图 2-143）。胸骨上窝主动脉弓长轴切面左锁骨下动脉对侧管壁回声中断，并有管道与肺动脉远端相通。儿童在剑突下检查也可显示动脉导管未闭直接征象。

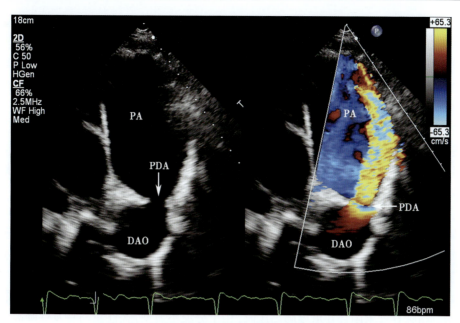

图 2-143　动脉导管未闭二维及彩色多普勒血流成像
PDA：动脉导管未闭；PA：肺动脉；DAO：降主动脉。

2. 彩色多普勒血流成像及频谱多普勒超声　CDFI 显示降主动脉与肺动脉间异常分流束是诊断 PDA 的重要依据（图 2-143）。细小的导管二维超声较难显示，但 CDFI 可以较敏感地显示小至 3mm 动脉导管未闭的分流信号。频谱多普勒超声在肺动脉远端或动脉导管开口处显示全心动周期的连续性左向右分流频谱（图 2-144）。分流量的大小取决于动脉导管的口径大小以及主动脉与肺动脉之间的压力阶差，动脉导管的口径和压力阶差越大，分流量越大。分流的方向主要取决于主动脉和肺动脉压力差的变化：①无肺高压时，主动脉压在整个心动周期均明显高于肺动脉压，因此出现持续整个心动周期的连续性左向右分流，收缩期血流峰值可达 5m/s，舒张期可达 4～4.5m/s；②当肺动脉压力升高时，分流峰值速度减低，以舒张期下降明显，重度肺高压时，可出现收缩期反向血流。

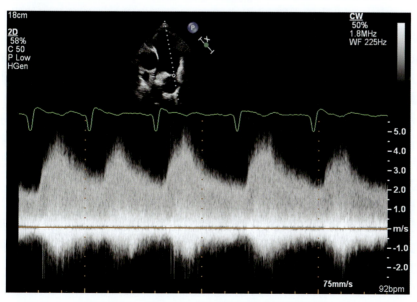

图 2-144　动脉导管未闭连续波多普勒超声图像

（三）诊断要点与鉴别诊断

1．诊断要点

（1）二维超声心动图显示肺动脉分叉处或左肺动脉根部有管道与后方的主动脉弓降段相通。

（2）CDFI 显示上述异常管道内由降主动脉至肺动脉间异常分流血流束。

（3）频谱多普勒超声显示全心动周期的高速左向右分流频谱。

（4）左心房、左心室扩大。

2．鉴别诊断

（1）主-肺动脉间隔缺损：胸骨旁主动脉根部短轴切面显示主动脉环左侧与肺动脉干之间连续中断，形成交通，CDFI 显示分流束自主动脉左侧缺损口进入肺动脉干内。

（2）冠状动脉-肺动脉瘘：冠状动脉起始部异常增粗，肺动脉内可探及瘘口，CDFI 显示异常血流多从肺动脉干外侧壁斜行进入肺动脉主干，频谱呈双期连续性，小的瘘口以舒张期分流为主。

（3）肺动脉瓣狭窄：二维超声心动图显示肺动脉瓣增厚，回声增强，CDFI 显示肺动脉瓣口蓝色为主的五彩血流信号，频谱显示收缩期高速血流，峰值通常大于 2m/s。

另外，当肺动脉内径增宽时，肺动脉前向血流在分叉处折返而出现的涡流，也需要与动脉导管未闭鉴别。动脉导管未闭合并重度肺高压时，由于分流不典型，需注意与特发性肺高压鉴别，胸骨上窝切面发现主、肺动脉间异常通道有助于鉴别，必要时结合 CTA 或心导管造影以明确诊断。

五、房室间隔缺损

房室间隔缺损（atrioventricular septal defect，AVSD），又称为心内膜垫缺损（endocardial cushion defect，ECD）、共同房室通道或房室管缺损，是由于连接房室间隔的中心组织，即心内膜垫组织发育不全，造成四腔房室左右相通、上下共道，包括原发孔型房间隔缺损、流入道型室间隔缺损以及房室瓣发育异常的一组畸形，占婴幼儿先心病的 4%～7.4%，约占活产儿的 0.19‰～0.36‰，与唐氏综合征高度相关。

（一）病理与临床

根据房间隔、室间隔及房室瓣的畸形程度，将房室间隔缺损分为三型：①完全型房室间隔缺损（complete atrioventricular septal defect），即原发孔型房间隔缺损、流入道型大室间隔缺损及共同房室瓣（即房室共口），根据共同房室瓣发育程度及腱索附着位置不同可进一步分型。②部分型房室间隔缺损（partial atrioventricular septal defect），较为多见的为原发孔型房间隔缺损，和／或合并房室瓣裂，房室瓣环分隔较完整，为独立瓣环，二尖瓣环及三尖瓣环均直接附着于室间隔之上，且位于同一水平。较为少见的为流入道型小室间隔缺损合并房室瓣裂。③过渡型房室间隔缺损（tranditional atrioventricular septal defect）即原发孔型房间隔缺损、流入道型小室间隔缺损及房室瓣裂，二尖瓣及三尖瓣独立存在，未形成共同房室瓣或存在舌带连接。房室瓣附着于同一水平是房室间隔缺损的共同特征。

完全型房室间隔缺损四个心腔血流相互交通，致左、右心容量负荷增加，全心扩大，肺充血等血流动力学改变，因此临床上常出现心功能不全症状。部分型房室间隔缺损主要以心房水平左向右分流为主，以右心容量负荷增加为主，若合并房室瓣裂时可出现房室瓣不同程度反流。

（二）超声表现

1．完全型房室间隔缺损

（1）房间隔下段至室间隔上段连续中断：胸骨旁四腔心切面、心尖四腔心切面及剑突下四腔心切面均可显示房室连接十字交叉结构消失（图 2-145A），即原发孔型房间隔缺损和流入道型大室间隔缺损共同存在是特征性超声表现。回声中断范围较大，一般可在 15mm 以上。

（2）房室共口即共同房室瓣：瓣叶发育为"二前一后，一左一右"的五叶瓣（右前瓣、右后瓣、前桥瓣、左侧瓣及后桥瓣），其中右前瓣及前桥瓣瓣叶形态及附着部位变异较大。于胸骨旁或剑突下左心室短轴切面示左侧房室瓣三叶化及共同房室瓣的五叶活动（图2-145B）。四腔心切面显示左、右房室瓣处于同一水平且融合成共同房室瓣环，桥瓣悬浮于房室之间，靠腱索与室间隔或乳头肌相连。共同房室瓣开放时，各腔室相互交通，全心扩大，可合并心室发育不良。

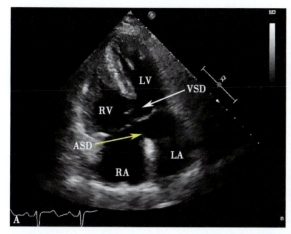
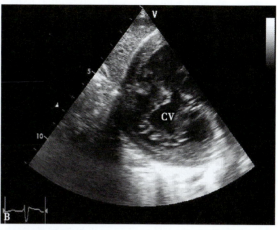

图2-145 完全型房室间隔缺损

A. 心尖四腔心切面示十字交叉结构消失；B. 剑突下房室瓣水平心室短轴切面示共同房室瓣五叶瓣活动。RA：右心房；RV：右心室；LA：左心房；LV：左心室；ASD：房间隔缺损（黄色箭头）；VSD：室间隔缺损（白色箭头）；CV：共同房室瓣。

（3）根据共同房室瓣中右前瓣与前桥瓣发育程度及腱索附着部位不同可分为：

1）Rastelli A 型：前桥瓣与右前瓣大小相似，自限于本侧室腔内，一端腱索附于各自心室前侧乳头肌，另一端腱索附于室间隔残端上的右心室内侧乳头肌（右前瓣）或室间隔残端（前桥瓣）。心尖四腔心切面显示桥瓣腱索附于室间隔残端。多见于唐氏综合征患者。

2）Rastelli B 型：前桥瓣占优势，跨过室间隔进入右心室腔内，右前瓣相对较小，瓣叶一端腱索附于各自心室前侧乳头肌，前桥瓣另一端腱索附于右心室心尖肥大异位乳头肌上，右心室内侧乳头肌缺如。心尖四腔心切面显示桥瓣腱索附于右心室心尖异位乳头肌。多合并复杂心脏畸形。

3）Rastelli C 型：前桥瓣异常增大，成为前叶主要组成部分，右前瓣退化呈一残迹或缺如，前桥瓣一端腱索附于左心室前侧乳头肌，另一端腱索附于右心室前侧乳头肌，瓣体中间部分无附着。心尖四腔切面示桥瓣无附着，呈"自由漂浮"状态。多见于心房异构患者。

（4）彩色多普勒血流成像：可同时显示心房水平、心室水平的分流以及各腔室间血流相互交通；收缩期可显示共同房室瓣反流（图2-146）。

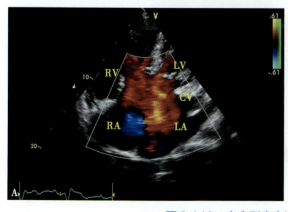
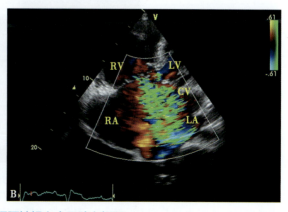

图2-146 完全型房室间隔缺损心尖四腔心切面

A. 各腔室血流相互交通；B. 收缩期共同房室瓣口大量反流。
RA：右心房；RV：右心室；LA：左心房；LV：左心室；CV：共同房室瓣。

（5）伴发畸形：大动脉转位、肺动脉狭窄、继发孔型房间隔缺损、心房异构、法洛四联症、右心室双出口及肺静脉异位引流等。

2. 部分型房室间隔缺损   部分型房室间隔缺损较为多见的为原发孔型房间隔缺损合并房室瓣裂，较为少见的为流入道型小室间隔缺损合并房室瓣裂。

（1）房间隔下部连续中断：即原发孔型房间隔缺损，是诊断部分型房室间隔缺损的直接征象。胸骨旁四腔心切面、心尖四腔心切面及剑突下四腔心切面均可显示缺损（图 2-147A），房间隔于十字交叉处连续中断，少数可直接表现为房间隔结构缺失即单心房，此时间隔侧瓣环直接附着于室间隔之上。

（2）室间隔上段小连续中断：即流入道型小室间隔缺损。心尖四腔心切面显示室间隔于十字交叉处连续中断，有时可表现为室间隔膜部瘤，与房室瓣间无残端相连。主动脉根部短轴切面可显示流入道型小室间隔缺损。此时间隔侧瓣环直接附着于房间隔之上。

（3）独立瓣环及房室瓣叶裂：二、三尖瓣附着于同一水平，具有独立的瓣环，左右房室瓣呈独立的瓣口。①二尖瓣前叶裂：二尖瓣水平短轴切面示二尖瓣前叶连续中断，指向室间隔侧，断端呈"火柴梗"征，瓣叶仍开放呈鱼口状，闭合呈一直线（图 2-148）。②三尖瓣隔叶裂：四腔心切面及右心室流入道切面可显示三尖瓣隔叶存在连续中断，指向室间隔。通常难以显示，因三尖瓣口不在同一平面且活动度大，不能排除因瓣口不在探测平面而造成的回声失落。

（4）右心增大，二尖瓣反流较重时可出现左心增大。

（5）彩色多普勒血流成像及频谱多普勒超声：①心房水平左向右分流，频谱多普勒超声显示以舒张期为主的连续性分流；②不同程度二尖瓣及三尖瓣反流，与房室瓣裂程度有关（图 2-147B、C）。

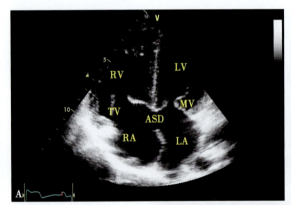
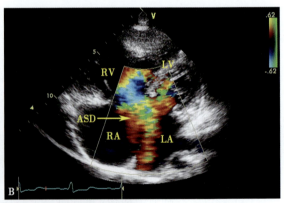
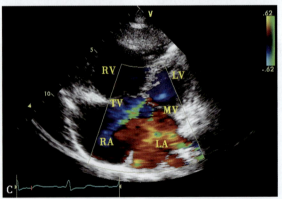

图 2-147   部分型房室间隔缺损

A. 心尖四腔心切面显示原发孔型房间隔缺损及左、右两个独立瓣环，即二尖瓣、三尖瓣；B. 彩色多普勒血流成像显示心房水平左向右分流；C. 彩色多普勒血流成像显示两侧房室瓣口反流。

RA：右心房；RV：右心室；LA：左心房；LV：左心室；ASD：房间隔缺损（B 图黄色箭头所示）；TV：三尖瓣；MV：二尖瓣。

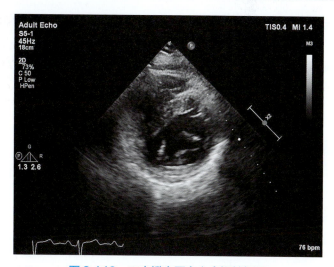

图 2-148　二尖瓣水平左心室短轴切面

二尖瓣前叶连续中断，指向室间隔侧，断端呈"火柴梗"征。

（6）伴发畸形：继发孔型房间隔缺损、卵圆孔未闭、永存左上腔静脉、动脉导管未闭等。

3. 过渡型房室间隔缺损

（1）房间隔下段连续中断及室间隔上段连续中断：即原发孔型房间隔缺损及流入道型小室间隔缺损。胸骨旁四腔心切面、心尖四腔心切面及剑突下四腔心切面均可显示缺损。流入道型小室间隔缺损可表现为室间隔膜部瘤（与房室瓣间无残端相连）合并限制性分流，或室间隔残端与房室瓣腱索相连（图 2-149）。

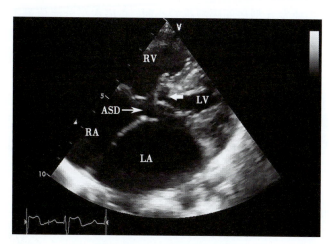

图 2-149　心尖四腔心切面

原发孔型房间隔缺损及室间隔膜部瘤样缺损（细长箭头所示为原发孔型房间隔缺损，粗短箭头所示为室间隔膜部瘤）。

RA：右心房；RV：右心室；LA：左心房；LV：左心室；ASD：房间隔缺损。

（2）瓣叶发育为"二前一后，一左一右"的五叶瓣，右前瓣、前桥瓣与后桥瓣之间经舌带相连，将瓣口分隔为左右两孔；桥瓣与舌带构成了二尖瓣前叶裂和三尖瓣隔叶裂，裂口指向室间隔，舌带的发育程度决定了瓣叶裂的有无及轻重。因此过渡型存在独立瓣环或桥瓣间舌带，经腱索或部分经腱索间接附着于室间隔，桥瓣位于房间隔下段缺损及室间隔缺损之间。

（3）彩色多普勒血流成像：①房间隔下段左向右分流；②室间隔上段细束限制性分流；③不同程度房室瓣反流，与舌带发育程度有关。

（4）伴发畸形：继发孔型房间隔缺损、卵圆孔未闭、心房异构等。

（三）诊断要点与鉴别诊断

1. 诊断要点

（1）明确房室交通范围（部分型、过渡型、完全型）：胸骨旁四腔心切面、心尖四腔心切面及剑突下四腔心切面显示房室间隔缺损累及范围，明确房室水平分流情况。

（2）明确房室瓣解剖（裂缺、三叶化）及其腱索附着部位，有无骑跨（overriding）或跨立（straddling）。

（3）评估房室瓣功能：胸骨旁四腔心切面、心尖四腔心切面及剑突下四腔心切面、瓣膜短轴切面确定房室瓣解剖特征，明确房室瓣瓣叶发育情况，是否存在狭窄及关闭不全（瓣口高速射流及反流）。

（4）评估心腔发育情况及心功能。

（5）明确合并的其他畸形。

2. 鉴别诊断

（1）冠状静脉窦扩张：当出现永存左上腔静脉或肺静脉异位引流等疾病造成冠状静脉窦明显扩张时，可出现类似房间隔下段回声失落的表现，类似于原发隔回声失落。冠状静脉窦开口于房间隔后下方，当剑突下或心尖四腔心切面稍偏后时，可显示冠状静脉窦开口，同时显示三尖瓣及左侧房室间沟；而原发孔型房间隔缺损在剑突下或心尖四腔心切面可同时显示二、三尖瓣及瓣环上方连续中断。鉴别要点在于多切面观察房间隔结构是否完整。

（2）继发孔型房间隔缺损：其血流动力学及心脏形态学改变，与原发孔型房间隔缺损类似。继发孔型房间隔缺损回声连续中断位于房间隔中部，而非房间隔下段。剑突下及心尖四腔心切面、双房短轴切面观察房间隔缺损具体位置，可鉴别两种缺损。

（3）二尖瓣反流：当原发孔型房间隔缺损较小时，心房水平分流信号不易观察，此时容易将部分型房室间隔缺损误诊为二尖瓣反流。需多切面观察，尤其是存在右心增大时。

（4）单心室：与完全型房室间隔缺损相鉴别。多切面探查区分心室内粗大肌束或残存室间隔残端。

（5）一侧房室瓣闭锁：与完全型房室间隔缺损共同房室瓣相鉴别。共同房室瓣于剑突下房室瓣短轴及胸骨旁房室瓣水平-心室短轴切面显示瓣叶情况，可显示发育程度不同、附着部位不同的五叶瓣结构。单侧房室瓣闭锁于四腔心切面及房室瓣水平-心室短轴切面显示一侧瓣叶开放，一侧瓣叶呈肌性强回声或未见瓣叶启闭活动。

（四）临床价值

超声心动图是临床诊断房室间隔缺损首选的无创性影像学诊断方法。二维超声可明确房室间隔缺损的部位及大小、房室瓣发育情况、腱索附着部位、房室大小及功能，彩色多普勒血流成像能可靠反映房室水平分流、房室瓣反流并定量评估肺动脉压力。

术前超声可对病变进行准确分型，为患者选择合适的手术方案及治疗方式提供信息；术中超声可即刻评价手术效果，评价是否存在房室水平残余分流及房室瓣反流情况；术后超声可进行动态随访，包括房室水平残余漏、瓣膜狭窄或反流、肺高压是否改善以及流出道狭窄等情况。若房室间隔缺损合并其他复杂大血管畸形时，仍需要进行心血管造影进一步检查。

六、法洛四联症

法洛四联症（tetralogy of Fallot，TOF）属于圆锥动脉干畸形，是一组复合先天性心血管畸形，包括肺动脉狭窄、室间隔缺损、主动脉骑跨及右心室壁肥厚。法国学者 Fallot 于 1888 年全面地阐述了该疾病，故以此将其命名为"法洛四联症"。法洛四联症是最常见的发绀型先天性心脏病，约占所有先天性心脏病的 5%～7%，约占发绀型先天性心脏病的 50%。

（一）病理与临床

1.血流动力学 法洛四联症的血流动力学主要取决于肺动脉狭窄与室间隔缺损两者相互作用的结果。由于右心室流出道狭窄、室间隔缺损及主动脉骑跨，右心室血进入左心室及主动脉，引起患者发绀；肺动脉狭窄，右心室排血阻力增加，故右心室壁肥厚。患者由于缺氧出现杵状指（趾）、呼吸困难及蹲踞现象；同时回流入左心的血流量减少，出现左心房、左心室容积减少。

2.病理解剖

（1）肺动脉狭窄：包括右心室漏斗部、肺动脉瓣及瓣环、肺动脉主干及其分支狭窄等类型。漏斗部狭窄为典型法洛四联症的必备特征。肺动脉瓣狭窄多数为二叶瓣；极少数病例肺动脉瓣发育较差，仅遗留瓣叶残迹，称为肺动脉瓣缺如。法洛四联症常合并肺动脉主干及其分支狭窄，少数可合并一侧肺动脉缺如。

（2）室间隔缺损：以嵴下型最常见，其次为干下型；缺损较大，约为1.5～3.0cm。

（3）主动脉骑跨：主动脉根部顺钟向转位且向前移位，骑跨于室间隔之上。骑跨率为30%～75%。

（4）右心室壁肥厚：由肺动脉狭窄导致，为继发性改变。

（5）合并畸形：常见合并畸形包括房间隔缺损或卵圆孔未闭、动脉导管未闭、右位主动脉弓、双上腔静脉、冠状动脉畸形、肺动脉瓣缺如等。若合并房间隔缺损或卵圆孔未闭亦称为法洛五联症（pentalogy of Fallot）。

（二）超声表现

1.二维超声

（1）室间隔缺损：胸骨旁左心室长轴切面显示缺损位于主动脉瓣下。多数为嵴下型缺损，少部分缺损位于肺动脉瓣下，为干下型缺损。缺损一般较大。

（2）主动脉骑跨：胸骨旁左心室长轴切面显示主动脉向右前移位，前壁与室间隔连续中断。室间隔断端位于主动脉前后壁之间，形成主动脉骑跨（图2-150），在此切面可计算主动脉骑跨率。二尖瓣前叶与主动脉后壁仍然连续。

主动脉骑跨率＝主动脉前壁与室间隔的垂直距离/主动脉根部内径×100%

正常人主动脉前壁与室间隔连续，其距离为0，无主动脉骑跨。法洛四联症患者二者连续中断，主动脉前壁至室间隔距离增大，骑跨率多在50%左右。

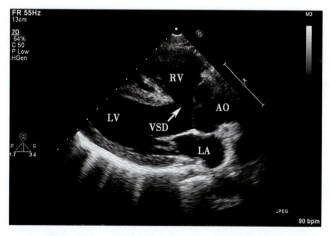

图2-150 法洛四联症胸骨旁左心室长轴切面
增宽前移的主动脉骑跨于室间隔缺损之上，主动脉前壁与室间隔连续中断，主动脉前壁前移，与室间隔不在同一水平。
AO：主动脉；LA：左心房；LV：左心室；RV：右心室；VSD：室间隔缺损。

（3）肺动脉狭窄：胸骨旁主动脉根部短轴切面显示不同部位狭窄征象。

1）单纯漏斗部狭窄：胸骨旁主动脉根部短轴切面示右心室流出道肌性肥厚，纤维性或膜性结构导致漏斗部狭窄。狭窄可表现在以下两个方面。①肌性狭窄：壁束、隔束及室上嵴肌性肥厚，致漏斗部局限性狭窄（图2-151）；当漏斗部广泛发育不全时，整个右心室流出道形成管状狭窄。②纤维性或膜性狭窄：漏斗部呈纤维膜性线样回声，中央回声中断可见小孔，致该处狭窄。

2）肺动脉瓣狭窄：右心室流出道切面及主动脉根部短轴切面显示瓣叶增厚，回声增强，瓣口开放明显减小，呈蓬顶状改变；肺动脉瓣环较小。肺动脉瓣叶数目超声难以确定，部分患者瓣叶呈二叶瓣、单孔瓣或瓣叶交界融合。

3）肺动脉狭窄：胸骨旁主动脉根部短轴切面显示肺动脉主干及其左、右分支局限性或弥漫性狭窄。

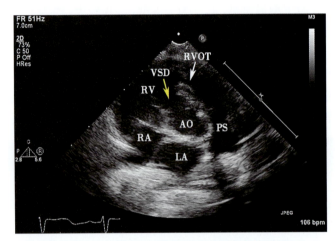

图2-151 法洛四联症胸骨旁主动脉根部短轴切面
显示大室间隔缺损，右心室流出道肌性狭窄，肺动脉狭窄。
LA：左心房；RA：右心房；RV：右心室；PS：肺动脉狭窄；RVOT：右心室流出道（白色箭头）；VSD：室间隔缺损（黄色箭头）。

（4）右心室壁肥厚：属继发性改变，右心室前壁及室间隔增厚，右心扩大。

（5）左心室偏小：多切面示左心室偏小，左心房正常或偏小。心尖二腔心或四腔心切面测量左心室舒张末期容积并计算其容积指数，评估左心室发育情况。

（6）侧支循环：肺动脉狭窄的侧支循环动脉多来自支气管动脉，环绕肺动脉走行，极少数起源自主动脉及其分支；严重发绀患者，侧支循环增多、增粗。胸骨上窝切面显示主动脉弓、降主动脉与肺动脉间多条粗细不等、走行迂曲的侧支循环形成。

2.M型超声心动图 心前区连续扫查：声束由心底波群转向二尖瓣波群时，主动脉前壁反射消失，室间隔回声出现在其后方，两者间出现连续中断，室间隔回声位于主动脉前后壁回声间，形成主动脉骑跨征；主动脉根部心底波群显示主动脉明显增宽，主动脉瓣回声清晰显示，且活动幅度增大；二尖瓣波群与心底波群显示右心室前后径增大，右心室前壁增厚；左心室、左心房偏小，二尖瓣仍呈双峰曲线，无明显改变；室间隔增厚，室间隔可与左心室下侧壁呈同向或逆向运动。

3.彩色多普勒血流成像及频谱多普勒超声

（1）彩色多普勒血流成像

1）肺动脉狭窄：收缩期右心室流出道和/或肺动脉瓣口及肺动脉狭窄处及狭窄远端见"五彩镶嵌"异常湍流信号。单纯漏斗部狭窄患者，收缩期右心室流出道见起自狭窄处的"五彩镶嵌"异常湍流信号，同时右心室流出道狭窄后的快速湍流射入肺动脉导致肺动脉内血流紊乱，肺动脉内亦可探及相同性质的湍流信号。若右心室流出道严重狭窄，狭窄后区域及肺动脉内血流量少，彩色血流信号纤细,有时甚至不易探及血流信号。若流出道狭窄合并肺动脉瓣、肺动脉瓣环及肺动脉干狭窄时,上述部位均可见"五彩镶嵌"高速血流信号(图2-152)。若狭窄极重,肺动脉内血流信号不明显,需与肺动脉闭锁鉴别。

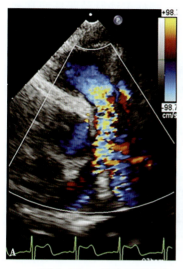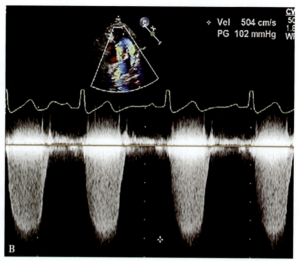

图2-152 法洛四联症右心室流出道及肺动脉长轴切面CDFI及连续波多普勒
A. CDFI示右心室流出道及肺动脉内见蓝色为主的"五彩镶嵌"湍流信号;B. 连续波多普勒示收缩期高速射流频谱,峰速5.0m/s,压差102mmHg。

2)室间隔缺损:因肺动脉狭窄导致右心室压力增高,左、右心室压力差明显减小,左心室长轴切面室间隔缺损处血流分流随左、右心室压力差改变而变化,可出现左向右分流信号为主,或右向左分流信号为主,或双向分流信号,分流速度较低。

3)主动脉骑跨:左心室长轴切面及心尖五腔心切面显示收缩期左心室血流与部分右心室血流均进入骑跨的主动脉,主动脉同时接收两个心室血流,血流量大,速度加快,升主动脉内血流信号较明亮。

(2)频谱多普勒超声

1)脉冲波多普勒超声:主要用于测量室间隔缺损处分流。胸骨旁左心室长轴切面或主动脉根部短轴切面,取样容积置于室间隔缺损处,由于缺损较大及左、右心室压力差较小,分流速度较低,频谱呈窄带层流状,频移幅度较小。

2)连续波多普勒超声:主要用于测量肺动脉狭窄处高速射流信号。主动脉根部短轴切面将取样线置于狭窄部位,使取样线尽量与血流方向平行,根据狭窄处血流速度可判断狭窄程度,其频谱特征为收缩期高速实填的频谱,但狭窄过重,不易记录完整的血流频谱。若存在三尖瓣关闭不全可探及反流频谱,由于右心室收缩压较高,故反流速度多较高。

(三)诊断要点与鉴别诊断

【诊断要点】

(1)主动脉根部增宽前移,骑跨于室间隔缺损之上,主动脉前壁与室间隔不在同一水平,主动脉后壁与二尖瓣前叶连续性存在。

(2)不同部位肺动脉狭窄征象(右心室流出道、肺动脉瓣、肺动脉瓣环、肺动脉主干及分支狭窄)。

(3)彩色多普勒血流成像:室间隔缺损处显示双向低速分流信号,不同部位肺动脉狭窄处显示"五彩镶嵌"高速血流信号。

(4)频谱多普勒超声:室间隔缺损处显示双向分流频谱,不同部位肺动脉狭窄处探及收缩期高速射流频谱。

【鉴别诊断】

1. 右心室双出口 右心室双出口时，主动脉与肺动脉均起自右心室，两者起始段平行走行，主动脉骑跨率＞75%；主动脉瓣与二尖瓣之间无纤维连续，具有主动脉瓣下圆锥组织；室间隔缺损处左心室血流经缺损进入右心室再进入主动脉。而法洛四联症主动脉骑跨率通常＜75%，主动脉瓣与二尖瓣之间有纤维连接，主动脉与肺动脉空间走行正常，室间隔缺损处左心室血流直接进入主动脉。

2. 永存动脉干 重症法洛四联症由于肺动脉重度狭窄，声窗较差时难以显示肺动脉，需要与永存动脉干鉴别。法洛四联症存在右心室流出道、肺动脉瓣及肺动脉结构，肺动脉自右心室发出，彩色多普勒血流成像显示肺动脉管腔内收缩期"五彩镶嵌"血流信号。永存动脉干患者无右心室流出道及肺动脉瓣，肺动脉起自共同动脉干，彩色多普勒血流成像显示自共同动脉干入肺动脉的收缩期血流信号。

3. 巨大室间隔缺损 巨大室间隔缺损合并艾森门格综合征时也可引起右心增大、右心室壁增厚、主动脉骑跨，巨大室间隔缺损处存在双向分流，需要与法洛四联症鉴别。但此时右心室漏斗部 - 肺动脉明显增宽，肺动脉瓣 M 型曲线显示肺高压征象，CDFI 显示收缩期右心室流出道及肺动脉内为层流信号。

（四）临床价值

超声心动图是诊断法洛四联症的首选影像学检查，能够很好地显示法洛四联症的病理改变及伴发的血流动力学变化，在选择手术时机、评估术后疗效（是否存在流出道残余梗阻、室间隔水平残余分流）及定期随访中发挥了重要作用。部分患者经胸超声心动图显示图像欠清晰时可行经食管超声心动图检查。部分患者肺动脉重度发育不良，尤其是肺动脉远端分支发育不良或肺动脉闭锁时，超声心动图显示有一定的困难，此时需采用心血管造影检查或 CT、磁共振成像显示肺动脉发育情况。

七、大动脉转位

大动脉转位（transposition of the great arteries，TGA）是由于胚胎期动脉干圆锥部反向旋转和吸收反常，引起主动脉与肺动脉两支大动脉之间的空间位置关系以及与心室的连接关系异常，属发绀型先天性心脏病中较为常见的畸形。Van Praagh 于 1971 年将其正式定义为"主动脉起自右心室，肺动脉起自左心室"。

（一）病理与临床

根据心房 - 心室 - 大动脉连接关系与转位程度的不同，本病可分为三种类型：完全型大动脉转位（complete transposition of the great arteries，C-TGA）、不完全型大动脉转位及矫正型大动脉转位（congenitally corrected transposition of the great arteries，CC-TGA）。不完全型大动脉转位可分为右心室双出口（含 Taussig-Bing 综合征）及左心室双出口两型，本节内容仅讨论完全型和矫正型两种类型的病理特征和超声表现。

1. 完全型大动脉转位 1797 年 Matthew Baillie 在英国伦敦首次报道该病，其发病率占所有先天性心脏病的 7%～8%，新生儿中约 0.2%～0.4‰，男女患病比例约为 2∶1～3∶1。

本病特征为心房与心室连接一致，大动脉与心室连接不一致，即形成左心房 - 左心室 - 肺动脉和右心房 - 右心室 - 主动脉的连接关系。这种连接关系导致体循环和肺循环成为两个截然分开的循环系统，二者之间无法进行正常的血氧交换，患者往往病情危重。如能存活，必然在心房水平、心室水平或者大动脉水平存在交通，多伴发房间隔缺损、室间隔缺损或者动脉导管未闭等多种畸形，其冠状动脉连接与走行也常有变异。

2. 矫正型大动脉转位 该病于 1875 年由 Von Rokitansky 在维也纳首次报道。本病少见，约占所有先天性心脏病的 0.7%。

本病特征为心房和心室连接不一致，心室与大动脉连接也不一致，即形成左心房-右心室-主动脉和右心房-左心室-肺动脉的连接关系。这种房室连接和心室-大动脉连接的双重不一致反而使得血液循环的正常生理功能得以保留，如不并存其他心内畸形，可无心脏功能异常。但本病约98%合并有其他畸形，其冠状动脉连接与走行亦常有变异。心室转位导致体循环由解剖右心室支撑，而解剖右心室和三尖瓣并不适合支撑体循环压力，随时间发展，会出现明显三尖瓣反流和解剖右心室功能不全，最终导致心力衰竭。

（二）超声表现

1. 完全型大动脉转位

（1）房室连接一致：绝大多数患者内脏与心房正位，心室右袢，极少数患者内脏心房反位并心室左袢，但其房室连接序列正常。偶见腔静脉或肺静脉连接异常，房间隔水平可见连续中断与分流，通常位于中部（卵圆孔未闭及继发孔型房间隔缺损）。约30%～40%患者超声能显示室间隔连续中断，连续中断通常较大且位于膜周部，累及流入道与肌部者相对少见。

（2）心室-大动脉连接不一致：无论主动脉和肺动脉的空间关系如何（主动脉位于肺动脉的右前最多见），超声都可观察到主动脉起自右心室，肺动脉起自左心室（图2-153）。声窗条件良好时可见冠状动脉，其起源和走行部分情况可存在变异。超声可显示肺动脉狭窄或肺高压其中之

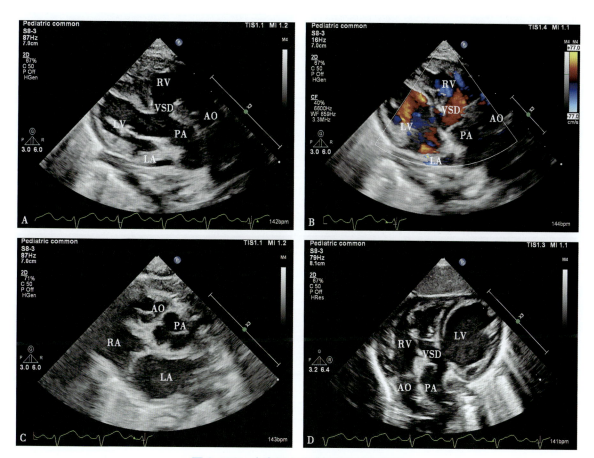

图2-153　完全型大动脉转位超声心动图

A. 左心室长轴切面：主动脉起自右心室，肺动脉起自左心室，两者起始段呈平行走行，肺动脉瓣下可见室间隔缺损，左心房与左心室相接；B. 左心室长轴切面彩色多普勒血流成像：左、右心室流出道血流通畅，室间隔连续中断处见左向右低速分流信号；C. 主动脉根部短轴切面：主动脉瓣环位于肺动脉瓣环右前方；D. 剑突下流出道切面：主动脉起自右心室，肺动脉起自左心室，两者起始段呈平行走行，肺动脉瓣下可见室间隔缺损。

LA：左心房；RA：右心房；LV：左心室；RV：右心室；AO：主动脉；PA：肺动脉；VSD：室间隔缺损。

一,如为狭窄,狭窄部位可位于瓣下、瓣环、瓣口、肺动脉主干或分支,亦可累及多处。降主动脉和肺动脉之间常可探及动脉导管。主动脉瓣可发育异常(如二瓣化畸形),瓣下、瓣口、瓣上(包括主动脉弓降部)亦可见狭窄。

(3)合并其他心血管畸形:包括左心室流出道梗阻、右心室流出道梗阻、三尖瓣关闭不全、三尖瓣先天畸形、二尖瓣先天畸形等。CDFI可显示梗阻部位"五彩镶嵌"血流信号及异常反流,频谱多普勒超声可评估异常血流峰速与压差。

2.矫正型大动脉转位

(1)房室连接不一致:绝大多数患者内脏-心房为正位,心室左袢,少数患者内脏-心房为反位,心室右袢,故而房室连接不一致。偶可见合并腔静脉、肺静脉连接异常以及房间隔缺损(包括单心房)。多合并室间隔缺损,以较大的膜周型缺损最常见。

(2)心室-大动脉连接不一致:肺动脉起源于解剖学左心室,主动脉起源于解剖学右心室,二者起始段近乎平行走行,主动脉瓣环位于肺动脉瓣环的左前方或右前方(图2-154)。合并肺动脉瓣狭窄时,可见肺动脉瓣叶增厚,开放受限,有时呈二瓣化改变。主动脉偶可见发育不良、缩窄或主动脉弓离断等,表现为主动脉全程或局部明显变窄甚至管腔完全闭塞。合并动脉导管未闭者,可见降主动脉与肺动脉之间异常管道相通。

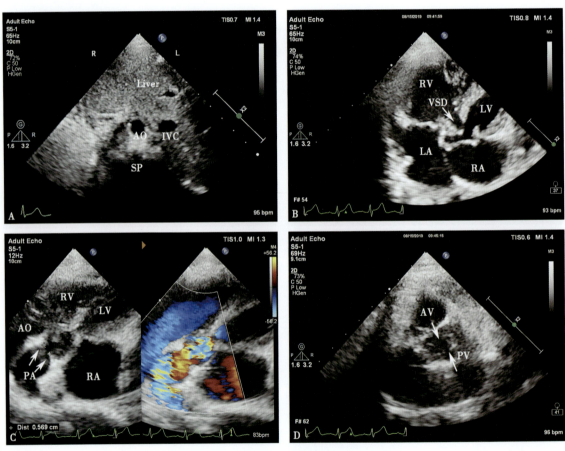

图2-154 矫正型大动脉转位超声心动图

A.剑突下观察:内脏反位,肝脏位于左侧腹腔,下腔静脉和腹主动脉分别位于脊柱左前方和右前方;B.四腔心切面:心房反位,心室右袢,房室连接不一致,室间隔基底段可见连续中断;C.胸骨旁流出道切面:主动脉起自右心室,肺动脉起自左心室,两者起始段呈平行走行,肺动脉瓣上可见隔膜样狭窄(狭窄处内径<0.6cm),箭头所示;D.主动脉根部短轴切面:主动脉瓣环位于肺动脉瓣环右前方。

Liver:肝脏;IVC:下腔静脉;SP:脊柱;LA:左心房;RA:右心房;LV:左心室;RV:右心室;AO:主动脉;PA:肺动脉;VSD:室间隔缺损;AV:主动脉瓣;PV:肺动脉瓣。

（3）合并其他心血管畸形：少数患者可合并三尖瓣发育异常、左心室流出道狭窄、右心室流出道狭窄等。

（三）诊断要点与鉴别诊断

【诊断要点】

1. 扫查时应依据三节段分析法全面地判断心房、心室、大动脉的连接与位置关系，重点观察心房-心室、心室-大动脉连接以及两根大动脉的空间位置关系。此外对其伴发畸形，如室间隔缺损、房间隔缺损、动脉导管未闭、肺动脉狭窄、主动脉狭窄等的观察和评估也是扫查重点。

2. 完全型大动脉转位　要点是房室连接一致和心室-大动脉连接不一致，并评估心房、心室及大动脉水平有无交通。

3. 矫正型大动脉转位　要点是房室连接不一致和心室-大动脉连接不一致。超声还可观察心室大小并评价心室功能、有无三尖瓣反流及其程度评估等。

【鉴别诊断】

1. 完全型大动脉转位与右心室双出口特殊类型即 Taussig-Bing 综合征　主要鉴别点在于肺动脉起源，其大部分（>50%）起自左心室为完全型大动脉转位，主要起自右心室为 Taussig-Bing 综合征。

2. 矫正型大动脉转位与孤立性心室反位　孤立性心室反位异常罕见，两者主要鉴别点在于心室-大动脉连接，连接正常者为孤立性心室反位，反位者为矫正型大动脉转位。

3. 完全型大动脉转位与矫正型大动脉转位　主要鉴别点在于心房与心室连接，连接正常者为完全型大动脉转位，异常为矫正型大动脉转位。

（四）临床价值

作为重要的医学影像学手段，超声心动图可早在胎儿阶段就发现并准确诊断大动脉转位，了解合并的其他心脏畸形，评价心室与瓣膜功能，为临床选择治疗方式和时机提供重要的影像学依据。除对大动脉转位患者进行超声术前精细化诊断外，在术中通过经食管和经心表超声心动图能进行连续监测与评估，确保手术操作的准确性和有效性。术后则可全面评估手术效果并进行随访。因此，超声心动图的应用贯穿于大动脉转位整个诊疗过程，具有至关重要的临床价值。

八、主动脉狭窄

先天性主动脉狭窄（congenital aortic stenosis）是指从左心室流出道至升主动脉之间任何部位出现的梗阻，约占先天性心脏病的 3%～10%。根据梗阻部位，可分为主动脉瓣狭窄（valvular aortic stenosis）、主动脉瓣上狭窄（supravalvular aortic stenosis）及主动脉瓣下狭窄（subvalvular aortic stenosis）。

（一）病理与临床

在上述三种类型中，主动脉瓣狭窄最为多见（占 70%～91%），其次为主动脉瓣下狭窄（8%～30%），主动脉瓣上狭窄最少见（5%）。主动脉瓣狭窄多为二叶瓣畸形（占 50%～70%），其次为三叶瓣（占 30%）、单叶瓣及四叶瓣，主动脉瓣增厚，瓣口狭窄；主动脉瓣下狭窄是在瓣膜下左心室流出道中存在隔膜或纤维嵴所致；主动脉瓣上狭窄位于升主动脉根部、主动脉瓣之上（窦管结合部最多见），可为向主动脉腔内突出的环状或带状结构所致，也可为整段动脉的狭窄。

主动脉狭窄的基本血流动力学变化是狭窄导致左心室排血受阻。为了维持正常心输出量，左心室需增加收缩力，造成心肌肥厚。由于心肌耗氧量增加，冠状动脉供血相对不足，临床上可出现心、脑血管供血不足表现。

（二）超声表现

1. 主动脉瓣狭窄

（1）瓣膜增厚，回声增强，瓣叶开放受限，瓣口开口间距及开放面积减小（图2-155A）。

（2）瓣叶数异常，多为二叶瓣畸形。经食管超声心动图有助于确诊瓣叶数及显示启闭情况，可合并瓣膜关闭不全。

（3）狭窄严重时，左心室壁对称性肥厚，厚度＞11mm。

（4）升主动脉可窄后增宽或扩张。

（5）彩色多普勒血流成像及频谱多普勒超声：CDFI在狭窄处显示"五彩镶嵌"状高速射流信号（图2-155B），频谱多普勒超声获取收缩期高速射流频谱，峰速＞2.5m/s，通过测量主动脉瓣口收缩期血流频谱，可定量评估狭窄程度。当合并主动脉瓣关闭不全时，左心室流出道内可探及舒张期湍流信号与频谱。

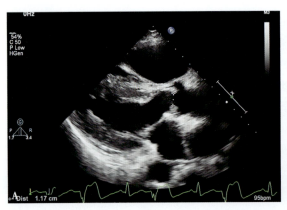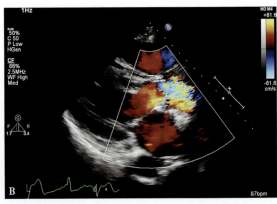

图2-155　先天性主动脉瓣狭窄超声心动图

A. 胸骨旁左心室长轴切面显示主动脉瓣增厚，回声增强，开放受限，左心室壁均匀肥厚；B. CDFI显示收缩期瓣口"五彩镶嵌"状高速射流信号。

2. 主动脉瓣下狭窄

（1）主动脉瓣下局限性狭窄，分为两型。①隔膜型主动脉瓣下狭窄：隔膜通常位于主动脉瓣下2cm以内，隔膜可为圆环形，中部有小孔裂隙（图2-156），也可呈"半月"形、"马鞍"形等；②纤维肌性主动脉瓣下狭窄：主动脉瓣下室间隔局部增厚，呈纤维肌性嵴样突起。

（2）狭窄严重时，左心室壁对称性肥厚，厚度＞11mm。

（3）彩色多普勒血流成像及频谱多普勒超声：CDFI显示左心室流出道狭窄部及远端"五彩镶嵌"状高速血流信号，频谱多普勒超声探及收缩期高速湍流频谱，峰速＞2.5m/s。

3. 主动脉瓣上狭窄

（1）主动脉内异常隔膜、局限环状或弥漫性狭窄，分为三型。①沙漏型（占66%）：狭窄位于主动脉窦管结合部，局部管壁纤维肌性肥厚，形成环形狭窄（图2-157）；②隔膜型：为主动脉瓣上方纤维或纤维肌性的环形或"半月"形隔膜样结构，其上存在不同形状与大小的裂孔；③管型（弥漫性发育不良型，占13%～24%）：整个升主动脉弥漫性发育不良，升主动脉细小，管壁增厚，管腔狭窄。

（2）狭窄严重时，左心室壁对称性肥厚，厚度＞11mm。

（3）彩色多普勒血流成像及频谱多普勒超声：CDFI于狭窄部及狭窄远端升主动脉管腔内显示"五彩镶嵌"状高速血流信号，频谱多普勒超声探及收缩期高速湍流频谱，峰速＞2.5m/s。

（三）超声诊断要点

1. 主动脉瓣狭窄

（1）二维超声心动图左心室长轴切面与主动脉根部短轴切面显示主动脉瓣形态、回声及数目异常，瓣膜增厚及开放受限，开放面积减小。

（2）CDFI在主动脉瓣口及升主动脉内显示"五彩镶嵌"状高速射流信号。

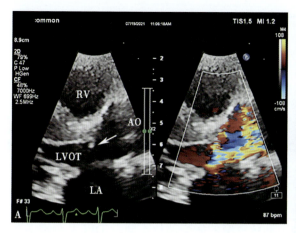

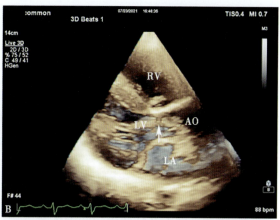

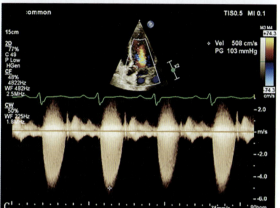

图2-156　主动脉瓣下隔膜型狭窄超声心动图

A. 胸骨旁左心室长轴切面显示主动脉瓣下隔膜样结构（箭头）；B. 实时三维超声显示瓣下隔膜形态（箭头）；C. 心尖五腔心切面连续波多普勒超声示主动脉口射流频谱，峰速5.1m/s。

AO：主动脉；LA：左心房；LVOT：左心室流出道；RV：右心室。

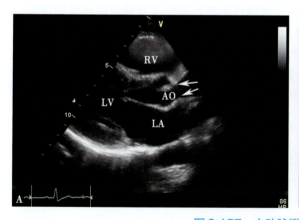

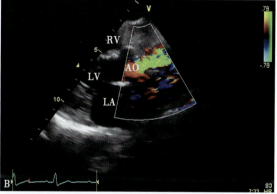

图2-157　主动脉瓣上狭窄超声心动图

A. 左心室长轴切面显示主动脉窦管结合部局限性狭窄（箭头），左心室壁均匀肥厚；B. CDFI显示收缩期窦管结合部"五彩镶嵌"状血流信号。

AO：主动脉；LA：左心房；LV：左心室；RV：右心室。

（3）频谱多普勒超声探及收缩期高速射流频谱。

（4）左心室壁对称性肥厚。

（5）通过主动脉瓣射流频谱定量测量可评估主动脉瓣狭窄程度。

2. 主动脉瓣下狭窄

（1）二维超声心动图左心室长轴切面、主动脉根部短轴切面及心尖五腔心切面显示左心室流出道狭窄的部位及类型。

（2）CDFI 显示左心室流出道狭窄部及远端"五彩镶嵌"状高速血流信号，频谱多普勒超声探及收缩期高速湍流频谱。

（3）左心室壁对称性肥厚。

3.主动脉瓣上狭窄

（1）二维超声心动图左心室长轴切面、心尖五腔心切面及胸骨上窝主动脉弓长轴切面显示升主动脉内异常隔膜、局限性环状狭窄或弥漫性管状狭窄。

（2）CDFI 于狭窄部及狭窄远端管腔内显示"五彩镶嵌"高速血流信号，频谱多普勒超声探及收缩期高速湍流频谱。

（3）左心室壁对称性肥厚。

（四）鉴别诊断

1.不同类型主动脉狭窄间鉴别诊断 三种主动脉狭窄的病变部位不同；CDFI 及频谱多普勒超声显示的异常血流信号及频谱出现的部位不同；主动脉狭窄患者可以同时合并两种或三种不同类型，因此需要多切面观察进行鉴别。

2.与后天性主动脉瓣病变（风湿性主动脉瓣狭窄、钙化性主动脉瓣狭窄）鉴别 风湿性主动脉瓣狭窄患者主动脉瓣叶仍为三叶结构，瓣膜增厚主要在瓣缘和瓣膜交界联合区，常同时伴有主动脉瓣关闭不全，绝大多数患者伴有典型的二尖瓣病变；钙化性主动脉瓣狭窄，又称为退行性主动脉瓣狭窄（degenerative aortic valve stenosis），病变为主动脉瓣发生老年退行性改变，瓣叶增厚伴钙化，活动度减小，结合病史不难区分。

3.梗阻性肥厚型心肌病 梗阻性肥厚型心肌病（obstructive hypertrophic cardiomyopathy）患者室间隔为非对称性肥厚，造成左心室流出道肌性梗阻，二尖瓣前叶运动可见典型收缩期前向运动（systolic anterior motion）。

（五）临床价值

二维超声心动图可显示主动脉狭窄的解剖部位和病理类型。彩色多普勒血流成像通过高速湍流束的起点和血流束形态，结合二维解剖图像，可以对主动脉狭窄部位做出准确诊断。频谱多普勒超声定量测量流速与压差，有助于狭窄程度的半定量评估与随访监测。在经胸超声心动图成像质量不佳、钙化严重的患者，有时对主动脉瓣叶数目的判断存在困难，经食管超声心动图可以清晰地显示主动脉瓣叶数目及开口情况，有助于明确诊断。

九、先天性心脏病介入治疗

先天性心脏病（简称先心病）是发生率较高的一类出生缺陷，是儿童时期最常见的心脏病，我国先心病的发病率约 0.7%～0.8%。先心病介入治疗是通过特定的导管及装置由外周血管进入心血管腔内，完成病变部位的治疗以替代外科手术，已成为先心病治疗的重要手段。

超声心动图在介入术前通过评估病变情况、周围解剖结构及心脏功能以明确诊断、筛选合适病例；术中能减少 X 射线辐照时间，联合数字减影血管造影（digital subtraction angiography，DSA）或单纯应用超声引导可完成全程介入治疗的实时监测及引导；术后即刻评估疗效，及时干预以提高治疗成功率，并长期随访，在先心病介入治疗中发挥着重要作用。以下介绍超声心动图在常见先心病介入治疗中的应用。

（一）房间隔缺损的介入治疗

房间隔缺损（atrial septal defect，ASD）是最常见的先天性心脏病之一，继发孔型占 75%，是主要可行介入封堵的类型。ASD 介入治疗的成功率高、并发症低，对于解剖条件合适的病例可替代外科手术，介入封堵治疗 ASD 已在临床广泛应用。超声心动图在 ASD 介入术前评估及筛选病例、术中监测及引导、术后疗效评估及随访等方面具有不可替代的临床价值。

1.术前超声评估要点及注意事项 术前经胸超声心动图（transthoracic echocardiography，

TTE）或／和经食管超声心动图（transesophageal echocardiography，TEE）应重点评估 ASD 的类型、大小、数目、残边情况及房间隔长度。三维超声心动图能更好地显示缺损形态特征及其与周围组织结构的关系。

（1）ASD 大小、位置与边缘：术前多切面测量缺损大小，TTE 通常在主动脉根部短轴切面、四腔心切面、剑突下双心房切面测量缺损的长度（图 2-158）；观察残边的厚度、软硬情况及描述其距房室瓣口、腔静脉口和肺静脉口的距离。TEE 能清晰地显示 ASD 的解剖结构和缺损周边组织情况（图 2-159）。术前评估时，注意明确是否有足够的残边，当 ASD 没有下腔边缘或边缘短且软，不足以支撑封堵器的情况下，为封堵术的禁忌证。还应排除肺静脉异位引流等不宜封堵的情况。

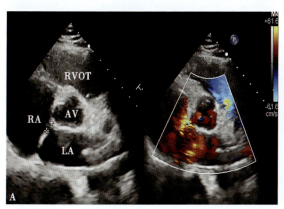
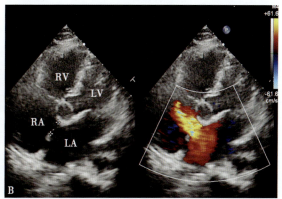
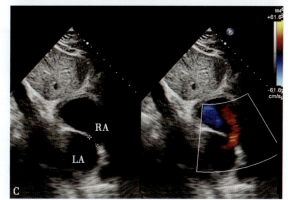

图 2-158　TTE 显示缺损的大小

A、B、C 分别为主动脉根部短轴切面、胸骨旁四腔心切面、剑突下双房切面显示缺损的测量（测量标尺处）。

LA：左心房；LV：左心室；RA：右心房；RV：右心室；AV：主动脉瓣；RVOT：右心室流出道。

（2）ASD 的数目：对于较特殊的类型，如存在两处缺损，需准确测量两者间距并和手术医生沟通，若缺损的间距≤7mm，多选择 1 个封堵器闭合；多个缺损的间距 >7mm 且不在同一平面上，需选择多个封堵器分别闭合。合并房间隔膨胀瘤时，需测量其宽度、深度并详细描述瘤壁上是否存在缺损及缺损的部位。

2. ASD 介入术中超声心动图的应用

（1）判断封堵器位置及有无残余分流：明确左、右盘片分别在相应心房的一侧，缺损残缘是否都夹在两个伞盘中间。CDFI 观察有无残余分流（图 2-160）。少量残余分流一般不需要处理，部分可自行闭合。如残余分流束直径大于 5mm，有血流动力学意义，建议再次封堵残余分流。

（2）观察封堵器与周围结构关系：观察房室瓣的开闭活动，是否影响瓣膜活动、出现瓣膜反流或加重，是否影响冠状静脉窦及肺静脉开口。

（3）监测心包积液：观察术中是否出现心包积液或心包积液量的明显增加。

3. ASD 介入术后超声心动图的应用

（1）观察封堵器释放即刻疗效：包括封堵器位置是否正常、有无残余分流，伞盘是否影响房室瓣，特别是二尖瓣功能，是否有心包积液等。

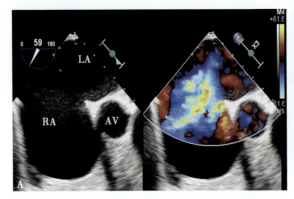
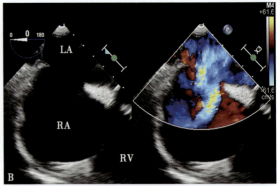
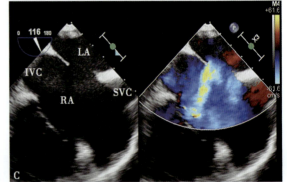

图 2-159　TEE 显示缺损的大小和边缘
A. 食管中段主动脉根部短轴切面显示缺损的前、后缘；B. 食管中段四腔心切面显示缺损的上、下缘；C. 食管中段双房切面显示缺损的上腔、下腔缘。
LA：左心房；RA：右心房；RV：右心室；AV：主动脉瓣；SVC：上腔静脉；IVC：下腔静脉。

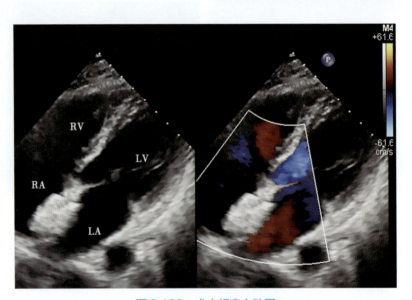

图 2-160　术中超声心动图
胸骨旁四腔心切面显示 ASD 封堵器位置正常，无残余分流。
LA：左心房；LV：左心室；RA：右心房；RV：右心室。

（2）随访：封堵器位置正常，无残余分流的患者宜术后第 1、3、6、12 个月及每年随访。建议对患者行长期随访，以评估封堵器的远期效果。

（二）室间隔缺损的介入治疗

室间隔缺损（ventricular septal defect，VSD）发病率居先心病的首位，病理分型较多。膜周部 VSD、部分肌部 VSD、解剖条件合适的外科术后残余分流可以考虑介入治疗。VSD 介入术的超声评估包括明确 VSD 的类型、大小和数目，判断 VSD 与主动脉瓣、三尖瓣之间的关系及评估封堵的疗效等。

1．术前超声评估要点及注意事项

（1）VSD 的大小、数目、位置和边缘：对缺损形态的显示和描述利于封堵器的选择。室间隔膜部瘤者，需测量瘤基底部缺损直径、出口数目及大小。近心尖肌部 VSD，需评估周围解剖结构，有助于封堵器及介入途径的选择。测量主动脉瓣和缺损边缘的距离，预防主动脉瓣反流最重要的措施是选择合适的患者，缺损边缘距主动脉瓣的距离应大于 2mm。

（2）VSD 与瓣膜的关系：在观察房室瓣时，要注意 VSD 是否延伸到流入道间隔。三尖瓣与VSD 的关系可通过主动脉根部短轴、五腔心切面观察，左心室长轴切面观察缺损与主动脉瓣的关系，是否合并主动脉瓣脱垂。

2．VSD 介入术中超声心动图的应用

（1）判断封堵器位置及有无残余分流：观察封堵器位置和形态是否正常（图 2-161），如存在较大的残余分流，应更换封堵器型号或调整其位置，直至残余分流消失或仅残余少量分流。

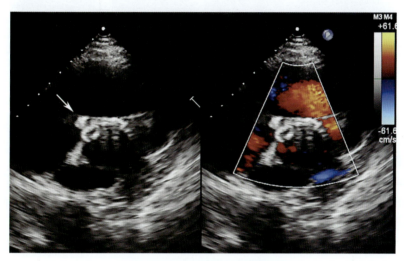

图 2-161　术中超声心动图监测
主动脉根部短轴切面显示 VSD 封堵器位置正常，无残余分流。
箭头所示为 VSD 封堵器。

（2）观察封堵器与周围结构关系：在封堵术前及封堵器释放前评估瓣膜反流情况极为重要。判断封堵器是否影响主动脉瓣和三尖瓣的功能。

3．VSD 介入术后超声心动图的应用

（1）观察封堵器释放即刻疗效：多切面评价封堵器形态、位置是否正常，以及是否远离主动脉瓣，有无残余分流，三尖瓣是否有新发反流或反流较术前加重。残余分流是 VSD 封堵术后最常见的并发症，术后微量残余分流有可能自愈。一般大于 2mm 的残余分流应改行常规外科手术。

（2）随访：因少数 VSD 介入治疗病例远期可能出现主动脉瓣穿孔、迟发房室传导阻滞及左束支传导阻滞，应长期随访；推荐术后第 1、3、6、12 个月及以后每年常规随访心电图及超声心动图。

（三）动脉导管未闭的介入治疗

动脉导管未闭（patent ductus arteriosus，PDA）占先天性心脏病的 10%～21%。目前，经皮动脉导管封堵术得到广泛应用并成为 PDA 的首选治疗方法。术前超声主要评估 PDA 的形态、内径，当 PDA 导致肺循环的容量和压力负荷增加，增加左心室容量负荷，可合并二尖瓣或主动脉瓣关闭不全，需要仔细评估反流程度。肺动脉压力在术前也需重点评估，以判断肺高压的程度及性质。通常术中实时监测可通过 DSA 完成，对于特殊类型的 PDA，如较大直径的 PDA、婴幼儿PDA 等，术中可应用超声实时观察封堵器位置、残余分流及有无造成左肺动脉狭窄及肺高压变化情况。术后超声评估封堵器的位置及形态（图 2-162）、残余分流情况、肺动脉压力、肺动脉分支血流流速,主动脉血流及左心功能。在无残余漏、左心室功能及肺动脉压正常的情况下,6个月后可不行常规随访。根据左心室功能下降及肺高压的严重程度,需随访1~3年。

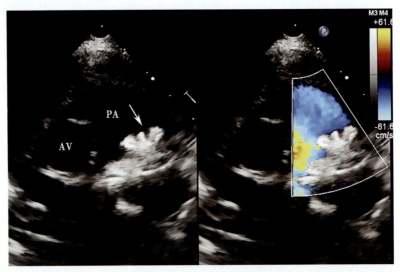

图2-162 术中超声心动图监测

主动脉根部短轴切面显示PDA封堵器位置正常(箭头),无残余分流。

AV:主动脉瓣;PA:肺动脉。

(四)卵圆孔未闭的预防性封堵介入治疗

成年人卵圆孔未闭(patent foramen ovale,PFO)的发生率约为25%。TEE是目前诊断PFO的"金标准"和首选方法,误诊率约10%。经胸及经食管右心造影可检测PFO的右向左分流,这与反常栓塞相关,而合并不明原因栓塞的PFO相关卒中患者在封堵后可获益。

术前TEE可以清晰地显示PFO的长度、静息直径和开放直径。详细观察PFO的解剖结构和房间隔特征,明确其分类并排除不适合封堵治疗的复杂型PFO,经胸及经食管右心造影可对右向左分流的来源及分流量进行分级(图2-163),以指导封堵治疗。在进行右心造影时,需要强调有效的Valsalva动作。术中确认封堵器位置、形态,有无心包积液,是否存在残余分流以及房室瓣反流。术后3、6和12个月复查超声心动图,之后每年行经胸超声心动图检查,观察封堵器位置、有无封堵器处血栓及心脏结构,重点判断有无右向左分流。

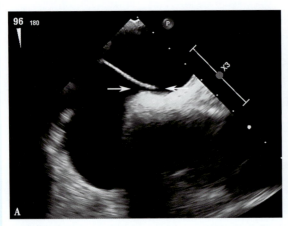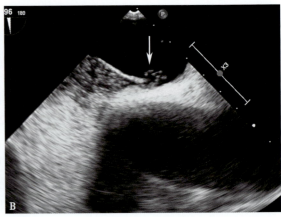

图2-163 TEE显示PFO

A. 双心房切面显示PFO(箭头);B. Valsalva动作后可见十余个微泡经PFO由右心房进入左心房(箭头)。

(谢明星 舒先红)

第三章 胸腔与肺

X射线和计算机断层扫描（CT）是胸腔与肺部疾病最常用的影像学检查方法。X射线主要应用于胸部疾病的筛查及随访等，其优点为检查方便快捷，价格便宜，辐射剂量低，缺点为容易遗漏小病灶。CT在发现病变、定位诊断及定性诊断上更为精确，目前已成为胸部疾病诊断的重要手段，但其缺点为辐射量高，对具有潜在风险的危重症患者需要转运。随着磁共振成像（MRI）快速采集技术和去伪影技术的发展，其在肺部的应用也日益广泛，可部分替代CT的作用，但其检查时间长，费用昂贵。

由于正常肺内部充满气体，超声波到达气体和软组织界面时发生全反射，无法显示肺实质，因此在较长时间内超声被认为不适宜应用于肺部疾病的诊断与评估，多年来其应用主要局限于胸腔积液的探查和引导、胸膜病变及前纵隔肿瘤的诊断。随着研究的深入，人们发现病变肺脏实变、肺泡及间质含水量改变产生一些超声影像及伪像，使超声检查成为可能。Lichtenstein于1992年首次对肺部超声进行系统描述，阐述基本肺超声征象，推动肺部超声的发展。超声在胸、肺部的应用价值也被重新评估，成为近年超声发展的热点之一。超声目前可对间质综合征、气胸、胸腔积液、肺实变、肺肿瘤等多种肺部疾病进行快速诊断并行进鉴别诊断，具有良好诊断敏感性和特异性，还可通过多次反复扫查病变区域评估其治疗效果，进而指导临床决策和治疗方案。高频超声具有较高分辨率，显示脏胸膜、壁胸膜、胸膜腔及贴近胸壁的细微结构，为胸膜病变及周围型肺部病变的诊断及鉴别诊断提供可靠信息。

同时，肺超声已成功应用于儿童，尤其是新生儿肺部疾病的诊断和鉴别诊断，使其在诊疗过程中避免或减少射线的暴露和损害，被我国中华医学会儿科学分会推荐为肺部疾病筛查或诊断的首选方法。新生儿肺部超声可用于新生儿肺炎、呼吸窘迫综合征、胎粪吸入综合征、气胸等疾病的诊断及治疗后随访。

床旁即时肺超声在危重症患者的诊断和评价中也发挥了日益重要的作用，可帮助快速诊断危重症患者的主要呼吸、循环系统疾病，并大大减少患者的转运风险。

肺脏具有双重血供，超声造影可清楚显示病灶内坏死区和较大血管，提高穿刺准确率，避免出血并发症，成为肺部病变影像学诊断的重要补充技术。

第一节 胸 腔

一、正常解剖

胸壁（chest wall）是由骨骼及软组织构成。软组织包括皮肤、皮下组织、肌肉及乳腺等；骨骼包括胸骨、肋骨及肋软骨。胸壁不仅保护胸腔内脏器，还具有呼吸的机械功能。

胸膜（pleura）是衬覆于胸壁内侧面、肺表面、膈上面及纵隔两侧的一层浆膜组织，可分为脏胸膜与壁胸膜。覆盖于肺表面的称为脏胸膜（visceral pleura），不仅附于肺表面，而且伸入肺叶间裂内。壁胸膜（parietal pleura）贴附于胸壁内面、膈上面及纵隔两侧。脏胸膜与壁胸膜在肺根处相互移行，移行处两层胸膜重叠形成的三角形皱襞称肺韧带（pulmonary ligament）。

脏胸膜与壁胸膜之间是一个封闭、狭窄的腔隙，即胸膜腔（pleural cavity）。生理状态下，胸膜腔内呈负压，内有微量浆液（5～15ml）以减少呼吸时两层胸膜间的摩擦。左右两侧浆膜腔相互独立互不相通（图3-1）。胸膜的功能除胸液的形成和转运外，还帮助维持肺的形态并在胸壁与肺之间行使力传递作用。肋膈隐窝是位于肋胸膜和膈胸膜返折处的潜在性间隙，是胸膜腔的最低位置，胸膜腔积液时，首先积聚于此。

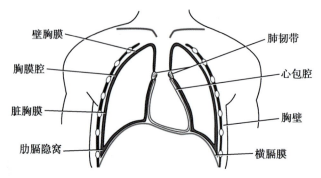

图3-1 胸膜解剖示意图

横膈膜（thoracic diaphragm）是一层肌肉纤维组织所构成的圆拱形膈膜，将胸腔与腹腔分隔开，上方被胸膜覆盖，下方有腹膜衬贴，呈穹窿状突向胸腔，分为左、右两叶，右膈顶部比左膈顶高1～2cm。膈肌在外侧及前后方与胸壁相交（肋、膈胸膜移行处）形成肋膈角，在内侧与心脏形成心膈角。膈肌有腔静脉孔及食管裂孔，分别位于正中线右侧和左侧2～3cm。

二、正常声像图

胸壁：沿肋间用高频探头可显示皮肤、皮下脂肪、胸壁肌层及内外侧筋膜结构。胸壁皮肤呈高回声带，厚约2～3mm，其下方低回声为皮下脂肪组织，胸壁肌层为实性等回声，筋膜为细线状高回声，声像图上表现为高-低-等-高回声。由于声波无法穿透骨骼，因此肋骨表现为弧形强回声以及后方伴随声影，相邻两个肋骨之间为肋间肌（图3-2）。

胸膜：以肋骨为声学标志，胸膜腔各结构容易被识别。胸膜腔位于肋骨深面约1cm处。沿肋间扫查，在胸壁肌层的深面，可见弧形明亮的细带状高回声，系由壁胸膜、极少量生理性浆液的界面反射而产生，可认为是壁胸膜的标志。含气肺组织被脏胸膜紧紧覆盖，形成光滑平整的强反射面，是脏胸膜的标志。壁层与脏层胸膜中间可见细条状低回声带，将二者分离，内为微量（5～15ml）浆液充填，这种低回声带通常被"混响伪像"遮盖，多数情况超声无法清晰显示。脏胸膜随呼吸可做上下运动，这种现象称为"滑动"征，是特征性生理现象。

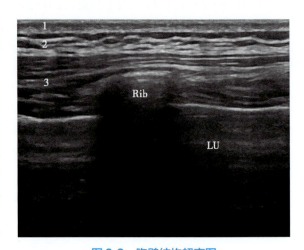

图3-2 胸壁结构超声图

由浅至深分别为皮肤层（1）、脂肪层（2）、肌层（3），Rib：肋骨；LU：肺组织。

膈肌：以肝脏、脾脏为声窗扫查时，膈肌表现为弧形的条状高回声，可随呼吸做规律运动。正常膈肌厚度约为5mm，其胸腔面由壁胸膜覆盖，腹腔面由腹膜覆盖。当含气肺组织紧贴膈肌时，膈肌、肺交界处形成一个镜面，在膈肌上方可反射出肝脏或脾脏的图像，这种现象称为"镜面反射"。该征象可间接反映胸腔为含气肺组织，可作为无胸腔积液的证据之一。

三、胸腔疾病

（一）胸腔积液

【病理与临床】

胸腔积液即壁胸膜与脏胸膜之间液体过多，表明胸腔积液的形成和排出不平衡。胸腔积液不是特定疾病，而是潜在病理的反映。按其发生机制可分为漏出性胸腔积液和渗出性胸腔积液两类。

【超声表现】

超声可以检测到生理量的胸腔积液（5～15ml），并且对＞100ml的积液具有100%的敏感性。此外，还可以识别相邻结构：肝、脾、膈肌、肺和胸壁（图3-3）。

1. 游离性胸腔积液 坐位时，游离液体将聚集于胸膜腔最低点即肋膈隐窝，最佳检查部位位于膈肌上方腋后线。单纯性胸腔积液为无回声，通常为漏出液。复杂性胸腔积液内可见非均质回声，伴或不伴纤维蛋白分隔，通常为渗出液。

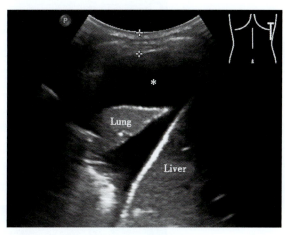

图3-3 胸腔积液

*：胸腔内液性暗区；Lung：压缩肺组织；Liver：肝脏；+：胸壁。

2. 包裹性积液 常局限于胸壁、叶间、纵隔、肺底等处。肋间切面可见较规则椭圆形无回声区，有时呈不规则形，合并感染时内部回声杂乱。局部胸膜常增厚、粘连，大量纤维蛋白渗出形成分隔和包裹，易误诊为实性病变。

3. 血性胸腔积液或脓胸 均质回声积液常由血性胸腔积液或脓胸引起。表现为密集分布的点状强回声，改变体位时该点状强回声可有流动感。胸腔积液内纤维蛋白分隔在各种原因的渗出性积液中均很常见，包括血性胸腔积液和脓胸。

【鉴别诊断】

须注意与腹腔积液、膈下积液以及胸膜增厚相鉴别，改变体位观察液体位置的变化有助于判断。

【临床价值】

超声显示胸腔积液十分灵敏而准确，对于X射线不易探测的少量积液也能做出明确诊断，并且在估计积液量、确定积液位置、协助穿刺定位以及置管引流等方面也有重要价值。

（二）胸膜炎性病变

【病理与临床】

胸膜炎指由感染、肿瘤、结缔组织病等致病因素刺激引起的胸膜炎症，临床以结核性胸膜炎最为常见。结核菌可由肺结核病灶经淋巴结或直接蔓延至胸膜所致。结核性胸膜炎常导致胸腔积液的形成。结核性胸腔积液吸收不完全常形成包裹，纤维蛋白条带及分隔形成，后期引起胸膜增厚、粘连。

胸膜炎常见临床症状为胸痛、干咳，可伴发热、呼吸困难。不同病因所致胸膜炎还可合并相应疾病临床表现。

【超声表现】

1. 胸膜线增粗、不光滑、连续性中断，伴或不伴肺滑动减弱。

2. 单层或双层胸膜增厚，部分可呈边界清楚的类圆形或圆形团块，回声均匀或不均匀，可伴钙化（图3-4、图3-5）。

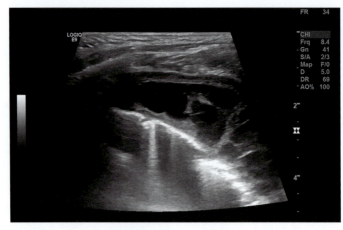

图 3-4 结核性胸膜炎
胸腔包裹性积液,内见大量分隔,胸膜增厚。

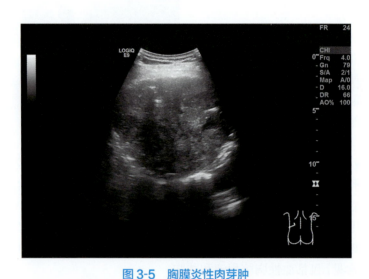

图 3-5 胸膜炎性肉芽肿
左后胸壁下边界清楚的类圆形团块,内部回声不均匀,见多处斑片状强回声。

3. 部分可见胸膜下小实变区,直径范围多为 0.2～2.0cm,多呈低回声或极低回声。

4. 可合并包裹性积液或肺底积液,内可见分隔及纤维蛋白条带回声(图 3-4)。

【鉴别诊断】

单纯不合并渗出的胸膜炎超声征象不具特异性,与肺炎早期继发胸膜改变较难鉴别。结核性胸膜炎所致胸腔积液需与其他病因引起的胸腔积液相鉴别,前者好发于中青年,积液一般为少至中量,包裹性积液及积液内纤维蛋白条带、分隔更常见。团块型胸膜炎性肉芽肿需与其他胸膜占位鉴别,确诊需依赖病理检查。

【临床价值】

超声可清晰显示胸膜炎引起的胸腔积液,可作为胸腔积液随访的重要工具。超声发现包裹性胸腔积液、纤维蛋白条带、分隔、胸膜肥厚等多种征象,有助于明确结核性胸膜炎的诊断,超声引导下穿刺抽液及胸膜活检对结核性胸膜炎的诊断具有重大价值。

(三)胸膜常见肿瘤

【病理与临床】

胸膜肿瘤分为原发性和继发性两大类,多为恶性肿瘤。临床以继发于肺癌、乳腺癌等肿瘤血行转移或直接侵犯者最为常见。原发性胸膜肿瘤较少见,包括间皮肿瘤、间叶肿瘤、淋巴增生性疾病三大类,其中以间皮细胞来源的恶性间皮瘤常见,患者多有石棉接触史。胸膜良性肿瘤占所有胸膜肿瘤比例少于 5%,多无明显症状,少数可出现胸痛及呼吸困难。胸膜恶性肿瘤患者常有胸痛、呼吸困难、消瘦等症状。

【超声表现】

胸膜肿瘤常表现为胸膜局限性或弥漫性增厚,可发生于单侧或双侧胸腔,可合并胸腔积液及肿瘤内坏死、钙化等表现。

1. 胸膜良性肿瘤

(1)局限性良性肿瘤多呈紧邻胸壁、边界清楚的类圆形或椭圆形团块,包膜完整,内部多呈低回声或等回声(图 3-6A),部分可伴坏死无回声及钙化强回声。

(2)部分良性间皮瘤可呈弥漫分布的片状低回声,厚度一般较恶性者薄而均匀。

(3)CDFI:部分较大病灶内部可探及血流信号(图 3-6B)。

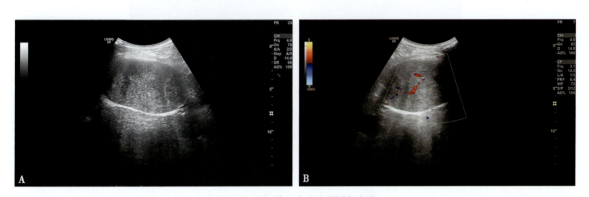

图 3-6 胸膜孤立性纤维性肿瘤

A. 胸壁下边界清楚的等回声团块;B. CDFI 示肿瘤内部条状血流信号。

2. 恶性间皮瘤

(1)位于胸壁与肺之间,与胸壁相连且常分界不清。

(2)胸膜弥漫不均匀,增厚,多呈片状或结节融合样,可包裹肺。

(3)肿瘤边界多不规则,长度和宽度多大于厚度。

(4)内部多呈低回声或不均回声,无支气管结构,较大病灶可伴坏死出血,呈灶状无回声区。

(5)常合并胸腔积液,可侵犯邻近胸壁、肺组织、膈肌、心包(图 3-7)。

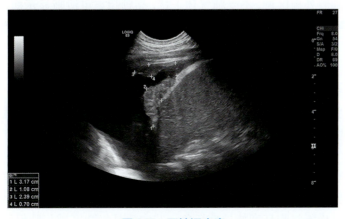

图 3-7 恶性间皮瘤

胸壁下及膈肌处不规则片状低回声实性团块,伴胸腔积液。

3．胸膜转移瘤

（1）常见于邻近胸壁、膈肌及胸膜隐窝处，多发或单发。

（2）可呈结节样、半圆形、息肉样或宽基底片状，边界清晰或不清。

（3）多呈低回声或中等回声（图3-8），少数呈极低回声。

（4）常合并胸腔积液。

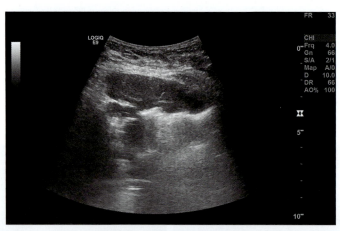

图3-8　胸腺癌胸膜转移
胸壁下宽基底片状低回声，边缘不规则。

【鉴别诊断】

1．胸膜肿瘤需与外周型肺肿瘤鉴别，后者可随呼吸运动，与壁胸膜肿瘤可鉴别，其与胸膜发生粘连时两者鉴别困难。

2．胸膜肿瘤引起的胸膜增厚需与炎性增厚相鉴别，后者回声多均匀，边界较平整，部分需依赖病理检查。

3．恶性间皮瘤需与转移瘤鉴别，有原发肿瘤病史者较易鉴别，部分需依赖组织病理及免疫组化检查。

4．单发局限性胸膜转移瘤及恶性间皮瘤还需与包裹性积液及胸腔内纤维蛋白凝血块鉴别。包裹性积液常继发于感染、外伤或术后，高频超声多可显示内部暗区结构，动态复查可有形态大小的变化。纤维蛋白凝血块质地较柔软，实时观察，部分活动性较大可进行鉴别。

【临床价值】

胸膜肿瘤位于胸腔外周区域，不受肺气体干扰，高频超声可清晰显示病变范围、胸膜增厚程度、形态及内部回声等信息。超声引导下经皮穿刺活检可为肿瘤病理诊断提供重要依据。

（四）气胸

【病理与临床】

胸膜腔内积气称为气胸。气胸是临床常见的急症，多由于肺组织、气管、支气管、食管破裂或胸壁伤口穿破胸膜，导致气体进入胸膜腔所致，可分为自发性气胸、开放性气胸和张力性气胸三类。主要临床表现为突发性呼吸困难及胸痛。

【超声表现】

发生气胸时，气体进入胸膜腔，脏、壁胸膜分离，超声波无法在胸膜腔内有效传播，从而无法显示脏、壁胸膜间相对运动，此时胸膜滑动征消失。因病变部位内为气体，故可显示A线，但无B线显示。"肺点"是诊断气胸高度特异性征象。其实质是气胸区域与肺组织的交界点。随患者呼吸，超声扫查中显示A线但无胸膜滑动征的区域突然出现胸膜滑动征或B线的位置，即为肺点（图3-9）。M型超声肺点为呼吸运动下平流征与沙滩征的交替出现的位置。大面积气胸时，肺显著受压，向肺门移位，往往无法显示肺点。

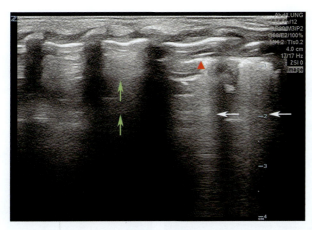

图3-9　肺点
白色箭头所示为融合B线，绿色箭头所示为A线，红色三角所示为B线向A线交界的肺点。

【鉴别诊断】

与正常肺声像鉴别：正常肺部有A线显示，同时存在胸膜滑动征，而气胸只显示A线，无胸膜滑动征。

与其他引起胸膜滑动征消失的疾病如肺不张等鉴别，后者无肺点征象，结合病史及发现肺呈实性回声改变可进行鉴别。

【临床价值】

超声探查气胸具有较高的敏感性和特异性，临床价值优于X射线，与CT相当，尤其适用于床旁危重患者即时诊断与介入引导。

（谢明星）

第二节　肺

一、肺解剖概要

肺脏为不规则的半圆锥体，上为肺尖，突出于胸廓上口，底向下，依附膈肌。正常肺组织柔软，富有弹性，左肺高而窄，右肺低而宽。

二、超声检查方法及正常声像图

在正常肺组织的超声图像中，唯一能被显示的是胸膜组织（包括脏胸膜和壁胸膜），含气肺组织被脏胸膜覆盖，形成一个光滑的强反射面，表现为弧形强回声，为"胸膜线"（图3-10A），随呼吸可前后运动，称为"滑动"征。肋骨声影和胸膜线构成的图像称为"蝙蝠"征，是识别肺部表面的标志（图3-10B）。

A线及B线（图3-10C、D）：当声波垂直投射于光滑的胸膜-肺界面时，可出现"混响伪像"，表现为垂直于超声声束且等距离排列的多条强回声，间距等于皮肤到胸膜线的距离，也称作A线，代表肺组织正常充气或充气过度；当空气含量降低或液体（渗出液、漏出液、胶原及血液等）使肺密度增加，导致肺表面不规则，可出现起自胸膜且与胸膜垂直、呈激光状分布的条状高回声，可延伸至屏幕边缘，即"彗星尾"征，也称 B 线。

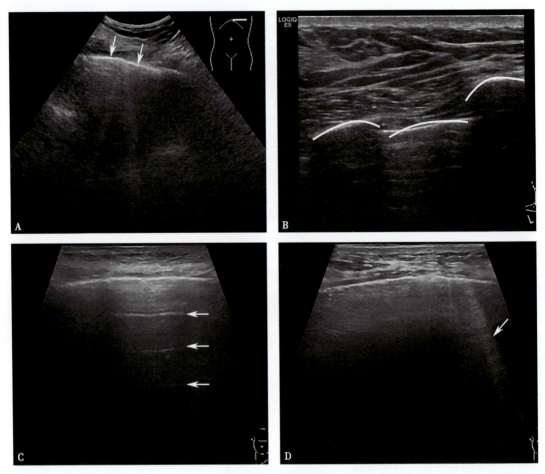

图 3-10　肺声像图

A. 胸膜线声像图：肺表面条形强回声（箭头）。B."蝙蝠"征：声像图肋骨的声影与胸膜线强回声（弧线区）构成"蝙蝠"征。C. A 线：声像图表现为平行分布的多条强回声（箭头），等距离，且间距等于皮肤到胸膜线的距离。D. B 线：声像图起自胸膜且与胸膜垂直，呈激光状分布的条状高回声，可延伸至屏幕边缘，即"彗星尾"征（箭头）。

三、肺 脏 疾 病

（一）肺实变

【病理与临床】

当肺脏发生实变时，肺内气体消失，被液体及炎性细胞填充。肺内充满气体的强回声转变为实性低回声。

【超声表现】

1. 实变的肺通常呈楔形（图 3-11）。

2. 被肺实变包绕的支气管的表现为低回声内条线状强回声，称为"支气管气相"。当支气管内充满液体时，表现为低回声内多分支的无回声管状结构，称为"支气管液相"。

3. 含气肺泡被肺实变包绕，可表现为球囊状高回声，称为"含气肺泡"，内滞留的气体可产生声影和混响伪像。

4. 肺血管可显示为多分支的管状结构，利用彩色多普勒血流成像观察是否存在血流信号可鉴别支气管与血管。

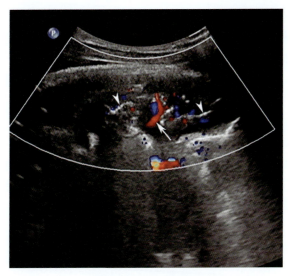

图 3-11　肺实变图

实变肺组织内可见数个条形强回声（2 处无尾箭头所示）
为支气管气相；另可见粗大的血管（箭头）。

【鉴别诊断】

识别支气管气相、含气肺泡、支气管液相以及肺血管等结构有助于鉴别肺实变与肺部肿物（见图 3-12）。

（二）新生儿肺炎

【病理与临床】

新生儿肺炎是新生儿常见疾病，也是导致新生儿死亡的重要病因之一。主要病理表现为肺泡的炎性渗出、充血和水肿，可累及支气管 - 细支气管壁和肺泡壁的间质；当细支气管壁上皮细胞坏死，细胞碎片、黏液和纤维素等堵塞其管腔后，可发生局限性肺气肿和肺不张。该病主要临床表现为：发热、呼吸增快、咳嗽。既往胸部 X 射线检查为新生儿肺炎的主要影像学检查手段，随着胸肺超声的发展，超声（尤其是床旁超声）检查已经成为该疾病的重要影像学检查项目。

【超声表现】

对新生儿进行肺部超声扫查时，通常每侧胸壁以胸骨旁线、腋前线、腋后线及双乳头连线的延长线分为前上、前下、腋上、腋下、后上、后下共 12 区，每一区分别横切、纵切扫查。新生儿肺炎主要超声表现如下。

1. 肺实变　面积较大、边缘不规则、散在多发的肺实变为新生儿肺炎的特征性表现。

2. B 线　B 线越多，肺通气越差。肺小叶间隔增厚时，肺实变区域周围出现较多密集的 B 线，即肺间质综合征，是炎性水肿的表现。

3. 胸膜线异常　胸膜线增粗、增厚、不规则或消失，A 线消失。

4. 胸腔积液　部分患儿可出现。

5. 重症患儿可出现肺实变伴脓肿形成、气胸、段 / 叶肺不张、单侧肺不张甚至全肺不张。

【鉴别诊断】

1. 生理性 B 线　新生儿刚出生可见 B 线存在，一般生后 24～36h 内完全消失，且在一个扫查切面内 B 线不超过三条。对于出生后无明显临床表现的早产儿，生后 1～2 周也仍可有数条 B 线，其存在是否具有病理意义尚在研究中。

2. 新生儿湿肺　湿肺没有肺实变，而肺炎常伴有大面积肺实变。

3. 新生儿呼吸窘迫综合征　新生儿呼吸窘迫综合征大多表现为双肺大部分区域多发致密 B 线和肺实变伴支气管气相，实变区与周围肺组织易区分，而肺炎 B 线不均。

【临床价值】

超声检查对新生儿肺炎特异性和敏感性均较高，对肺炎诊断具有确切的应用价值。超声具有无辐射，无创，可实时、多角度、反复检查的优点，且新生儿胸壁薄，成骨尚未完全，超声波受肋骨遮挡影响比成人小，适合作为新生儿肺炎的筛查和复查项目，与 X 射线和 CT 检查具有良好互补性。

（三）肺水肿

【病理与临床】

肺水肿指过多的液体从肺血管内向血管外转移，引起肺间质和肺泡腔内液体含量增多，从而造成肺通气与换气功能严重障碍。临床表现为极度的呼吸困难、端坐呼吸、发绀、大汗淋漓、阵发性咳嗽伴大量白色或粉红色泡沫痰，双肺布满对称性湿啰音。

【超声表现】

肺水肿时超声在气体和水的界面上产生强烈的混响，声束多次反射，表现为弥漫性"彗星尾"征（B 线）。

【鉴别诊断】

弥漫性 B 线的产生主要为靠近胸膜的小叶间隔水肿或纤维化增厚。因急性肺间质疾病通常是弥漫性病变，肺表面间隔增厚也可以代表深部的间隔增厚，这就是超声检查能够诊断肺急性间质疾病的原理。间质性肺炎、重度肺间质纤维化也可产生弥漫性 B 线，可根据病史、体征及其他辅助检查做出鉴别诊断。

（四）周围型肺肿瘤

【病理与临床】

胸部 X 射线及 CT 扫描发现贴近胸膜的肿瘤，若表面没有含气肺组织，超声多数能显示。在周围型肺肿瘤中，以周围型肺癌多见，其中又以腺癌为主。周围型肺癌一般无特异性临床表现，部分患者可出现不同程度的胸痛或咳嗽等症状，常在体检或患有其他疾病时经胸部 CT 检查时发现。

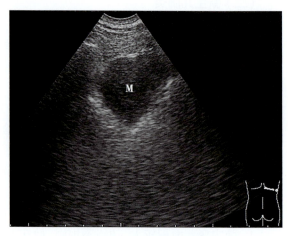

图 3-12　右肺周围型腺癌

右肺周围占位病变（M），呈类圆形，内部呈均匀低回声，未见明显气相。

【超声表现】

肿瘤位于肺周围，近胸壁，多呈低回声，少数可呈等回声，肿瘤较大合并坏死则可呈不均质强回声，中心有液化坏死时可见无回声区。瘤体可为类圆形、分叶状、不规则形（图 3-12），彩色多普勒血流成像有时可探及血流信号。

【鉴别诊断】

与肺实变的鉴别：肺实变二维超声多表现为尖端指向肺门的楔形，支气管"气相"及"液相"有助于对肺实变的鉴别。周围型肺肿瘤形态不固定，局部胸膜可出现隆起，当恶性肿瘤侵犯胸膜时可出现胸膜线中断，或向内凹陷等表现。

【临床价值】

随着超声技术不断发展，超声及超声造影检查已成为周围型肺肿瘤的重要影像学检查手段，不但能对肿瘤定位、定性提供丰富的信息，还可以大大提升肿瘤穿刺活检的成功率，为肿瘤的病理确诊和尽快确定治疗方案奠定基础。

（严　昆）

第四章 消 化 系 统

消化系统的超声应用较广且超声诊断的临床意义较大。消化系统包含较多脏器,本章主要涵盖肝脏、胆道系统、胰腺、胃肠道及相关的脏器——脾脏。每节系统介绍各脏器解剖概要、超声检查技术、正常超声表现;而且重点介绍了各脏器常见疾病的超声表现与鉴别诊断及其临床应用价值,同时简单介绍了相关临床及病理特点,以便更好地学习超声诊断。超声检查具有便捷、无辐射、实时动态成像、可重复及性价比高等诸多优势,在消化系统疾病筛查与诊断、疾病进展监测及随访、治疗疗效评估等环节中均能发挥重要作用,具有很高的临床应用价值。

第一节 肝 脏

一、解 剖 概 要

肝脏主要位于膈肌下方,占据右季肋部大部分,少部分位于上腹部及左季肋部,绝大部分被右侧肋骨遮挡。肝脏上侧邻近膈肌,左后侧及左下侧邻近胃,下方邻近十二指肠,右后方邻近右肾,后方为下腔静脉及腹主动脉。肝脏通过镰状韧带悬挂在膈肌和腹前壁上,通过腹膜反折的左右三角韧带悬挂在膈肌上。

肝脏膈面呈圆隆状,上方为膈肌;脏面凹陷不平,呈 H 形,由左右两条纵沟和中间的横沟组成。横沟为肝门(亦称第一肝门),有门静脉(portal vein)、肝管、肝动脉(hepatic artery)通过,三者在肝内伴行,共同走行于 Glisson 纤维鞘中。左纵沟前部为肝圆韧带,其内有脐静脉闭锁后形成的纤维索,后部有静脉韧带,为静脉导管闭锁而成。右纵沟前部为胆囊窝,容纳胆囊,后部为腔静脉沟(称第二肝门),三支肝静脉在此注入下腔静脉。腔静脉沟下部、肝右后下静脉和尾状叶静脉出肝处称第三肝门,正常情况下超声难见。

肝脏内管道结构包括门静脉、肝静脉、肝动脉和肝内胆管。肝静脉(hepatic vein)分为肝左静脉、肝中静脉和肝右静脉三支。肝左静脉近端与门静脉左支矢状部将左肝分为左外叶及左内叶,肝中静脉将肝分为左肝和右肝,肝右静脉将右肝分为右前叶及右后叶。门静脉主要由肠系膜上静脉和脾静脉在胰颈背侧汇合而成,至第一肝门处分成左右两支进入肝脏。门静脉左支沿横沟向左侧横向走行,该段名为左支横部,抵达肝左内、左外叶交界处后,折向前下走行,与横部垂直,名为左支矢状部。借助肝内门静脉,可将肝实质分为八个肝段(表 4-1)。肝动脉来源于腹腔

表 4-1 肝脏分段

Couinaud 分段	传统分段	Couinaud 分段	传统分段
Ⅰ段	尾状叶	Ⅴ段	右前下段
Ⅱ段	左外上段	Ⅵ段	右后下段
Ⅲ段	左外下段	Ⅶ段	右后上段
Ⅳ段	左内叶	Ⅷ段	右前上段

169

干,携带腹主动脉的高氧血流,在第一肝门附近分成左右两支。肝右动脉一般穿行于肝总管与门静脉之间,少数情况下走行于肝总管之前。

二、超声检查技术

1. 准备事项 常规超声检查肝脏前一般不需要患者做特殊准备。对于某些腹腔胀气明显,影响到肝脏显示的患者,可建议其空腹检查,以便能更好地显示肝脏及肝门部结构。

2. 检查体位 平卧位及左侧卧位,必要时可用右侧卧位、坐位或半卧位。检查时嘱患者右臂上举过头顶可使肋骨上移,肋间隙增宽,肝脏更易被探及。

3. 检查方法

(1)探头选择:通常选用凸阵探头,频率为3.0～3.5MHz,根据患者体型调整探头频率,肥胖患者可适当降低探头频率以获得更好的穿透力,儿童或较瘦体型患者可适当增加探头频率以获得更佳分辨率。

(2)仪器条件:调节仪器参数,在常规二维超声图像上尽量使正常肝脏浅部、深部实质回声均匀一致,肝内管道结构回声清晰,腔内呈无回声状态。在彩色多普勒血流成像图像上,使肝实质内刚好不显示伪彩斑点,而血管内均为彩色血流信号填充但不外溢为宜。

(3)扫查途径:常规扫查途径多为右肋缘下、右肋间及剑突下进行纵、横及斜切面的扫查,特殊情况可从右背部肋间或左侧肋间进行扫查。

(4)扫查切面:常用的肝脏切面包括纵切面、横切面以及肋间斜切面等。由于肝脏体积较大,肝内结构复杂,往往需要多切面、多角度扫查,尽量避免遗漏。临床中常用肝脏切面见表4-2。

表4-2 肝脏常用标准切面

切面	探头位置	包含结构
右肋缘下经第一肝门斜切面	右肋缘下	第一肝门、门静脉主干
右肋缘下第二肝门斜切面	右肋缘下	三条肝静脉汇入下腔静脉(图4-1A)
剑突下经腹主动脉纵切面	剑突下	肝左叶、腹主动脉(图4-1B)
右肋间肝肾斜切面	右肋间	右肝、右肾

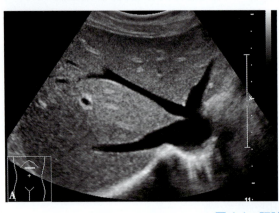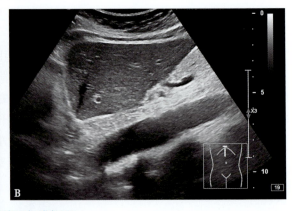

图4-1 肝脏常用标准切面

A. 肝肋下斜切面扫查,显示正常肝右叶实质回声及三条无回声的肝静脉汇入下腔静脉;B. 剑突下纵切面扫查,显示正常肝脏左叶和其后方条状无回声的腹主动脉。

4. 测量参数 测量参数应包括肝右叶最大斜径、肝左叶前后径及上下径,以及门静脉内径。

(1)肝脏右叶最大斜径:以肝右静脉汇入下腔静脉的右肋缘下肝脏斜切面为标准测量切面。测量点分别置于肝右叶前、后缘的肝包膜处,测量其最大垂直距离。正常肝右叶最大斜径≤14.0cm。

（2）肝脏左叶前后径和上下径线：以通过腹主动脉的肝左叶纵切面为标准测量切面。左叶前后径测量点分别置于肝左叶前缘和腹主动脉前方肝后缘之间最宽处的肝包膜（包括尾状叶），测量其最大前后距离，正常左叶前后径≤6.0cm；左叶上下径测量点分别置于肝左叶的上缘和下方左肝下角之间的距离，与人体中线平行，正常左叶上下径≤9.0cm。

（3）门静脉内径：以右肋缘下第一肝门纵切面为标准测量切面。门静脉测量要求在距第一肝门1.0～2.0cm处测量其内径。正常内径<1.3cm。

三、正常肝脏超声表现

1.二维超声表现 二维超声观察内容包括肝脏形态、大小、实质回声、肝内管道结构及韧带等。正常肝脏左叶小而边缘锐利，右叶大而饱满。肝表面光滑，包膜线清晰，膈顶部呈圆弧形，下缘和外缘呈锐角。正常肝实质的回声为均匀、细小、中等点状回声，肝实质回声与右肾皮质相比呈等或高回声。肝内管道结构清晰，管道内呈无回声，走行呈树枝状分布，肝内门静脉管壁回声较强且较厚，可观察至三级分支。肝静脉管壁薄且回声弱，肝内胆管与门静脉伴行，管径较细，约为伴行门静脉的1/3。正常状态下肝内动脉一般难以显示。肝内韧带与肝实质相比呈高回声。

2.多普勒超声 彩色多普勒血流成像观察内容包括肝内门静脉、肝静脉及肝动脉流速及方向等。正常肝内门静脉彩色多普勒血流成像显示为入肝血流（图4-2），脉冲波多普勒呈持续性平稳血流频谱，可随心动周期和呼吸运动略有起伏。正常门静脉主干流速波动于15～25m/s之间，受呼吸影响，吸气时增大，呼气时减小。肝静脉在彩色多普勒血流成像上显示为离肝血流，以蓝色为主，血流频谱呈三相波型（图4-2），与下腔静脉血流相似。肝动脉的彩色血流通常在肝内较难显示，有时仅在门静脉主干旁显示，脉冲波多普勒呈搏动状血流频谱。

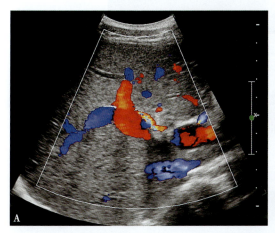
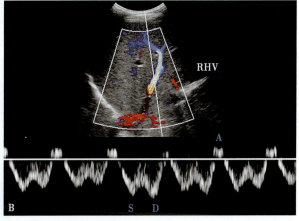

图4-2 肝脏彩色多普勒血流成像图像

A.门静脉及肝动脉的彩色多普勒血流成像，显示肝门区入肝的红色门静脉和"五彩镶嵌"的肝动脉；B.肝静脉的肋间扫查，彩色和脉冲波多普勒显示肝右静脉远心端蓝色血流及脉冲波多普勒在肝右静脉（RHV）近心端检出的三相波型血流频谱。

3.超声新技术在肝脏检查中的应用

（1）正常肝脏超声造影表现：超声造影多用于肝脏局灶性病变的定性诊断。肝脏局灶性病变的超声造影表现需与周围肝实质增强模式进行对比观察。静脉注射超声对比剂后，正常肝动脉首先增强，门静脉随后增强，动脉早期可见肝动脉及门静脉在肝内呈树枝状增强；随着对比剂注射时间延长，肝实质逐渐增强，达峰时呈均匀高增强；此后对比剂逐渐消退，肝实质增强程度减低，最后对比剂流失及破坏，肝实质呈均匀低增强。临床上常将肝脏超声造影表现分成三个时期：动脉期，从对比剂注射后10～20s开始，30～45s结束；门脉期，从对比剂注射30～45s开始，

120s 结束；延迟期，从注射对比剂后 120s 开始到 4～6min。

（2）正常肝脏弹性成像表现：临床上用于肝硬度检测的弹性成像技术主要包括瞬时弹性成像、声脉冲辐射力弹性成像和应变弹性成像，多用于肝脏弥漫性疾病的诊断，包括脂肪肝、肝纤维化及肝硬化等。正常肝组织质软、硬度低（图 4-3）。从正常肝组织到肝纤维化，再到肝硬化，肝脏组织硬度增加，测值单位通常用千帕（kPa）表示。目前已有多种弹性成像技术及设备应用于临床，不同弹性成像技术的肝纤维化分级诊断界值不同，不可混用，应参考相应弹性成像技术指南中相关阈值进行诊断。

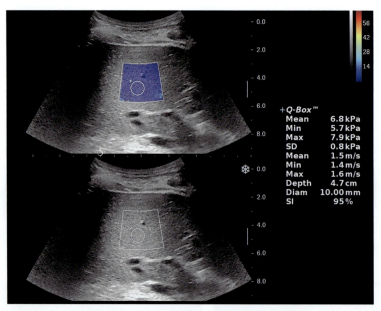

图 4-3　肝脏弹性成像检测图

四、肝脏局灶性病变

肝脏局灶性病变主要包括肝囊肿、肝脓肿、肝血管瘤、肝局灶性结节增生、原发性肝癌、转移性肝癌、肝包虫病等。

（一）肝囊肿

【病理与临床】

肝囊肿（hepatic cyst）是一种常见的肝脏囊性病变，分为先天性和后天性两大类，一般认为起源于肝内迷走胆管，或因肝内胆管和淋巴管在胚胎期的发育障碍所致。肝囊肿可单发或多发，大小不一，小者仅数毫米，大者可达 20cm 以上。先天性肝囊肿生长缓慢，当囊肿增大到一定程度时，可因压迫邻近脏器而出现上腹饱胀不适和隐痛等。极少数患者可因囊肿破裂或囊内出血而出现急性腹痛。

【超声表现】

1. 二维超声　肝内出现一个或多个圆形的无回声区，有包膜，包膜光整菲薄，呈高回声（图 4-4），可有侧壁回声失落征象，囊肿后

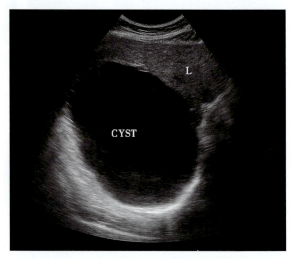

图 4-4　二维超声
显示肝右叶（L）囊肿（CYST）呈无回声。

方有回声增强现象。囊肿较大者囊壁可增厚,回声增高,囊内可出现较细薄的条带状分隔。囊肿合并出血或感染时,囊内出现细密点状回声并可随体位改变而移动位置。囊肿较大时可致局部肝叶膨大,出现肝脏下界下移或横膈抬高等形态改变。

2．多普勒超声 肝囊肿内无彩色血流信号,较大肝囊肿的囊壁上有时可显示少量点状、细条状彩色血流信号,脉冲波多普勒超声检测多为静脉血流或低阻动脉血流信号。

3．超声造影 肝囊肿内无增强,囊肿壁可显示与肝实质同步增强。

【鉴别诊断】

1．肝脓肿 多呈囊实混合回声,实性部分不规则,囊壁较厚,并有稍高回声的炎性反应圈,实性部分可见血流信号。

2．肝包虫病 有疫区接触史。虽然声像图上可表现为囊性病灶,但可呈"囊中囊"或"葡萄串"征等表现,囊壁较厚可呈双层改变,如囊壁钙化可出现强回声伴声影征象。

【临床价值】

肝囊肿在超声表现上常较典型,即使对<1cm的肝囊肿超声亦有较高的敏感性和特异性,因此,超声诊断准确率可达98%以上,是肝囊肿诊断及随访的首选检查方法。

（二）肝脓肿

【病理与临床】

肝脓肿(hepatic abscess)是一种肝内炎症性病变,可分为细菌性肝脓肿和阿米巴肝脓肿。细菌性肝脓肿临床起病常较急,表现为突起寒战、高热、上腹痛及压痛,白细胞数增高等,常为多灶性,可形成许多小脓肿并融合成一个或数个较大的脓肿。阿米巴肝脓肿起病多缓慢,症状相对较轻,表现为长期右上腹痛或胸痛,有全身消耗症状和体征,常为单发病灶。

【超声表现】

1．二维超声 细菌性肝脓肿在其形成的不同病理阶段有不同的超声表现。早期肝内局部出现低回声区,回声不均匀,边界欠清晰。随着疾病进展,组织液化坏死,脓肿内部呈囊实混合回声,其内壁边缘不光整,内部见较多絮状回声,分布不均匀,伴病灶后方回声增强。脓液相对较稀薄时,脓肿腔内容物可随体位改变而呈漂浮或旋动状,有时脓液可有分层现象;如脓液稠厚,则不随体位改变而移动,呈现类似实质的不均质回声(图4-5)。在肝脓肿成熟或液化期,脓肿可出现典型的无回声区,边界清晰,呈圆形或类圆形,伴后方回声增强,脓肿壁呈典型增厚的高回声,厚约3~5mm,可厚薄不一,壁的内面不平整,呈虫蚀状改变(图4-6);壁的外周仍有稍高回声的炎性反应圈。至脓肿吸收期时,病变明显缩小或消失,脓肿残留物和脓肿壁呈混合回声,边界不清,有时仅见一边缘模糊低回声区或钙化斑。此外,超声还可发现伴随胸腔积液或腹腔脓肿,肝内管道受压移位、扩张等表现。阿米巴性肝脓肿多表现为肝内单发厚壁无回声区,内部见细小点状回声,脓肿边界清晰。

2．多普勒超声 细菌性肝脓肿在液化区无彩色血流信号显示,在病灶内部实性成分及边缘壁上有点状或条状彩色血流信号,脉冲波多普勒可测及搏动性的动脉血流信号(图4-7),而阻力指数多呈低阻型[阻力指数(RI)<0.6]。阿米巴肝脓肿内部及周边一般较少测及血流信号。

3．超声造影 动脉期表现为实质部分快速增强,而坏死部分不增强,病灶可呈现蜂窝样改变;门脉期和延迟期原增强部分减退,可呈低增强。如脓肿完全液化,则超声造影显示病灶无增强。

【鉴别诊断】

1．肝囊肿 有完整、纤薄的囊壁,壁的厚度均匀一致,囊内呈无回声区,透声好,内无杂乱回声出现。

2．肝血肿 肝实质内血肿常呈不规则形,内部回声不均匀,常有外伤史。

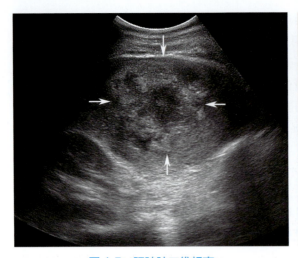

图4-5 肝脓肿二维超声

显示肝右叶见团状稍高回声（箭头），内有不均匀稍低回声。

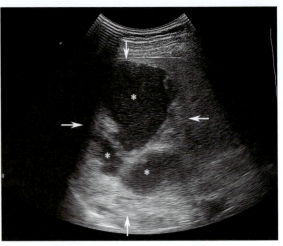

图4-6 肝脓肿成熟期二维超声

显示右叶团块状无回声为主（星号，箭头），壁厚且不平整。

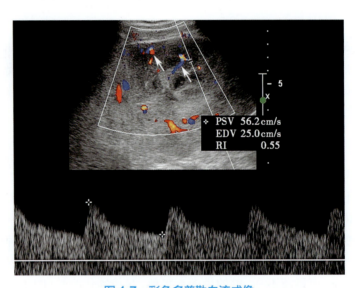

图4-7 彩色多普勒血流成像

PSV：收缩期峰值速度；EDV：舒张期末流速；
显示脓肿内有彩色血流（箭头），脉冲波多普勒测及低阻型动脉血流（RI<0.6）。

3. 肝恶性肿瘤 部分肝脏恶性肿瘤可因肿瘤内出血或坏死而出现无回声区，容易与肝脓肿相混淆。但这些病灶常有实质性回声并可测及高阻动脉血流信号，同时临床常无感染性症状。

【临床价值】

典型肝脓肿超声诊断较容易，结合临床表现，其诊断符合率可达100%。由于肝脓肿在整个病程中有不同表现，使肝脓肿的声像图错综复杂及多样化，并且由于抗生素的广泛应用使肝脓肿临床表现愈加不典型。利用超声检查可重复的优势，密切随访，观察肝脓肿的声像图改变以明确诊断，可以提高诊断符合率。超声引导下穿刺引流对于肝脓肿明确诊断及治疗均有重要价值。

（三）肝血管瘤

【病理与临床】

肝血管瘤（hepatic hemangioma）是肝脏最常见的良性肿瘤，以肝海绵状血管瘤最常见。肝血管瘤以单发性为多见，约10%可为多发性，肝右叶较左叶高发。肿瘤较小者多为圆形，较大时,可呈椭圆或不规则形,并可向肝表面突起。临床上患者多无症状,肿瘤较大时可出现压迫症状。

【超声表现】

1.二维超声 肝血管瘤边界多清晰,23%患者可有分叶状或不规则边界。有时可见肝血管瘤边缘有小管道进入,呈现"边缘裂隙"征,后方回声可有不同程度的增强。较大且位置表浅的肝血管瘤通过轻按压腹壁可见瘤体外形发生改变,出现压瘪或凹陷等现象,放松后即恢复原状。肝血管瘤的回声类型主要有以下四种。①高回声型:最多见,其内部回声均匀,致密,呈筛孔状(图4-8)。②低回声型:较少见,近年来有增多趋势(图4-9)。多见于中等大小的肝血管瘤中,其内部以低回声为主,周边常有高回声条状结构环绕,呈花瓣状或浮雕状改变。③混合回声型:主要见于较大的肝血管瘤,内有高回声、低回声及无回声等混合,分布不均,强弱不等,可呈粗网络状或蜂窝状。④无回声型:极少见,瘤体内无网状结构等表现,但透声较肝囊肿略差。

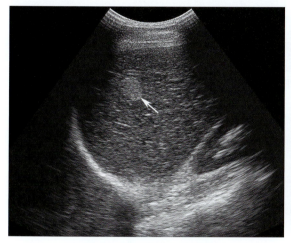 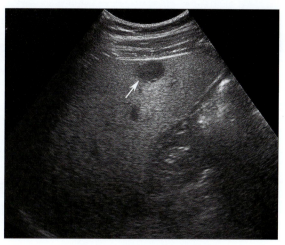

图4-8 高回声型肝血管瘤
显示肝右叶均匀高回声,边界清晰(箭头)。

图4-9 低回声型肝血管瘤
显示肝右叶团状均匀低回声(箭头)。

2.多普勒超声 尽管肝血管瘤内有丰富的血窦,但由于其内血流速度较低,彩色多普勒血流成像常不易测及其血流信号,多在肿瘤的边缘部(图4-10),偶可有较丰富的彩色血流包绕。脉冲波多普勒可测及动脉血流,阻力指数多<0.6。

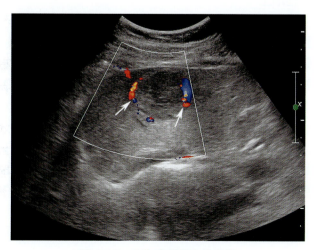

图4-10 彩色多普勒血流成像
显示低回声肝血管瘤周边有彩色血流信号(箭头)。

3．超声造影表现　典型表现为动脉期呈周边环状高增强（图 4-11A），并逐渐呈结节样向中央填充；在门脉期病灶被完全或部分填充而呈团块状高或等增强（图 4-11B）；对比剂消退较慢，至延迟期可呈高或等增强。如肿瘤较大，病灶中央填充不完全，呈不规则形的无增强区。

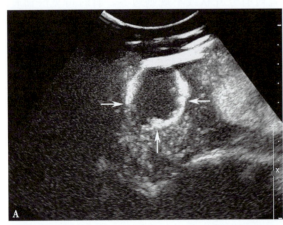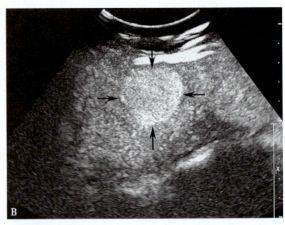

图 4-11　肝血管瘤的超声造影

A．动脉期，病灶周边开始环状高增强（箭头）；B．延迟期，病灶完全填充仍呈高增强（箭头）。

【鉴别诊断】

1．肝癌　高回声型肝血管瘤与高回声均质型肝癌较难鉴别。此型肝癌相对少见，内部回声比肝血管瘤更高，周边有浅淡晕环，可进行鉴别。而低回声型肝血管瘤易被误诊为肝癌，误诊率可达 30%。肝癌内部多为不均质回声，呈结节镶嵌状，如有"晕环"容易鉴别。另外，肝癌在彩色多普勒血流成像上多能检测到高阻型动脉血流信号及超声造影呈"快进快出"的表现，对鉴别有很大帮助。

2．肝局灶性结节性增生　常与低回声型肝血管瘤相混淆。该病灶常无周围高回声带环绕。彩色多普勒血流成像常在病灶中央出现分支状或轮辐状血流，对鉴别有很大帮助。

【临床价值】

高回声型肝血管瘤由于其表现较典型，超声诊断符合率较高，可达 95% 以上。但低回声和混合回声型肝血管瘤由于其与原发性肝癌表现类似，容易引起误诊。彩色多普勒血流成像及超声造影的应用可提高此型肝血管瘤的诊断符合率。

（四）肝局灶性结节性增生

【病理与临床】

肝脏局灶性结节性增生（hepatic focal nodular hyperplasia）发病率约占所有肝脏原发性肿瘤的 8%，是第二大肝脏良性肿瘤，因其与原发性肝癌同样为富血供肿瘤，鉴别诊断有一定难度，因此近年来受到较多关注。目前认为该病是肝实质的异常增生，而不是真正意义上的肿瘤。男女患病比率为 2∶1～2.6∶1，35～50 岁高发。病灶通常为单发，平均直径 3.0cm，边界清，无包膜，位于肝包膜下，可在肝脏表面形成脐凹，甚至突出表面呈蒂状，很少见出血、坏死。典型的病灶切面中央可见星状纤维瘢痕组织形成的间隔向四周放射，中央瘢痕包含畸形的血管结构，异常增粗的动脉随分隔进入病灶内部。多数患者无症状，肿瘤较大时出现上腹不适、疼痛等症状，极少数患者可因肿块压迫门静脉，导致门静脉高压症而引起一系列症状。

【超声表现】

1．二维超声　可表现为高、等、低三种回声，通常回声均匀，可有暗环（图 4-12）。二维超声很难发现纤维瘢痕。

2．多普勒超声　病灶血供一般较丰富，内部可见到线状或分支状彩色血流，特征性表现为有粗大的血管进入病灶中央,随后从中央呈轮辐状走向病灶周边,或呈星状血流(图4-13)。脉冲波多普勒可测及动脉血流,阻力指数多小于0.6。

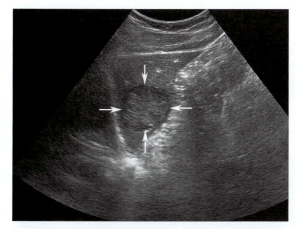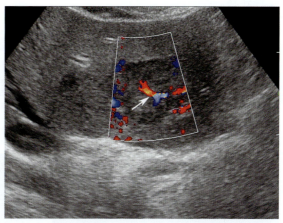

图4-12 肝脏局灶性结节性增生的二维超声图像
显示肝左叶稍低回声均匀团块(箭头),有暗环。

图4-13 肝脏局灶性结节性增生的彩色多普勒血流成像
显示肝左叶病灶中央有分支状彩色血流(箭头)。

3.超声造影 对肝脏局灶性结节性增生的诊断有较大帮助。病灶在动脉期早期快速增强,病灶从中央动脉向四周呈离心式放射状灌注,动脉期晚期病灶为均匀的高增强;门脉期及延迟期则多为稍高增强或等增强改变,中央瘢痕持续低至无增强。

【鉴别诊断】

1.原发性肝癌 常有肝硬化背景,肝内病灶常以不均匀低回声为主,彩色多普勒血流成像测及高阻型动脉血流,超声造影呈现典型的"快进快出"表现。

2.肝血管瘤 典型者呈高回声,鉴别较容易。低回声型肝血管瘤与肝局灶性结节性增生在二维超声上鉴别有一定的困难,但超声造影对鉴别有帮助。

【临床价值】

肝脏局灶性结节性增生是一种良性病变,临床上主张在诊断明确的状态下,除非破裂出血或瘤体产生压迫症状,一般建议观察随访,不需要手术切除。该病的发现率有逐年增多的趋势,以往对该病的认识不足,常常误诊为肝癌。近年来由于超声造影的应用,显著提高了对肝脏局灶性结节性增生的诊断,使超声诊断的准确性不低于增强CT。

(五)原发性肝癌

【病理与临床】

原发性肝癌(primary liver cancer)位居我国恶性肿瘤发病第四位,死亡第二位。原发性肝癌发病年龄多在中年以上,男性多于女性。早期无临床症状,有症状时多已属中晚期,表现为中上腹不适、腹胀、疼痛、食欲缺乏、乏力、消瘦等,其他可有发热、腹泻、黄疸、出血倾向,以及转移至其他脏器而引起的相应症状。

原发性肝癌按组织学类型分为肝细胞、胆管细胞和肝细胞与胆管细胞混合型肝癌三类,其中肝细胞肝癌最多见,占90%以上。按病理形态来分,肝癌分为三型。①块状型:癌结节直径>5cm,其中>10cm者为巨块型,块状型肝癌有膨胀性生长的特点,邻近肝组织和较大的血管、胆管被推移或受压变窄形成假包膜。巨块型肝癌内部多伴出血、坏死。②结节型:癌结节直径≤5cm,可单发或多发,多伴有肝硬化。③弥漫型:癌结节小,呈弥漫性分布,该型肝癌多伴有明显肝硬化,癌结节与周围肝组织境界不清,易与肝硬化混淆。另外,将肝内出现单个癌结节且直径<3cm者,或肝内癌结节不超过2个且2个癌结节直径之和≤3cm者称作小肝癌。近年来提出将单个肿瘤直径≤2cm肝癌称为微小肝癌。原发性肝癌极易侵犯门静脉分支,癌栓可经门静脉系统形成肝

内播散，甚至阻塞门静脉主干引起门静脉高压的表现；经淋巴转移可出现肝门淋巴结肿大，其次为胰周、腹膜后、主动脉旁及锁骨上淋巴结。此外，还可出现膈肌及附近脏器直接蔓延和腹腔种植性转移。

【超声表现】

1.二维超声　肝癌结节形态多呈圆形或类圆形，结节内部回声较复杂，大致可分为低回声型、等回声型、高回声型、混合回声型，而以低回声型和混合回声型较多见（图4-14）。

癌结节内部回声多不均匀，部分肝癌具有周围声晕（图4-15），有较高的诊断特异性。肝癌结节后方回声常可呈轻度增强变化，尤其是小肝癌。此外，大部分肝癌患者患有肝硬化。不同病理类型肝癌的超声表现也不尽相同，具有各自的特征。

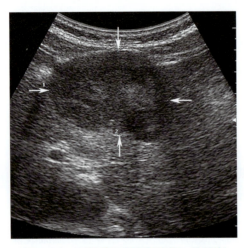

图4-14　原发性肝细胞肝癌的二维超声
显示肝右叶团块状不均质低回声，边界尚清（箭头）。

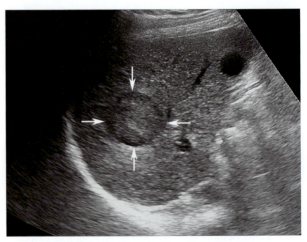

图4-15　原发性肝细胞肝癌的二维超声
显示肝右叶团块状不均质稍低回声，边界尚清，有声晕（箭头）。

（1）块状型：块状型肝癌边界清楚，形态比较规则，周边常有声晕。病灶的内部回声多为混合回声。如果病灶由数个癌结节融合而成则边界不规则，癌肿内部出现"结中结"或"马赛克"样表现。周围肝组织内可出现肝内播散的"卫星灶"。

（2）结节型：病灶可单发，可多发，回声类型也比较多样，结节型肝癌的边界不及块状型清晰，周边可无声晕。

（3）弥漫型：癌结节以不均匀低回声多见，少数为高回声。此型癌肿与周围肝组织边界不清且多伴有明显肝硬化，有时声像图上难以区分癌结节与肝硬化结节，仅表现为肝内回声强弱不等，诊断较为困难。但弥漫型肝癌较常出现侵犯门静脉分支，形成癌栓，故超声发现门静脉内栓子时应警惕存在弥漫型肝癌的可能。

肝癌间接征象包括以下三项。①癌栓：原发性肝癌易发生门静脉癌栓（portal vein tumor thrombosis），表现为血管内团块状低、中等回声（图4-16）；癌栓亦可出现在肝静脉或胆管内及下腔静脉内等。②肝表面局限性膨隆：较大或位于肝包膜下的癌肿可引起局部肝包膜膨隆，二维超声上出现"驼峰"征。癌肿邻近肝缘处可使肝缘变钝。③肝内管道受压：由于癌

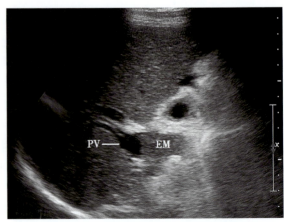

图4-16　门静脉癌栓的二维超声图像
显示门静脉（PV）主干腔内有低回声的癌栓（EM）。

肿的压迫、推移,可造成肝内血管走行移位、管腔受压变细。癌肿压迫肝内胆管可引起远端肝内胆管扩张。

2. 多普勒超声

(1)富血供型:较常见,即使是小肝癌内也多可检出彩色血流,癌结节内部和周边出现线状、分支状彩色血流,脉冲波多普勒可检测到动脉血流,阻力指数>0.6(图4-17)。

(2)少血供型:肿瘤内部无血流信号,脉冲波多普勒也不易检测到动脉血流。此型较少见。

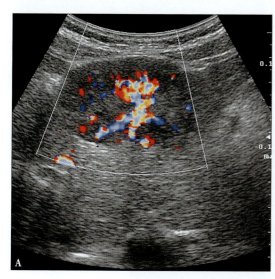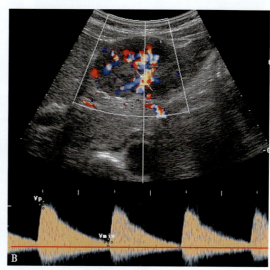

图4-17 原发性肝癌的彩色多普勒血流成像图像

A.显示病灶内有条状、树枝状彩色血流;B.脉冲波多普勒,检测到动脉血流,阻力指数>0.6。

3. 超声造影 常见表现为"快进快出",即注射对比剂后,在动脉期早期(10～20s)病灶出现整体均匀增强(图4-18A、B),早于并强于周围肝实质,坏死部分呈无增强;随后,对比剂快速消退,在门脉期及延迟期病灶常呈低增强改变(图4-18C),这种较典型的超声造影表现对诊断肝癌有较高的特异性和敏感性。

【鉴别诊断】

1. 肝血管瘤 如肝血管瘤为网状高回声,边界呈花瓣样改变时诊断较容易,但有些肝血管瘤可出现不均匀低回声及晕环样改变,在二维超声上较难与原发性肝癌鉴别。但肝血管瘤的彩色多普勒血流成像显示病灶内无彩色血流信号,或超声造影显示周围向中央的增强方式,有利于二者的鉴别。

2. 肝细胞腺瘤 发病率低,是肝细胞单克隆增殖的肝脏良性肿瘤,但其β-连环蛋白突变者恶变风险高。通常单发,30%患者结节多发,容易合并瘤内出血,超声可表现为低、等或高回声,合并出血时呈囊实混合回声,彩色多普勒血流成像显示肿瘤血供丰富。超声造影显示动脉期高增强,门脉和延迟期可呈低增强或偏高增强,这种富血供、高增强、部分快廓清的表现与肝癌容易混淆。

【临床价值】

超声检查被认为是肝癌检查的首选方法。但单一二维超声诊断肝癌受肝硬化、脂肪肝影响,以及受肿瘤大小影响明显,尚未能被国际肝癌指南推荐用于肝癌诊断。超声造影能够动态、实时地显示肝脏内病灶的动态血流灌注增强变化过程,明显提高了肝脏占位性病变的显示率,可显示毫米级的微小肝癌,可与增强CT相媲美,且无辐射,费用低,无肝肾功能损伤,被国内外指南认可,与CT/MRI共同成为肝癌的诊断技术。超声除了能够明确肿瘤性质外,还能显示肝癌血供特征、与血管的关系、血管受侵程度及周围脏器情况,为临床选择治疗方案提供了可靠的依据,来

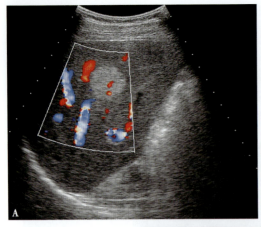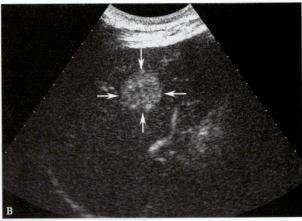

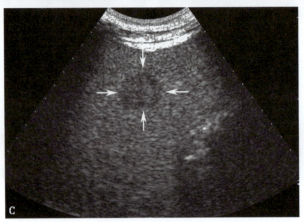

图4-18　原发性肝癌

A. 二维超声显示肝右叶高回声,难以与肝血管瘤相鉴别; B. 超声造影显示病灶在动脉期快速增强呈高回声(箭头); C. 超声造影显示病灶在门脉期呈低增强(箭头),提示为肝癌。

自国内100余家医院的多中心研究结果显示,即使对2cm以内的微小肝脏局灶性病变,超声造影诊断的准确性亦可达到91.7%。超声还可用于肝癌各种治疗方法后的随访,观察有无复发,判断疗效等。

(六)转移性肝癌

【病理与临床】

肝脏是恶性肿瘤最常见的转移部位,尤以消化道和盆腔恶性肿瘤向肝转移为多见,多经门静脉、淋巴管及肝动脉转移至肝内,亦可直接侵犯肝脏。转移性肝癌大小不定,数目不等,可呈单个或多个孤立结节或全肝弥漫性分布大小不等的结节。癌结节多较硬,如有中央出血坏死则可较柔软,在肝表面可形成特征性的脐状凹陷,正常肝组织较少伴有肝硬化。临床上,早期多无明显症状,多因术前常规检查而发现。在临床过程中可仅有原发癌的表现而无肝脏受累的症状。当发生肝广泛转移时,可出现上腹胀痛、发热、腹腔积液等表现。

【超声表现】

1.二维超声　转移性肝癌(metastatic hepatic carcinoma)在二维超声上表现各异、形态不一,小者多呈圆形,大者呈椭圆或不规则形,转移灶较多时,病灶可弥漫性分布或融合成团块(图4-19)。转移癌可呈高回声或低回声,边界多不规则,无明显包膜,呈浸润式生长,周边常有细薄晕环,部分病灶后方回声轻度衰减。在较大转移性肝癌中,可出现多结节相互融合,形似葡萄,故名为"葡萄串"征。混合回声型呈环状高回声,中央为无回声型,亦可强弱不均(图4-20),呈条状分隔型。多发者有时可呈弥漫浸润型,表现为肝内弥漫分布的细小转移灶,呈较密集、均匀分布的细小点状回声,肿瘤的形状、边界均不清。转移瘤较大时,常挤压或推移门静脉、肝静脉、下腔静脉,使其管腔显示不清,但较少出现血管内癌栓现象,可在肝门及胰腺、腹主动脉周围有多个淋巴结肿大,多呈低回声,并可相互融合。如能发现原发灶,如肾、胰、膀胱、乳腺、附件等处的异常回声灶,对支持肝内转移有肯定作用。

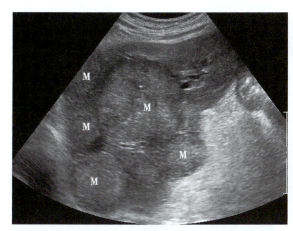

图4-19　转移性肝癌的二维超声图像
显示肝内多发稍高回声团块(M),周围有晕环。

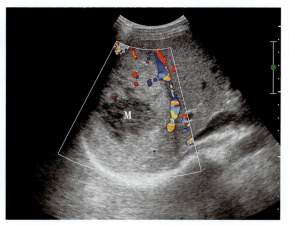

图4-20　原发于胰腺癌的转移性肝癌
显示肝内高回声和低回声混合的病灶(M),周围有晕环。

2. 多普勒超声　转移性肝癌多具有原发灶肿瘤的血供特点,不同组织来源及分化程度不同的转移性肝癌,因其血供不同,彩色多普勒血流成像表现也有所不同。彩色多普勒血流成像常显示转移性肝癌有少量彩色血流,多为点线状,显示率可达67%～80%,较原发性肝癌显示率低;脉冲波多普勒亦可测及动脉血流,阻力指数多高于肝脏良性肿瘤(>0.6)。

3. 超声造影　注射对比剂后,转移性肝癌常在动脉期呈快速环状增强或整体增强为主,且消退较快,常在动脉晚期或门脉早期病灶即呈低增强表现,出现消退的时间明显比原发性肝癌早。

【鉴别诊断】

1. 原发性肝癌　常有肝硬化背景。彩色多普勒血流成像显示彩色血流较丰富,并检测出高阻力型动脉血流。超声造影常呈整体增强,消退较转移性肝癌慢。

2. 肝脓肿　临床上常有发热、外周血白细胞升高等表现。二维超声多以单一低回声不均质型为主,边界常模糊,无晕环;彩色多普勒血流成像可显示病灶内有少量彩色血流,脉冲波多普勒多测及动脉血流,但阻力指数常较低;超声造影常呈无增强或蜂窝状增强改变,对明确诊断有帮助。

【临床价值】

超声检查中,如发现肝内出现多个有晕环的高回声团块、中央液化的环状高回声团块、散在分布0.5～2.0cm的低回声或多种回声型的团块,应考虑转移性肝癌的可能。此时,应尽量寻找原发灶,或结合其病史以明确诊断。由于超声检查的局限性,常不易检出原发灶,加之转移性肝癌多为散在分布,声像图上表现多样,有时即使同一种转移癌亦可有多种不同表现。因此,要从超声表现来推断原发于何种脏器实际上是困难的。CT和MRI对转移性病灶的特异性高于常规超声检查。而超声造影能大大提高转移性肝癌的定性诊断准确性和检出率,超声造影比常规超声多检出30%左右的转移灶,在增强CT判断阴性的结、直肠癌肝转移患者中,超声造影检出转移癌的敏感性达到89%。因此,对于转移性肝癌的诊断还需结合临床检查及多种影像技术综合判断。

（七）肝包虫病

【病理与临床】

肝棘球蚴病又称肝包虫病(hepatic echinococciasis),是畜牧地区常见的寄生虫病,多流行于我国西北地区和内蒙古、四川西部地区。由于其幼虫主要寄生于肝脏,故又称肝包虫病。一般分为两类:囊型包虫病和泡型包虫病,以细粒棘球绦虫所致的囊型肝包虫病为多见,常多为单发,生长缓慢。患者常具有多年病史,病程呈渐进性发展。就诊年龄以 20~40 岁为最多。初期症状不明显,可于偶然中发现上腹包块而引起注意。

【超声表现】

1.二维超声 ①囊型肝包虫病各型超声表现如下。囊型病灶(图 4-21):无特异性超声特征表现,与单纯性肝囊肿无法鉴别;单囊型:包虫囊后壁呈明显增强效应,囊腔可见"囊沙";多子囊型:"囊中囊"影像特征,呈花瓣形分隔的"车轮"征或者"蜂房"征;内囊塌陷型:内囊易脱落、塌陷、收缩内卷,出现"飘带"征或"水中百合花";实变型:典型表现为"脑回"征;钙化型:有典型"蛋壳"样或不规则钙化,伴宽大声影。②泡型肝包虫病超声表现为不规则混合回声肿块,与周围界限不清,可伴有液化坏死区和多发各种类型钙化。病灶内部基本无血流信号,周边区可探及条状或短棒状的血流信号,进入病灶边缘处呈"截断"状。

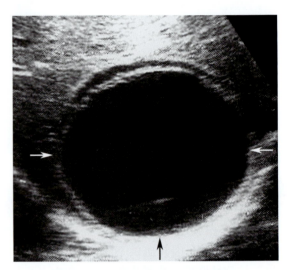

图 4-21 肝包虫病的二维超声图像
显示肝内圆形无回声肿块,囊壁清晰,呈双层样(箭头)。

2.多普勒超声 均表现为无彩色血流信号,但在病灶并发感染时则可在炎性区出现彩色血流。

3.超声造影 囊型肝包虫病灶呈无增强团块,边界清楚。泡型肝包虫病主要表现为病灶各时相内部和周边无增强,或病灶边缘处虫蚀样等增强或环状高增强,内部各时相无增强。

【鉴别诊断】

1.肝囊肿 呈圆形,无回声团块,囊壁薄而清晰,后方有增强,内常无分隔。

2.肝脓肿 常有较厚但厚薄不均的脓肿壁,脓肿腔内可有无回声或低回声,彩色多普勒血流成像常能在实质部分或囊壁上测及彩色血流信号。

【临床价值】

肝包虫病有明显的畜牧接触史。超声的特征性表现"囊中囊"、内囊分离、破裂、内壁钙化等使其诊断符合率可达 97%。因此,超声是肝包虫病检查的首选方法。在流行地区进行普查,对早期发现和早期治疗具有积极意义。超声引导下对肝包虫囊肿进行穿刺抽吸并注入无水乙醇、聚桂醇等硬化治疗是一种有效的治疗方法,也可使用消融技术灭活肝包虫。

五、肝脏弥漫性病变

肝脏弥漫性病变常见的有脂肪性肝病、肝硬化、血吸虫肝病、淤血性肝病等。

(一)脂肪性肝病

【病理与临床】

脂肪性肝病(fatty liver disease)是指以肝细胞内脂肪过度堆积和脂肪变性为特征的临床病理综合征。其诱因包括肥胖、糖尿病、饮酒、营养不良、妊娠、药物损伤等。脂肪性肝病根据病因不同,又分为非酒精性脂肪性肝病和酒精性脂肪性肝病。非酒精性脂肪性肝病(non-alcoholic fatty liver disease,NAFLD)并非由酒精及其他明确的肝损害因素所致,包括非酒精性脂肪肝(也称单纯性脂肪肝)及其发展演变而来的脂肪性肝炎、脂肪性肝纤维化,甚至肝硬化等。NAFLD 现已成为我国最常见的肝脏疾病。NAFLD发病缓慢，一般无症状，少数患者可有乏力，右上腹轻度不适等；严重的脂肪性肝炎患者可出现黄疸、肝大、肝功能异常等表现。确诊多靠肝穿刺活检进行病理诊断。

【超声表现】

1. 二维超声 NAFLD多表现为"明亮肝"（图4-22），肝内呈弥漫性密集、细小点状回声，回声分布不均匀，近场回声增高，深部回声明显衰减。肝内血管结构清晰度降低，门静脉管壁回声减弱，严重者可无法显示。肝脏大小可正常，或轻至中度肿大。NAFLD有时表现为肝内局灶性脂肪浸润或缺失，局限于肝的一叶或数叶，或呈局灶性不规则分布，也称为非均匀性脂肪肝，其表现为相对稍高回声或相对低回声区（图4-23），边界较清楚，周围无声晕，内部可见正常走行的血管。此时需与肝内局灶性病变鉴别。

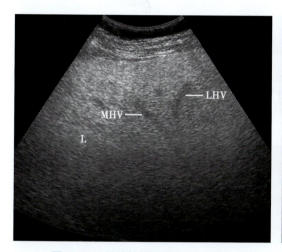

图4-22 单纯性脂肪肝的二维超声
显示肝实质回声弥漫性增强，回声密集，后方衰减。L：肝脏；MHV：肝中静脉；LHV：肝左静脉。

图4-23 非均匀性脂肪肝的二维超声
显示肝左叶一低回声区，边界尚清，内分布均匀（箭头），周围肝实质弥漫性增强。L：肝脏。

2. 多普勒超声 由于脂肪性肝病造成声衰减，彩色多普勒血流成像显示肝内血流信号较正常明显减弱，甚至消失。而脉冲波多普勒显示的血流频谱形态仍为正常。而非均匀性脂肪肝，彩色多普勒血流成像可显示其内部或周边正常走行的门静脉或肝静脉分支血流，未见异常动脉血流显示。

3. 超声造影 主要用于鉴别非均匀性脂肪肝与肝脏局灶性病变。注射对比剂后，肝内不均匀脂肪区域出现与周围肝实质同步增强和同步减退，在动脉期和门脉期未见异常增强或消退区。

【鉴别诊断】

1. 肝癌 需与小肝癌鉴别。后者常呈圆形，可有晕环，彩色多普勒血流成像常能显示高阻力性动脉彩色血流。超声造影呈"快进快出"表现。

2. 肝血管瘤 需与肝血管瘤鉴别。血管瘤常有周围高回声带环绕，内部可呈细网状，彩色多普勒血流成像可无彩色血流或仅在周边出现彩色血流，超声造影呈"慢进慢出"表现。

【临床价值】

弥漫性脂肪性肝病普通超声表现具有一定的特征，诊断较容易，且准确性较高，但对非均匀性脂肪肝，有时单凭常规超声诊断较困难，超声造影有利于鉴别诊断，诊断符合率可达98%以上。

（二）肝硬化

【病理与临床】

肝硬化（liver cirrhosis）是一种常见的慢性肝病，可由一种或多种原因引起肝脏慢性损害，我国主要病因是乙型肝炎病毒感染。其病理表现为肝细胞弥漫性变性坏死，继而出现纤维组织增生和肝细胞结节状再生，这三种改变反复交错进行，结果使肝小叶结构和血液循环途径逐渐被改建，使肝变形、变硬而导致肝硬化。本病早期无明显症状，后期则出现一系列不同程度的门静脉高压和肝功能障碍，直至出现上消化道出血、肝性脑病等并发症。

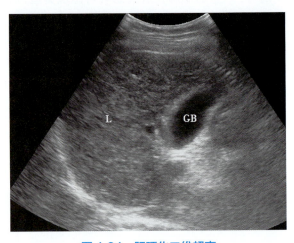

图 4-24　肝硬化二维超声
显示肝实质回声增强、增粗，分布不均匀。L：肝脏；GB：胆囊。

【超声表现】

1. **二维超声**　早期肝硬化肝脏无特异的声像图表现。典型肝硬化时，肝脏体积缩小，或右叶缩小，左叶代偿性增大。肝包膜呈锯齿状，边缘角变钝或不规则。肝脏回声增粗、增强（图 4-24），分布不均匀，部分呈结节状，表现为低回声或高回声结节，直径多小于 1.5cm，内部无明显血流信号。肝内血管粗细不均，肝静脉常变细（图 4-25），门静脉可增宽（图 4-26），肝动脉可代偿性增宽。可伴有脾大、腹腔积液、胆囊壁增厚。

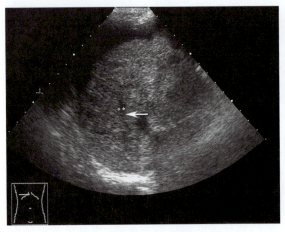

图 4-25　肝硬化二维超声
显示肝静脉变细（箭头），管壁回声模糊。

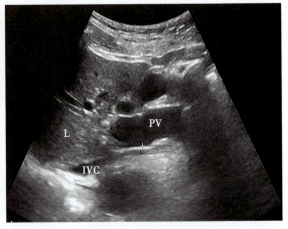

图 4-26　肝硬化二维超声
显示门静脉增宽（PV），达 16.3mm。L：肝脏；IVC：下腔静脉。

2. **多普勒超声**　彩色多普勒血流成像显示门静脉扩张（>1.3～1.5cm），颜色可变暗，门静脉血流速度降低，部分呈双向甚至反向的离肝血流，个别门静脉内可有血栓形成。肝动脉较正常者易显示或增宽，脉冲波多普勒显示其流速增高，且 RI 亦增高。肝静脉变细，彩色多普勒血流成像血流颜色变暗，脉冲波多普勒显示其频谱较平坦，类似门静脉样血流。另外，彩色多普勒血流成像还可显示侧支循环建立等门静脉高压表现，如脐静脉重开表现为与门静脉矢状段囊部相连通的出肝血流；还可见腹壁静脉曲张，食管 - 胃底静脉曲张，脾静脉迂曲、扩张等（图 4-27）。

【鉴别诊断】

1. **原发性胆汁性肝硬化**　是一种原因未明的慢性进行性胆汁淤积性肝脏疾病，其特点为肝内胆管非化脓性炎症，并伴有胆管破坏、门静脉周围炎症及肝实质碎屑状坏死，最后可发展为肝硬化和门静脉高压。超声主要表现为：肝、脾大，肝实质回声可增高、增粗，分布不均匀；肝内外胆管可不扩张，但肝内可见散在的"等号"样回声；胆囊显示不清；肝门处可显示肿大的淋巴结。

2. **酒精性肝硬化**　酒精可引起酒精性脂肪肝、酒精性肝炎及肝硬化。超声显示肝脏径线可

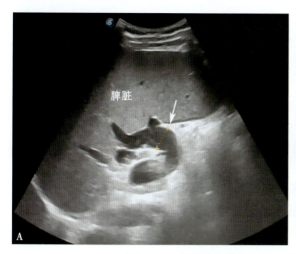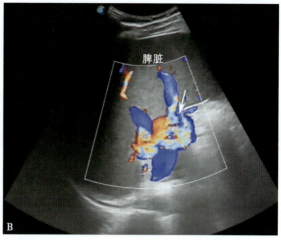

图 4-27　脾静脉迂曲扩张的二维超声及彩色多普勒血流成像图像
A. 脾静脉迂曲扩张，约 19mm（箭头）；B. 因血流方向不同，呈红蓝血流信号（箭头）。

增大或缩小，形态失常；肝区光点密集、增粗，后方可衰减；严重者可见低回声结节；如出现门静脉高压，则可出现脾大、腹腔积液、侧支循环建立等超声表现。

【临床价值】

普通超声对典型的肝硬化诊断较容易，尤其是已形成门静脉高压者，其诊断肝硬化的准确性可达 85% 以上。但是，在早期肝硬化或肝纤维化时，普通超声诊断较困难，可借助弹性成像检测肝脏硬度辅助诊断，最终需经超声引导下肝穿刺活检才能确诊。此外，彩色多普勒血流成像显示侧支循环形成情况，可协助评估门静脉高压及其治疗疗效等。

（三）肝血吸虫病

【病理与临床】

我国肝血吸虫病（hepatic schistosomiasis）多以日本血吸虫感染为主，系血吸虫卵随门静脉血流入肝抵达门静脉小分支，在门管区等处形成急性虫卵结节，导致肝细胞变性、小灶性坏死与褐色色素沉着，后期门静脉周围大量纤维组织增生，形成肝硬化。较大门静脉分支管壁增厚，管腔内血栓形成。临床表现多有疫水接触史。急性期患者可有发热、头痛、荨麻疹、腹痛、腹泻、肝脾大等，严重者可出现毒血症等；慢性者可无任何症状或仅有腹泻伴里急后重、肝脾大等表现。

【超声表现】

1. 二维超声　肝血吸虫病在急性期缺乏特征性变化，主要为肝轻度肿大，以左叶明显，肝区呈较密集的点状回声。彩色多普勒血流成像未显示异常改变。在慢性期和后期可表现为肝叶比例失调，左叶增大，肝表面不平整可呈结节状；肝内见弥漫分布中等或较大的高回声斑，也可呈现高回声纤维条索或网格样结构，将肝实质分隔成不同大小的区域，类似地图，故称"地图肝"（图 4-28）。同时，门静脉管壁可增厚，回声增高，脾显著增大。晚期可出现肝硬化、门静脉高压、腹腔积液等改变。

2. 彩色多普勒血流成像　主要显示晚期门静脉高压的征象，包括门静脉流速降低、血流反向、侧支循环建立等。

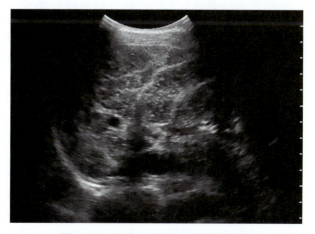

图 4-28　肝血吸虫病的二维超声图像
显示肝内回声增强、增粗，呈网格状，即"地图肝"。

【鉴别诊断】

1. 原发性肝癌 肝血吸虫病中的纤维化如分布差异较大时,可在高回声网络中形成低回声的假性占位性病变,易误为肝癌。但肝癌呈低回声者有一定的立体感,或有晕环等,彩色多普勒血流成像可探及动脉血流以进行鉴别。

2. 肝血管瘤 低回声型肝血管瘤类似肝血吸虫病网络中的低回声,鉴别较为困难。但血管瘤回声应更低,彩色多普勒血流成像常可在周边出现彩色血流。而且其余区域肝脏相对正常。超声造影可出现典型"慢进慢出"的增强模式,可明确诊断。

【临床价值】

肝血吸虫病早期超声诊断困难,应结合临床表现及其他实验室检查。但在慢性和后期超声图像上具有一定特征,超声诊断并不困难,具有较高的诊断特异性和敏感性。

(四)淤血性肝病

【病理与临床】

淤血性肝病(congestive liver)是右心衰竭最重要和较早出现的体征之一。主要是由于右心衰竭导致静脉回流受阻,使下腔静脉、肝静脉压力升高,继而肝内中央小静脉扩张、淤血,使其周围的肝细胞发生缺血、缺氧、坏死和结缔组织增生等病理改变。临床上原有症状可在短时间内加重,肝脏急剧增大,肝包膜迅速被牵张,疼痛明显,并出现黄疸、转氨酶升高、腹腔积液等征象。

【超声表现】

1. 二维超声 肝静脉增宽(多大于12mm,图4-29),下腔静脉增宽(前后径多大于18mm),其波动状现象减弱或消失,由于血流速度缓慢,下腔静脉内可见"云雾"状回声;肝脏径线增大,肝内回声密集增高,病程长者可增粗、增强;门静脉可在正常范围内。另外,还可发现肾静脉和下肢静脉内径均增宽。

2. 彩色多普勒血流成像 下腔静脉和肝静脉内的血流颜色变暗,闪烁现象变弱;脉冲波多普勒示肝静脉的离肝血流及下腔静脉回心血流速度降低,并且其两相或三相波形减弱甚至消失。

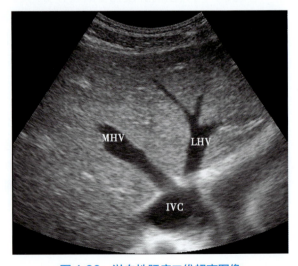

图4-29 淤血性肝病二维超声图像

显示肝静脉扩张,最大径达14mm。MHV:中肝静脉;LHV:左肝静脉;IVC:下腔静脉。

【临床价值】

超声对心源性肝大的诊断有较高的特异性,如出现肝大和下腔静脉及肝静脉扩张则基本可确立诊断。彩色多普勒血流成像对进一步确定诊断及分析病因提供了更多的依据。

六、肝脏血管性病变

(一)巴德-基亚里综合征

【病理与临床】

巴德-基亚里综合征(Budd-Chiari syndrome,BCS)是指肝与右心房之间的肝静脉和/或下腔静脉发生阻塞而引起肝静脉回流受阻,由此产生一系列症状。多见于青壮年,病因为先天隔膜、血液高凝状态、肿瘤压迫或侵犯静脉,以及血栓性静脉炎等。肝脏的病理变化主要是由于肝静脉血流受阻而引起肝脏广泛淤血、肝大,以肝左叶和尾状叶增大明显;后期可出现肝硬化。发病大多缓慢,患者自觉腹胀、腹痛、食欲缺乏、全身乏力等。

【超声表现】

1. 下腔静脉或／和肝静脉狭窄、闭塞 ①隔膜：常位于下腔静脉近右心房处或肝静脉开口处，呈薄膜状，有的回声较低而不易显示（图4-30），有的合并纤维化、钙化呈强回声。隔膜近心端血流紊乱，常探及高速射流。②血栓或癌栓：管腔内见实性低或中高回声，血流充盈缺损（图4-31）。③管腔狭窄或闭塞：肝静脉或下腔静脉管腔变细，甚至闭塞，管腔难以显示。梗阻远心端静脉血流缓慢，甚至方向逆转，频谱平坦。

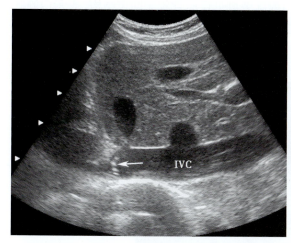

图4-30 巴德-基亚里综合征二维超声图像
下腔静脉近右心房处可见隔膜（箭头）。IVC：下腔静脉。

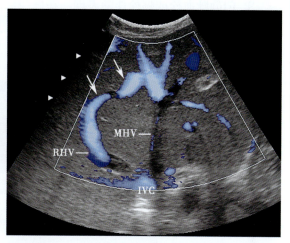

图4-31 巴德-基亚里综合征彩色多普勒血流成像图像
肝右静脉和肝中静脉可见实性低回声，管腔内无或少许血流信号，其间可见交通支（箭头）。RHV：肝右静脉；MHV：肝中静脉；IVC：下腔静脉。

2. 侧支循环形成 ①肝静脉之间交通支血流是从回流受阻的肝静脉流向未受阻的肝静脉或肝右下静脉，频谱常为带状；②阻塞的肝静脉血流通过包膜下静脉与体循环静脉相交通，表现为肝周和包膜下静脉扩张；③第三肝门开放：肝短静脉增粗可见，以肝右后下静脉显示率高；④门静脉高压相关表现：门静脉血流减慢，甚至出现双向血流或反流、脐静脉重开等。

3. 肝脏改变 急性或亚急性期类似淤血肝表现，肝脏增大，尤以尾状叶增大为主；晚期呈肝硬化表现。

【鉴别诊断】

主要应与肝前性和肝性门静脉高压症鉴别，依据肝内静脉声像图表现的不同，较易鉴别。还应与肝大、腹腔积液等原因导致下腔静脉肝段外压性狭窄进行鉴别，虽然回心血量减少，下腔静脉肝段变细，但肝静脉回流不受阻，不难鉴别。

【临床价值】

依据下腔静脉和／或肝静脉阻塞以及侧支循环形成情况，超声能较为可靠地诊断巴德-基亚里综合征，不仅是本病首选影像检查方法，还是疗效判断和随访监测的常用工具。

（二）门静脉栓塞

【病理与临床】

门静脉栓塞（portal vein thrombosis）包括恶性肿瘤，如肝细胞癌、胆管细胞癌、肝转移瘤、胰腺癌等侵犯或转移所致的门静脉癌栓，以及由于门静脉高压致血流缓慢、脾脏切除、胰腺炎、外伤、血液高凝状态等所致的门静脉血栓。患者临床表现主要为门静脉高压相关临床表现及原发疾病如恶性肿瘤相关表现。

【超声表现】

1. 门静脉血栓 急性期门静脉血栓呈低回声，甚至无回声而被忽略，血栓与门静脉管壁分界清楚(图4-32),彩色多普勒血流成像显示栓子内部无血流信号,门静脉血流束中断或变细(不完全栓塞);慢性期门静脉血栓回声增高,与管壁分界欠清,管壁回声亦增高,管径变细,栓子内部亦无血流信号。

2.门静脉癌栓 门静脉管腔内可见低回声或中等回声团,与门静脉管壁分界不清(图4-33),门静脉管径可扩张,彩色多普勒血流成像在癌栓内可显示血流信号,多为动脉血流。超声造影在动脉期呈高增强,门静脉期及延迟期呈低增强。另外,还可在肝内或肝外发现原发肿瘤声像表现。

3.门静脉血栓或癌栓伴随表现 在肝门部门静脉旁可见迂曲管状无回声结构,表示门静脉周围有侧支循环,即门静脉海绵样变(图4-34)。主要发生于病程后期,多在一年后。彩色多普勒血流成像显示呈门静脉样血流。

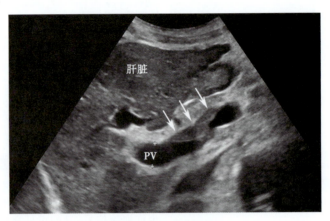

图4-32　门静脉血栓

门静脉血栓(箭头)与门静脉管壁分界清楚。PV:门静脉。

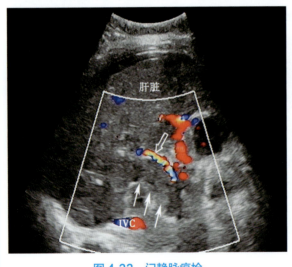

图4-33　门静脉癌栓

门静脉癌栓(箭头)与门静脉管壁分界不清。空箭头所示肝动脉;IVC:下腔静脉。

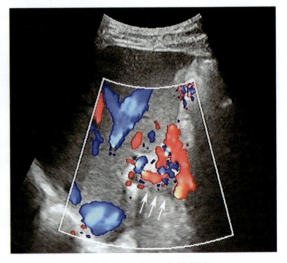

图4-34　门静脉海绵样变

门静脉陈旧性血栓(箭头),其内见少量点状血流信号;门静脉周围可见大量侧支形成,因血流方向变化呈红蓝颜色。

【鉴别诊断】

门静脉血栓需与门静脉癌栓鉴别。可从栓子内部有无血流信号、与门静脉管壁分界、门静脉有无扩张、有无原发肿瘤等方面进行鉴别,必要时进行超声造影明确诊断。另外,急性期门静脉血栓需与血流缓慢鉴别,此时应注意彩色多普勒血流成像仪器的调节,超声造影有助于明确诊断。

【临床价值】

彩色多普勒血流成像是确定门静脉栓塞的准确方法。还有助于鉴别栓子的良、恶性，即鉴别门静脉血栓与癌栓；帮助探查和寻找肝脏或肝外恶性肿瘤。

（经　翔　于　杰　郑荣琴）

第二节　胆道系统

一、解剖概要

胆道系统由胆囊和胆管组成，胆囊的主要功能是浓缩、储存胆汁，调节胆汁的排放，并具有分泌功能。胆管是一组自肝脏到十二指肠的管道结构，胆管的主要功能是将肝脏分泌的胆汁经各级胆管输送到十二指肠。

（一）胆囊

胆囊（gallbladder）为囊性器官，位于肝右叶脏面的胆囊窝内。胆囊分为底、体和颈三部分，胆囊颈部和胆囊体部连接处膨大，称为哈氏囊，胆囊结石常滞留于此处。胆囊大小不固定，随着胆囊壁的收缩和舒张而改变。胆囊壁自内向外由黏膜层、肌层和外膜层构成。

（二）胆管

胆管（biliary ducts）分为肝内胆管和肝外胆管两部分。肝内胆管起自毛细胆管，逐渐汇集成小叶间胆管、肝段胆管、肝叶胆管，再汇合成左右肝管，然后在肝门部汇合成肝总管，汇合部以上的部分为肝内胆管。肝外胆管包括肝总管、胆囊管和胆总管。肝总管内径约4mm，在肝十二指肠韧带外缘走行，位于肝固有动脉的右侧和门静脉的右前方。胆囊管由胆囊颈弯曲延伸形成，胆囊管与肝总管平行下降后汇合成胆总管。胆总管内径一般小于6mm，胆总管分为四段：十二指肠上段、十二指肠后段、胰腺段和十二指肠壁内段。十二指肠壁内段与胰管汇合，形成肝胰壶腹（Vater壶腹），开口于十二指肠乳头。

胆道系统的基本血供来自肝右动脉、胆囊动脉和十二指肠后动脉或胰十二指肠后上动脉。

二、超声检查技术

（一）患者准备

患者空腹8h以上，检查前1d少吃油腻食物，前1d晚上清淡饮食。禁止服用影响胆囊收缩的药物。检查前3d要避免行胃肠钡餐和胆道X射线造影检查。对于已做胃镜、结肠镜检查者需2d后再做超声检查。

（二）体位

1.仰卧位　是胆道系统检查最常用的体位。检查时患者仰卧，充分暴露上腹部，平静呼吸。如果患者肝、胆位置较高或者有胃肠气体干扰时，可嘱患者深吸气。

2.左侧卧位　也是常用体位，是必要的补充体位。患者向左侧卧约40°～90°，该体位能够提高肝外胆管的显示率，并有利于发现胆囊颈部结石以及追踪肝外胆管中下段病变。

3.坐位、半坐位或直立位　可使肝脏和胆囊的位置下移，适用于肝、胆位置较高或过度肥胖的患者，对于胆囊颈部的小结石可以借助患者体位的变动观察胆囊结石的移动情况。另外还有右侧卧位、膝胸位等体位。以上这些体位可根据不同情况灵活运用。

（三）仪器

采用彩色多普勒血流成像诊断仪，常用腹部凸阵探头，也可采用线阵探头，探头频率因人而异：成人一般选用3.5MHz，体型肥胖者或目标位置较深时，应适当降低频率；体型瘦弱或儿童、婴幼儿，可选用 5～7.5MHz 高频探头。此外，还应根据具体情况调节总增益、深度增益补偿、聚焦、深度等，必要时采用组织谐波、局部放大等功能，使图像显示清晰。

（四）检查方法

超声检查胆道系统常用的扫查切面有：

1. 右肋缘下纵切面 可显示胆囊纵切面，可沿该轴做纵切与横切面扫查，显示胆囊及部分肝外胆管结构。

2. 右肋缘下斜切面 可显示肝门部与门静脉右支及主干伴行的右肝管、肝总管、胆总管上段，以及部分胆囊。

3. 右肋间斜切面 可显示右肝前、后叶胆管，右肝管及其伴行的门静脉，直到肝总管及胆囊。尤其适合显示胆囊颈部，以及胆囊和肝门部结构在肋缘下扫查显示不满意者。

4. 剑突下及上腹部横切面 剑突下横切面可显示左肝管及门静脉左支矢状部。胰腺头部的上腹部横切面可显示胆总管胰腺段横切面，可借此进行胆总管下段纵切面扫查。

三、正常超声表现

（一）胆囊

胆囊纵切面呈梨形，横切面呈圆形或椭圆形。正常胆囊轮廓清晰，囊壁回声较肝脏略高，囊壁光滑整齐。胆囊腔内呈无回声，后方回声增强，侧壁可有边缘折射声影，显示为典型的囊性结构（图 4-35）。

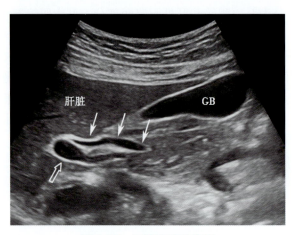

图 4-35　正常胆囊声像图
箭头示胆总管；空箭头示门静脉；GB：胆囊。

正常胆囊长径一般不超过 90mm，前后径不超过 35～40mm。正常胆囊壁的超声测量宜选择胆囊体部前壁进行测量，其厚度不超过 3mm，多数小于 2mm。胆囊的纵轴指向肝门。胆囊颈部位置较深，邻近门静脉，胆囊颈部有哈氏囊，自胆囊颈部至门静脉右支或门静脉主干之间的肝裂内有脂肪组织和结缔组织，声像图表现为一条连接胆囊颈部和门静脉右支根部间的线状强回声带，这是识别胆囊解剖位置的重要标志。

（二）肝内胆管

声像图上一般只能显示一、二级肝内胆管，即肝总管和左、右肝管，二级以上的肝内胆管分支超声往往难以清晰地显示。左、右肝管位于门静脉左、右支的前方，内径约为 2～3mm 或小于伴行门静脉内径的 1/3。

（三）肝外胆管

肝外胆管分为上下两段，上段与门静脉伴行，下段与下腔静脉伴行。肝总管与胆总管在声像图上不易区分，可以右肝动脉横切面为解剖标志进行区分。肝外胆管上段因为有肝脏作为超声窗并且有伴行的门静脉作为解剖标志,因此易于显示。其纵切面图像表现为位于门静脉前方的管道,与门静脉平行,形成双管结构(图4-36),其内径小于伴行门静脉的1/3。肝外胆管下段位置较深不易显示,采用探头加压扫查,饮水或胃超声成像剂充盈胃窦和十二指肠等方法可提高显示率。成人正常肝总管的内径不超过4～6mm,胆总管内径不超过6～8mm。

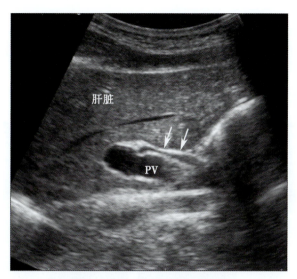

图4-36 肝门部胆总管声像图
箭头示肝门部的胆总管;PV:门静脉。

四、胆 囊 疾 病

(一)胆囊结石

【病理与临床】

发生于胆囊内的结石称为胆囊结石(cholecystolithiasis),胆囊结石是最常见的胆囊疾病之一。根据结石的化学成分,通常分为三类。

1.胆固醇结石 主要成分是胆固醇,多呈球形或卵圆形,常为单发,直径较大,约5～50mm,含钙少,X射线片不显影。因其比重小可以在胆汁中漂浮。

2.胆色素结石 胆囊内发生较少,大部分分布于胆管内。主要成分为胆色素,数目较多。X射线片可显影。

3.混合性结石 胆囊结石中最多见,主要成分由胆色素、胆固醇和钙盐以不同比例组成,呈不同颜色的多面形,常为多发,体积小,一般不到10mm,X射线片显影。

胆囊结石与胆囊炎往往同时存在,并且互为因果。本病任何人群均可发生,但好发于多产、肥胖的中年女性。发生胆囊结石患者可长期无自觉症状,合并慢性胆囊炎时多表现为右上腹不适、隐痛和消化不良等症状。胆囊结石嵌顿时,可出现右上腹剧烈绞痛并向右肩部放射。如果继发感染可出现化脓性胆囊炎症状,需要及时诊治。

【超声表现】

胆囊结石的声像图表现可以分为典型和不典型两大类。

1.典型胆囊结石 具有以下三大特征。

(1)胆囊腔内出现强回声:由于结石的形状、组成成分和种类不同,强回声形态也存在差别。一般较大而孤立分布的强回声多呈新月形、半圆形或圆形团状强回声(图4-37),体积较小的多发结石,堆积于胆囊后壁时,形成一片强回声带,不易分辨结石数目。

(2)强回声后方伴有声影:结石后方出现一条无回声带即为声影,是声波在通过结石与胆汁形成的界面时发生反射、衰减和折射等作用所致。结石的声影边缘锐利,宽度与结石的宽度基本一致,这可以与胃肠气体形成的声影相鉴别。声影的出现对诊断胆囊结石有重要价值。

（3）强回声随体位改变而移动:由于多数结石的比重大于胆汁,仰卧位时结石沉积于胆囊后壁,当患者改变体位时,容易引起结石的移动。利用这个特点可以鉴别胆囊结石和胆囊内新生物。

2. 不典型胆囊结石

（1）充满型胆囊结石:胆囊内胆汁较少或无胆汁,胆囊腔的无回声区消失,胆囊无正常的轮廓或形态,声像图仅表现为胆囊前壁呈弧形或半月状的强回声带,后方伴较宽声影,致胆囊后壁不显示。此型胆囊结石还有一种特征性的声像图表现:囊壁-结石-声影（wall-echo-shadow,WES）三联征（图4-38）,前方为增厚胆囊壁的高回声包绕中间结石的强回声,后方伴有声影。

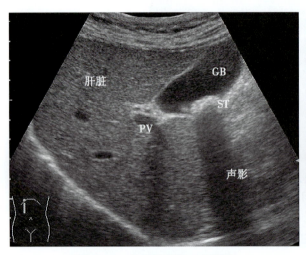

图4-37 典型胆囊结石声像图
GB:胆囊;ST:结石;PV:门静脉。

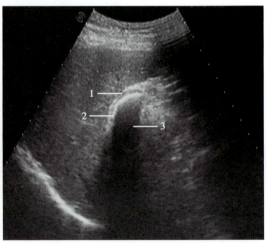

图4-38 胆囊结石（充满型）声像图
充满型胆囊结石表现为WES三联征;1.胆囊壁;2.结石;3.声影。

（2）胆囊颈部结石:胆囊颈部结石未嵌顿时,结石在周围胆汁的衬托下易于显示,表现为强回声后方伴有声影;颈部结石嵌顿时,周围无胆汁的衬托,结石的强回声显示不清,造成诊断的困难,但结石后方的声影仍可显示,借此可确诊。

（3）泥沙样胆囊结石:主要成分为胆色素,由于结石质地较松软,常呈泥沙样而得名。声像图表现为沿胆囊后壁分布的厚薄不一的强回声带（图4-39）及后方较宽的声影。

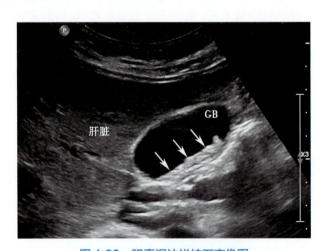

图4-39 胆囊泥沙样结石声像图
胆囊泥沙样结石（箭头）;GB:胆囊。

（4）胆囊壁内结石：胆囊壁常增厚，壁内可见单发或多发的微小强回声斑点，后方出现多重反射回声，类似"彗星尾"征，改变体位时结石不移动。

【鉴别诊断】

典型胆囊结石一般不难诊断，对于不典型胆囊结石要和胆囊其他疾病相鉴别。胆囊颈部结石要和胆囊周围肠气、肝门部钙化淋巴结等相鉴别；胆囊内泥沙样结石需和稠厚胆汁、囊腔内脓团等鉴别；后方不带声影的结石要和胆囊内新生物鉴别；充满型胆囊结石易与周围胃肠道气体的强回声形成的后方声影相混淆，应引起重视。

【临床价值】

国内外研究资料证明，在胆汁充盈状态下，超声诊断胆囊结石已达到较高的水平，尤其是对X射线造影胆囊不显示的病例，超声检查对临床诊断有很大帮助。

（二）急性胆囊炎

【病理与临床】

急性胆囊炎（acute cholecystitis）是由胆囊管梗阻、细菌感染或胰液反流等原因引起的胆囊急性炎症性病变，大多数由结石嵌顿引起。根据炎症程度的不同，可分为三种类型：单纯性胆囊炎、化脓性胆囊炎和坏疽型胆囊炎。主要的临床表现是右上腹持续性疼痛并阵发性加剧、发热、右上腹压痛，墨菲（Murphy）征阳性，严重者可有轻度黄疸和腹膜刺激症状。

【超声表现】

1. 胆囊肿大　胆囊外形饱满，体积增大，长径和横径均增大，横径增大，特别是超过40mm更有诊断意义。

2. 胆囊壁增厚　增厚呈弥漫性，呈高回声（图4-40），其间出现间断或连续的弱回声带，形成胆囊壁的"双边"影表现，系胆囊壁水肿、出血和炎性细胞浸润等所致。囊壁内膜面毛糙。重症急性化脓性胆囊炎超声可表现为双层或多层弱回声带。当肿大的胆囊突然变小，胆囊壁中断，周围有积液时，为胆囊穿孔的表现。

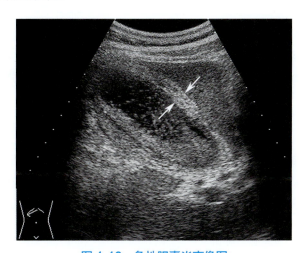

图4-40　急性胆囊炎声像图
胆囊壁弥漫性增厚（箭头），呈高回声，胆囊内透声差。

3. 胆汁浑浊　胆囊内透声差，充满稀疏或密集的细小或粗大光点，呈斑片状或絮状，无声影，有移动性有时可表现为沉积性回声带。

4. 超声Murphy征阳性　由于胆囊肿大，当探头接触胆囊区域时患者有明显的触痛，或将探头深压胆囊区域的腹壁时，嘱患者深吸气，患者感触痛加剧并突然屏气不动，这对确诊急性胆囊炎具有很高的临床意义。

5. 胆囊结石　急性胆囊炎多伴发结石，常嵌顿于胆囊颈部或胆囊管。

6. 胆囊周围炎 急性胆囊炎发生穿孔时，可显示胆囊壁的局部膨出或缺损，以及胆囊周围的局限性积液。

【鉴别诊断】

某些慢性胆囊炎可以表现为囊壁增厚、壁内出现暗带、囊腔内出现回声，类似急性胆囊炎的表现，但慢性胆囊炎往往壁厚而腔小，张力并不大，并且超声 Murphy 征阴性。

急性病毒性肝炎、低蛋白血症、胆囊腺肌瘤等均可引起胆囊壁增厚，但胆囊一般并不明显肿大，超声 Murphy 征阴性，病史与临床表现也不相同。

【临床价值】

超声检查对于急性胆囊炎诊断和病因鉴别以及并发症诊断是一种快速、简便有效的方法，超声可测量胆囊体积大小、胆囊壁厚度，观察胆囊腔内病变情况，而且可以进行随访，为临床观察急性胆囊炎病情变化提供依据。

（三）慢性胆囊炎

【病理与临床】

慢性胆囊炎（chronic cholecystitis）是最常见的胆囊疾病之一，常与胆道结石并存。可由急性胆囊炎反复发作演变而来，也可能是长期胆结石形成的慢性刺激和化学损伤的结果。炎症反复发作使胆囊壁增厚、囊壁纤维组织增生及慢性炎性细胞浸润，从而引起胆囊收缩功能减退或丧失，最终可致胆囊萎缩。当胆囊与周围组织发生粘连，造成胆囊管阻塞时，胆汁虽不能进入胆总管，但胆囊黏膜继续分泌黏液也可引起胆囊积水。

多数患者无特异性症状，部分患者有急性胆绞痛病史，可有非特异性的腹痛症状以及腹胀、呃逆或厌油等消化不良症状，超声检查时偶尔发现，临床表现与病理改变的严重程度可能不一致。

【超声表现】

1. 慢性胆囊炎病程初期，胆囊体积无明显变化或可增大，超声难以发现或识别；病程时间较长、反复发作后，可见胆囊缩小变形，甚至呈实质性团块状高或强回声，当胆囊腔内充满结石时，表现为 WES 三联征。

2. 胆囊壁增厚，毛糙，回声增高。慢性胆囊炎急性发作时，胆囊壁增厚可呈"双边"征。

3. 胆囊内透声差，囊腔内出现沉积状回声，改变体位时，可见其缓慢移动和变形，为陈旧、稠厚胆汁或炎性胆汁团所致。胆囊内伴有结石者，囊腔内还可见团块状强回声伴有后方声影，胆囊后壁显示模糊。

4. 脂肪餐试验显示胆囊收缩功能差或无功能。

【鉴别诊断】

慢性胆囊炎胆囊壁增厚需与厚壁型胆囊癌及胆囊腺肌瘤的胆囊壁增厚相鉴别。胆囊癌多为不规则增厚，以颈部、体部为显著，黏膜面高回声不平滑，常常中断。当胆囊癌出现肝实质或肝门部侵犯表现时较容易鉴别。胆囊腺肌瘤增厚的胆囊壁内有小囊腔是其特点。慢性胆囊炎急性发作有时与急性胆囊炎不易鉴别。

【临床价值】

慢性胆囊炎超声诊断需结合临床资料，当胆囊壁增厚较明显，且合并胆囊结石时，诊断较容易，但对轻度炎症者超声诊断困难，需结合临床综合考虑。

（四）胆囊息肉样病变

胆囊息肉样病变（polypoid lesions of the gallbladder）又称为胆囊隆起样病变，是指胆囊壁向胆囊腔内凸起性病变的总称，主要包括胆固醇性息肉及炎性息肉、胆囊腺瘤及局限型胆囊腺肌瘤等。

1. 胆囊胆固醇沉着症

（1）病理与临床：胆囊胆固醇沉着症（cholesterosis），是胆囊局部胆固醇代谢的失衡造成胆汁中胆固醇含量增高，沉积于胆囊壁黏膜后，被巨噬细胞吞噬，逐渐形成了向黏膜表面突出的黄色小颗粒,由于呈息肉样改变,故又称为胆固醇性息肉,属于非肿瘤性病变,不会恶变,亦无明显临床症状。

(2)超声表现:胆固醇性息肉,常多发,好发于胆囊体部,呈乳头状或桑葚样向胆囊腔内凸起(图4-41),呈高回声或强回声,部分强回声者后方伴"彗星尾"征。其基底部较窄,或有蒂与囊壁相连,蒂细。息肉一般不超过10mm,不随体位改变而移动。较大者彩色多普勒血流成像可显示息肉内的血流信号。

2. 胆囊炎性息肉

(1)病理与临床:胆囊炎性息肉是由于胆囊长期受到炎症刺激所形成的肉芽肿,由慢性炎症细胞和成纤维细胞组成。一般无明显临床症状,胆囊炎症较明显时,可有相应临床表现。

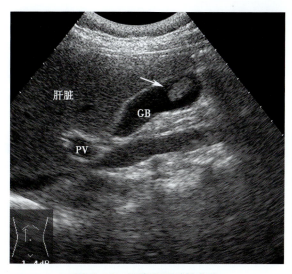

图4-41 胆囊胆固醇性息肉
箭头所示胆囊壁上等回声乳头样结构突向胆囊腔。GB:胆囊;PV:门静脉。

(2)超声表现:炎性息肉多呈中等回声或高回声,体积小,多数不超过5mm,蒂细,不随体位改变而移动。部分胆囊炎性息肉可伴有胆囊壁增厚、粗糙等慢性胆囊炎的表现。

3. 胆囊腺瘤

(1)病理与临床:胆囊腺瘤(adenoma of gallbladder)为肿瘤性息肉,是最多见的胆囊良性肿瘤。腺瘤来自胆囊黏膜上皮,可发生在胆囊的任何部位,腺瘤可分为单纯性腺瘤和乳头状腺瘤,后者有恶变倾向。另外,当腺瘤体积较大时要考虑恶变可能。胆囊腺瘤女性较多见,可无任何症状,合并慢性胆囊炎、胆囊结石时,可表现为相应症状。

(2)超声表现:胆囊腺瘤声像图上表现为自胆囊壁向囊腔隆起的乳头状或圆形高回声或中等回声结节,基底较宽,偶见有蒂,多发生于颈部和底部,可多发。彩色多普勒血流成像可见从基底部进入的血流信号。其平均体积较胆固醇性息肉大,但多数不超过15mm。直径大于13mm者应高度警惕恶性变可能。

(3)鉴别诊断:胆囊腺瘤是一种肿瘤性息肉,需与非肿瘤性息肉包括胆固醇性息肉、炎性息肉相鉴别,非肿瘤性息肉的蒂很细或没有发现蒂,腺瘤的基底部则较宽。另外,胆固醇性息肉强回声后方伴"彗星尾"征的特点亦有助鉴别。胆囊息肉样病变的大小与良、恶性有较密切的关系。直径小于10mm首先考虑炎性息肉或胆囊胆固醇性息肉;10～13mm倾向于胆囊腺瘤,大于13mm要考虑恶变可能。

胆囊腺肌瘤特征性表现是在明显增厚的胆囊壁内见小囊样结构,对该病的诊断具有较高价值,但表现不典型时需与慢性胆囊炎鉴别,脂肪餐试验有一定帮助。

(4)临床价值:超声检查对胆囊这一囊性脏器的空间分辨率较高,有利于显示胆囊小病灶。对于胆囊息肉样病变,超声成像诊断的目的除了探查病灶的有无,还协助鉴别病变的良、恶性,有利于指导早期诊断,并为手术治疗方案的选择提供可靠的依据。

4. 胆囊腺肌瘤

(1)病理与临床:胆囊腺肌瘤(adenomyoma of the gallbladder)是胆囊壁的一种非炎症、非肿瘤性的良性病变。病理表现为胆囊壁黏膜层增生和肌层的增厚,黏膜上皮形成罗 - 阿窦(Rokitansky-Aschoff sinus),典型者窦扩大成小囊状,向肌层延伸,一般不超过浆膜面。根据病变范围不同,可分为弥漫型、节段型和局限型(图4-42),其中以局限型较多见。本病好发于成年女性,病因不明,症状不明显。

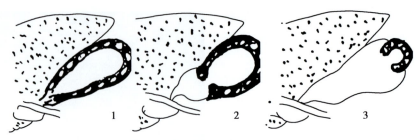

图4-42 胆囊腺肌瘤示意图

1.弥漫型胆囊腺肌瘤;2.节段型胆囊腺肌瘤;3.局限型胆囊腺肌瘤。

（2）超声表现：胆囊壁增厚，可呈弥漫性、节段性或局限性增厚。增厚的胆囊壁内有小的圆形无回声囊腔，合并小结石时，显示为囊内的斑点状强回声后方伴"彗星尾"征（图4-43）。脂肪餐试验显示胆囊收缩功能亢进。

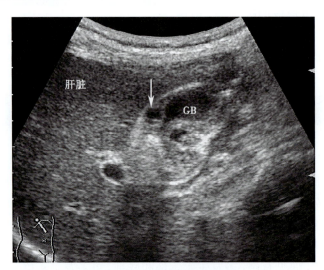

图4-43 胆囊腺肌瘤声像图

箭头所示胆囊壁内的小囊腔。GB：胆囊。

（五）胆囊癌

【病理与临床】

胆囊癌（carcinoma of the gallbladder）为胆道系统中常见的恶性肿瘤，恶性程度较高。女性多见，多数胆囊癌与胆囊结石及慢性胆囊炎关系密切。胆囊癌多发生在胆囊底部，其次为体部和颈部，多为腺癌，占80%左右，其余可为透明细胞癌、鳞癌、小细胞癌和未分化癌等。大体形态分为小结节型、蕈伞型、厚壁型和实块型，也可为混合型。胆囊癌转移的主要途径有局部浸润和淋巴转移。局部浸润以肝脏侵犯最为常见。淋巴转移部位常发生于胆囊、肝门和胰腺周围的淋巴结，致使上述淋巴结肿大，可压迫胆道，产生梗阻性黄疸；另外胆囊癌可沿胆囊管浸润生长，直接导致胆道梗阻。胆囊癌还可腹腔内种植转移，或经静脉、神经转移，但相对较少见。

胆囊癌早期无特殊症状和体征，大多数患者当临床做出诊断时，已有肝脏侵犯或淋巴转移，预后较差。胆囊癌的晚期表现为右上腹的持续性疼痛、恶心、呕吐等非特异性症状。

【超声表现】

胆囊癌依据其大体形态不同，出现不同的声像表现。

1.小结节型 是胆囊癌较早期的表现。常发生于胆囊颈部，表现为自囊壁向囊腔内突起的乳头状中等回声，病灶基底较宽，表面不平整，体积一般较小，直径约10～25mm。此类型的胆囊癌可合并发生胆囊多发结石。

2. 蕈伞型 局部胆囊壁高回声中断或不连续,肿块呈蕈伞状突向胆囊腔,病灶以多发常见,也可单发,病灶基底宽,边缘不平整。肿块以中等回声为多见(图4-44),肿块内可探及动脉血流信号。

3. 厚壁型 胆囊壁呈局限性或弥漫性不均匀增厚,回声不均匀,胆囊壁高回声中断或不连续。弥漫性增厚者早期发生于胆囊颈部,直至向胆囊体部和底部浸润,晚期可导致整个胆囊壁僵硬。

4. 混合型 此型较为多见。表现为胆囊壁的局限性或弥漫性增厚,同时伴有乳头状或蕈伞状肿块突入胆囊腔。

5. 实块型 为胆囊癌的晚期表现。表现为胆囊区不规则实性肿块,肿块多呈低回声,内部回声不均匀,可见较丰富的血流信号;胆囊腔内无回声缩小或消失。癌肿向周围组织浸润生长,则胆囊轮廓显示不清并与周围正常组织分界不清。当合并结石时,可表现为肿块内团状强回声伴后方声影。

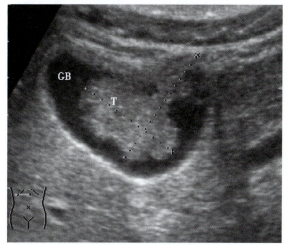

图4-44 胆囊癌声像图

癌肿呈等回声,自胆囊壁向胆囊内突起呈蕈伞型,局部胆囊壁回声不连续,病灶边缘不整;GB:胆囊;T:肿块。

【鉴别诊断】

小的结节型胆囊癌需要与胆囊息肉样病变鉴别:前者病灶基底宽,表面不平整,体积较胆囊息肉大;而胆囊息肉直径多小于10mm,蒂细。

厚壁型胆囊癌需与急、慢性胆囊炎相鉴别:慢性胆囊炎胆囊壁回声连续;而胆囊癌囊壁多不规则,连续性中断。急性胆囊炎特别是化脓性或坏疽型胆囊炎,胆囊壁增厚但囊壁高回声仍然连续,仔细观察时可见囊内有脓液移动。

实块型胆囊癌与肝脏或横结肠肿块相鉴别:前者由于丧失了正常胆囊声像,易与肝脏或横结肠来源的肿块相混淆。结肠内肿块的特征是肿块含有强回声的气体。实块型胆囊癌有时还需与右肾肿瘤相鉴别。

胆囊癌还要与胆囊内无声影或声影不明显的堆积状泥沙样结石、稠厚胆汁团或脓团、凝血块等相鉴别。后者改变体位后病变均可移动,而且无血流信号。

【临床价值】

由于胆囊癌早期无特殊症状和体征,往往延误诊断。超声检查是一种简单、无创伤的检查方法,可较早发现胆囊癌,并能够观察肿瘤与周围组织的关系,判定肿瘤有无转移,对临床治疗方案的制订具有重要价值,是临床诊断胆囊癌的首选检查方法之一。

五、胆 管 疾 病

(一)胆管先天性疾病

胆管先天性疾病主要包括先天性胆管囊状扩张症和先天性胆道闭锁。

1. 先天性胆管囊状扩张症

(1)病理与临床:先天性胆管囊状扩张症是一种常染色体隐性遗传疾病,好发于女性。病变可累及整个胆道系统,也可仅限于局部胆管。根据其发生部位、范围、形态不同,可分为五个类型。Ⅰ型:最常见,为肝外胆管囊性扩张;Ⅱ型:肝外胆管憩室样扩张;Ⅲ型:胆总管十二指肠开口部囊性突出;Ⅳ型:肝内外胆管扩张;Ⅴ型:肝内胆管囊状扩张,亦称卡罗利病(Caroli disease)。扩张的囊腔内可合并结石,甚至癌变。临床以腹部肿块、腹痛、黄疸为主要症状,常为间歇发作,继发结石感染后,可出现发热、肝大、肝区疼痛等类似急性肝脓肿的表现,部分病例也可无症状。

(2)超声表现:先天性胆总管囊状扩张症前三型主要表现为肝外胆管部位出现囊性肿块,多呈球形、椭圆形或纺锤形,囊壁回声带明亮、光滑,囊内呈无回声区,扩张的管腔与上、下正常的胆管相连通(图4-45)。合并结石者,扩张的囊腔内可见高回声或强回声团,伴或不伴声影。继发恶变者,囊内可见实性肿块,与胆管壁分界不清。肝内胆管囊状扩张表现为肝内与门静脉走行一致的沿胆管分布的圆形或梭形无回声区,呈串珠样排列并与胆管相通,可合并肝外胆管囊状扩张。

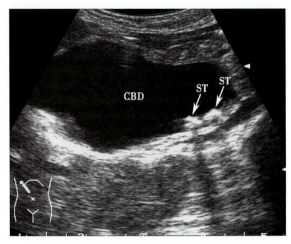

图4-45 先天性胆总管囊状扩张声像图

胆总管扩张呈囊状,内可见结石;CBD:胆总管;ST:结石。

(3)鉴别诊断

1)与肝多发囊肿、多囊肝或肝脓肿相鉴别:肝多发囊肿、多囊肝声像图表现为无回声区之间互不相通;肝脓肿的囊壁厚薄不均,毛糙,无回声区与胆管不相通,并有相应的临床症状;而先天性胆管扩张症肝内胆管囊状扩张分布与门静脉走行一致,并与胆管相通。

2)与胆道肿瘤、结石所致的胆道扩张相鉴别:胆道肿瘤所致胆管扩张可累及末梢胆管,范围较广,梗阻端可见实性肿块声像,而且临床表现有进行性黄疸加重。胆管结石所致胆管扩张程度相对较轻;而先天性胆管扩张症表现为局部囊状扩张或不均匀明显扩张。

(4)临床价值:超声可显示肝内外胆管的扩张程度和范围,区分先天性胆管囊状扩张症的类型,实时动态观察胆管壁变化,判断有无合并结石及发生癌变,为临床选择合理的治疗方案提供了可靠的影像学依据。

2.先天性胆道闭锁

(1)病理与临床:先天性胆道闭锁(congenital biliary atresia)是新生儿持续性黄疸最常见病因,为进展性胆管硬化性病变,最终发展为胆道闭锁,其病理改变为胆管闭塞,极少数呈狭窄改变。根据发生部位不同主要分为三型。Ⅰ型:胆总管闭锁;Ⅱ型:肝胆管闭锁;Ⅲ型:肝门部胆管闭锁,最常见。本病主要临床表现为梗阻性黄疸,患儿出生1~2周后全身黄疸持续不退且逐渐加重,大便逐渐呈陶土色。如不及时进行治疗,可迅速地发生淤胆性肝硬化,肝、脾大,腹腔积液,进一步发生门静脉高压,消化道大出血,甚至死亡。

(2)超声表现:先天性胆道闭锁超声表现可分为:

1)肝门部胆管闭锁(Ⅲ型):肝内、外胆管均不显示,胆囊仅显示为胆囊窝内的高回声带。肝大,肝内回声均匀性增高,病程晚期可出现脾大、门静脉及脾静脉扩张、腹腔积液等征象。

2)胆总管或肝总管闭锁(Ⅰ型或Ⅱ型):胆囊和肝外胆管的显示主要取决于胆管闭锁发生的部位,若闭锁发生在肝总管,胆囊和近端肝外胆管都难以显示,肝大,肝内胆管扩张,闭锁的胆管呈强回声光带;若闭锁发生在胆总管,即胆囊管汇合口以下,胆囊和近端肝外胆管显示,胆囊肿大,肝内胆管扩张,肝大。病程晚期可出现肝硬化、门静脉高压等声像图表现。

(3)鉴别诊断:先天性胆道闭锁与新生儿肝炎超声鉴别诊断有一定困难。新生儿肝炎患儿肝内外胆管、胆囊表现为正常声像图;而胆道闭锁患儿的肝外胆道不能显示,胆囊缩小或不显影,并可伴有肝大、脾大。

(4)临床价值:超声能对大多数先天性胆道闭锁做出提示性诊断,特别是胆道闭锁合并肝外胆管扩张时,并能提示闭锁的部位、范围等,可为临床选择合理的治疗方案提供可靠的依据。

（二）胆管结石

【病理与临床】

胆管结石（calculus of bile duct）是临床较常见的引起梗阻性黄疸的原因。根据结石的来源可以分为原发性结石和继发性结石。根据结石的部位不同可以分为肝内胆管结石和肝外胆管结石，在我国肝外胆管结石发病率较高。

1. 肝外胆管结石　多为继发性结石，即胆囊结石排入胆管。多发生于肝外胆管的远端，近端胆管有不同程度的扩张。结石在胆管内可移动，一般不引起完全梗阻。当继发感染时可引起梗阻性黄疸和化脓性胆管炎，临床表现为上腹部绞痛、黄疸、高热、寒战，重症病例可出现弥散性血管内凝血、中毒性休克，全身情况迅速恶化，甚至死亡。

2. 肝内胆管结石　肝内胆管结石多为原发性结石，常多发。好发于左、右肝管汇合部和左肝管内。近端肝内胆管因梗阻可出现不同程度的扩张。

【超声表现】

1. 肝外胆管结石的典型声像图特征

（1）胆管腔内见强回声团后方伴有声影（图4-46），强回声形态固定，能在两个相互垂直的切面上显示。

（2）结石近端的胆管因梗阻均出现不同程度的扩张。胆管壁增厚，回声增高。

（3）团状强回声与胆管壁之间分界清楚，结石周围可见细窄无回声带环绕。

（4）脂肪餐试验或变换体位后，结石的强回声团可发生位置移动。

（5）部分结石由于结构松散、较小或者呈泥沙样，可呈中等或较弱的回声，后方声影浅淡或不明显。

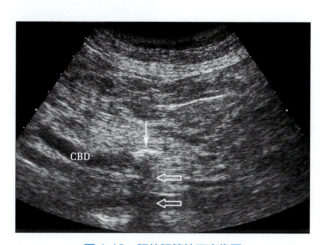

图4-46　肝外胆管结石声像图

胆总管下段结石，箭头示结石；空箭头示后方声影；CBD：胆总管。

2. 肝内胆管结石声像图特征

（1）肝内出现点状、团状或条索状强回声，后方伴声影，强回声沿肝内胆管分布。

（2）结石近端的肝内胆管呈不同程度扩张，并与伴行的门静脉形成"平行管"征。

（3）结石强回声周围可见细窄无回声区包绕。结石处胆管前后壁显示清晰。

（4）结石一般不随体位改变而移动。

肝内及肝外胆管结石可引起胆管梗阻、胆汁淤滞或炎症感染，进而出现肝大或局部肝叶萎缩变形、肝实质回声增粗、内部回声不均匀等肝硬化表现。也可见胆管壁增厚、模糊，肝内多发脓肿等炎症表现。

【鉴别诊断】

需要与肝外胆管结石进行鉴别诊断的有：胆囊颈部或胆囊管结石、肝门部肿大钙化的淋巴结、胆道术后的瘢痕组织等表现为胆管内的强回声病变和结构。注意识别肝外胆管的解剖特征，纵切面和横切面等多个切面仔细观察有助于鉴别。肝内胆管结石需与胆管积气鉴别，后者强回声后方伴多重反射，且形态不固定，可随体位、呼吸改变。

【临床价值】

对于肝内胆管结石，由于有肝脏做"透声窗"，超声成像可以获得良好的效果，准确性较高，是目前诊断肝内胆管结石的首选方法。

对于肝外胆管结石，常规超声对肝外胆管，尤其是下段结石的显示比较困难，超声内镜可弥补其缺点，且创伤小，可作为常规超声诊断肝外胆管结石的辅助方法。

（三）胆管积气

【病理与临床】

胆管积气（pneumobilia）产生的原因很多，包括胆道术后、胃肠吻合术后、T管引流、胆道-肠道内瘘、外伤、胆道产气菌感染及某些原因引起 Oddi 括约肌松弛症等。气体积聚于肝右前叶和左内叶胆管内。气体较多者积聚范围较广，多数合并反流性胆管炎。胆管积气临床主要表现为上腹部疼痛、发热，部分可无临床症状。

【超声表现】

胆管积气表现为沿胆管分布的串珠状、条索状强回声，局部或广泛分布，与胆管前壁分界不清，后方伴气体多重反射（图 4-47）或闪烁声尾，声尾模糊、杂乱、不稳定，后方回声也可无变化。随呼吸运动、体位的改变，强回声位置和形态易发生变化。

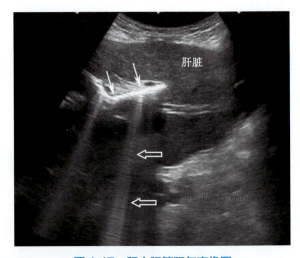

图 4-47　肝内胆管积气声像图
左肝内胆管积气（箭头）伴后方多重反射（空箭头）。

【鉴别诊断】

孤立或散在的胆管积气应与肝内胆管结石、肝内钙化灶、肝动脉壁钙化相鉴别。肝内胆管结石的强回声位置稳定，后方声影清晰，动态观察其形态及位置不变化；肝内钙化灶形成的强回声与胆管走行方向不一致，形状固定，局部胆管不扩张；肝动脉壁钙化声像图表现为与肝内胆管走行一致的呈串珠状排列的强回声，但其位置固定，后方声影明显，局部肝内胆管不扩张。

【临床价值】

超声诊断胆管积气的敏感性及准确性均高于其他影像学方法，对发现胆道潜在性疾病具有一定价值，可作为临床诊断、疗效观察的首选方法。

（四）胆道蛔虫症

【病理与临床】

胆道蛔虫症（ascariasis of biliary tract）是肠蛔虫症的常见并发症，系肠蛔虫通过十二指肠乳头的开口钻入胆道所致。胆道蛔虫大多停留在胆总管，少数可钻入左、右肝管，还可经胆囊管进入胆囊。蛔虫可将细菌带入胆管，造成胆道感染，严重者可引起急性化脓性胆管炎、肝脓肿、胰腺炎、胆囊穿孔等。蛔虫死亡后其尸骸将来可成为结石的核心物质。

临床表现为上腹剧烈绞痛而体征不明显。表现为突发剑突下剧烈绞痛，阵发性加剧，可骤然缓解。腹痛反复发作，间隙期全无症状。临床体征不明显，合并胆管炎、胰腺炎等则有相应体征，黄疸少见。

【超声表现】

胆管蛔虫表现为胆管不同程度的扩张，其扩张程度与蛔虫大小、多少有关；扩张的胆管内可见弯曲或平行的双线状或多条强回声带，中间为假体腔暗带，与胆管壁有明显分界。如虫体存活，可见虫体的蠕动；虫体死亡并裂解后，其中心暗带模糊甚至消失，可出现虫体钙化，声像图表现与胆管结石相似。

蛔虫进入胆囊时，表现为胆囊内双线状高回声带，边缘清晰光整，多卷曲成弧形、鱼钩形或类圆形，中心低回声暗带为蛔虫假体腔，横切面呈"同心圆"状。蛔虫钻入主胰管时，可造成胰管阻塞，出现急性胰腺炎的声像图表现。

【鉴别诊断】

依据胆道蛔虫典型的声像图表现，一般不难诊断。但出现不典型声像图表现时，如蛔虫被黏稠的胆汁或胆泥包裹后形成的混合物或蛔虫死后的残体，与胆道结石、沉积物等较难区别，需动态观察相鉴别。

【临床价值】

超声诊断具有实时、简便、快速、无创伤、无辐射等优点，实时超声可密切观察胆道蛔虫活动度及其变化，为临床诊断及治疗提供可靠依据。另外，超声对于疾病预后及转归的判断亦具有重要的临床价值。

（五）胆管炎症

【病理与临床】

胆管炎症主要包括原发性硬化性胆管炎（primary sclerosing cholangitis）和化脓性胆管炎（suppurative cholangitis）。原发性硬化性胆管炎病因不明，可能与自身免疫等因素有关，是以肝内外胆管进行性纤维化、狭窄为特征的慢性胆汁淤积性疾病，最终可导致胆汁性肝硬化，有一定恶变倾向。该病好发于男性，临床表现为不明原因黄疸，间歇发作，进行性加重。化脓性胆管炎是由急性胆管梗阻和急性化脓性炎症引起，多由胆道结石和蛔虫引起。临床发病较急，表现为腹痛、高热、寒战、恶心、呕吐，甚至休克。

【超声表现】

原发性硬化性胆管炎表现为肝内外胆管管壁节段性增厚，厚约 2～3mm，管壁回声增强，并有僵硬感，相应的胆管内径狭窄，狭窄以上的肝内部分胆管轻度扩张。早期出现肝、脾大，晚期出现腹腔积液等门静脉高压表现。

化脓性胆管炎表现为胆总管扩张，胆管壁较均匀增厚，回声增高、模糊，胆管腔内可见异常回声或胆泥沉着。胆囊可增大伴胆泥沉着。大部分患者可显示引起胆管梗阻的结石或蛔虫。

【鉴别诊断】

原发性硬化性胆管炎应与胆管癌相鉴别，两者较难鉴别。胆管癌多发生于肝外胆管，癌肿为中、低回声，边界不清，胆管壁呈局限性增厚，癌肿远端的胆管明显扩张，并且扩张程度与黄疸严重程度一致；而硬化性胆管炎可发生于肝内及肝外胆管，胆管扩张程度较轻，而黄疸较重，两者程度可不一致。

【临床价值】

超声对原发性硬化性胆管炎的诊断具有一定的价值，但对于病变早期或声像不典型者，超声诊断困难，需要靠内镜逆行胰胆管造影（ERCP）和经皮肝穿胆道造影确诊。

急性梗阻性化脓性胆管炎是胆道外科严重疾病之一，超声显示胆道系统扩张以及结石等声像，结合临床表现有助于急性梗阻性化脓性胆管炎的诊断。

（六）肝外胆管癌

【病理与临床】

肝外胆管癌是指发生在肝外胆管的原发恶性肿瘤，主要发生于左右肝管及其汇合处、肝总管、胆囊管、胆总管。绝大部分为腺癌，表现为胆管壁的局部增厚，或肿块突入胆管腔内。临床多见于 60 岁以上人群，是引起胆道梗阻的常见原因，主要表现以梗阻性黄疸、体质量下降为主，常因继发性胆道感染而出现发热和腹痛。

【超声表现】

1. 直接征象 表现为两种类型，一类为乳头型或结节型；另一类为截断型或狭窄型。

（1）乳头型或结节型：扩张的胆管远端可见软组织肿块，呈乳头状、结节状或分叶状，肿块边缘不整齐，形态不规则，以中等或略低回声多见（图 4-48），与胆管壁无分界。彩色多普勒血流成像可见少量血流信号。

（2）截断型或狭窄型：扩张胆管远端突然中断或狭窄，甚至闭塞，狭窄或闭塞处呈 V 字形，肿块沿着胆管壁浸润生长，与周围组织分界不清。由于肿瘤内纤维成分较多，彩色多普勒血流成像难以显示其血流。

2. 间接征象 病灶以上的肝内外胆管明显扩张，形态呈"软藤"状，胆囊多肿大。肝脏可肿大，肝门部淋巴结肿大或肝内有转移灶。

3. 肝门部胆管癌 发生于肝外胆管上段，包括左右肝管及其汇合部、肝总管。表现为肝内胆管明显扩张，肝外胆管一般不扩张，胆囊缩小甚至萎缩。声像图多表现为狭窄或截断型。

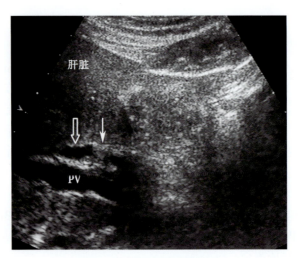

图 4-48 肝外胆管癌声像图
肝外胆管腔内低回声团（箭头）；空箭头示胆总管；PV：门静脉。

【鉴别诊断】

1. 与胆管结石、肝癌、胰头癌相鉴别 胆管结石呈团块状或条索状强回声，后方伴声影，与周围胆管壁分界清楚。与肝癌、胰头癌的主要鉴别点是肿瘤发生的部位不同。此外，肝癌一般无胆管扩张；胰头癌可同时合并胰管扩张。

2. 与能够引起胆管狭窄的良性病变鉴别 肝外胆管癌所致狭窄主要表现为胆管的突然狭窄或截断，阻塞端肿块与周围分界不清。良性狭窄主要见于胆道系统炎症、手术损伤和硬化性胆管炎，相应病史可协助鉴别。硬化性胆管炎主要是肝内胆管普遍狭窄，管壁厚、僵硬，管腔外径并不缩小。

【临床价值】

超声检查能准确地判断是否为梗阻性黄疸，确定梗阻的部位，并能显示胆管形态改变，肿块的声像特点及其与胆管的关系、特征，而且可提供有关肿瘤侵犯、转移等病程进展的丰富信息，是首选的影像检查方法，对肝外胆管癌的术前诊断和确定治疗方案均有重要的临床应用价值。

（郑荣琴）

第三节 胰 腺

胰腺是人体重要的消化腺，位于第 12 胸椎至第 2 腰椎水平的后腹膜腔内，具有外分泌和内分泌功能。胰腺的外分泌腺分泌胰液，胰液含有蛋白酶、脂肪酶、淀粉酶等消化酶，经胰管排入十二指肠。胰腺的内分泌部是胰岛，散在于胰腺实质内，分泌胰岛素等激素，主要功能是血糖调节。在 20 世纪 60 年代之前，胰腺的影像学检查仅限于 X 射线和血管造影，自 60 年代末，超声、CT、磁共振相继应用于胰腺疾病的检查，包括对占位性疾病、炎症和梗阻性疾病等的诊断。内镜逆行胰胆管造影（endoscopic retrograde cholangiopancreatography，ERCP）可清晰地显示胰管和壶腹部病变。随着超声技术的发展，超声造影、超声内镜和超声引导下胰腺穿刺活检术的应用，在胰腺疾病的诊断与鉴别诊断中起到重要作用。

一、解 剖 概 要

胰腺（pancreas）是一个形态扁长的脏器，横行于十二指肠内缘至脾门部，长约 12～20cm，宽约 1.5～5.0cm，厚约 0.5～2.5cm，由右向左依次分为头、颈、体、尾四部分，各部分之间无明显界限。

胰腺的前方隔网膜囊与胃相邻，后方有下腔静脉、胆总管、肝门静脉、腹主动脉等主要结构，右侧缘被十二指肠包围，左侧缘常达脾门。由于胰腺的位置较深，前方有胃、横结肠和大网膜等遮盖，故胰腺病变时，早期腹壁体征常常不明显，诊断有难度。

胰头，含胰腺钩突部，是胰腺右端的膨大部分，其后方与下腔静脉相邻，以肠系膜上静脉的右侧缘作为与胰颈部分界的解剖标志。胆总管下段穿行于胰头的后上部分，与主胰管汇合后注入十二指肠的肝胰壶腹，故当胰头病变时，常引起胆总管梗阻表现，最常见于胰头癌导致进行性加重的梗阻性黄疸。

胰颈是胰头和胰体之间的移行部分，其前方是网膜囊和胃幽门部，肠系膜上静脉和脾静脉多于其后方汇合形成门静脉的起始部，故胰头、颈部癌易压迫或侵及门静脉。

胰体位于腹主动脉前方，其前方借网膜囊与胃相隔，后方无腹膜，与腹主动脉、肠系膜上动脉相邻，脾静脉位于上述动脉与胰腺之间。

胰尾是胰体向左延伸部分，可达脾门，通常以脊柱的左侧缘作为胰体与胰尾的分界，其左前方为胃，后方有脾静脉、左肾以及左肾上腺。

胰管位于胰腺实质内，起自胰尾，沿胰腺长轴右行，沿途汇集各小叶导管，引流胰液，主胰管通常在胰头右侧缘与胆总管汇合后经肝胰壶腹部共同开口于十二指肠乳头，也可单独开口于十二指肠乳头，成人正常主胰管内径一般小于 2mm，胰头部较胰尾部宽。另外，常有一条短而细的副胰管收集胰头下部和钩突的胰液，它一端开口于十二指肠乳头附近，另一端与主胰管相连，在主胰管发生梗阻时，可引流主胰管的胰液入十二指肠。

胰腺的血液供应主要来自腹腔动脉分支中的胰十二指肠上、下动脉和脾动脉的分支。胰腺的静脉一般与同名动脉伴行，最终经过脾静脉、肠系膜上静脉汇入门静脉，腺体和腹膜后静脉之间有些静脉交通支，注入腰静脉，在门静脉高压时可代偿性扩张。

胰腺的淋巴管十分丰富，其淋巴引流途径常与动脉伴行，可经胰腺周围的淋巴结和脾门淋巴结注入腹腔动脉、肠系膜上动脉和腹主动脉等处的淋巴结。

二、超声检查技术

（一）患者准备

常规可嘱受检者空腹 8h 以上，检查前清淡饮食，检查次日上午空腹检查为宜。如胃内仍有较多气体影响检查,可饮水或口服声学对比剂 400～800ml,以胃内液体为透声窗,胰腺多可清晰显示。便秘或腹腔内胀气的患者,也可检查前 1d 睡前服用缓泻剂,次晨排便后进行检查。

(二)体位

1. 仰卧位 是胰腺超声检查最常用的体位。患者充分暴露腹部,平静呼吸或深吸气,深吸气时可通过下移的肝左叶作为透声窗扫查胰腺。

2. 侧卧位 当胃肠道内气体较多,胰腺尤其是胰尾显示不清时,可采取此体位,左侧卧位有利于胰尾的显示,右侧卧位有利于胰头的显示,饮水后配合侧卧位可提高显示率。

3. 半卧位、坐位或立位 此体位可使肝充分下移,当胃肠道内气体较多时可采用这些体位。

4. 俯卧位 俯卧位从背部扫查,以脾、左肾作为透声窗,可克服胃肠道气体的干扰,使胰尾的显示更加清晰。

(三)仪器

超声扫查胰腺常用凸阵探头,成人一般选用 2～5MHz 凸阵探头,儿童或婴幼儿可选用 3～8MHz 微凸或 5～10MHz 线阵探头。检查条件常设置为腹部模式,检查时应根据受检者实际条件,调节仪器参数,如频率、深度、聚焦、总增益、深度增益补偿等,以使胰腺的显示效果最佳。

(四)检查方法

1. 上腹部横切扫查显示胰腺长轴 将探头水平放置于剑突下,向左上倾斜 15°～30°,缓慢向下方移动探头,在相当于脐上 5～10cm 范围内或第 1～2 腰椎水平连续扫查,显示胰腺长轴断面。

识别胰腺长轴的标志是脊柱前方呈水平走行的脾静脉长轴,脾静脉前方是胰腺,脾静脉后方有脊柱、下腔静脉、腹主动脉、肠系膜上动脉的横切面。

2. 上腹部纵切扫查显示胰腺短轴 在剑突下由右侧向正中线至左侧连续移动做纵切扫查。可分别显示位于下腔静脉前方的胰头,位于肠系膜上静脉前方的胰颈,位于腹主动脉前方的胰体,以及位于脊柱左缘和左肾前方的胰尾。

3. 左肋间斜切扫查显示胰尾 以脾脏为透声窗,沿脾门血管显示胰尾。

三、正常超声表现

1. 胰腺长轴切面 胰腺的超声扫查以剑突下横切面或斜切面观察长轴最常用。胰腺体、尾部后方呈管状无回声的脾静脉,是识别胰腺的重要标志(图 4-49),脾静脉的后方依次为肠系膜上动脉、腹主动脉和脊柱的横切面。肠系膜上动脉表现为小圆形无回声区;腹主动脉表现为呈节律性搏动、大圆形的无回声区。肠系膜上静脉前方为胰颈,右侧缘以右为胰头,胰头后方为下腔静脉横切面。彩色多普勒血流成像有助于各血管结构的识别。

正常成人胰腺缺乏致密的纤维包膜,轮廓的显示主要依赖胰腺与邻近脏器和周围脂肪组织对比。正常胰腺边缘清晰、光滑,按照大体形态可分为三种:①蝌蚪形:胰头粗而体、尾部逐渐变细;②哑铃形:胰头、尾部粗而体部细;③腊肠形:胰头、体和尾部粗细度相近。

胰腺内部回声呈均匀的点状,较肝脏回声稍粗糙。青年、儿童和婴幼儿的胰腺回声多呈低回声,与肝脏回声相近或低于肝脏回声。随着年龄增长,由于胰腺组织逐渐萎缩、纤维组织增多和脂肪浸润增加,胰腺回声常增高。

主胰管是横贯胰腺实质的两条平行而光滑的中、高回声线,在胰腺内稍靠背侧走行。由于胰体部的主胰管与声束垂直,超声容易显示,副胰管由于短而细,超声一般不易显示。

2. 胰腺短轴切面 ①胰头短轴切面:胰头形态呈卵圆形或近似三角形,位于肝左叶和下腔静脉之间(图 4-50),十二指肠内的气体常干扰其显示;②胰颈短轴切面:胰颈和钩突分别位于肠系膜上静脉的前方和后方;③胰体短轴切面:形态呈类三角形,位于肝左叶和胃后方、腹主动脉前方;④胰尾短轴切面:胰尾显示有一定难度,可通过变换体位和饮水后优化胃部透声窗扫查,常用体位包括仰卧位经脊柱左侧缘纵切或斜切扫查、左侧季肋部纵切或斜切扫查、左侧腋中线肋间斜切扫查、经左肾纵切面扫查，以及俯卧位扫查等。

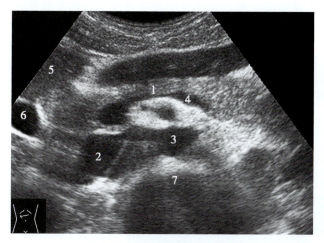

图4-49 正常胰腺长轴声像图

1. 胰腺；2. 下腔静脉；3. 腹主动脉；4. 脾静脉；5. 肝脏；6. 门静脉；7. 脊柱。

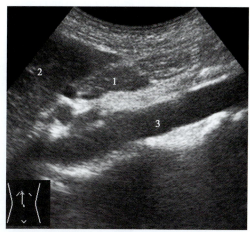

图4-50 正常胰腺短轴声像图

1. 胰头；2. 肝脏；3. 下腔静脉。

3. 胰腺正常超声测值 胰腺的测值一般为胰腺厚度，即前后径。胰头测量以下腔静脉前方为准，胰体测量以腹主动脉或肠系膜上动脉前方为准，胰尾测量以脊柱左侧缘为准。对胰腺正常值的报道不一，目前多数学者认为正常胰头前后径小于2.5cm，胰体、胰尾部前后径小于2cm。另外由于胰腺大小、形态的个体差异较大，当超声测值大于正常值时，应结合胰腺形态、内部回声和周围结构综合分析。主胰管管腔内径一般小于2mm，胰头部主胰管常较胰体、尾部稍粗，该处内径应小于3mm。

四、胰 腺 疾 病

（一）急性胰腺炎

【病理与临床】

急性胰腺炎（acute pancreatitis）是由于各种原因引起的胰腺急性炎症过程，一般认为胰腺炎是由胰腺消化酶被激活后对胰腺组织自身消化所引起的化学炎症。根据病理形态和病变严重程度，急性胰腺炎可分为急性水肿型胰腺炎和急性出血坏死型胰腺炎，临床上以前者多见，约占90%以上，部分病例可随病情进展为后者。

急性胰腺炎是临床常见急腹症之一，多见于青壮年，发病原因常见为过量饮酒、饱食、高脂饮食、胆石症或ERCP等。急性腹痛是最突出的临床表现，也是最早出现的症状，伴随血和尿淀粉酶升高。与病理分型相对应，并根据临床表现可将急性胰腺炎分为急性轻症胰腺炎和急性重症胰腺炎，前者病情较轻，预后较好；后者病情严重，可出现休克、脓毒症、多器官功能障碍、感染等严重并发症，病死率较高。

【超声表现】

1. 二维超声

（1）典型表现：急性胰腺炎时胰腺呈弥漫性肿大（图4-51），以前后径增大为主。少数胰腺炎表现为局限性肿大，以胰头和胰尾多见。

（2）胰腺形态大小及内部回声：轻症胰腺炎以出血和间质水肿为主，早期轻症胰腺炎超声可无明显变化，随着病情进展，表现为胰腺肿大、内部回声减低，多数胰腺边缘光滑、边界清晰，若水肿消退，胰腺形态可恢复正常；重症胰腺炎较轻症胰腺炎肿大明显，胰腺大多边缘不规则，边界模糊不清,因有出血、坏死及坏死后继发性病理变化,内部回声多呈不规则的高回声,分布不均匀,当坏死、液化严重时,胰腺内还可出现片状无回声或低回声区,使整个胰腺呈混合回声。

(3)胰管:急性胰腺炎时主胰管多无扩张或轻度扩张。如胰管明显扩张或不规则扩张呈串珠状,应考虑可能合并胰腺癌或慢性胰腺炎急性发作。

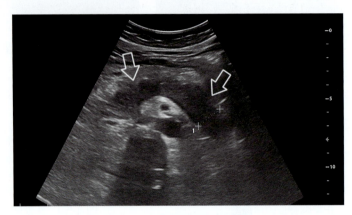

图4-51 急性胰腺炎声像图
胰腺(空箭头)肿大,回声减低,边缘不光整。

(4)胰腺假性囊肿:急性胰腺炎发病后2~4周可在胰腺内外形成假性囊肿。典型假性囊肿表现为位于胰腺内部或周围的无回声区,边界较清楚,囊壁可毛糙,也可光滑,后方回声增强,囊肿多为单房,少数囊肿内可见分隔。

(5)积液:主要见于重症胰腺炎,液体可积聚在胰腺内或胰腺外。积聚在胰腺内时声像图表现为胰腺实质内无回声或低回声区,边缘多模糊不清,后方回声增强。胰腺外积液可向纵隔、心包、腹盆腔等部位扩散,表现为无回声或低回声区。

(6)胰腺脓肿:是重症胰腺炎的严重并发症。表现为胰腺正常结构消失,内部呈不均匀的混合回声,可有点状回声,是最严重的局部并发症之一。

2. 彩色多普勒血流成像 由于急性炎症的渗出和肠气干扰,胰腺内部血流显示更加困难,脓肿坏死区血流完全消失。

【鉴别诊断】

1. 胰腺癌 局限性胰腺炎应与胰腺癌相鉴别,后者多呈不规则低回声肿块,轮廓模糊,向外突起或向周围组织浸润,远端胰管多扩张明显,且在癌肿处管腔截断。结合病史、临床表现和生化检查一般可鉴别,必要时可进行超声引导下胰腺穿刺活检。

2. 慢性胰腺炎 慢性复发性胰腺炎急性发作时声像图与表现为高回声和混合回声的急性胰腺炎相似,但慢性胰腺炎多有病史,超声可有胰管不规则扩张、假性囊肿、胰管内结石或胰腺实质钙化。动态观察并结合临床表现可资鉴别。

3. 胃穿孔、肠梗阻等急腹症 急性胰腺炎可引起肠道内积气,与胃穿孔、肠梗阻等急腹症引起的腹腔内气体积聚导致的超声的全反射难以鉴别。临床症状、体征、淀粉酶、X射线腹部透视有助于鉴别。超声出现腹腔游离气体更支持胃肠道穿孔,出现"琴键"征更支持肠梗阻诊断,应注意鉴别多种急腹症合并出现的情况。

由于急性胰腺炎的声像图表现无特异性,需要密切结合患者的临床资料、其他影像学检查和实验室结果综合分析。

【临床价值】

由于肠道气体干扰的原因,超声对急性胰腺炎的诊断、鉴别诊断尚需结合实验室检查,超声的优势是可以动态观察胰腺的变化,以及对胰周积液、假性囊肿等进行远期监测随访。

（二）慢性胰腺炎

【病理与临床】

慢性胰腺炎（chronic pancreatitis）是指反复发作或持续存在的胰腺炎症病变，通常把胰腺炎临床表现持续 6 个月以上的病理现象称为慢性胰腺炎。其病理改变为胰腺小叶结构消失，广泛纤维化及钙化，胰腺变小、变硬、被膜增厚，可有大小不等的假性囊肿，胰管扩张、胰管钙化或结石形成，因而使胰腺的内、外分泌功能受到不可逆的影响。

慢性胰腺炎多见于中年男性，病因与急性胰腺炎相似，多由胆道疾病（胆道感染与胆石症）、饮酒或饱餐等诱发，表现为反复发作的上腹疼痛。慢性胰腺炎的腹痛常有体位性特点，即患者喜坐位或前倾，平卧位或进食后疼痛加重，前倾俯坐或屈腹时疼痛缓解。另外，体质量减轻、腹泻（尤其是脂肪泻）也是较常见的临床表现。

【超声表现】

1.二维超声

（1）胰腺形态大小及内部回声：胰腺形态僵硬、饱满、边缘不整是大部分慢性胰腺炎的重要超声表现。胰腺大小的变化无一定规律，可正常、肿大或萎缩，有局限性或弥漫性肿大时常较急性胰腺炎轻。胰腺萎缩发生在病程后期或胰腺纤维化患者，胰腺形态常不规则，边界不清，与周围组织分界模糊。胰腺实质多表现为回声增强、增粗、不均匀，但在病变早期，炎性水肿或纤维化致胰腺弥漫性肿大时，胰腺可呈低回声。胰腺实质内钙质沉着可引起胰腺钙化或结石，表现为点状或斑块状强回声，后方伴声影。胰腺结石对慢性胰腺炎有确诊价值。

（2）胰管：主胰管不规则扩张，粗细不均，典型者呈串珠样改变，也可呈囊状、结节状，管壁不光滑，管腔内可伴有结石，较大的结石声像图表现为圆形、椭圆形或弧形致密强回声，后方伴声影；小的结石表现为点状强回声，后方可伴有"彗星尾"征。结石常多发，大小不等，沿胰管走行分布（图4-52）。部分病例胰管可与假性囊肿相通。

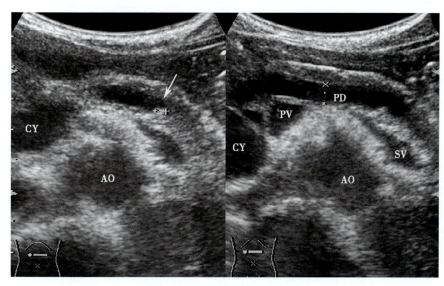

图4-52 慢性胰腺炎声像图

胰腺边缘欠清，实质回声增强、增粗，回声不均匀，主胰管扩张内伴有结石（箭头）。
AO：腹主动脉；CY：假性囊肿；PV：门静脉；SV：脾静脉；PD：胰管。

（3）胰腺假性囊肿：胰腺内外均可形成假性囊肿。典型假性囊肿表现为边界清楚的无回声区，囊壁较厚而不规则，或壁薄，后方回声增强，囊肿多为单房，少数囊肿内可见分隔。囊肿可增大、自发破裂、缩小或消失。

2.彩色多普勒血流成像 胰腺内无血流信号或血流信号稀少。

【鉴别诊断】

1. 局限性肿大的慢性胰腺炎应与胰腺癌相鉴别,后者边缘不光整,周围有浸润现象,但胰腺其他部分正常,没有急性胰腺炎病史以及慢性胰腺炎反复发作史。常规超声鉴别有困难者,可借助超声造影比较肿块与胰腺实质增强特点,同步增强者支持胰腺炎诊断,可与胰腺癌相鉴别。

2. 老年人、肥胖者胰腺组织回声增强,但内部回声均匀、细腻,血及尿淀粉酶正常,而慢性胰腺炎内部回声增粗、不均匀,结合临床表现多可鉴别。

【临床价值】

超声可根据胰腺的形态学变化判断病变的程度和性质,简便易行,是临床上对慢性胰腺炎诊断的首选检查方法;还可经超声引导进行经皮穿刺引流胰腺囊肿的囊液,以及对慢性胰腺炎的局限性肿块进行经皮细针穿刺活检。

(三)胰腺囊肿

【病理与临床】

胰腺囊肿(pancreatic cyst)分为真性囊肿和假性囊肿,真性囊肿是指原发或继发于胰腺组织本身的囊性肿块,与假性囊肿的主要鉴别点为真性囊肿的囊壁内覆盖有上皮细胞。小的囊肿多位于胰腺内,大的囊肿可突出于胰腺表面,根据发生机制,又将真性囊肿分为先天性囊肿、潴留性囊肿、寄生虫性囊肿。假性囊肿多见,是继发于急、慢性胰腺炎或胰腺损伤后的并发症,因囊壁内层无上皮细胞成分,故称为假性囊肿。胰腺假性囊肿多与主胰管相通,大小不一。

胰腺囊肿的临床表现多种多样,与囊肿大小、部位和病程急缓有关。起病缓慢、体积较小的囊肿常无临床症状;起病较急、体积较大的囊肿可致周围组织出现相应的压迫症状,如上腹部疼痛、腹胀、食欲缺乏、梗阻性黄疸、幽门梗阻等。胰腺囊肿常见的并发症为感染、破裂和出血。

【超声表现】

1. 真性囊肿

(1)先天性囊肿:胰腺实质内单发或多发的无回声区,呈圆形或椭圆形,体积一般较小,边界清晰,内壁光滑,其内呈单房或多房,内部透声好,后方回声增强。合并多囊肝或多囊肾时,本病称为多囊胰,极少见,与遗传因素有关。

(2)潴留性囊肿:胰腺实质内见典型的囊肿声像图表现,体积较小,常为单发(图4-53),位于主胰管附近或与胰管相通,可并发胰管结石、胰腺钙化等慢性胰腺炎的超声表现。

(3)寄生虫性囊肿:囊壁较厚,表面光滑,回声增强。多发生于肝,偶见于胰腺,部分囊内可见子囊和头节,声像图上头节表现为多发的团状、点状强回声,子囊可有"囊中囊"表现。

2. 假性囊肿 假性囊肿多发生在胰腺体、尾部,表现为胰腺实质内或表面圆形、椭圆形、分叶形的无回声区,后壁及后方回声增强,边缘尚规则,囊壁可毛糙,大多回声均匀,部分囊壁可见强回声斑,部分囊肿内可出现点状或斑块状低回声或等回声;囊肿常单发,大小不一,多呈单房;囊肿较大时胰腺失去正常形态,可压迫胰腺或周围组织(图4-54)。

【鉴别诊断】

1. 胰腺真性囊肿与假性囊肿鉴别 后者多继发于胰腺炎,且囊肿较大,形态不规则,囊腔内可见絮状回声。

2. 胰腺周围脏器内的囊性结构 实时超声多角度动态观察以及配合患者深呼吸时脏器与脏器之间、囊肿与脏器之间的相对移动性为鉴别的要点。

【临床价值】

超声诊断胰腺囊肿具有特异性,操作方便,准确率高,可重复检查;它可对胰腺炎后胰腺假性囊肿的有无以及变化情况进行随访观察,为治疗提供依据;超声引导下经皮胰腺囊肿穿刺,具有诊断、鉴别诊断和治疗的作用。

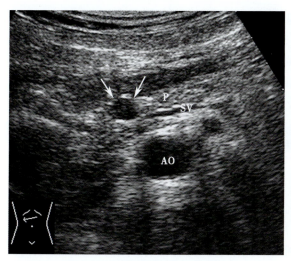

图 4-53　胰腺真性囊肿声像图

胰头部囊肿（箭头）。P：胰腺；SV：脾静脉；AO：腹主动脉。

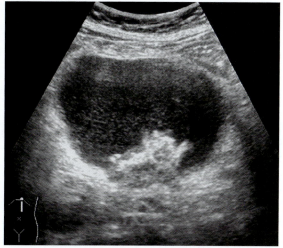

图 4-54　胰腺假性囊肿声像图

胰腺假性囊肿，囊壁毛糙，囊内充满点状低回声和强回声。

（四）胰腺囊腺瘤与囊腺癌

【病理与临床】

胰腺囊腺瘤（cystadenoma of pancreas）是发生于胰腺导管上皮的良性肿瘤，分为浆液性囊腺瘤和黏液性囊腺瘤，前者囊内无乳头状突起结构，一般无恶变倾向；后者囊内伴有乳头状结构，囊壁间隔厚薄不一，有潜在恶变倾向。胰腺囊腺癌（cystadenocarcinoma of pancreas）临床罕见，多由囊腺瘤恶变而来。

胰腺囊腺瘤多见于中年女性，临床常无特异表现，有时因瘤体较大，引起压迫症状而就诊。囊腺癌可侵犯邻近器官、组织，如胃、十二指肠等，但癌肿生长、浸润缓慢，远处脏器转移较晚。

【超声表现】

1. 二维超声　胰腺囊腺瘤或囊腺癌多发生于胰体、尾部。

（1）浆液性囊腺瘤：肿块呈圆形，边缘光滑，内部为大小不等的无回声小囊，组成密集的蜂窝状结构，实性成分多或少，后方回声增强。

（2）黏液性囊腺瘤：肿块呈类圆形或分叶状，囊壁轮廓清晰，内呈多房囊性结构，囊腔可大于 2cm，内壁较厚，可有较厚的强回声分隔，可有乳头状结构突向腔内（图 4-55）。

（3）胰腺囊腺癌：声像图表现与囊腺瘤相似，当瘤体生长迅速、乳头状实性改变明显、出现浸润现象以及周围淋巴结转移时，应考虑囊腺癌的可能。

2. 彩色多普勒血流成像　胰腺囊腺瘤或囊腺癌多有血供，瘤体内常可检测到动脉样血流速度曲线，囊腺癌更容易检测到血流信号。

3. 超声造影　超声造影显示瘤体内乳头状突起或分隔带处可有对比剂增强。

【鉴别诊断】

1. 胰腺癌　胰腺癌主要与囊腺癌鉴别，前

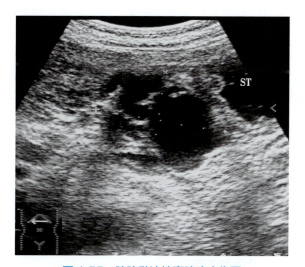

图 4-55　胰腺黏液性囊腺瘤声像图

胰腺内多房性无回声区，囊壁边缘可见乳头状实性回声结构突向囊腔，囊壁及分隔较厚。ST：胃。

者呈低回声，后方回声衰减，癌肿可引起胰管或胆道扩张，一般无血流信号。

2.胰岛素瘤 胰岛素瘤多发生于胰腺体、尾部，一般不引起胰管或胆道的扩张。另外，胰岛素瘤有低血糖症状，内部血流信号丰富。具体鉴别请参见本节"（五）神经内分泌肿瘤"。

3.多房性胰腺假性囊肿 多房性胰腺假性囊肿多有急性胰腺炎或外伤史，囊壁无不规则增厚或乳头状突起，囊肿多与胰管相通，两者之间较易区分。

【临床价值】

胰腺囊腺瘤与囊腺癌病程较缓慢，囊腺癌转移也较慢，超声检查一般能够显示肿块，对临床诊疗有重要价值。

（五）神经内分泌肿瘤

胰腺神经内分泌肿瘤占胰腺肿瘤的 1%～2%，分为功能性和无功能性两大类。功能性胰腺神经内分泌肿瘤是一组具有内分泌功能的肿瘤，肿瘤细胞可起源于胰腺内或胰腺外的内分泌细胞，包括胰岛素瘤、胃泌素瘤、胰高血糖素瘤、类癌等，其中以胰岛素瘤最多见；无功能性胰腺神经内分泌肿瘤因不产生特异性内分泌激素，所以患者常无症状，可因上腹部肿块就诊或体检偶然发现。本节功能性胰腺神经内分泌肿瘤主要介绍胰岛素瘤。

【病理与临床】

胰岛素瘤（insulinoma）由胰岛 β 细胞组成，大多为良性，常发生在胰体、尾部。

胰岛素瘤典型的临床表现为反复发作的低血糖症，主要表现为惠普尔（Whipple）三联征：阵发性低血糖、发作时血糖低于 2.78mmol/L、经静脉注射或口服葡萄糖或进食后可迅速缓解。无功能性胰腺神经内分泌肿瘤少见，临床常无症状，可因上腹部发现肿块或体检时发现。

【超声表现】

1.二维超声 胰岛素瘤：体积一般较小，呈圆形或椭圆形，形态规整，边界清晰，内部回声多呈均匀的低回声，甚至"无"回声。如临床表现高度怀疑本病，应仔细寻找，以免遗漏小的肿瘤。恶性胰岛细胞瘤体积较大，边缘不规则，瘤体内常有出血、坏死，可发生周围淋巴结和远处器官转移。

无功能性胰腺神经内分泌肿瘤患者往往无明显症状，肿瘤可以长得很大，可达 10cm，瘤体内部可以出现囊性变、回声不均匀及呈无回声；体积小的无功能性胰腺神经内分泌肿瘤声像图表现与功能性胰岛细胞瘤相似。肿瘤如果出现生长较快并伴有周围淋巴结和肝脏转移的征象，则提示恶变。

2.彩色多普勒血流成像 功能性和无功能性胰腺神经内分泌肿瘤内部血流信号常丰富。

3.超声造影 超声造影显示瘤体多为高增强，少数为等增强。

【鉴别诊断】

1.胰腺癌 胰腺癌边缘不规则，内部多呈低回声或混合回声，胰头癌多伴有胆道或胰管扩张、周围脏器或组织受压、浸润以及转移征象。具体鉴别请参见本节"（六）胰腺癌"相关内容。

2.胰腺周围脏器的肿块 无功能性胰腺神经内分泌肿瘤由于体积较大，常表现为上腹部肿块，因此需要与胃、左肾、左肾上腺和腹膜后肿瘤相鉴别。胰腺和胃肿瘤位于脾静脉前方，饮水后可鉴别。左肾、肾上腺和腹膜后肿瘤位于脾静脉后方。

【临床价值】

胰岛素瘤因有典型的低血糖症状，临床较容易想到该疾病，但由于瘤体体积一般较小，超声显示率较低。无功能性胰腺神经内分泌肿瘤一般体积较大，超声较易发现。术中超声和经食管超声对小肿瘤的敏感性高，可弥补常规超声不能发现的肿块。

（六）胰腺癌

【病理与临床】

胰腺癌（pancreatic cancer）是胰腺最常见的恶性肿瘤，分为胰腺导管腺癌和腺泡细胞癌，以前者最常见,起源于导管上皮。胰腺癌可发生在胰腺的任何部位,但胰头癌发病率最高。

胰腺癌临床表现的严重程度主要与癌肿发生的部位、病程长短以及肿瘤生长速度有关。早期症状常不典型,后续可出现的典型症状有黄疸、腹痛、腰背痛、发热、进行性乏力、消瘦、体质量减轻等。胰头癌由于较易出现梗阻症状,常能较早发现,而胰体、尾部的症状较胰头癌更隐匿。胰腺癌的转移途径主要是直接浸润,另外由于胰腺癌的淋巴及血供丰富,也常发生淋巴转移,其次为血行转移和沿神经鞘蔓延。

【超声表现】

1.二维超声

(1)直接征象

1)大小和形态:胰腺癌较小时多无形态学改变,典型表现为胰腺局限性肿大,呈结节状、团块状、分叶状或不规则状,轮廓及边界不清,呈蟹足样向周围浸润生长;弥漫性胰腺癌表现为胰腺弥漫性增大,形态失常。

2)回声:癌肿内部多数呈低回声,也可表现为高回声和混合回声(图4-56A),其内部回声和癌肿的大小有关,癌肿较小时多呈低回声,后方回声无明显变化;癌肿较大时可有多种回声表现,后方回声衰减;当癌肿内出现液化时或黏液腺癌,后方回声可增强。

3)胰管改变:胰头癌常压迫或浸润主胰管,癌肿处胰管被截断或堵塞,近段胰管呈均匀性或串珠样扩张、迂曲(图4-56B);癌肿也可沿胰管浸润蔓延,引起胰管闭塞而不显示。

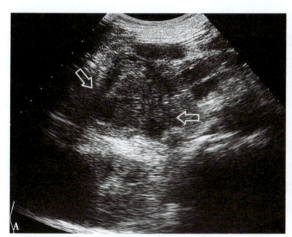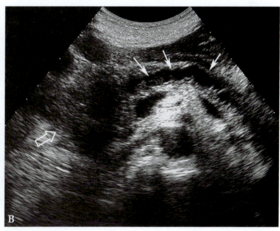

图4-56 胰腺癌声像图

A.胰头部癌肿(空箭头),形态不规则,边界不清,内部呈低回声;B.癌肿(空箭头)引起的主胰管扩张(箭头)。

(2)间接征象

1)胆道系统扩张:胰头癌压迫或侵犯胆总管,引起梗阻部位以上的胆道系统扩张,由于胆道梗阻后胆道系统扩张的出现要早于黄疸,因此有助于胰头癌的早期诊断。

2)胰腺周围脏器或血管受压:肿块较大时,可使周围脏器受压、移位。如胰头癌可引起下腔静脉移位、变形,胰体、胰尾癌可使左肾、胃、脾脏受压移位,其周围肠系膜上动脉和脾静脉受压移位、变形。

3)胰周脏器浸润、转移及淋巴结转移:胰腺癌可直接侵犯周围脏器,主要有十二指肠、胃后壁、脾脏、胆总管等;也较易出现淋巴系统转移,表现为淋巴结肿大,呈多发圆形或椭圆形低回声。胰腺癌还可经血行转移,转移到肝脏者在肝内出现高回声或低回声肿块(图4-57)。

4)腹腔积液:部分患者胰腺癌晚期可出现腹腔积液。

2.彩色多普勒血流成像 多数胰腺癌癌肿本身缺乏血供,表现为癌肿内无明显血流信号,如果肿瘤压迫周围血管可显示绕行的环状血流。

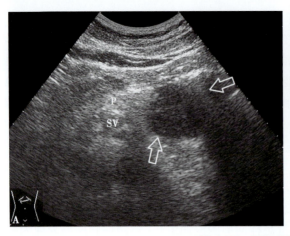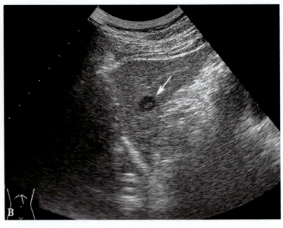

图 4-57　胰腺癌伴肝脏转移声像图

A. 胰体部低回声肿块（空箭头）；SV：脾静脉；P：胰腺。B. 肝左叶转移灶（箭头）。

3. 超声造影　典型胰腺癌超声造影增强模式为动脉期肿块内低增强，或肿块周边不均匀增强，内部有不规则的无增强区，造影开始增强时间晚于胰腺实质，而开始减退时间早于胰腺实质，呈"晚进快出"特点。

【鉴别诊断】

1. 胰岛素瘤　胰岛素瘤多发生于胰腺体、尾部，肿块体积较小，边缘多规则，一般不引起胰管或胆道的扩张。胰岛素瘤呈均匀的低回声或弱回声，并有低血糖症状；无功能性胰腺神经内分泌肿瘤常表现为高低混合的不均质回声，也可因瘤体内出血、囊性变而出现无回声区，超声引导下经皮细针穿刺活检或内镜超声检查可以确诊。

2. 慢性胰腺炎　胰腺癌应与慢性胰腺炎中的局限性炎性肿块相鉴别，二者声像图表现相似，前者边界不整，周围有浸润现象，胰腺其他部分正常，没有急性胰腺炎病史以及慢性胰腺炎反复发作史。超声造影可提供有价值的鉴别信息。

3. 壶腹周围癌　壶腹周围癌在病灶较小时即可出现胆管扩张、黄疸等胆道梗阻症状，肿瘤发生在管腔内，血供较丰富，胰腺肿大不明显，以上特点可予以鉴别。

4. 胰腺囊腺瘤和囊腺癌　胰腺囊腺瘤和囊腺癌病程进展缓慢，大多发生于胰腺体、尾部，声像图上多呈囊实性回声，实性部分内可见高回声乳头样结构，或呈蜂窝状改变，囊壁不规则增厚，后方回声增强，一般不引起胰管或胆道扩张及转移征象。超声引导经皮细针穿刺细胞学或组织学检查、CT 和血管造影检查可明确诊断。

5. 其他引起梗阻性黄疸的疾病　其他引起梗阻性黄疸的疾病还有胆总管结石等，鉴别诊断要点见表 4-3，胆道系统示意图（图 4-58）有助于理解梗阻性黄疸梗阻部位与胆道系统扩张之间的关系。

表 4-3　常见的梗阻性黄疸鉴别诊断

项目	胆总管结石	胰头癌	壶腹周围癌
发病率	多见	不少见	少见
病程	长	短	短
黄疸	时轻时重	进行性加重	时轻时重
胆囊肿大	常可肿大	常肿大	常可肿大
胰头肿大	无	有	无
主胰管扩张	少见	多见	多见

续表

项目	胆总管结石	胰头癌	壶腹周围癌
胆总管扩张	轻或中度多见	进行性加重多见	进行性加重多见
胰周血管受压推移现象	无	常见	有
邻近器官及淋巴结转移	无	出现早,可见	出现晚,可见

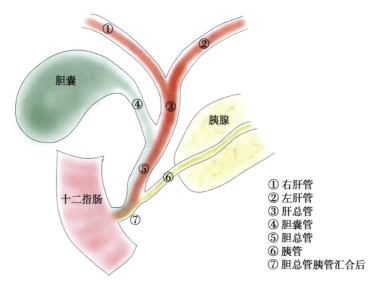

① 右肝管
② 左肝管
③ 肝总管
④ 胆囊管
⑤ 胆总管
⑥ 胰管
⑦ 胆总管胰管汇合后

图 4-58　胆道系统示意图

【临床价值】

胰腺癌的早期症状常缺乏特异性,就诊时多已属于晚期,超声对胰腺癌的早期诊断常有困难,此期应结合其他影像学检查,取长补短,提高胰腺癌的诊断率。

(七)壶腹周围癌

【病理与临床】

壶腹周围癌(carcinoma of ampulla)是指发生在壶腹部、胆总管末段以及十二指肠乳头附近的癌肿,以腺癌最多见,其次为乳头状癌、黏液癌等。

临床表现与胰头癌相似,主要症状为进行性加重的黄疸,较胰头癌出现早,黄疸可有波动;除黄疸外,还可表现为上腹痛或脊背痛、发热、上消化道出血、消瘦、乏力等。

【超声表现】

1. 二维超声

(1)直接征象:壶腹部位于胰腺和十二指肠之间,发生在该处的癌肿体积一般较小,边缘不规则,癌肿有浸润时,和周围组织分界不清,内部回声多呈低回声,少数可呈高回声或混合回声。

(2)间接征象:壶腹周围癌可以表现为胆道扩张、胆囊肿大、主胰管扩张,晚期还可累及周围血管和器官,以及淋巴结及肝转移等。

2. 彩色多普勒血流成像　肿块内多可检测出彩色血流信号。

【鉴别诊断】

1. 需与胰腺癌、胆总管远端癌、胆总管结石相鉴别,详见本节"(六)胰腺癌"相关内容。

2. **胃肠道肿瘤**　壶腹周围癌可引起胃肠道出血,应与胃肠道肿瘤相鉴别。超声对胃肠道肿瘤诊断有一定局限性,可借助胃肠道造影和纤维内镜等检查予以鉴别。

【临床价值】

超声能够显示部分壶腹周围癌,或可从胆管扩张等间接征象中提示壶腹周围实性占位的可能,从而提示临床结合其他影像学检查用以确诊。内镜超声对壶腹周围癌的诊断优于其他影像方法,并能够提示癌肿的分期。

(应　涛)

第四节　脾　脏

一、解 剖 概 要

脾脏(spleen)是人体最大的淋巴器官,具有储血、造血、清除衰老红细胞和进行免疫应答的功能。脾脏位于左季肋区深部的腹腔内,胃底与膈之间,第9~11肋的深面,长轴与第10肋一致,正常在左肋弓下无法触及。脾的位置可随呼吸和因体位不同而变化,站立比平卧时低2.5cm。脾脏外形似蚕豆状或半月状,长约11~12cm,宽约7cm,厚约4cm,重约150~200g。有上下两缘,膈、脏两面;脏面凹陷,近中央处为脾门,有脾血管、神经、淋巴等出入,称为脾蒂,为超声显示的一个重要标志。除脾门外,脾脏其余大部分均被腹膜所遮盖。脾的脏面内下方与胰尾和横结肠脾曲相邻,上方与膈肌相贴,右前方与胃相邻,后下方为左肾及左肾上腺。脾上缘前部有2~3个脾切迹。在脾的附近,特别在胃脾韧带和大网膜中可存在副脾,出现率约10%~40%。副脾的位置、大小和数目不定,诊断时应予以注意。

脾血管包括脾动脉(splenic artery)和脾静脉(splenic vein)。脾动脉是腹腔动脉的最大分支,沿胰腺上缘走行分出2~3个末支进入脾脏。

脾静脉由脾门处的2~6个属支组成,与脾动脉伴行,达胰颈部与肠系膜上静脉汇合成门静脉主干,脾静脉管径一般比脾动脉大1倍。

二、超声检查技术

(一)患者准备

脾脏的超声检查多以空腹检查为最佳,不宜在饱餐后进行,以免脾脏过多地向后上方移位。如遇胃肠气体较多,妨碍观察脾门区、胰尾、左侧肾上腺区时,可饮500ml水或胃肠对比剂充盈胃腔作为透声窗进行检查。有效的腹式呼吸有助于脾脏的检查。

(二)体位

1. 右侧卧位　为脾脏超声检查最常用的体位,此时,脾脏往前下移动,便于从肋间不同断面扫查脾脏,可获得接近脾脏长轴斜切面,有利于观察其形态和内部结构。

2. 仰卧位　患者不易变动体位或需显示脾脏的冠状面时采用,但易受肋骨遮挡的影响。

3. 俯卧位　较少用,主要用于脾脏在其他体位不能显示时,以及需与其他脏器病变鉴别时采用。

(三)设备

高分辨率实时超声诊断仪,多采用凸阵弧形探头,亦可采用线阵探头,探头频率多用3~5MHz,儿童可用5MHz。

(四)切面途径

1. 左肋间切面　右侧卧位或仰卧位。探头置于左第9~11肋间,调整探头角度,可获取脾脏长轴的斜切面。这是观察脾脏形态、内部结构及脾脏血管的最常用切面。

2. 冠状切面　仰卧位或右侧卧位。探头置于左腋后线至左腋中线,可显示脾脏的冠状切面,可以清楚地显示脾与左肾、脊柱和肺的毗邻关系。

3. 左肋下斜切面　仰卧位,在脾大或显示脾门结构与周围的关系时采用。

4.背部肋间切面 俯卧位,于左肩胛线与腋后线之间进行扫查。

(五)测量方法

脾脏的测量方法很多,常用径线长度,也以面积和体积作为测量指标。常用的超声测量方法有:

1.径线测量法 指标主要有厚径、长径、宽径三种,其中最常用的是脾脏长径和厚径。脾脏长径是指脾脏声像图上的内上缘至外下缘间的距离,其正常值范围为男性9~11cm、女性8.5~10.5cm。脾厚径是以脾膈面弧度做切线到脾门处的距离,成年人正常值为3~4cm(男性<4.0cm,女性<3.8cm)。

2.面积测量法 日本学者 Koga 提出计算脾脏面积的公式 $S=K \times a \times b$。公式中 S 代表脾的纵切面积, a 为长径, b 为厚径, K 为常数(0.8~0.9),正常人取0.8,肝病患者取0.9,正常参考值为 $20cm^2$。

三、正常超声表现

(一)二维超声

正常脾脏纵切面略呈半月形,轮廓清晰,表面光滑。脾脏外形与切面有关,冠状切面呈近似三角形,肋间切面呈半月形。其膈面略向外凸起,呈整齐光滑的弧形高回声,部分常被肺气遮挡,脏面略凹陷,其中部即为脾门,可见管道状较高回声包绕的血管结构(图4-59)。正常脾脏回声呈弥漫性中等偏低回声,略低于肝脏,但稍高于左肾实质,内部回声分布均匀。

(二)多普勒超声

彩色多普勒血流成像示脾脏血管呈条状从脾门处进入脾实质内,并在其内分支。彩色多普勒血流成像可显示脾静脉为蓝色、脾动脉为红色(图4-60),两者紧贴,有时较难区别;脾静脉和脾动脉在脾内可呈树枝状分布,通常可显示一到二级分支。脉冲波多普勒显示脾静脉为连续性血流频谱(图4-61A),可受呼吸等因素的影响;脾动脉呈与心率一致的搏动状血流频谱(图4-61B)。

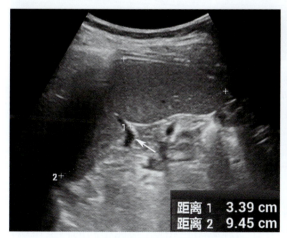

图 4-59 正常脾脏的二维超声图像
左肋间扫查显示脾脏实质回声及脾门结构(箭头)。测量距离1为脾脏厚度,测量距离2为脾脏长度。

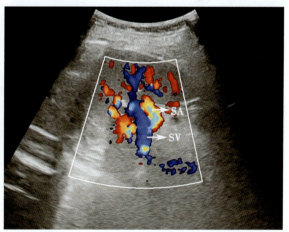

图 4-60 正常脾脏彩色多普勒血流成像图像
显示脾门处红色的脾动脉(SA)和蓝色的脾静脉(SV)。

(三)超声造影

注射超声对比剂六氟化硫约10~15s后,脾内小血管由脾门处开始呈放射状向内分支样增强,随后脾实质开始不均匀增强。约40~50s后,脾实质呈均匀增强,持续约5~10s(图4-62)。

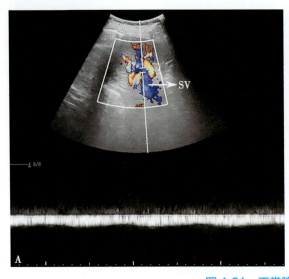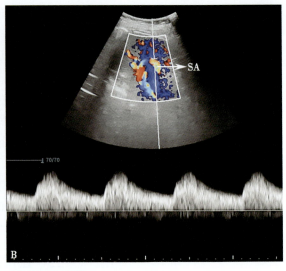

图 4-61　正常脾脏脉冲波多普勒

A. 显示脾静脉连续性血流频谱（SV）；B. 显示脾动脉搏动性血流频谱（SA）。

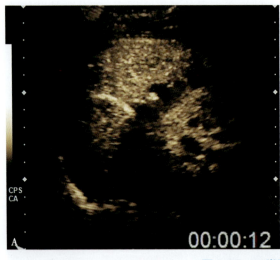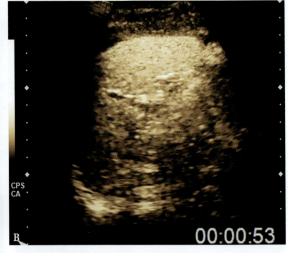

图 4-62　正常脾的超声造影图像

A. 注射对比剂六氟化硫 12s 时，脾内小血管呈放射状增强；B. 注射对比剂六氟化硫 53s 时，脾实质均匀增强。

四、脾 脏 疾 病

（一）副脾

【病理与临床】

副脾（accessory spleen）于胚胎期在背侧的胃系膜内，由一些脾组织芽胚未能融合而成。其发生率可达 15%～40%，除正常位置的脾脏外，还存在与脾脏结构相似、功能相同的内皮组织，其多位于脾门、脾蒂及大网膜处，多为单发。副脾可随着年龄的增长逐渐萎缩。正常副脾者无临床表现，在副脾发生扭转时，可出现急腹症等临床表现，而腹腔型副脾可在腹部摸到肿块等。

【超声表现】

1. 二维超声　副脾多呈圆形或椭圆形，包膜清晰完整，内部回声均匀，与正常脾脏回声一致，但与脾的分界清楚，多位于脾门处（图 4-63），超声易于检测。偶可发现脾血管与其相连。

2. 多普勒超声　可显示脾血管的彩色血流进入副脾，脉冲波多普勒可测及其血流为动脉及静脉血流频谱。

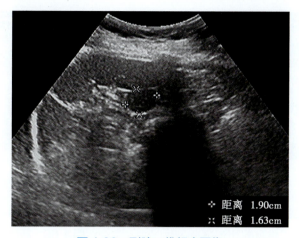

距离　1.90cm
距离　1.63cm

图4-63　副脾二维超声图像
显示脾门处一圆形回声与脾回声类似的副脾。

3.超声造影　注射对比剂后,副脾与脾脏呈同步增强、同步减退,其内部回声与脾实质回声相同。在造影早期,有时可观察到一支小动脉由脾门开始出现,并通入与其对应的副脾内。

【鉴别诊断】

1.脾门淋巴结　可为多发性,呈圆形、均匀的低回声肿块,其内部回声常比正常脾脏低,彩色多普勒血流成像未能显示脾血管与淋巴结相通。

2.胰尾部癌　可在胰尾部出现低回声肿块,内部回声不均,彩色多普勒血流成像可测及彩色血流及动脉频谱。

【临床价值】

超声检查具有无辐射、操作方便、无创等优势,可作为副脾的首选诊断方法。对于正常人群,副脾的出现无临床意义。但对于有脾脏病变或行脾切除术的患者,确定副脾的存在具有一定意义。脾脏功能亢进者在行脾切除术时明确副脾的存在尤为重要。在某些血液病中,脾脏受累,亦可累及副脾,使其增生肿大,容易误认为肿瘤,常规超声对其诊断有较高的准确性。同时,由于副脾可多发,位置不定,故超声未能发现副脾也不能否认副脾的存在,而超声确定的副脾个数也常比实际情况少。

(二)脾大

【病理与临床】

脾大(splenomegaly)的原因很多,可分为:

1.感染性脾大　包括急性、亚急性和慢性炎症,如病毒性肝炎、血吸虫病等。

2.非感染性脾大　①淤血性脾大,如肝硬化门静脉高压、慢性右心衰竭等;②血液病性脾大,如白血病等;③脾肿瘤等引起的脾大,如淋巴瘤等。

脾脏弥漫性肿大多为全身性疾病的一部分,临床表现与脾大的程度有关,轻度脾大可无明显症状;明显肿大时,可压迫周围脏器(如胃),致腹胀、食欲减退等,除此以外,根据不同病因,可导致不同全身性疾病的表现。

【超声表现】

1.二维超声

(1)脾大指标:如有以下二维超声表现之一者,可考虑脾大。

1)在肋缘下超声能显示脾脏,且除外脾下垂者。

2)在成年男女的脾脏厚度分别超过4.0cm和3.8cm,最大长径大于12cm(图4-64)。

3)脾脏面积指数超过20cm^2。脾静脉内径增宽,常大于6mm(图4-65)。

217

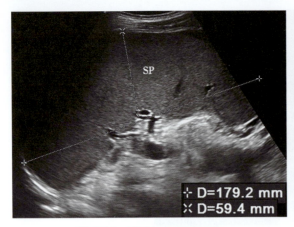

图 4-64　脾大二维超声图像
显示肿大的脾脏（SP），内部回声均匀，厚度为 5.9cm，
长径为 17.9cm。

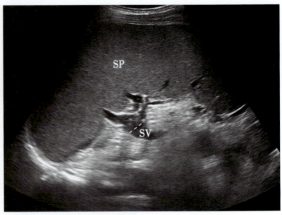

图 4-65　脾静脉二维超声图像
显示脾门处增宽的脾静脉（SV），内径达 1.5cm。SP：
脾脏。

4）脾上极接近或超过脊柱左侧缘（即腹主动脉前缘）。

5）在小儿脾脏，脾脏与左肾长轴比率大于 1.25。

（2）超声对脾大程度的确定

1）轻度肿大：超声测量值超过脾脏正常值，在仰卧位平静呼吸时，肋缘下刚可测及脾脏，深吸气时不超过肋缘下 3cm。多见于感染性疾病或门静脉高压引起的脾大。

2）中度肿大：脾脏各径线测量值明显增大，仰卧位平静呼吸时，可测及脾脏，深吸气时，脾下极在肋缘下可超过 3cm，但不超过脐水平线。多见于白血病、淋巴瘤或感染性单核细胞性脾大。

3）重度肿大：脾脏明显肿大，失去正常形态，脾门切迹消失，周围脏器可被肿大的脾脏推挤、移位，脾下极超过脐水平线以下。多见于骨髓增生性疾病或慢性粒细胞性白血病。

2. 彩色多普勒血流成像　彩色多普勒血流成像显示脾内彩色血流亦可增多（图 4-66），彩色多普勒血流成像可测得脾静脉最大血流速度多较正常值降低。当脾静脉内血栓形成时，彩色多普勒血流成像可示脾静脉血流消失或变细等表现。

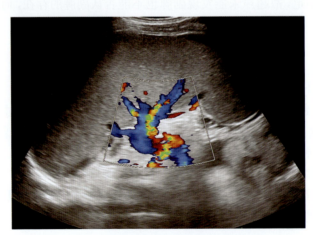

图 4-66　脾静脉彩色多普勒血流成像图像
显示增宽的脾静脉彩色血流。

【鉴别诊断】

1. 腹膜后巨大肿瘤　有时腹膜后巨大肿瘤可将脾脏推向上方或后方而不能显示，而占据脾区的腹膜后肿瘤被误为脾脏，可以通过左肋缘下方的扫查来明确诊断。

2. 左肝巨大肿瘤 肝左外叶肿瘤尤其是向脾区方向生长的肿瘤,会与脾大相混淆。通过该肿块的回声及显示正常的脾脏可以鉴别。

【临床价值】

超声检查能够有效地判断脾大的程度,不过由于脾大时,内部回声缺乏特异性,二维超声对弥漫性脾大的病因鉴别诊断帮助不大,此时需借助 CT 或 MR 等其他影像学检查。超声可对脾大程度的变化进行监测,以了解病程的进展和监测治疗效果。如白血病在进行药物化疗时,可用超声成像观察脾脏的大小,以评价疗效等改变。

(三)脾破裂

【病理与临床】

脾脏是腹部内脏最易受损的器官。脾破裂(splenic rupture)按发病原因可分为创伤性脾破裂、自发性脾破裂和医源性脾破裂。其中创伤性脾破裂占 85%～90%。根据病理及破裂部位可分为:

1. 中央型脾破裂 为脾内部的实质部分发生损伤破裂。包膜和浅表层脾实质保持完好,而在脾实质深层形成血肿。

2. 包膜下型破裂 为包膜下脾实质破裂。脾包膜完整,出血流至脾包膜下形成血肿。

3. 真性脾破裂 为脾破裂最常见类型。脾实质和包膜同时破裂,引起不同程度的出血,甚至引起脾脏周围血肿或游离性出血,容易导致出血性休克。

脾破裂部位最多见于脾外侧膈面,也可发生于脾上极、下极或近脾门处。临床表现与破裂的部位、类型及失血程度有关。轻者仅在左季肋部局部疼痛,重者可出现局部胀痛、绞痛、割裂痛、左肩放射痛,甚至腹膜刺激征,乃至出现休克等症状。如不及时诊断和抢救,短时间可因失血过多而死亡。

【超声表现】

1. 二维超声和彩色多普勒血流成像

(1)中央型脾破裂:脾脏增大,其大小可因创伤程度相关,脾实质内出现局部不规则的低回声区,回声可不均,后方轻度增强(图 4-67)。脾脏轮廓清楚完整。如形成明显的血肿,可呈无回声区或内含细小的点状回声。彩色多普勒血流成像常显示其内部无血流信号。

(2)包膜下型脾破裂:脾外形失常,径线增大,内部回声密集增强,脾包膜光滑、完整但隆起,其与脾实质之间为无回声区所占据,呈"月牙"形;严重者,可压迫脾实质,使其表面呈凹陷状。无回声血肿可随时间的延长而出现细小点状回声、条索状回声、中高回声等改变。

(3)真性脾破裂:显示高回声的脾包膜线局部中断或不完整,该缺损呈无回声线状结构并伸入脾实质内,并出现不规则形的稍高回声或低回声、无回声区。若小的破裂口发生在脾上极,脾脏可无明显异常发现,严重时脾脏可失去正常轮廓。同时在脾脏周围可出现无回声区,严重者可在腹腔内出现游离的液性无回声区。彩色多普勒血流成像在脾损伤区未能显示彩色血流信号。

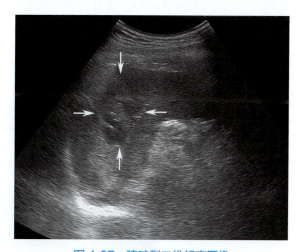

图 4-67 脾破裂二维超声图像
显示脾实质内不均匀低回声区,边界不规则(箭头)。

2. 超声造影 超声造影能明确地显示脾脏损伤病灶,帮助明确诊断。注射对比剂后,脾破裂区域显示为边缘清晰的轻度增强或不增强区,尤其在增强晚期更为明显。而脾撕裂伤病灶表现为垂直于脾脏表面的边缘清晰的低回声带。若对比剂从脾表面溢出至脾周围，常提示有活动性出血。

【鉴别诊断】

1. 脾肿瘤 常呈圆形或卵圆形，边界较清晰，常可在病灶内测及动脉血流。

2. 脾脓肿 常有发热等全身表现。脾内病灶可有液化不均区，并且脓肿壁较厚，彩色多普勒血流成像可测及彩色血流。

【临床价值】

早期诊断脾破裂对抢救患者的生命至关重要。明确的外伤史及脾内异常回声区即可确诊脾破裂。但有些脾破裂破口较小且隐蔽，加之脾脏的解剖位置及急诊患者肠腔气体掩盖，使超声容易漏诊。此时，应常规检查腹腔内有无游离液性暗区，来间接提示脾破裂的诊断。二维超声测定腹腔内游离液体敏感性高，符合率可达96.7%。超声造影能明显提高其诊断的敏感性，发现二维超声不易察觉的微小破裂。同时，对某些脾内或脾包膜下血肿可用超声密切随访观察，监测延迟性脾破裂的出现，并决定是否行保守或手术治疗等。另外，对于某些假阴性患者的及时超声复查可提高其检出率。脾破裂的超声造影表现更具一定的特征性，对其明确诊断具有很大的帮助。

（四）脾脓肿

【病理与临床】

脾脏细胞具有很强的吞噬作用，因此脾脓肿（splenic abscess）较为罕见，多来自血行感染，约占75%；可继发于伤寒、败血症及腹腔内化脓性感染等，亦可为全身感染疾病的并发症。近年来，多见于静脉内药物的使用、腹部穿透性创伤、脾栓塞后或脾内血肿并发感染等情况。脾脓肿多数为单发，少数为多发，后者一般由血源性感染引起。常见的病菌为沙门氏菌、葡萄球菌和链球菌。

脾脓肿临床上主要表现为高热、寒战，左上腹疼痛或触及包块，白细胞计数增高。脓肿破裂时可引起弥漫性腹膜炎等症状和体征，外伤性继发性感染的脾脓肿破裂常合并大出血，如不及时治疗可致死亡。

【超声表现】

1. 二维超声 在脾脓肿早期，脾实质内可无任何回声改变，或是单个或多个边界模糊的稍低回声区，呈圆形或椭圆形。随着脓肿的成熟，病灶可呈圆形或不规则形无回声区（图4-68），内壁不光整，其中有散在点状或片状的高回声；脓肿较大时，其内部反射物可随体位改变而浮动。脓肿壁厚，后方回声增强。同时，部分病例可出现脾周围不规则低回声或无回声区。如脓肿位于脾上极，可致左侧胸腔反应性胸膜炎。个别病例可在脓肿内出现强回声气体样反射。

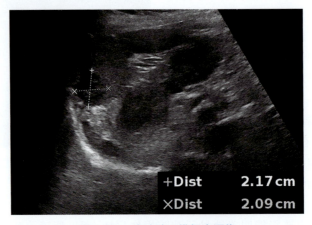

图4-68 脾脓肿二维超声图像
显示脾内类圆形的低回声区，内部可见小无回声区。

2. 彩色多普勒血流成像 在脓肿早期可测及彩色血流信号，并可测及动脉血流。成熟时，内部液化区未见彩色血流信号。而在脓肿壁可出现线状彩色血流，其动脉的阻力指数多为低阻型。

3. 超声造影 脾内脓肿表现为边缘清晰、周围回声环状增强、内部轻度增强的病灶，尤其在造影晚期表现更明显。脓肿内部的分隔可见增强表现，其内部坏死、液化部分未见明显增强。脾包膜下或脾周脓肿病灶表现为周围环状增强，中心未见明显增强。

【鉴别诊断】

1. 脾囊肿 较为少见。表现为圆形无回声区，壁薄清晰，规整，后方回声明显增强。彩色多普勒血流成像未见内部彩色血流信号。

2. 脾血肿 多为不规则低回声型，或无回声区内伴点状反射，多有新近外伤史可做鉴别。早期血肿内部液性成分较多，显示为无回声，随着时间的推移，其内部回声可逐渐增高或呈分隔样等。

3. 脾梗死 多为楔形或不规则形的低回声区，边界可清晰但无明确包膜，彩色多普勒血流成像无血流信号。超声造影示梗死灶内无增强。

4. 脾淋巴瘤 可呈低回声，内部均匀或不均匀圆形团块，边界清晰规整。彩色多普勒血流成像可显示内部彩色血流信号，并可测及动脉血流。

【临床价值】

近年来由于影像技术的发展，脾脓肿的发现有增多趋势。而单房型脾脓肿的治愈率明显高于多房型的脾脓肿。超声可清晰地显示脾脓肿病灶，并可判断病灶的液化程度，可作为明确诊断脾脓肿的首选方法。CT、MRI 对脾脓肿的诊断效能与超声相似。而超声造影则对其明确诊断有很大的作用。超声引导下经皮穿刺引流可达到诊断和治疗的双重目的。

（五）脾梗死

【病理与临床】

脾梗死（splenic infarction）是由于心脏或腹腔动脉内血栓脱落等引发动脉栓子的疾病，导致脾动脉的突然栓塞或脾静脉血栓所致的脾窦状隙的缺血、坏死、纤维化及瘢痕形成等病理改变。临床上左季肋部突发性疼痛并进行性加重是本病的症状特征，轻度脾梗死可仅有低热、白细胞增多；严重者可突然发生左上腹疼痛，并向左肩放射，伴高热、脾周围炎，甚至继发为脾脓肿。

【超声表现】

1. 二维超声 典型表现为脾实质内出现局限性回声减低区，呈楔形，底部宽且朝向膈面，尖部朝向脾门。脾外形无明显增大或变形。依脾动脉阻塞分支的分布区，脾内可出现一个或多个楔形或不规则形的低回声区（图4-69），内见高回声光点。病灶边界清，内部回声随坏死程度可呈低回声或无回声，分布可均匀或呈蜂窝状结构。随着时间延长，病灶可变大或缩小，内部回声可增多并呈不均匀条状回声，甚至钙化等改变。对于脾静脉栓塞引起的脾梗死，梗死可侵及整个脾脏，同时伴有明显脾大。

2. 彩色多普勒血流成像 多显示病灶内部无彩色血流，偶可见脾血管在近病灶处血流中断或绕行。

3. 超声造影 与周围脾实质相比，部分脾梗死患者梗死区未见对比剂充填，边界清晰锐利，并可在增强早期观察到梗死区旁的脾动脉分支于增强时出现突然中断的现象。在梗

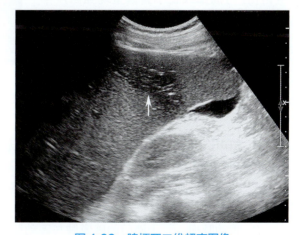

图4-69 脾梗死二维超声图像

显示脾内不规则形的低回声区，内部回声不均匀（箭头）。

死区周围，有时可出现环状轻度增强的高回声环绕。超声造影能及时发现脾梗死，也能准确评价梗死的部位、范围和严重程度，为临床诊治提供可靠依据。

【鉴别诊断】

1. 脾血肿　常有外伤史。在脾实质内低回声病灶，无楔形样外形，彩色多普勒血流成像未见彩色血流信号。

2. 脾肿瘤　常呈圆形低回声实质团块，彩色多普勒血流成像可显示内部有彩色血流及动脉血流信号。

【临床价值】

急性期根据超声表现和病史诊断较易，但陈旧性病灶易与脾脏肿瘤混淆。仔细观察声像图表现及定期随访有助于诊断。超声造影的出现使诊断变得更加容易和准确。尽管 CT 对脾梗死的特异性比超声稍高；但超声简便，重复性好，仍为脾梗死诊断的首选方法。

（六）脾囊肿

【病理与临床】

脾囊肿（splenic cyst）临床上很少见，可分为寄生虫性和非寄生虫性两大类，后者又可分为真性和假性两类。真性脾囊肿的壁内衬有扁平上皮细胞，具有分泌功能，包括单纯性囊肿、表皮样囊肿、淋巴管囊肿，内为纯清浆液或黏稠液体，如囊内出血可出现血性液体；假性脾囊肿可为外伤、脾周围炎症、脾梗死等因素引起。脾囊肿小者数毫米，大者可达数十厘米；可单发，可多发。

临床脾囊肿多无症状，偶可左上腹不适或胀痛。大囊肿压迫周围脏器可致食欲缺乏、恶心、呕吐、腹泻或便秘、体质量减轻等。

【超声表现】

1. 二维超声　脾内出现一个或数个无回声区，呈圆形；囊壁光滑，边界清晰，囊壁后方回声增强（图4-70）；真性囊肿内部经常出现分隔，而假性囊肿多位于脾脏包膜下，周边常会有钙化回声，无回声内可见条索样强回声分隔，为血肿机化后形成的纤维结构。如囊内出血或感染表现为脾囊肿壁增厚，可在囊内出现散在点状或斑块中低回声，偶尔可随体位改变出现翻滚现象；如囊壁钙化，可局部或整个囊壁呈现强回声伴后方声影。如囊肿较大，可将脾脏推移、挤压、变形，个别可出现脾实质部分变薄。脾血管可受压移位。

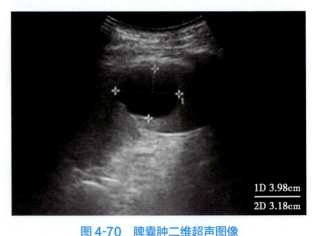

1D 3.98cm
2D 3.18cm

图4-70　脾囊肿二维超声图像
显示脾内一无回声囊肿，边界清晰，大小 4.0cm×3.2cm。

2. 彩色多普勒血流成像　显示囊内无彩色血流，部分病例可见囊壁上有点状彩色血流。

3. 超声造影　显示脾囊肿内未见增强，呈无回声。

【鉴别诊断】

1. 胰尾部囊肿　多为假性囊肿，与脾脏紧贴。但脾脏轮廓完整，而胰尾多缩小或消失，并与胰体紧连。

2. 脾动脉瘤　位于脾门的脾囊肿与脾动脉瘤在常规二维超声很难鉴别，而用彩色多普勒血流成像是简单而准确的方法，可显示无回声区内有彩色血流，并呈漩涡状，脉冲波多普勒可测及动脉血流频谱。

【临床价值】

超声检查是诊断脾囊肿的首选方法，具有较高的敏感性和特异性。脾囊肿相对于肝脏囊肿来说是少见的。当脾囊肿较大时，增加了超声诊断的难度，须利用其他影像学方法明确诊断。

（七）脾脏肿瘤

【病理与临床】

脾脏肿瘤（splenic tumor）可分为与淋巴瘤和白血病有关的、原发性及转移性脾脏肿瘤三类。

1. 与淋巴瘤和白血病有关的脾脏肿瘤 脾脏中淋巴瘤和白血病病灶大多是疾病全身表现的一部分，偶尔可在脾脏中首先出现霍奇金和非霍奇金淋巴瘤。淋巴瘤多发生在脾脏的白髓，而白血病则多涉及红髓。其病灶为小至仅病理切片才能发现的微小结节，大至可相互融合，侵占整个脾脏。

2. 原发性脾脏肿瘤 可分良性和恶性两类。前者以脾血管瘤为最多见；其次有脾脏淋巴管瘤、脾错构瘤、脾脏炎性假瘤等。脾脏原发性恶性肿瘤最常见为恶性淋巴瘤，但比脾脏继发性霍奇金病及非霍奇金淋巴瘤少见。其次为脾脏血管肉瘤，是一种少见的高度恶性脾脏肿瘤，有报道约25%～30%的脾血管肉瘤患者在自发性脾破裂后才得以确诊，并且约8%的患者在确诊时已有转移。

3. 转移性脾脏肿瘤 脾脏虽然是淋巴器官，但脾脏的转移发生率要少于淋巴结、肺、骨骼。脾脏转移性肿瘤多起源于上皮系统，原发灶可以是全身各个器官的恶性肿瘤。其原发肿瘤可来自乳腺癌、肺癌、黑色素瘤、宫颈癌、子宫内膜癌及卵巢癌，也可由腹膜后肿瘤、胰腺癌直接侵犯所致。

脾脏良性肿瘤多无症状，当肿瘤较大引起脾大时，可致左上腹不适、隐痛等。脾脏原发性恶性肿瘤在早期可无任何症状，随着肿瘤增大可出现左上腹疼痛伴闷胀感，继而触及肿块或肿大的脾脏；亦可出现全身乏力、倦怠、体质量减轻、发热、贫血等临床症状。巨大脾脏可压迫邻近脏器使其发生移位，引起饱胀、呼吸困难、肩痛及便秘等症状；部分患者可出现自发性脾破裂。脾脏转移性肿瘤多无症状或仅表现为原发病症状；部分患者可伴脾功能亢进、溶血性贫血、胸腔积液和恶病质等；亦可由于转移瘤本身并发坏死液化或增大的淋巴结压迫脾静脉导致淤血性脾大。

【超声表现】

1. 脾血管瘤（splenic hemangioma） 二维超声显示脾内出现一个或数个圆形或椭圆形的高回声实质团块，极少呈低回声或混合回声，边界清晰规整，内部分布均匀或呈蜂窝状（图4-71A）。当瘤体内出现栓塞、纤维化等改变时，可使内部回声分布不均。彩色多普勒血流成像常未能显示瘤体内的彩色血流，个别在瘤体周边测及点状或短线状血流（图4-71B），可为动脉或静脉的血流频谱。

超声造影可显示较大的血管瘤，表现为快速呈向心性或弥散性增强，增强持续时间较长。有时大的病灶增强后会有后方衰减等改变。

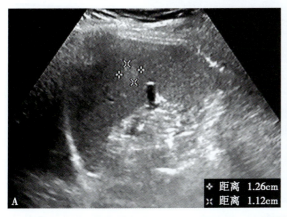 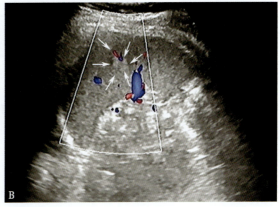

图4-71 脾血管瘤二维超声图像

A. 显示脾内高回声病灶，内部回声尚均匀，大小1.3cm×1.1cm；B. 显示高回声病灶周边有线状彩色血流。

2. 脾淋巴管瘤（splenic lymphangioma） 即海绵状淋巴管瘤或囊性淋巴管瘤。二维超声与脾血管瘤表现相似，即多为稍高回声型或蜂窝状结构（图 4-72A），边界清楚，囊壁菲薄，呈多房性或蜂窝状结构，内分布欠均匀，后方回声可明显增强；彩色多普勒血流成像较少显示彩色血流信号（图 4-72B）。超声造影常显示病灶轻度增强，并可出现树枝样逐渐填充整个病灶，其消退也较慢，与脾血管瘤相似。

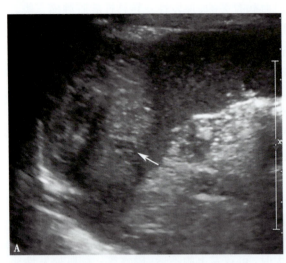
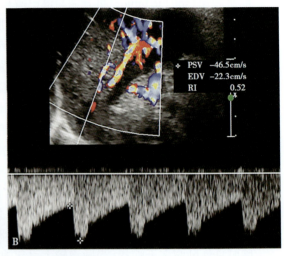

图 4-72　脾淋巴管瘤二维超声和彩色多普勒血流成像图像

A．显示脾内高回声病灶，内部回声欠均匀（箭头）；B．显示脾内高回声病灶内有彩色血流，用脉冲波多普勒检测到动脉血流信号。PSV：收缩期峰值速度；EDV：舒张期末流速；RI：血流阻力指数。

3. 脾淋巴瘤（splenic malignant lymphoma） 脾内出现多个低或弱回声的圆形实质性肿块，内部回声分布均匀或不均，边界清晰但无明显的肿瘤包膜。随着肿瘤增大，低回声团块可相互融合或呈分叶状（图 4-73）。弥漫性脾大类型无明确肿块。彩色多普勒血流成像可显示瘤体及周边彩色血流，并可测及高速高阻型动脉血流。

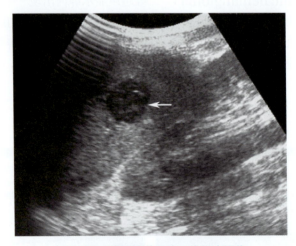

图 4-73　脾恶性淋巴瘤二维超声图像

显示脾实质内见 2.0cm×3.0cm 的低回声肿块，边界尚清，
内部回声不均匀（箭头）。

4. 脾转移性肿瘤（splenic metastasis） 脾内肿瘤的声像图表现与原发肿瘤病理结构有关，多为低回声，部分呈高回声及混合回声（图 4-74），内部回声分布不均，边界可清晰，个别可出现周围晕环，可为多发。肿瘤增大可相互融合成团块状，彩色多普勒血流成像多不能显示瘤体内的彩色血流，个别可在周边显示高阻型动脉血流。

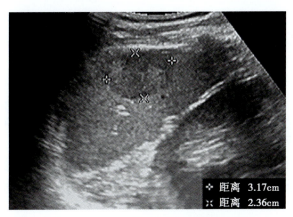

图4-74 脾转移性肿瘤二维超声图像

显示脾下极一低回声肿块,边界欠清,大小3.2cm×2.4cm。

脾淋巴瘤及脾内转移肿瘤不但在二维超声,且在超声造影时都具有类似的表现。注射对比剂后,可以观察到病灶周边开始环状增强,而后向病灶内部填充,并常在1min内消退并呈低回声。病灶边界清晰,但其回声强度常低于周围脾实质。到增强晚期,病灶与脾实质之间的反差更为明显,能发现二维超声不能发现的小病灶或转移灶。

【临床价值】

脾脏肿瘤发病率较低,随着超声技术的发展,对脾脏肿瘤的诊断敏感性也增高,使脾脏肿瘤检出率逐年增高。常规超声对脾肿块囊、实性的鉴别具有较高的准确性,而对脾脏肿瘤的定性诊断仍有一定的困难。彩色多普勒血流成像虽能反映脾脏肿瘤的血供情况,但其对脾脏肿瘤的定性诊断仍有一定的局限性。超声造影对其明确诊断具有一定的帮助。其通过对肿瘤血流灌注的表现进行诊断,能明显提高肿瘤内血流的检出率,并能提高脾肿瘤的病灶检出率,尤其是对脾恶性淋巴瘤病灶的检出。同时,还能对肿瘤化疗疗效评估及随访有很大帮助。超声引导下穿刺活检则能进一步提高脾脏肿瘤诊断的准确性。

(程 文)

第五节 胃 肠 道

一、解 剖 概 要

胃是消化道中最为膨大的部分,上接食管,下连十二指肠,大部分位于腹中线左侧,容量约1 500ml,个体差异较大。与胃相关的概念通常有"两壁、两弯、两口、两切迹和四部分"。"两壁"即前壁及后壁,以胃大、小弯为界,近腹侧的胃壁为前壁,而近背侧的胃壁为后壁。"两弯"是指胃前、后两壁相接的上、下缘,即胃小弯和胃大弯:上缘较短,称为胃小弯,呈弧形凹状;下缘较长,称为胃大弯,呈弧形凸状。"两切迹"是指贲门切迹和胃角切迹,食管左缘与胃大弯起始部所构成的锐角是贲门切迹。胃小弯最低点多有较明显的转角处,称为胃角切迹。"两口"是指贲门口及幽门口,胃的入口为贲门口,出口为幽门口。胃按解剖可分为"四部分",从上至下依次为贲门部、胃底部、胃体部和幽门部。食管移行入胃的交界点称为贲门点,以贲门点为中心周围2cm的范围称为贲门部。贲门平面以上向左侧膨出的部分称为胃底部。胃体部则是胃底与幽门之间的部分,约占胃的2/3。幽门部又称胃窦部,是指胃角切迹右侧至幽门的部分,幽门部胃大弯侧有一中间沟,将幽门部分为幽门窦和幽门管。

二、超声检查技术

（一）患者准备

检查胃前需空腹8～12h，无梗阻症状。检查时，患者需饮入350～600ml水或腔内超声成像剂。无回声型成像剂对于溃疡的显示较好；而有回声型成像剂则对于肿瘤的显示较好。

检查肠道前需禁食10h，前日晚口服轻泻剂，检查当日充分排尽大便。如患者已做胃肠钡餐造影，须在3d后待钡剂完全排出再行肠道超声检查。检查上消化道时，可服用腔内超声成像剂500ml左右。检查结肠时可采用1 500ml左右的温开水或腔内超声成像剂经直肠连续、缓慢灌注。检查乙状结肠及直肠上段时，受检者需充盈膀胱。经直肠肛管超声检查前进行清洁灌肠。

（二）患者体位

检查胃开始可采取半卧位，然后左侧卧位、右侧卧位及仰卧位。肠道常取仰卧位，或左侧卧位，或膀胱截石位。

（三）仪器

采用二维超声诊断仪，探头频率3.5～5MHz。进行经肛管直肠腔内检查时，可选用腔内一凸一线双平面探头，或者360°的环形探头，探头频率5～10MHz。

（四）检查技术

1. 检查途径 经腹壁的超声检查是最重要的检查途径。腔内超声检查可以贴近肠道黏膜层，且采用高频率探头，能更清楚地显示胃肠壁及其周围结构。内镜超声亦可运用于上消化道及末端消化道超声检查，并可引导活检。

2. 检查技术

（1）胃超声检查方法：在胃处于空虚状态时，先行上腹部基础扫查，初步了解胃和周围毗邻脏器及结构的基本情况。然后用饮用水或腔内超声成像剂充盈胃部后，按解剖分区依次完成贲门、胃底、胃体、胃角、胃窦及幽门的扫查。一般取左侧卧位经肋下扫查胃底部（或经脾冠状切面补充扫查胃底部）；取仰卧位或坐位扫查胃体部；取右侧卧位于右上腹检查幽门、胃窦及幽门管。

对于胃肿瘤，可行胃双重超声造影，即在口服胃超声成像剂的同时，进行经静脉超声造影，观察肿瘤及周围结构微血流灌注情况。

（2）肠道超声检查方法：在肠道空虚状态时，先行腹部基础扫查，初步了解肠道和周围毗邻脏器及结构的基本情况。对于上消化道肠管，可以服用腔内超声成像剂500ml，并等待约20min后，从右上腹开始，依次扫查十二指肠、空肠和回肠。检查结肠时，可考虑洗肠后用灌肠的方式充盈肠腔，并跟踪成像剂充盈的部位连续扫查。

检查直肠主要采用经腹及经直肠腔内检查。经腹检查时，可充盈膀胱，于耻骨联合上缘进行横切、纵切及斜切，主要观察直肠及乙状结肠交界部的病变。经肛管直肠腔内超声检查时，不必充盈膀胱，患者取左侧卧位并屈髋屈膝或取膀胱截石位，检查者戴手套先行直肠指检，初步了解病变部位与范围，再将涂有耦合剂或者利多卡因凝胶的直肠腔内超声探头插入肛门。插入时嘱患者张口深呼吸，放松腹部与肛门。使用高频率线阵探头及中高频率凸阵探头交替观察，旋转探头并观察，同时向前推进，直到直肠上段。手法要轻柔，遇狭窄时停止。

检查阑尾时，首先选用腹部低频探头对全腹进行检查，在右下腹发现可疑异常回声区或压痛点后，再选用高频探头进行重点扫查。对于可疑者，需采用逐级加压扫查法，首先通过适度加压，消除肠气的干扰，减小探头至阑尾之间的距离；然后再用高频探头加压进行探查，可清晰显示阑尾，并判断阑尾有无肿胀，获得较高质量的图像。

行肠道超声检查时，发现异常后对病变进行定位，并重点探查病变部位，观察病灶的回声、形态、大小、血流，病变侵犯的范围及与周围结构的毗邻关系等，并实时观察肠道蠕动情况。

3. 扫查切面 腹段食管、胃各部位标准切面及其体表投影示意图（图4-75）。

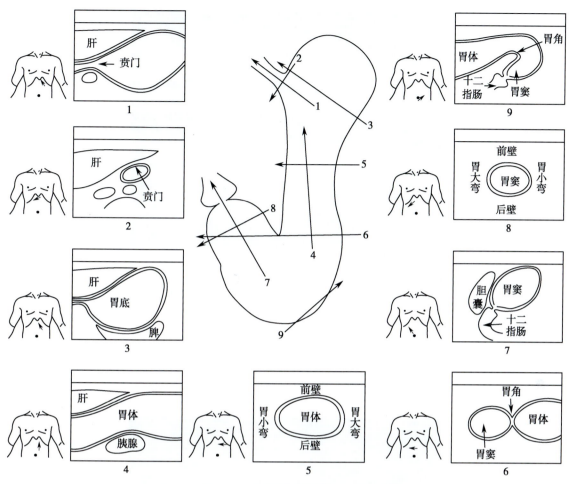

图 4-75 腹段食管、胃各部位标准切面及其体表投影示意图
箭头指示探头在体表的投影及与胃各部分的关系。
1. 食管下段及贲门长轴断面；2. 食管下段及贲门短轴断面；3. 胃底断面；4. 胃体长轴断面；5. 胃体短轴断面；6. 胃角部断面；7. 胃窦长轴断面；8. 胃窦短轴断面；9. 胃冠状斜切面。

　　（1）贲门、腹段食管长轴及短轴切面：将探头斜置于剑突下，沿左侧肋缘进行扫查。于肝左外叶后方显示食管腹段及贲门长轴切面图（图 4-76），呈倒漏斗状，其膨大处为贲门，颈部为下段食管。探头横向置于剑突下偏左侧，利用肝左叶作为声窗，可在肝左叶后方近膈部显示食管腹段横切面（图 4-77）。

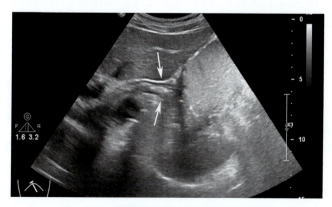

图 4-76 食管腹段及贲门长轴切面声像图
箭头指示贲门所在位置。

227

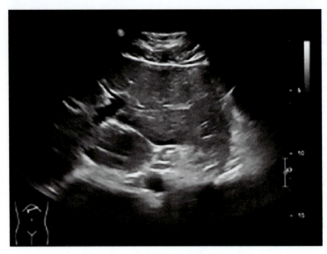

图 4-77　食管腹段横切面声像图
食管腹段呈"靶环"状。

（2）胃底切面：探头斜置左季肋部，向左后上方旋转扫查，角度范围 0°～80°，可较完整地显示胃底部。

（3）胃体长轴及短轴切面：探头在左上腹纵置移动扫查，即可显示胃体长轴；探头于左上腹横置移动扫查，即可显示胃体短轴（图 4-78）。

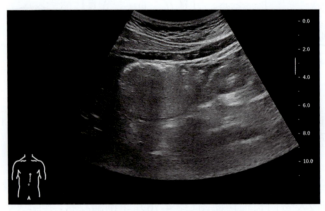

图 4-78　胃体短轴切面声像图

（4）胃角部切面：探头置于剑突下，向脐部做连续移动横向扫查，在胃角切迹水平寻找并显示由胃窦和胃体相连构成的"∞"字形结构（图 4-79）。

（5）胃窦长轴及短轴切面：探头长轴斜置脐部与右上腹间，以不同角度移动扫查获取胃窦长轴声像图；十字交叉后连续扫查，即可获胃窦短轴切面。

（6）胃窦及十二指肠球部交界部切面：将探头斜置右上腹，由右肋缘与右侧乳头线相交处，斜向下内侧扫查，获取该部位胃腔声像图，随后调节声束方向与幽门管平行，显示胃窦的前后壁、幽门与十二指肠球部（图 4-80）。

（7）十二指肠切面：探头纵置右上腹，其上端向右旋转 60°，向左旋转 30°，探头下端相对固定，在此范围可获得大部分的十二指肠声像图。

（8）空肠、回肠分布范围广，无特殊扫查切面：扫查时需要注意切面之间相互覆盖，以免漏诊。扫查时常以脐部为中心，可向上腹、下腹、左右侧腹做连续移动扫查，发现异常时，可在局部再进行多方位、多切面扫查。

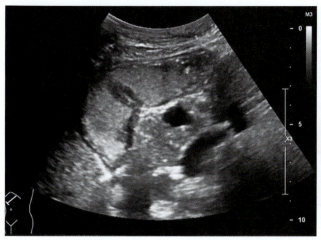
图 4-79　胃角切面声像图

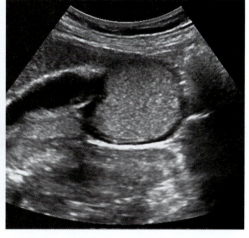
图 4-80　胃窦及十二指肠球部交界部声像图

三、正常超声表现

空腹胃未充盈时,其内有气体及少量液体,没有胃内容物。其中央呈高 - 强回声(图 4-81),周围胃壁呈有层次的环状低回声(图 4-81A)。用饮用水或超声成像剂充盈后,胃腔呈无回声或均匀高回声,可随胃蠕动改变胃腔形态,幽门开放自然,通过顺利。胃蠕动波形呈节律性和对称性的管壁收缩,无突然中断现象。正常声像切面上约可见 1～2 个蠕动波。

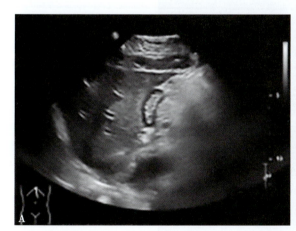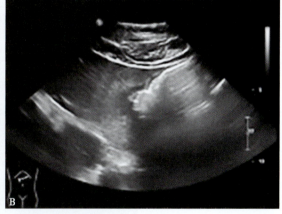
图 4-81　空腹时胃腔未充盈状态的声像图

A. 胃体短轴切面显示胃腔中央呈高回声,胃壁呈环状低回声;B. 胃体长轴切面,胃腔内气体呈强回声。

十二指肠球部可显示为三角形或椭圆形的结构,与胃窦部相连,胆囊位于其右后方。球部远端与降部相连,两者之间形成上曲,降部远端又与水平部相连,形成下曲。十二指肠呈 C 形走行,环绕胰腺头部(图 4-82)。十二指肠球部呈间歇性充盈,幽门开放时可见液体通过。空肠、回肠分布迂曲,位居整个腹部,肠壁厚度均匀一致,扫查过程中间或可观察到肠蠕动,肠腔内的内容物以液体成分常见。

未洗肠时,结肠纵切面呈代表结肠袋特征的含气的囊袋样结构,就像"一串灯笼";横切面可见弧形的低回声前壁和后方气体及粪便的强回声。灌肠后经腹壁检查,可见结肠腔内较多的无回声区,可有少量粪便残渣,随液体移动,肠壁厚度均匀一致,肠蠕动少见。正常阑尾超声不易显示,国内外报道其显示率为 50%～60%。正常阑尾纵切面呈盲管状结构,横切面呈同心圆形,管壁层次清晰、柔软并可压缩,外径多小于 7mm。

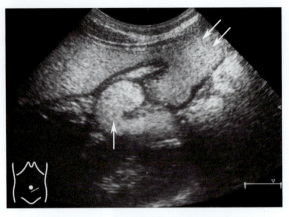

图 4-82　正常胃窦及十二指肠声像图
单箭头示十二指肠降部，双箭头示胃窦部。

　　无论是经腹壁还是腔内超声检查方式，如探头频率较高，且能获得质量较好的图像时，均可清楚地显示胃肠壁的层次。胃肠壁的超声结构常常被描述为"三强夹两弱"的五层结构：最内层高回声代表的是液体和黏膜层间的界面；其下方低回声为黏膜层，包括固有层及黏膜肌层；更深一层高回声的是黏膜下层；其下方是低回声层的固有肌层；接着是高回声浆膜层（图 4-83）。根据病变与上述五层结构的关系，可判断病理状态时胃肠壁层次受破坏的情况，有利于鉴别诊断和肿瘤分期。

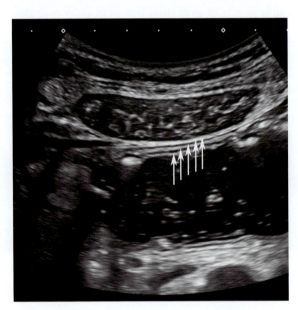

图 4-83　胃肠道管壁层次结构声像图
胃肠道管壁呈"三强夹两弱"的五层结构，由腔内至腔外
分别代表液体和黏膜层间的界面、黏膜层、黏膜下层、固
有肌层及浆膜层（箭头）。

正常胃肠超声测量参考值：

1. 贲门管径　通常为 5～12mm。

2. 胃壁厚度　胃腔充盈 500～600ml 成像剂时，胃壁厚度一般为 3～6mm。

3. 幽门管径　在幽门开放时，内径宽度约为 2～4mm，长度约为 5～8mm。

4. 十二指肠球面积　约 3～6cm²。

5. 肠壁厚度　正常肠壁厚度不超过 4mm。

6.肠腔内径 于未加压情况下测量肠壁黏膜面与对侧黏膜面之间的距离,十二指肠腔内径一般<3cm,结肠腔内径一般<3.5cm。

四、胃肠道疾病

(一)先天性肥厚性幽门狭窄

【病理与临床】

先天性肥厚性幽门狭窄(congenital hypertrophic pyloric stenosis,CHPS)是新生儿和婴幼儿常见疾病,占消化道畸形的第三位,其发病机制是幽门环肌肥厚增生,幽门腔狭窄。患儿出生后两周内无明显症状,2~3周后则开始呕吐,逐步发展为喷射性呕吐。查体在右上腹可以扪及腹部肿块。

【超声表现】

先天性肥厚性幽门狭窄超声表现:幽门肌增厚,厚度>4mm;幽门管管腔狭窄或消失,幽门管呈"宫颈样改变",其横径>15mm,长径>17mm(图4-84);近端胃腔扩张,有大量胃内容物,出现逆蠕动波。

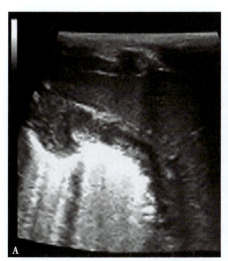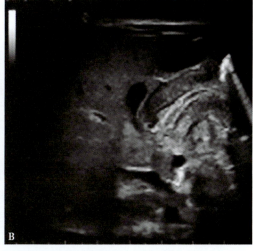

图4-84 先天性幽门肥厚狭窄声像图

A.显示脾脏内侧近端胃体、胃底扩张,其内见大量气体;B.显示胃窦部胃壁管状均匀性增厚,胃腔消失,其纵切面呈"宫颈"样改变。

(二)胃息肉

【病理与临床】

广义的胃息肉是指黏膜层隆起于胃腔内的一大类病变,包括腺息肉、增生性息肉、腺瘤、间质源性的肿瘤及错构瘤等。患者多无明显临床症状,常在体检时通过内镜检查或者超声检查后发现,属于癌前病变,一般需要在内镜下切除。其中检出率较高的是腺息肉和增生性息肉。腺息肉又被称为腺瘤性息肉,由深部泌酸腺体增生扩张形成,好发于胃底部,更多见于女性,胃幽门螺杆菌感染检查结果往往为阴性;增生性息肉好发于胃窦部,更多见于男性,胃幽门螺杆菌感染检查结果常为阳性。

【超声表现】

胃息肉来源于胃黏膜层,为局限性病变,超声检查可见胃黏膜层的局限性隆起的低回声病变(图4-85),直径多<1cm,多呈卵圆形,基底部窄或者无蒂。

胃腺息肉40%位于胃底,多为单发,形态规则;胃增生性息肉多见于胃窦,一般为多发,也可单发。

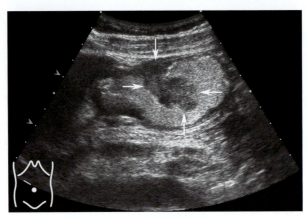

图 4-85　胃窦前壁息肉声像图
箭头示分叶状低回声肿块。

【鉴别诊断】

胃息肉需要与早期胃癌、胃错构瘤及其他胃隆起性病变进行鉴别。超声观察到病变位于黏膜层，确诊依赖活检结果。双重超声造影可提高病变与周围结构的对比，将病变的境界显示得更清楚。

【临床价值】

在空腹状态下，胃息肉通常无法被超声发现。口服腔内超声成像剂后，超声可以发现大多数的胃息肉，并观察息肉形态、与胃壁层次的关系，提供鉴别诊断相关的重要信息，但是其病理性质还是需要通过胃镜下活检确定。

（三）胃癌

【病理与临床】

胃癌（gastric carcinoma）是源自胃黏膜上皮细胞的恶性肿瘤，占胃恶性肿瘤的 95%。早期无明显症状，当形成溃疡或梗阻时才出现明显症状。临床表现为无节律性上腹痛、恶心呕吐、消瘦、黑便、乏力、食欲减退等；晚期胃癌可触及腹部肿块、出现腹腔积液、淋巴结转移、恶病质等。胃癌的组织学分类有：腺癌、黏液腺癌、印戒细胞癌、低分化癌、未分化癌。根据肿瘤的浸润深度可以将胃癌分为早期胃癌和进展期胃癌。

1. 早期胃癌　癌组织限于黏膜层和黏膜下层，无论有否淋巴结转移，都称为早期胃癌。其大体分型简化为三型：隆起型、平坦型、凹陷型。

2. 进展期胃癌　癌组织浸润达肌层或浆膜层称为进展期胃癌，也称为中、晚期胃癌，一般把癌组织浸润肌层称为中期胃癌，超出肌层称为晚期胃癌。大体分为：结节覃伞型、盘状覃伞型、局部溃疡型、浸润溃疡型、局部浸润型、弥漫浸润型等。

【超声表现】

1. 二维超声　在未服用超声成像剂时，胃癌致胃壁增厚二维超声可呈"假肾"征或"靶环"征，充盈胃腔后肿瘤的轮廓显示更清楚。

（1）早期胃癌：胃壁局限性低回声隆起或增厚，病变形态不一，边界不清，一般起始于黏膜层。当侵犯黏膜下层时，局部回声可出现中断现象。病变黏膜面也可呈小火山口样征象。依据早期胃癌的大体分型，超声也可分为隆起型、平坦型和凹陷型。

（2）进展期胃癌：胃壁异常增厚隆起，形态不规则，内部回声较低、不均匀。胃壁层次破坏，病变通常侵犯肌层或浆膜层，胃壁结构索乱或者中断。侵犯浆膜时，可见代表浆膜面的回声线不完整。通常胃壁隆起的范围可以大于 5.0cm，厚度可以大于 1.5cm，黏膜面可以凹凸不平（图 4-86）。

2. 彩色多普勒血流成像　增厚的胃壁内显示彩色血流信号较丰富。

3.胃双重超声造影 对于常规超声检查无法发现的小胃癌病灶,双重超声造影有利于观察肿瘤病灶与周围胃壁的灌注差异,更好地衬托肿瘤的轮廓,更清楚地显示其浸润范围(图4-87)。胃周结构在双重造影时也能够得到更好的显示。

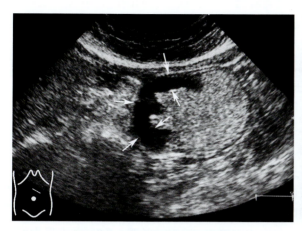

图4-86 胃体小弯浸润型胃癌
箭头示胃壁不均匀增厚,呈低回声,病变表面凹凸不平。

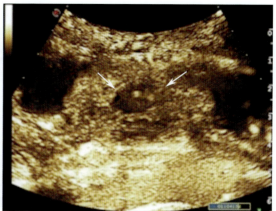

图4-87 胃癌双重超声造影
显示肿瘤血流灌注,肿瘤中央溃疡呈"火山口"样改变(箭头)。

4.胃癌转移征象

(1)淋巴结转移:显示胃旁或周围出现单个、多个或融合的肿大淋巴结。

(2)直接扩散:病灶蔓延浸润到肝脏、胰腺、网膜和腹壁,声像图显示胃壁浆膜回声线中断,病灶与邻近器官分界模糊、粘连伴局部出现边界不清的肿块等。

(3)远处转移:可经门静脉转移到肝脏,也可转移至肺、骨、脑等处。肝转移常呈多发性,典型声像图呈高回声或低回声,周边伴细薄晕环。

(4)种植性转移:声像图显示腹膜结节、卵巢肿物、腹腔积液等。

【鉴别诊断】

早期胃癌超声检查应特别注意黏膜层的不匀称性增厚,通常要与胃炎症性病变和活动性胃溃疡引起的胃壁水肿增厚鉴别。

进展期胃癌有时需要与胃溃疡进行鉴别。胃溃疡时黏膜受损并累及到黏膜肌层,其黏膜面凹陷部位形态尚规整,边缘对称,与胃癌引起的溃疡相比,其面积较小,胃壁的增厚不明显。对溃疡凹陷深大、形态不规则、周围胃壁僵硬、隆起高低不对称、周围胃壁层次破坏明显的病例,需要高度怀疑恶性病变,应建议患者尽早行胃镜下活检。另外,肿块型胃癌须与息肉、胃间质瘤等相鉴别。

【临床价值】

典型胃癌由于胃壁增厚伴破坏后层次不清,超声诊断不难,且可判断肿瘤的浸润深度,有无转移病灶等。但部分非典型表现的溃疡型胃癌易与活动性溃疡混淆;肿块型胃癌有时不易与息肉、胃间质瘤等相鉴别,最终确诊需要依赖胃镜活检。

(四)肠梗阻

【病理与临床】

肠梗阻是指肠腔内容物由于病理因素不能正常运行或通过肠道时发生障碍,是常见而严重的急腹症之一。肠粘连是小肠梗阻最常见的原因,肿瘤是导致结肠梗阻最常见的原因。根据梗阻的程度,可分为完全性肠梗阻和不完全性肠梗阻。根据梗阻的原因可分为机械性肠梗阻(非绞窄性、绞窄性)和麻痹性肠梗阻(动力性、血运性)。其中,机械性肠梗阻最多见,绞窄性肠梗阻常伴有严重并发症，甚至引起死亡。

早期肠梗阻可因不同病因或位置而发生不同的病理改变，但均存在肠管扩张、积液和积气，肠梗阻的终末期可以发生坏死和穿孔。机械性肠梗阻时，近端肠管蠕动亢进。麻痹性肠梗阻时无明显的狭窄部位，蠕动波消失。典型的临床表现为腹痛、呕吐、腹胀、停止排气、排便。通常腹痛是肠梗阻最先出现和最常见的症状，多为间歇性、发作性绞痛，伴有肠鸣音亢进。麻痹性肠梗阻可以无腹痛。由发作性转为持续性腹痛，应考虑为绞窄性肠梗阻。持续性疼痛多为血管因素所致，由持续性转为"缓解"应考虑肠坏死可能。完全性肠梗阻时则无排气和排便。梗阻晚期可表现为口渴、乏力、两眼下陷、呼吸快而深、血压下降以及水电解质紊乱和休克等。

【超声表现】

因梗阻原因、梗阻部位及病程长短的差异，导致肠梗阻的声像图可有多种表现。

1. 梗阻近端肠管显著扩张，其内大量液体充盈。小肠梗阻时内径可超过 3cm；结肠梗阻时内径可以超过 5cm。立位或坐位纵行扫查时可见气液分层征。

2. 梗阻近端肠管蠕动频繁、亢进，蠕动波幅度增大，伴有肠内液体往复流动以及"气过水"征。梗阻局部肠蠕动减弱或消失。麻痹性肠梗阻肠蠕动亦减弱或消失。

3. 肠壁改变 肠袢纵切面黏膜皱襞清晰，可伴有水肿增厚，增厚时肠壁＞0.3cm，表现为"琴键"征或"鱼刺"征。肠袢弯曲扭转可形成"咖啡豆"征。

4. 绞窄性肠梗阻的动态变化

(1) 肠蠕动由增强迅速减弱，蠕动波幅度由大变小，以致完全消失。

(2) 肠间无或少量积液征象，逐渐转为腹腔大量积液。

5. 提示肠梗阻原因的特殊声像图征象

(1) 梗阻平面出现的强回声团提示巨大结石、粪石引起的梗阻或蛔虫性肠梗阻。

(2) 梗阻平面出现的低回声团块提示肠管占位性病变，如肿瘤、克罗恩病等。

(3) 当肠套叠出现时，可以观察到沿肠管长轴呈多层低和中等回声相间的结构，长轴切面呈"套筒"征，短轴切面呈"同心圆"征，或"夹心饼"样（图4-88）。

(4) 肠壁均匀性显著增厚，回声减低，内部血流信号明显减低且发病急速者，提示肠系膜血管阻塞。

(5) 阴囊内、腹壁内见到肠管回声是疝内肠管嵌顿的佐证。

(6) 腹腔内见到闭袢状肠管扩张时，提示肠扭转或粘连。

彩色多普勒血流成像可以简单、方便地反映肠壁血供情况。血供增多常提示炎症性改变；血供减少或者消失可能提示肠缺血。超声造影可更好地显示肠壁血流灌注及肠系膜微细血管的情况。一旦诊断为肠缺血，提醒临床可能需要进一步手术干预。

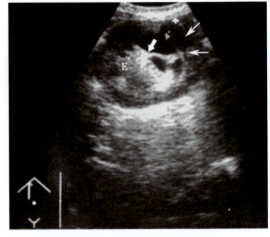

图4-88 肠套叠横切面声像图

显示圆形团块，外缘肠壁水肿增厚，内部回声杂乱，有高回声及无回声，似"夹心饼"样。
细箭头示肠套叠水肿增厚的肠壁，粗箭头示套入的肠管回声杂乱。

【临床价值】

当发生肠梗阻时，一般依据临床表现"痛、呕、胀、闭"不难诊断。超声检查诊断肠梗阻的意义在于：当梗阻早期扩张的肠管内尚无明显气体，X射线检查可无阳性发现时，超声扫查容易发现肠管扩张积液、肠腔内气液平面及肠蠕动的增强，从而能早于 X 射线检查提示肠梗阻的诊断。

而当患者腹痛程度减轻时，临床容易误认为病情好转，但如超声发现短期内腹腔积液量明显增多或肠蠕动由强变弱、肠壁血供减少等征象，明确提示病情恶化，提醒临床上应采取积极主动的治疗措施。另外，对妊娠女性疑有肠梗阻者，因X射线有伤害，超声检查可作为首选。

（五）急性阑尾炎

【病理与临床】

急性阑尾炎是外科最常见的急腹症之一。诊断主要依靠临床症状（发热、转移性右下腹痛、呕吐等）、体征（右下腹麦氏点压痛、肌紧张、反跳痛）及实验室检查（白细胞计数、中性粒细胞百分比增高）。依据其病理改变分为单纯性阑尾炎、化脓性阑尾炎和坏疽性阑尾炎。

【超声表现】

1. 阑尾肿胀　外径：成人≥7mm，儿童≥6mm；阑尾壁厚≥3mm。加压时管腔不可压缩，局部压痛明显。

2. 纵切面呈盲管状结构，盲管另一端与盲肠相连。横切面呈圆形或同心圆形，中央无回声区代表积液或积脓。（图4-89）

3. 单纯性阑尾炎时，阑尾层次结构比较清晰、完整；黏膜界面回声或其他层次中断或消失，阑尾形状不规则、不对称，提示溃疡、坏死，甚至穿孔；阑尾周围可以伴有低回声区，代表积液或积脓。

4. 阑尾腔内可伴有粪石样强回声，后方伴声影。粪石嵌顿于阑尾根部时，阑尾根部管径增粗伴有腔内积液（脓）征象。偶见阑尾腔内积气。

5. 阑尾周围脓肿形成时，阑尾周围可出现较局限的无回声区或者弱回声区。当阑尾周围脓肿扩散至腹腔时，可引起大量腹腔积液或积脓，可以观察到腹、盆腔内的大量液体呈无回声或弱回声。可以合并麻痹性肠梗阻。

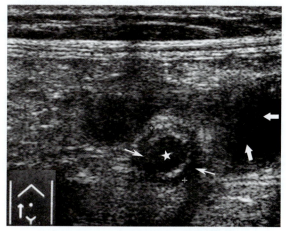

图4-89　急性化脓性阑尾炎声像图
超声显示阑尾肿大，壁增厚，浆膜层模糊伴周围积液。粗箭头示阑尾周围积液，呈片状无回声区；细箭头示阑尾壁增厚，浆膜层显示不清；星号示阑尾腔增大。

6. 间接征象

（1）阑尾系膜脂肪增厚或阑尾周围覆盖厚层网膜脂肪组织，不可压缩并伴有压痛，为感染引起的炎性脂肪组织。

（2）盲肠及末段回肠肠壁可以同时增厚（回盲肠炎），相应的肠系膜内可有淋巴结肿大。

7. 彩色多普勒血流成像　急性炎症期阑尾及其周围肠系膜脂肪内的血流信号增加。阑尾位置过深时难以观察血流信号。阑尾腔内张力过高、坏疽性阑尾炎时血流信号不会增加。

【鉴别诊断】

急性阑尾炎穿孔需要与胆囊或上消化道穿孔鉴别。胆囊穿孔者有胆囊结石病史；上消化道穿孔者超声检查或立位X射线透视均可见右膈下游离气体。合并麻痹性肠梗阻时，需要与其他的肠道梗阻性病变进行鉴别。

当出现右下腹痛时，需要与右侧异位妊娠或黄体囊肿破裂鉴别。根据病史，患者为育龄女性，异位妊娠者多有停经史，无转移性右下腹痛；黄体囊肿破裂的时间位于排卵期以后，可以在右侧附件区查见无回声或混合性回声包块，包块主要位于盆腔内，液体较多时，可以在右结肠旁沟内出现无回声区，腹腔内有积血时，穿刺可吸出不凝血液。

另外，急性阑尾炎还应与卵巢肿物扭转、输尿管结石、回盲部肿瘤、回盲部结核、肠套叠、克罗恩病、局限性肠梗阻等相鉴别。

【临床价值】

传统影像技术如腹部 X 射线、钡剂灌肠等阳性率较低，通常无助于阑尾炎诊断。CT 设备昂贵，具有辐射。超声因其方便快捷、敏感性和特异性较高、无辐射等优点，应用比较广泛，特别是对疑有阑尾炎的儿科患者、孕妇，超声检查为临床首选。多年的临床研究和经验表明，高分辨率超声对急性阑尾炎的检出率较高，能准确提示阑尾有无穿孔、周围有无渗出、粘连以及阑尾周围有无脓肿形成等重要信息，有利于选择合理的治疗方法。超声检查有助于减少漏误诊，避免与具有相似的临床表现的其他相关疾病混淆，尤其是腹腔内的穿孔性、出血性的急腹症。早期准确诊断，有利于降低阑尾炎出现穿孔和腹膜炎的概率，改善患者的预后。

但是，对于体型肥胖、腹部胀气显著的患者，超声检查是困难的。由于超声仪器和技术条件等的限制，可能部分患者超声检查没有阳性发现，但临床仍然高度怀疑，可以考虑进一步行 CT 检查。

（六）炎症性肠病

【病理与临床】

炎症性肠病（inflammatory bowel disease，IBD）是一类由多种病因引起的、异常免疫介导的慢性炎性疾病，具有反复缓解和复发的特点，主要包括克罗恩病（Crohn's disease，CD）和溃疡性结肠炎（ulcerative colitis，UC）。其病因不明，认为与环境、遗传、感染及免疫等多种因素相关。过去 IBD 在我国发病率不高，近年来随着人民生活水平的提高，饮食结构、生活习惯的改变，诊疗技术也明显提高，我国 IBD 的发病率也逐年增高。

CD 和 UC 都可出现腹泻、腹痛、血便等临床表现。病理学 CD 是一种节段性或跳跃性分布的肠道透壁性炎性病变；而 UC 主要累及大肠黏膜及黏膜下层，病变呈环形对称，形态统一，分布连续。UC 和 CD 的临床、病理及内镜下特点有一定交叉，需要鉴别。UC 及 CD 在诊断上缺乏"金标准"，确诊需结合病史、查体、实验室检查、内镜及影像学资料进行综合分析，在排除感染性和其他非感染性结肠炎的基础上，做出综合诊断。炎症性肠病确诊后，需要全面评估病情程度和预后，制订治疗方案，并需影像学随访，评估治疗效果。

【超声表现】

1. IBD 最常用的诊断指标为肠壁厚度（bowel wall thickness，BWT）增加　肠壁增厚主要是由肠壁炎症水肿或者纤维化造成。BWT 通常是测量病变肠壁最厚处，起始点为肠腔内的气体高回声线，终点为浆膜层高回声线，测量两者之间的垂直距离。部分学者认为测量的终点选择到固有肌层外缘更为准确，因可以不受肠系膜脂肪厚度的影响。BWT 较常用界值为 >3mm，增厚的肠壁僵硬，回声减低，肠道蠕动不可见。Fraquelli 等在关于超声诊断 CD 的 Meta 分析中指出，将 BWT>4mm 作为分界点，诊断的敏感性由 88% 降为 75%，但特异性从 93% 提高到 97%；大多数学者认为在初次诊断时用 4mm 作为参考值比较敏感，而随访中则可以 BWT>3mm 作为疾病复发的界限。

2. 其他一些主要影像学表现（图 4-90）　①肠壁层次改变或消失；②深溃疡形成：黏膜凹陷形成，强回声黏膜下层可以出现中断；③肠壁血流灌注增加：由于肠壁内的微血管增多，在能量多普勒和超声造影上能观察到肠壁血流分级增加，或者超声增强信号较正常肠壁增强；④肠蠕动改变及结肠袋消失：急性期肠蠕动亢进，慢性期则减弱，慢性期纤维组织增生使结肠袋消失；⑤肠系膜脂膜炎及肠周系膜脂肪增厚：肠系膜因纤维脂肪组织增生而增厚，回声增强，肠壁外缘不规则；肠周系膜脂肪增厚时，超声检查中可以观察到肠壁外侧增厚的稍强回声区，厚度大于5mm，有学者称其为"爬行的脂肪"；⑥肠系膜淋巴结增多或增大：肠系膜脂肪内可见反应性增生肿大的淋巴结，表现为球形或卵圆形低回声团；⑦肠腔狭窄：急性期和慢性期均可出现狭窄，超声表现为狭窄近端肠腔扩张；⑧肠道及肛管周围脓肿及瘘管、窦道形成；⑨腹腔积液或积脓，长期的局限性的积液内可以探及分隔。

3. UC 与 CD 二者虽均有一些共同的超声表现，但因各自的病理特点不同，其超声表现有所

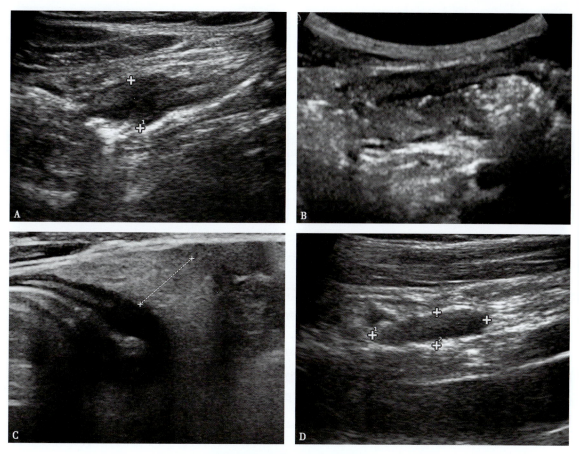

图 4-90　常见 IBD 超声表现

A. 病变肠管肠壁增厚；B. 病变节段肠管肠壁层次消失；C. 肠周系膜脂肪增厚；D. 肠系膜淋巴结增大。

差异，主要表现为：CD 的肠壁增厚更为显著，其肠壁厚度可以超过 6mm，CD 的肠蠕动往往减弱或消失，肠外病变（肠系膜脂膜炎、淋巴结肿大、肠瘘及肠周脓肿）常见，病变范围可以累及整个消化道，常常为节段性分布；而 UC 肠壁增厚程度没有 CD 那样明显，超过 6mm 罕见，肠瘘及肠周脓肿等肠外病变少见，其病变位于大肠，分布特点为倒灌性（由肛管逐渐向上）、连续性分布。

CD 可以划分为炎症型、狭窄型、穿通型及肛周型病变（图 4-91）。其中穿通型病变是指出现肠道穿孔的 CD，声像图表现为肠壁连续性中断，可合并肠周脓肿或者肠瘘；肛周型可以是致残性的，与肛门失禁等相关，预后相对较差。

【临床价值】

超声在炎症性肠病患者病情诊断及随访中的主要作用：①与其他临床及影像资料结合，提供确诊的依据；②评估病变累及的部位、范围，病变程度及活动度，有无严重并发症（如狭窄、梗阻、肠瘘等）；③在胶囊内镜、小肠镜检查前，排除肠梗阻的存在，以减少胶囊滞留的可能；④因超声简便、无辐射、无创、价格低廉、患者接受程度好、可实时动态观察、可短期内多次重复等优势，可作为疾病治疗随访监测的首选手段，为治疗方案的选择提供重要的影像学信息；⑤对于手术患者可进行详细的术前、术后评估，尤其是对术后吻合口处肠壁进行全面评估，实时动态观察吻合口处肠壁的蠕动情况。

临床上对于 CD 活动度评价并没有金标准。内镜、克罗恩病活动指数、CT、MRI、超声等检查各自都有其局限性。超声包括二维超声、多普勒超声、超声弹性成像和超声造影等多种技术都提供了可量化的参数，评价 CD 活动度，包括 BWT、肠壁层次、肠壁血流、肠壁硬度、肠系膜上动脉血流量、超声造影达峰时间等。既往研究表明，BWT 及肠壁多普勒血流信号是与 CD 活动度

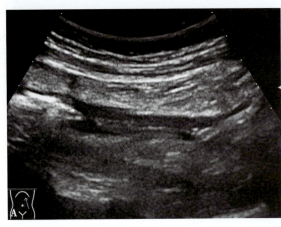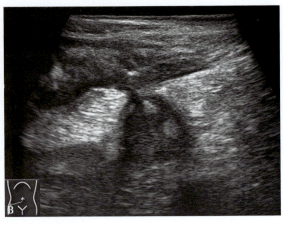

图 4-91　不同类型 CD 声像图

A. 狭窄型 CD：肠壁节段性增厚，铅管样僵直，肠腔呈线状；B. 穿通型 CD：肠壁连续性中断，肠周脓肿形成。

相关性最明确的两个参数，与内镜检查结果相比，具有良好的相关性，但部分参数的价值仍存在争议。2018 年欧洲克罗恩病和结肠炎组织及胃肠道和腹部放射学会制定的有关炎症性肠病的诊断评估指南推荐采用肠道超声对患者进行评估，认为若超声证实疾病处于活动期，可降低进一步检查的必要性。2017 年欧洲超声医学与生物学联合会制定的有关胃肠道超声指南指出，由于肠壁较薄、肠道蠕动、周围组织包绕及肠腔内容物的干扰，弹性成像在肠道中的应用常常不够理想，但可用于评估病理性增厚的肠壁的硬度。超声弹性成像能检测肠壁硬度的改变，有利于鉴别肠壁纤维化和非纤维化。

超声检查也有一定局限性，如可能会漏诊十二指肠和空肠病变。对于直肠、肛管和部分乙状结肠病变，则由于其本身的解剖位置较深，须采用腔内超声进行观察以避免漏诊。

（七）结直肠肿瘤

根据世界卫生组织发布的 2018 年全球癌症统计报告，结直肠癌的发病率在所有癌症中排第 4 位，占所有癌症发病率的 10.2%；死亡率在所有癌症中排第 2 位，占所有癌症死亡率的 9.2%。在中国，结直肠癌的发病率和死亡率在男性均排第 5 位，在女性中分别位于第 4 位和第 5 位，其年龄标化发病率和死亡率均呈上升趋势。

【病理与临床】

结直肠癌中，直肠癌约占 50%～70%。直肠癌以腹膜反折为界分为上段直肠癌和下段直肠癌。结直肠癌依据其病理改变，大体形态分型可分为肿块型、浸润型及溃疡型，组织分型可分为腺癌、黏液癌及未分化癌等。组织学类型以腺癌为主（75%～85%），其次为黏液腺癌（10%～20%），其他少见类型包括印戒细胞癌、鳞癌、髓样癌、未分化癌等。

结直肠癌患者常见的首发症状包括大便习惯改变（如大便次数增多、腹泻、便秘、腹泻与便秘交替、大便变细等）、腹痛和 / 或腹部不适、便血及肛门刺激症状，晚期可出现肠梗阻、贫血、黑便、发热及消瘦等全身非特异性症状。由于直肠癌的早期症状缺乏特异性，患者缺乏重视，常导致就诊及确诊时间延迟。诊断主要依靠结肠镜及病理组织学检查。

【超声表现】

1. 结肠癌超声表现

（1）二维超声：①肠壁节段性增厚，肠壁层次部分消失，增厚的肠壁呈不规则低回声，肠腔不同程度狭窄，残余肠腔内可以有气体。②肿块型结肠癌超声表现为实质性低回声团块。肠内肿块型可见肠壁向肠腔内局限性隆起呈菜花样；肠外肿块型可见从肠壁向肠腔外生长的隆起性病变。如果肿瘤较大，可呈"假肾"征或"靶环"征（图 4-92），是由实性低回声的肿瘤以及肠腔内的强回声气体共同形成。③混合型结肠癌可以同时合并肠壁增厚和肿块。④结肠癌一般呈低回声或强弱不均的实质性回声，液化少见。⑤间接征象包括肿瘤部位肠管僵硬、肠蠕动消失、肠梗阻等。当肠癌转移时可以出现肠周淋巴结肿大或肝脏等器官内转移灶。

（2）彩色多普勒血流成像：肿瘤病变内血流信号较丰富，尤其是动脉血供较丰富，且滋养动脉的血流速度较快。

（3）双重超声造影：是指灌肠后肠腔充盈状态下，进行经静脉超声造影，能提高定位病变的准确性。大肠肿瘤造影表现为：瘤体整体均匀性增强或不均匀性增强，瘤体内部始终可见无增强区。节段性增厚的病变从浆膜面朝向黏膜面逐步垂直增强；而隆起型病变对比剂则由蒂部或者基底部进入。

2. 直肠癌超声表现

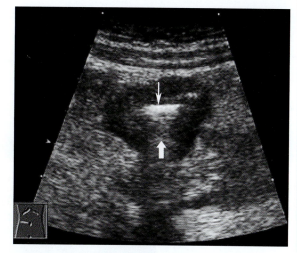

图 4-92　右半结肠癌超声表现为"靶环"征
细箭头示肠道气体，粗箭头示肿瘤致肠壁增厚，呈低回声。

（1）二维超声：采用经直肠肛管的腔内超声检查技术，可以观察到肠腔内的肿瘤，形态往往不规则，可呈隆起型病变凸向肠腔内；也可以呈节段性增厚。与正常组织相比，肿瘤回声低，内部回声不均匀，可以出现钙化。局部的肠壁层次受到浸润或者破坏。肿瘤病变周围可见淋巴结。通过观察肿瘤浸润深度、淋巴结受累及远处转移情况，可协助对直肠癌进行分期（图4-93）。

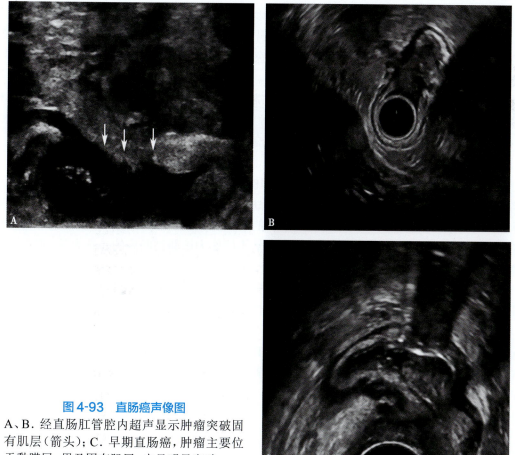

图 4-93　直肠癌声像图
A、B. 经直肠肛管腔内超声显示肿瘤突破固有肌层（箭头）；C. 早期直肠癌，肿瘤主要位于黏膜层，累及固有肌层，未见明显突破。

（2）彩色多普勒血流成像：彩色多普勒血流成像显示早期直肠癌内粗大的滋养动脉（图4-94），中晚期直肠癌内血流信号非常丰富，粗细不均匀，走行迂曲，呈树枝状和网格状。

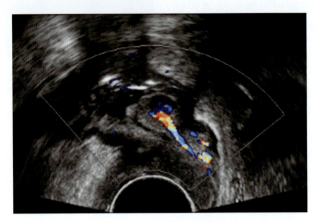

图4-94　直肠癌血流图
彩色多普勒血流成像显示早期直肠癌内的粗大滋养动脉。

【鉴别诊断】

结肠癌需与多种肠道局灶性病变进行鉴别。结肠恶性淋巴瘤，以回盲部最多见，呈低回声或极低回声团块；结肠间质瘤的肿块大多呈球形或卵圆形，直径多大于5cm，瘤体内较易出现坏死液化，有时可见局部黏膜缺损；肠结核好发于回盲部，多有结核病史，触诊可有腹部揉面感；炎性肠病的肠壁增厚范围较广或呈多节段，肠壁层次多较清楚，病情可时好时坏，腹痛、腹泻的表现更明显，只有少部分患者出现梗阻。另外结肠癌还需要与肠息肉、肠腺瘤、肠壁脓肿或血肿、附件区肿瘤、腹膜后肿瘤等疾病进行鉴别，最后确诊多需要组织学检查。

直肠癌需要与直肠息肉鉴别，后者临床表现为无痛性血便，可伴有肠道刺激征、黏膜脱垂。息肉在腔内超声检查中表现为黏膜面向肠腔内突出，或可见隆起于肠腔内的团块，其边界清晰，轮廓规整或呈分叶状，有蒂且蒂窄，活动性较强。直肠的子宫内膜异位症发病率低，在腔内超声检查中可见肠壁内结节样低回声，凸向肠腔，黏膜层连续完整，病变主要位于浆膜层、肌层和黏膜下层。另外，低位的直肠癌还需要和多种来源于肛管及低位直肠的肿瘤鉴别，包括黑色素瘤、间质瘤、神经内分泌肿瘤等，其确诊仍然依赖活检。

【临床价值】

普通超声检查诊断结肠癌的敏感性低，能够检出的病变多为中晚期病变，对检出早期或小病变作用不大。但灌肠后再行超声检查，可以排除肠腔内气体干扰，显示肠壁及肠腔结构，观察结肠癌所在的位置、形态、大小、范围及病变累及的肠壁层次，利用双重超声造影能更加清楚地显示结肠癌病变的灌注特征。经腹壁超声检查虽然不能作为诊断结肠癌的首选方法，但在结肠病变筛查、协助肿瘤临床分期方面具有一定的价值。

经直肠超声检查不仅能显示直肠癌浸润肠壁及其周围淋巴结转移情况；还可判断附近阴道、前列腺、精囊腺等结构是否受累；而且具有重复性高、操作简便、无辐射等优点，对直肠癌临床分期、术前评估、化疗疗效评估等具有重要作用。在现有的以MRI为主、超声和CT为主要补充的诊断体系中，多数文献认为超声及MRI在肿瘤T分期上诊断的总体精度差异不大。MRI显示淋巴结转移的能力优于超声；对于未行新辅助治疗的直肠癌而言，超声和MRI判断肿瘤浸润深度均有着较高的准确性，且优于CT。超声和MRI具有各自的优势，可以互为补充。多学科诊疗模式的发展为直肠癌的影像学评估扩宽了思路。

（庄　华）

第五章　腹膜腔、腹膜后间隙及肾上腺

本章主要介绍腹膜腔、腹膜后间隙及肾上腺超声检查技术、正常超声表现及常见疾病超声表现与鉴别诊断。其中，腹膜后大血管病变在第九章介绍。腹膜腔、腹膜后间隙及肾上腺超声检查有一定难度，有胃肠道气体干扰及距离衰减等不利因素，但超声可作为疾病的初级筛查手段。对于腹腔积液的探查、腹膜后间隙与肾上腺囊性病变的诊断，超声检查可实时、简便，而且准确性较高，具有重要的临床应用价值。

第一节　腹　膜　腔

一、解剖概要

腹膜腔是壁腹膜和脏腹膜之间的潜在间隙。壁腹膜贴附于腹壁、横膈脏面及盆壁内面；脏腹膜覆盖于内脏表面。壁腹膜与脏腹膜相互连续构成腹膜。腹膜表面是一层排列规则的扁平间皮细胞，深面为基底膜及浆膜下层。腹膜是双向的半透性膜，水、电解质、尿素及一些小分子物质能透过腹膜。正常腹膜腔有约75～100ml黄色清亮液体作为润滑，病变时可容纳数升液体或气体。

腹膜有较多皱襞，其中，网膜、肠系膜均是特殊的腹膜皱襞。除腹膜外，其内含血管、神经、淋巴管、淋巴结及脂肪组织。网膜包括大、小网膜，小网膜连接于胃小弯和十二指肠近端与肝脏之间。大网膜从胃大弯下降至盆腔，覆盖在腹腔内容物前并包裹横结肠。大网膜两层之间有潜在间隙并与小网膜连续。腹膜腔分为大、小腹膜腔两部分，后者亦称网膜囊，两者经网膜孔相通。

二、超声检查技术

（一）患者准备

患者一般不需要特殊准备，如已行胃肠钡餐等特殊检查，则需相隔2～3d后再行超声检查。

（二）体位

患者最常用体位为仰卧位，此外，还可采取左、右侧卧位，或左、右前斜位。必要时可采取头低脚高位或头高脚低位。

（三）仪器

采用彩色多普勒血流成像仪，频率3～5MHz的腹部凸阵探头。对于观察腹膜壁层或目标位置较浅时，还可采用频率5～10MHz的高频线阵探头。观察女性直肠子宫陷凹盆壁腹膜时，可采用频率7.5～10MHz的经阴道探头。

（四）检查方法

按一定顺序对腹膜腔进行系统的横、纵切面全面扫查。显示腹膜腔内脏器时，按相应脏器要求进行扫查；显示腹壁及腹膜壁层时，注意左、右两侧对照。检查腹膜腔有无积液时，要注意扫查肝肾隐窝、直肠子宫陷凹或直肠膀胱陷凹、脾周等部位。当肠气较多时，可采用探头逐渐加压扫查，或采用侧腹部冠状切面扫查，以减少肠气干扰。

探查时采用低频与高频探头相结合，先用低频腹部探头进行全面扫查，对于可疑壁腹膜或女性盆壁腹膜及大网膜病变，或位置较表浅的目标，再用高频线阵探头或经阴道探头进行仔细探查。

当探查腹部肿块时，采用探头或徒手按压及推移肿块，或改变患者体位，或嘱患者较快速呼吸，可动态观察肿块与腹腔内脏器位置关系及其活动度，有利于判断肿块是否位于腹腔内，或位于腹壁或腹膜后。例如肿块位于壁腹膜时动态观察其不随呼吸移动；而位于脏腹膜或腹腔内时则随呼吸移动。

三、正常超声表现

壁腹膜超声表现为位于前腹壁最深层的平滑细线状高回声。网膜及肠系膜表现为较粗糙的高或强回声，有时可见其内较大的血管。因肠气遮挡肠系膜及网膜有时较难显示，当有腹腔积液时，肠系膜表现为漂浮、光滑的"枝叶"样结构（图5-1），连接小肠袢与后腹壁。在腹腔积液衬托下，可见漂浮的大网膜游离下缘，其厚薄不一，取决于脂肪多少。由于大网膜位置较表浅，即使没有腹腔积液，采用高频率探头也能显示大网膜。

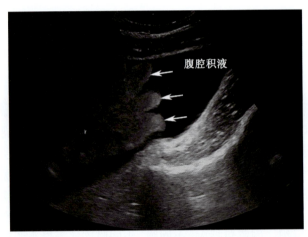

图5-1　肠系膜声像图
有腹腔积液时，肠系膜表现为漂浮、光滑的"枝叶"样结构（箭头）。

四、腹膜腔疾病

（一）腹腔积液

【病理与临床】

腹腔积液（ascites）是腹膜腔内液体的过量聚集，也是多种疾病的共同症状。腹腔积液一般可分为漏出性、渗出性及血性。如门静脉高压、充血性心力衰竭、肾病综合征所致腹腔积液为漏出液，其内蛋白成分低；腹膜炎、结核、胰腺炎等所致腹腔积液为渗出液；腹部外伤时可致腹腔积血，恶性肿瘤可出现血性腹腔积液或乳糜液。少量腹腔积液可无临床症状，大量腹腔积液则出现腹胀、腹部不适等症状。不同病因所致腹腔积液具有相应的临床表现，如腹膜炎时具有腹痛、腹肌紧张等表现。

【超声表现】

1. 腹腔积液内部回声　漏出性腹腔积液一般呈无回声；渗出性及血性腹腔积液透声性稍差，呈云雾状或漂浮的点状，或条索状回声。渗出性腹腔积液也可呈无回声。新鲜出血可为无回声或有回声，如患者保持固定体位一段时间后，可出现沉积状回声。大量出血形成凝血块时，可见实性回声，甚至呈不均匀高回声。乳糜液可见细颗粒状弱回声，或见"液-液"平面，因淋巴液分层所致。

2. 腹腔积液分布　少量腹腔积液于平卧时主要出现于肝肾隐窝（图5-2）、直肠子宫陷凹或直肠膀胱陷凹处;大量腹腔积液则可见于全腹腔,小肠襻漂浮其中。游离性腹腔积液可随体位改变,其分布及形状亦发生变化;而由炎症或术后粘连所致的局限性或包裹性积液形态及分布则较固定,不随体位变化。

3. 相关脏器及结构超声表现 门静脉高压及低蛋白血症所致腹腔积液胆囊壁常常增厚(图5-3);而恶性肿瘤所致腹腔积液胆囊壁多表现正常。肝脏、心脏、肾脏可出现相应的肝硬化、心力衰竭、肾衰竭等相关表现。

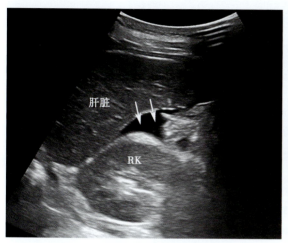

图5-2 肝肾隐窝腹腔积液声像图
少量腹腔积液于平卧时主要出现于肝肾隐窝(箭头)处;RK:右肾。

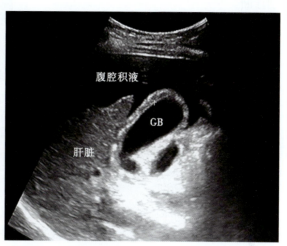

图5-3 低蛋白血症所致腹腔积液胆囊壁增厚
低蛋白血症所致腹腔积液胆囊壁增厚,约5mm(箭头);GB:胆囊。

【鉴别诊断】

腹腔积液超声表现可在一定程度上协助鉴别腹腔积液的良、恶性。恶性肿瘤所致腹腔积液可呈无回声或有回声,腹膜壁层或大网膜不均匀增厚,或见实性结节,可发现原发脏器恶性肿瘤病灶。另外,胆囊壁是否正常亦有助于鉴别腹腔积液的良、恶性。

【临床价值】

超声是探查腹腔积液首选的影像学方法,其敏感性高,采用经阴道高频探头可探测出不足1ml的少量腹腔积液。超声检查可进行腹腔积液定量、定位,引导穿刺或置管,还可协助进行腹腔积液定性,如漏出性、渗出性或血性,进而协助鉴别良、恶性或腹腔积液病因。

(二)结核性腹膜炎

【病理与临床】

结核性腹膜炎(tuberculous peritonitis)是结核病肺外病变的好发部位。常继发于小肠结核菌感染之后,易继发溃疡型肠结核、肠系膜淋巴结核、输卵管结核。腹膜结核起病缓慢,依据其病理特征分为干型、湿型及混合型。湿型特点为腹膜上弥漫分布结核结节并有腹腔积液,因纤维蛋白含量较少一般无腹膜粘连。腹腔积液呈黄色或血性。临床表现有腹痛、腹胀、腹泻及结核中毒症状。干型特点除腹膜结核结节外还有大量纤维素渗出,常引起腹腔脏器广泛粘连,有时发生干酪样坏死、瘘管形成。临床可出现肠梗阻症状,腹部可扪及包块,或腹部触诊有柔韧感。

【超声表现】

1. 腹腔积液 游离或局限性腹腔积液其内可见条索状回声呈网格状(图5-4),也可呈无回声。

2. 腹膜、大网膜或肠系膜不规则增厚,回声不均匀,或可见结节状低回声。

3. 肠系膜及腹膜后淋巴结增大,回声不均匀,有时内部可见灶性无至低回声区,表示有干酪样坏死。

【鉴别诊断】

大网膜或肠系膜增厚,肠管粘连,加上淋巴结增大等可致触诊腹部时扪及肿块,类似"假肿瘤",但超声表现为回声高低不均匀,无明确边界,其内还可见低至无回声及条索状分隔。另外,结合病史有助于鉴别诊断。

【临床价值】

超声检查可协助结核性腹膜炎诊断,评估治疗后效果,还可引导包裹性或局限性积液穿刺,以及对肿大淋巴结进行穿刺活检。

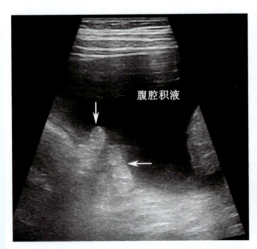

图 5-4　结核性腹膜炎

结核性腹膜炎腹腔积液中可见条索状回声,呈网格状(箭头)。

(三)腹膜肿瘤

腹膜肿瘤(peritoneal tumor)包括腹膜转移癌及腹膜原发性肿瘤,以前者较常见。

1. 腹膜转移癌

(1)病理与临床:腹膜转移癌是指恶性肿瘤转移或种植于腹膜壁层及脏层,形成不规则肿块或弥漫分布的小结节,常合并腹腔积液。恶性肿瘤中卵巢癌、胃癌、结肠癌、胰腺癌等较常发生腹膜转移。疾病早期一般无临床症状,腹腔积液可能是唯一的临床表现。

(2)超声表现:腹膜壁层或脏层可见低回声或中等回声结节(图 5-5)或不均匀增厚,肿块可侵犯腹壁,不随呼吸移动。有腹腔积液衬托时,病灶较易显示。线阵高频探头及经阴道探头有助于显示小病灶。网膜受累增厚、粘连,或出现结节。网膜回声减低,透声性增加,形成类似"网膜饼"样(图 5-6),彩色多普勒血流成像血流信号增加。此外,网膜及肠系膜淋巴结增大,可见低回声结节,可融合成块。

(3)鉴别诊断:腹膜转移癌需与腹膜结核、腹膜原发性肿瘤等鉴别。需结合临床资料综合判断,必要时进行穿刺病理诊断。发现相关原发肿瘤病灶有助于鉴别诊断。

(4)临床价值:超声检查有利于发现腹腔积液及腹膜增厚等肿瘤相关表现,并可引导进行腹腔积液穿刺或肿块穿刺活检。

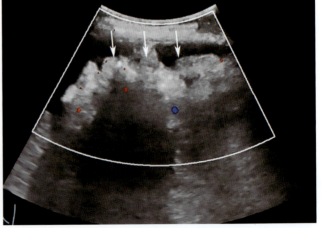

图 5-5　腹膜转移癌声像图

后腹壁可见结节状中等回声(箭头),可见大量腹腔积液。

图 5-6　"网膜饼"样改变声像图

网膜回声减低,透声性增加,形成类似"网膜饼"样(箭头)。

2. 腹膜原发性肿瘤　腹膜原发性肿瘤少见，包括原发性腹膜浆液性乳头状癌、恶性间皮瘤及淋巴瘤。原发性腹膜间皮瘤多累及壁腹膜及脏腹膜致其弥漫性增厚或形成结节，内脏被肿瘤包绕或侵犯，90% 患者合并腹腔积液。腹膜原发性淋巴瘤罕见，多为非霍奇金淋巴瘤。腹膜原发性肿瘤主要临床表现为腹胀、腹痛等。

（1）超声表现：腹膜原发性肿瘤超声表现为腹膜不均匀增厚，可见低回声结节或肿块，并见不同程度腹腔积液，腹腔积液内可见厚薄不均分隔或条索状回声。腹腔内实性脏器受侵犯时可见不规则低回声肿块。腹膜原发性淋巴瘤可呈极低回声，彩色多普勒血流成像显示血流信号较丰富（图 5-7）。

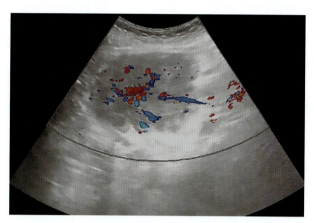

图 5-7　腹膜淋巴瘤彩色多普勒血流成像图像
腹膜淋巴瘤血流较丰富。

（2）鉴别诊断：腹膜原发性肿瘤需与腹膜转移癌、腹膜结核等鉴别，参见前述。另外，腹膜原发性淋巴瘤表现为极低回声时与腹腔积液回声类似，彩色多普勒血流成像及超声造影有助于鉴别。

（3）临床价值：超声检查有利于发现腹腔肿块及腹腔积液等肿瘤相关表现，并可引导肿块穿刺活检。

（郑荣琴）

第二节　腹膜后间隙

一、解 剖 概 要

腹膜后间隙为腹膜壁层与腹后壁之间的间隙，上以膈肌为界，下至真骨盆上缘，两侧以腰方肌外缘和腹横肌的腱部为界，前面是后腹膜及腹内脏器的附着处，主要为肝脏的裸区、十二指肠的降部和横部、升结肠和降结肠，以及直肠的一部分。后面为腰大肌、腰方肌等。腹膜后间隙一部分在髂窝，其后壁为腰大肌的连续部分，外侧为髂肌。

腹膜后间隙的内容物大多来自中胚层，主要组织器官除胰腺、肾上腺、肾及输尿管、部分肝脏（裸区）、大部分十二指肠外，还有脂肪、肌肉、筋膜、疏松结缔组织、淋巴网状组织（淋巴管、淋巴结）、血管（腹主动脉、下腔静脉、腹腔干、肠系膜上下动静脉、髂动静脉及其分支、脾动静脉、肾动静脉）、神经组织（包括交感神经干、交感神经节、内脏神经丛、脊神经等）、肌肉组织（腰大肌、腰横肌、髂肌）。

腹膜后间隙的淋巴结主要收集来自下肢、盆腔及腹膜后脏器的淋巴。因此，腹膜后间隙淋巴结肿瘤可以是原发的，也可以是所收集区域的恶性肿瘤转移至腹膜后间隙形成的。腹膜后间隙的淋巴结和淋巴管主要位于大血管周围。

腹膜后间隙由前向后分为三个间隙：

1. 肾前间隙　位于后壁层腹膜与肾前筋膜之间，向上延至肝脏裸区，向下经髂窝与盆腔腹膜后间隙相通。内有升结肠、降结肠、部分十二指肠和胰腺、肝动脉、脾动脉等。

2. 肾周间隙　由肾前筋膜和肾后筋膜所围成，两层筋膜间充满脂肪组织并包裹肾脏，故又称肾脂肪囊。肾后筋膜向内附着于腰椎体，肾前筋膜则越过腹主动脉和下腔静脉的前方与对侧肾前筋膜相延续，双肾周围间隙在肾前筋膜下方相通。此间隙内有肾、肾上腺、输尿管、肾血管和肾周脂肪等。

3. 肾后间隙　位于肾后筋膜与覆盖腰大肌和腰方肌前面的髂腰筋膜之间，内有腰交感干、血管、乳糜池、淋巴结等，无脏器结构。

二、超声检查技术

（一）患者准备

空腹 8～12h，肠道气体较多时口服缓泻剂或清洁灌肠，必要时饮水进行检查。检查盆腔或下腹部时需要充盈膀胱。

（二）体位

一般采取仰卧位，根据病情可采取侧卧位或俯卧位。

（三）仪器

凸阵探头对位置较深的腹膜后间隙成像效果好，频率 3.0～5.0MHz 为宜，对部分体型较瘦患者及儿童亦可使用频率为 7.5～12MHz 的高频探头，提升成像效果。

（四）检查方法

对可触及的肿块在肿块区域进行纵、横和斜切连续观察。对未触及肿块者，应从肋缘至腹股沟自上而下、从左到右连续扫查。超声图像不能显示潜在的腹膜后间隙，超声解剖定位主要是通过观察肿块与腹膜后脏器、腹膜后大血管、脊柱、腹膜后壁肌肉的关系进行确定的。通过显示肾脏和肾脂肪囊外面的肾前、后筋膜将腹膜后间隙分为肾前间隙、肾周间隙和肾后间隙。检查腹膜后间隙为排除肠气干扰常需加压检测，但对嗜铬细胞瘤患者加压可能诱发高血压危象，故应操作轻柔，注意观察患者反应。

三、正常超声表现

正常腹膜后间隙位于腹腔深部，前有胃肠气体的影响，后有脊柱、髂骨和肥厚的肌肉阻挡，超声检查较难显示，只能根据各腹膜后间隙与邻近脏器结构的邻接关系进行推断。主要观察的几个间隙是：经胰腺长轴显示的肾前间隙、经肾门横切面的肾周间隙、经腹主动脉长轴纵切面的肾后间隙。

四、腹膜后间隙疾病

（一）腹膜后间隙积液

【病理与临床】

病理情况下，腹膜分泌、渗出过多形成腹腔积液时，往往会累及腹膜后间隙，而原发于腹膜后间隙的积液过多也会蔓延至腹腔，因此在很多情况下，两者未做严格区分。腹膜后间隙积液产生的原因与腹腔积液有相似之处，根据其性状、特点，通常分为漏出性、渗出性和血性三大类。①漏出性腹膜后积液常见的原因有：肝源性、心源性、静脉阻塞性、肾源性、营养缺乏性、乳糜性等；②渗出性腹膜后积液常见原因有：自发性细菌性、继发性细菌性、结核性、胰源性、胆源性等炎症累及腹膜后；③血性腹膜后积液常见原因有：腹盆腔脏器破裂、动脉瘤破裂等。

【超声表现】

平卧位时，无回声或低回声区可以局限于肾周、胰周、髂窝等部位，或同时在肝前、腹腔、盆腔显示大范围无／低回声区（图5-8）。

（二）腹膜后肿瘤

腹膜后肿瘤（retroperitoneal tumor）是指发生于腹膜后间隙的肿瘤，其种类繁多，按组织学来源可分为间叶性肿瘤、泌尿生殖源性肿瘤、神经源性肿瘤、生殖细胞源性肿瘤、淋巴源性肿瘤。以间叶性肿瘤最为常见，约占腹膜后肿瘤的2/3，且多数为恶性肿瘤（表5-1）。

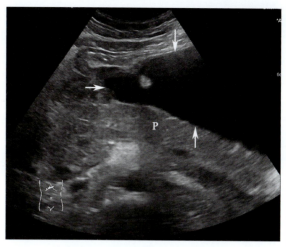

图 5-8　急性胰腺炎伴周围积液

急性胰腺炎伴周围积液（箭头）；P：胰腺。

表 5-1　常见腹膜后原发肿瘤分类

组织来源	良性肿瘤	恶性肿瘤
间叶组织		
脂肪组织	脂肪瘤	脂肪肉瘤
纤维组织	纤维瘤	纤维肉瘤
平滑肌	平滑肌瘤	平滑肌肉瘤
横纹肌	横纹肌瘤	横纹肌肉瘤
血管	血管瘤、血管外皮瘤	血管内皮肉瘤、血管外皮肉瘤
淋巴管	淋巴管瘤	淋巴管肉瘤
多成分间叶组织	间叶瘤	间叶肉瘤
淋巴网状组织	假性淋巴瘤	淋巴细胞肉瘤、网状细胞肉瘤、霍奇金病
神经组织		
神经鞘及神经束	神经鞘瘤、神经纤维瘤	恶性神经鞘瘤、恶性神经纤维瘤
交感神经	神经节细胞瘤	神经母细胞瘤
异位肾上腺皮质嗜铬细胞瘤	嗜铬细胞瘤、肺化学感受器瘤	恶性嗜铬细胞瘤、恶性肺化学感受器瘤
胚胎残留组织（尿生殖源性）		
	囊肿	—
	畸胎瘤	恶性畸胎瘤、精原细胞瘤、滋养叶细胞癌、胚胎性癌
	脊索瘤	恶性脊索瘤

由于组织来源、病理类型复杂，腹膜后肿瘤的超声表现回声多样，可为囊性、实性及混合性回声，肿瘤形态常为多形性。腹膜后肿瘤常容易被误认为腹腔肿物，因此肿瘤精准定位对腹膜后肿瘤诊断及鉴别具有重要意义，定位方法包括观察以下征象。①"越峰"征：腹膜后肿瘤位置较为固定，不随呼吸、体位改变而移动，因此当深吸气时，膈肌下移，腹腔内的脏器及肠管便会在肿瘤前方越过，称为"越峰"征。②肿瘤"悬吊"征：中等大小的腹膜后肿瘤可用肿瘤"悬吊"征进行定位，嘱患者采取膝-胸位，于腹侧进行扫查，腹膜后肿瘤由于后腹膜的限制而不能向前腹壁移

动，此为肿瘤"悬吊"征阳性；而腹腔内肿物因重力作用压向前腹壁，胃肠等器官被挤压到肿瘤周围或后方，因此可以进行区分定位。③肿块与腹膜后间隙内脏器和血管紧邻，脏器可被推挤，腹膜后血管有移位、绕行、管腔变窄或被肿物包绕征象，而巨大的腹膜后肿瘤可压迫肾盂、输尿管或十二指肠，引起泌尿系或十二指肠梗阻的间接征象。④肝肾或脾肾分离征：正常情况下肝与右肾，脾与左肾密切相邻，位于肝、脾后方的腹膜后肿块可使肾脏向下或向前移位，使得肝肾或脾肾间距加大。

1. 腹膜后囊性肿瘤

（1）病理与临床：常见的腹膜后囊性肿瘤（retroperitoneal cystic tumor）包括淋巴管囊肿、囊性畸胎瘤、生殖泌尿道的囊肿等。

（2）超声表现

1）淋巴管囊肿：呈圆形或椭圆形，单房或多房，可有分隔。继发感染时，无回声内见点状回声漂浮。

2）囊性畸胎瘤：圆形或类圆形，包膜完整。因其内含皮脂、毛发、骨或软骨组织，无回声内可见细密点状回声漂浮移动现象，形成"脂液分层"征；或可见高回声团块呈"面团"征；或强回声团伴声影。

（3）鉴别诊断

1）与卵巢囊性肿瘤鉴别，后者位于附件区。

2）与胰腺假性囊肿鉴别，后者位于胰腺周围，也可出现在髂窝、脾周或盆腔。囊肿形态大小各异，可单发，也可多发，内可有分隔及点状回声。另外，临床病史亦可协助鉴别。

（4）临床价值：超声根据囊性肿瘤与腹膜后脏器的关系可以判断其来源，部分因声像图特征典型，如畸胎瘤可初步做出病理性质判定。

2. 腹膜后实质性肿瘤

（1）原发性腹膜后实质性肿瘤

1）病理与临床：原发性腹膜后实质性肿瘤（primary retroperitoneal substance tumor）是指肾脏、胰腺等脏器以外的腹膜后间隙的实性肿瘤。腹膜后原发性实性肿瘤组织来源复杂，以间叶性肿瘤最为常见。常见肿瘤有脂肪肉瘤（脂肪瘤）、平滑肌肉瘤（平滑肌瘤）、纤维肉瘤（纤维瘤）、恶性间皮瘤、血管肉瘤（血管瘤）、淋巴血管肉瘤（淋巴管瘤）、恶性神经鞘瘤（神经鞘瘤）、恶性神经节瘤（神经节瘤）、恶性畸胎瘤（良性畸胎瘤）等，多数为恶性肿瘤。原发性腹膜后恶性肿瘤中最常见的是脂肪肉瘤，约占全部腹膜后肿瘤 11.6%，其次是平滑肌肉瘤和恶性纤维组织细胞瘤。良性肿瘤最常见的是畸胎瘤，占全部腹膜后肿瘤 5%（图 5-9～图 5-11）。

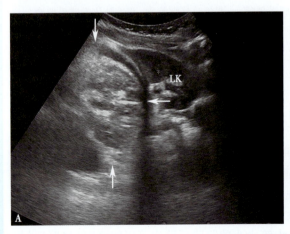
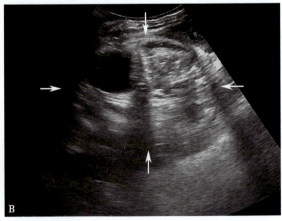

图 5-9　腹膜后良性畸胎瘤
腹膜后良性畸胎瘤（箭头）；LK：左肾。

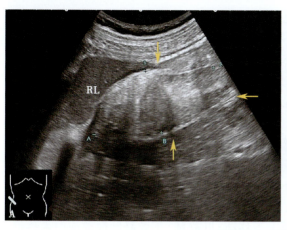
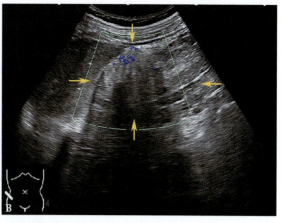

图 5-10　腹膜后脂肪肉瘤
腹膜后脂肪肉瘤（黄色箭头）；RL：肝右叶。

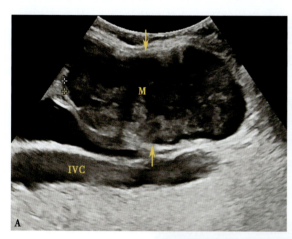
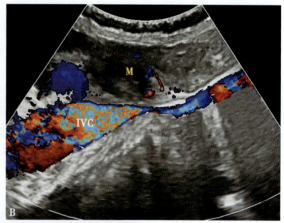

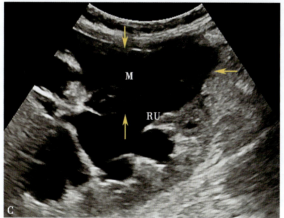

图 5-11　腹膜后平滑肌肉瘤
腹膜后平滑肌肉瘤（黄色箭头）；M：平滑肌肉瘤；IVC：下腔静脉；RU：右侧输尿管。

　　由于位置较深，症状隐匿，发现时肿瘤体积通常较大。主要表现为腹部包块、腹痛和压迫症状。包块挤压肝外胆管导致黄疸，压迫下腔静脉、髂静脉或淋巴管导致阴囊和下肢水肿，侵犯腰丛和髂丛神经根引起腰背痛和下肢痛。

　　2）超声表现

　　二维超声：肿瘤的形态常为多形性，边界较清晰。多数恶性肿瘤边界不规则，可无包膜或有类似包膜的高回声，内部回声强弱不均。肿瘤生长过程中可因中心坏死、出血、囊性变等，出现

249

不规则无回声或低回声区，肿块内部钙化时可见斑片状或团片状强回声。腹膜后淋巴瘤好发于脊柱及腹主动脉、下腔静脉周围，为多个大小不等的类圆形均质性低回声团，有包膜，团块相互融合可呈花瓣状或巨块形。

多普勒超声：恶性肿瘤瘤体周围及瘤体内常见较丰富的血流信号，良性肿瘤仅周边有少许血流，内部大多无血流。肿瘤周围主要供血血管可能有血管壁浸润、被肿瘤组织包绕、血管内癌栓等。

3）鉴别诊断

与腹腔内肿瘤鉴别：腹腔肿块前壁距前腹壁较近，肠管位于肿块后方或两侧，可随呼吸、手推动和体位变化而有一定活动度。

与邻近脏器肿瘤的鉴别：①肝右后叶或左外叶肿瘤与肝脏后方腹膜后间隙肿块的鉴别。肝脏后方的腹膜后较大肿块常将肝脏向前推移，且肿块紧贴肝脏，可从多方位观测，肋下斜切可见肿块和肝脏有明显界限，呼吸时肝脏在肿块表面上下移动，肝静脉、下腔静脉向前或向内移位，而肝右叶占位性病变无此征象。②脾肿瘤与腹膜后肿瘤的鉴别。腹膜后间隙肿块常位于脾肾之间，使脾肾分离，肿块位于脾脏后下方，可使脾脏向内上或外上方推移，而脾肿瘤位于脾实质内，可显示脾大，脾门增宽。③胰腺肿瘤与胰周腹膜后肿瘤的鉴别。前者有胰腺增大，外形不规则，胰腺实质内有低回声肿块，并常可见胆总管扩张，胰管扩张，脾静脉、下腔静脉、肠系膜上动静脉移位或侵犯等继发超声征象。而胰周腹膜后肿块常将胰腺向上推移或挤向一侧，使胰腺与脊柱之间距离增宽，胰腺大小、形态及内部回声正常。④肾肿瘤与肾周腹膜后肿瘤的鉴别。肾肿瘤位于肾实质内，呼吸时肿块与肾脏同步上下移动，病肾增大，外形失常，肾内结构破坏；而肾外肿块可将肾脏挤压推向腹侧、盆腔或上方、外侧，呼吸时肿块与肾脏不同步。

4）临床价值：腹膜后各种实质性肿瘤超声图像缺乏特异性，因此较难判定具体组织学来源及病理性质，但超声能够显示肿瘤部位、范围、与周围组织的关系，动态观察可以监测肿瘤转归，有助于不能手术切除的肿瘤的疗效评估。

（2）继发性腹膜后实质性肿瘤

1）病理与临床：继发性腹膜后实质性肿瘤以原发于腹腔消化系统、盆腔脏器和睾丸的恶性肿瘤转移到腹膜后淋巴结较多见，这种腹膜后淋巴结转移癌较腹膜后原发性肿瘤更为多见。恶性肿瘤合并腹膜后转移时，患者多有显著的原发肿瘤表现及手术后复发转移症状，常有消瘦、恶病质、腹腔积液等表现。

其他部位的恶性肿瘤侵犯腹膜后间隙主要通过两种途径。①直接扩散：腹膜后脏器如肾脏、肾上腺、胰腺或十二指肠等来源的恶性肿瘤，或附着于后腹膜的脏器（如直肠和结肠等），肿瘤直接向腹膜后浸润生长。②通过淋巴道转移：其他部位的原发肿瘤通过不同淋巴转移途径转移至腹膜后，位于腹腔动脉旁的腹腔淋巴结群是腹腔脏器、盆腔脏器、下肢、男性生殖器等部位淋巴液汇合处，发生转移常见。如胃癌常先转移至胃左动脉旁或脾门部淋巴结，再转移到腹腔淋巴结群；结肠癌转移至肠系膜血管周围及腹腔淋巴结；子宫和卵巢癌则转移至骶前、髂血管旁淋巴结，再向腹腔淋巴结转移。

2）超声表现

二维超声：①在脊柱和腹膜后大血管周围及前方探及多个肿大淋巴结，可相互融合成分叶状或形态不规则肿块。②转移的淋巴结多呈实性较均匀的低回声。③常对周围脏器及血管有挤压、推移或侵犯现象。可能压迫肠管引起肠梗阻，压迫、侵犯输尿管引起肾盂积液等。

多普勒超声：肿大的淋巴结内血流信号较丰富，可显示肿大淋巴结与腹膜后大血管及其分支的位置关系。

3）鉴别诊断：需与恶性淋巴瘤相鉴别。恶性淋巴瘤为全身性淋巴组织疾病，绝大部分病例有颈部、腋下、腹股沟等浅表淋巴结肿大，很少合并腹腔积液。而腹膜后淋巴结转移常伴腹腔、腹膜转移，常伴腹腔积液，并有原发恶性肿瘤病史。

4）临床价值：根据原发恶性肿瘤病史，超声检查发现腹膜后淋巴结肿大，结合临床情况可以做出诊断，不能明确者应在超声引导下穿刺活检做病理检查，以明确肿瘤的组织学来源及病理类型。

（三）腹膜后其他病变

1. 腹膜后脓肿

（1）病理与临床：腹膜后间隙是未被腹膜包裹的隐腔，此间隙借腹膜外筋膜，向上经膈的腰肋三角与纵隔相通，向下与骨盆腔腹膜外间隙相续，故间隙内的感染容易向上、向下扩散。腹膜后脓肿多有手术史或下腹部疼痛史。脓肿多来源于出血坏死性胰腺炎、肾盂肾炎、腹膜后阑尾炎等。其次，外伤、手术、穿刺、病理性内脏穿孔等可致血液、尿液或消化液外漏而引起腹膜后感染及脓肿。结核性冷脓肿病变多来源于腰椎或十二胸椎。

（2）超声表现：超声常在肾周、髂窝等部位见界限清楚的无回声区，壁厚，内可见细小点状漂浮物。可局限于腹膜后间隙，也可由于窦道形成多个积液区。肾后间隙脓肿可上下蔓延，向上蔓延至肾脏后方，向下聚集于髂窝。

腹膜后结核性冷脓肿常见于腰大肌后方呈长条形、轮廓规则的无回声区或低回声区，可延及腹股沟区，无回声区内可见点状回声。

（3）鉴别诊断：应注意与腹膜后囊性肿瘤、卵巢囊性肿瘤、胰腺假性囊肿鉴别。

2. 腹膜后血肿

创伤性腹膜后出血（traumatic retroperitoneal hematoma，TRH）是腹部严重损伤的并发症，多合并有腹腔脏器损伤，最常见的原因是骨盆及脊柱骨折。骨盆骨折或脊柱骨折容易造成脏器（如十二指肠、胰腺、肾脏等），或腹膜后血管损伤。部分患者由于血管畸形（如腹主动脉瘤、髂动脉瘤、夹层动脉瘤）、腹腔内肿瘤破裂等导致出血。由于腹膜后间隙位置深、间隙大，损伤后出血容易扩散而形成较大血肿。早期表现比较隐匿，特别是合并其他腹腔脏器损伤时，容易漏诊，造成失血性休克，其病死率高达 19%～39%。腹膜后出血主要的临床表现为腹痛，疼痛可向腰背部蔓延。其他症状包括恶心、呕吐、血尿、直肠刺激征以及腰部瘀斑，甚至休克。

超声表现：腹膜后间隙内可见无回声区或低回声区，血肿的大小、形态及内部回声可随病程不同出现相应变化。当出血量较小时，血肿范围局限，可以根据血肿出现的位置帮助判断出血来源。腹膜后间隙血肿按照解剖部位，可将其分为：①上腹部中央区，含有大血管和重要脏器，发生血肿时，症状重，并发症多，死亡率也高；②双肾区，除肾脏和上段输尿管外，还包含左右结肠系膜根部；③骨盆区，出血常来自骨盆骨折和直肠损伤。但是当血肿比较大时，可延伸至侧腹壁，此时出血来源不易判断（图 5-12）。

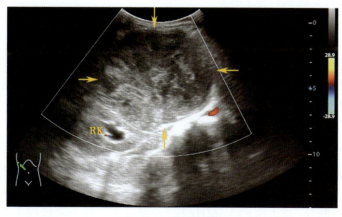

图 5-12　腹膜后血肿
腹膜后血肿（黄色箭头）；RK：右肾。

（李颖嘉）

第三节 肾 上 腺

一、解 剖 概 要

肾上腺是腹膜后器官,位于双侧肾脏的内上方,相当于第 1 腰椎椎体与第 11 肋水平。右侧肾上腺呈三角形,位于下腔静脉后方,膈肌脚前方,肝右叶内侧。左侧肾上腺略低于右侧,呈半月形,位于主动脉外侧,胰尾后上方。肾上腺表面外披一层薄的包膜,周围为脂肪组织(图 5-13)。

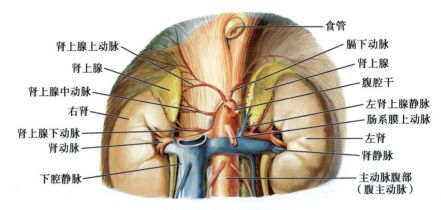

图 5-13　肾上腺解剖图

正常肾上腺长约 3.0~5.0cm,宽约 2.0~3.0cm,厚约 0.2~0.8cm。肾上腺由皮质和髓质两部分组成,皮质在外,髓质在内,后者被皮质所包绕。肾上腺的血供极为丰富,肾上腺上、中、下动脉分别来自膈下动脉、腹主动脉和肾动脉。肾上腺静脉回流不与动脉伴行,主要以静脉窦形式分布于肾上腺皮质和髓质,回流的小静脉注入中央静脉。右侧肾上腺中央静脉直接注入下腔静脉,左侧肾上腺中央静脉则注入左肾静脉。

肾上腺是人体内重要的内分泌器官。在显微镜下,肾上腺组织由外向内分为被膜、皮质和髓质三层。肾上腺皮质由外向内分为球状带、束状带和网状带。其中,球状带细胞分泌盐皮质激素,束状带细胞则分泌糖皮质激素,网状带细胞分泌性激素。肾上腺髓质由交感神经细胞和嗜铬细胞组成,分泌去甲肾上腺素和肾上腺素。

二、超声检查技术

(一)患者准备

晨起空腹检查最宜,以减少胃肠内容物及气体干扰;对于腹部胀气或便秘患者,检查前日一晚还应清淡饮食,睡前服用缓泻剂,当日晨起空腹并排便后进行超声检查。

(二)体位

正常肾上腺由于位置深,组织薄,一般在声像图上不易显示,不同的探测体位,需要使用不同的探测手法。肾上腺的探测体位常采取仰卧位、侧卧位和俯卧位。

(三)仪器

应用腹部超声诊断仪:成人常用 3.5MHz 探头;肥胖者可适当降低探头频率选用 2.5MHz 探头;体型偏瘦或少年儿童,可选用 5MHz 探头。弧形凸阵探头因具有较宽阔的深部视野和较好的深部聚焦功能,常被用于肾上腺的探测。

超声探测时为获取满意的图像质量,需进行仪器设置调节。二维超声探测时,应注意扫描深度、深度(时间)增益补偿、增益等的调节，并调整聚焦数目及聚焦深度，以获得清晰的二维声像图。由于肾上腺位置较深，彩色多普勒血流成像较难显示，检查时，应注意彩色总增益、滤波范围、血流速度范围、多普勒取样容积、多普勒取样角度等的调节，以提高血管彩色显示的灵敏度。

(四)检查方法

1. 常用探测体位与途径　肾上腺可采用多种体位及途径探测，通过不同的途径探测，可减少对肾上腺病变的遗漏。右侧肾上腺较常用的探测体位和途径是仰卧位经肋间斜切探测，以腋前线为中心，在第7、8、9肋间向内后方做斜行扫查，探测时以肝为声窗，可在右肾上极内上方与下腔静脉之间探及一带状或三角形低回声区。左侧肾上腺较常用仰卧位或侧卧位经侧腰部冠状探测，在左侧第9、10肋间沿腋后线以脾和左肾为声窗扫查，在腹主动脉与左肾上极之间可探测到左侧肾上腺。

2. 其他探测体位与途径

(1)仰卧位或侧卧位经侧腰部探测右侧肾上腺：将探头置于腋后线或更后方，在肾内侧探及下腔静脉，在肾上极、肝与膈肌脚之间可探及右侧肾上腺。

(2)仰卧位经肋间斜切面探测左侧肾上腺：将探头置于腋前线第7、8、9肋间，以脾为声窗向后方扫查，在脾、腹主动脉和膈肌脚之间可探及左侧肾上腺。

(3)仰卧位经肋间横切面探测肾上腺：将探头置于第9、10肋间，右侧于腋前线和腋中线，左侧于腋后线或更后方做横切面扫查，在腹主动脉外侧与下腔静脉后外侧可探及肾上腺。

(4)俯卧位经背部纵切面探测肾上腺：俯卧位将探头沿着肾长轴纵切扫查，显示肾上极内上方，在左肾上极内侧与腹主动脉前外侧可探及左侧肾上腺，在右肾上极内上方与下腔静脉前外侧可探及右侧肾上腺。

(5)仰卧位右肋缘下斜切探测右侧肾上腺：将探头置于右肋缘下，以肝为声窗在右肾上极与其内侧的下腔静脉之间可探及紧贴右肾上极的右侧肾上腺。

(6)仰卧位右肋缘下纵切探测右侧肾上腺：将探头置于右肋缘下沿锁骨中线纵切，显示右肾纵轴切面，右肾上方内侧可探及右肾上腺。

(7)仰卧位上腹部横切探测肾上腺：先将探头置于上腹部胰腺水平做横切扫查，在胰腺后上方探测肾上腺，右侧肾上腺也可以右肝为声窗；左侧肾上腺可以充盈的胃腔为声窗显示肾上腺。

三、正常超声表现

正常肾上腺中儿童的显示率高于成人，因为儿童肾上腺相当于肾脏大小的1/3，而成人肾上腺则相当于肾脏的约1/13；而且儿童肾周脂肪远少于成人，故易显示。儿童肾上腺声像图形态较多样，可呈一字形、Y形、V形或三角形等，其内部回声中间为较薄的强回声带，周围为较厚的低回声带。成人右侧肾上腺可以肝为声窗，较易显示；而左侧由于胃肠气体干扰等原因相对较难显示。成人肾上腺声像图多呈楔形或带状低回声，外围是较低的皮质回声，中央为较强的髓质回声(图5-14)。

四、常见肾上腺疾病

按照组织来源，肾上腺疾病分为皮质疾病和髓质疾病两类。前者包括肾上腺皮质功能亢进[皮质醇增多症(库欣综合征)和原发性醛固酮增多症]、肾上腺皮质功能不全、先天性肾上腺皮质增生症及无分泌功能的皮质腺瘤和腺癌。后者包括嗜铬细胞瘤、神经母细胞瘤、节细胞神经瘤等。

按照内分泌功能，肾上腺肿瘤分为功能性和无功能性两大类。功能性肾上腺肿瘤指具有内分泌功能的肾上腺肿瘤；无功能性肾上腺肿瘤指无明显激素活性的肾上腺肿瘤，主要从皮质或髓质的间质细胞等发生，主要有低或无功能性皮质腺瘤和腺癌、神经母细胞瘤、节细胞神经瘤，另外还包括转移性肿瘤、囊肿、脂肪瘤、血肿等。

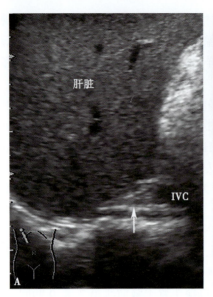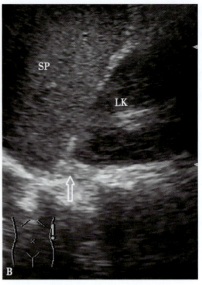

图 5-14　正常肾上腺声像图
A. 右侧肾上腺（箭头）；B. 左侧肾上腺（空箭头）。
IVC：下腔静脉；SP：脾脏；LK：左肾。

（一）皮质醇增多症（库欣综合征）

【病理与临床】

皮质醇增多症（hypercortisolism），又称库欣综合征（Cushing syndrome），是指各种原因引起肾上腺皮质分泌过多糖皮质激素所致疾病的总称，包括垂体性、肾上腺性、异位性和医源性。肾上腺性包括肾上腺皮质增生、腺瘤或腺癌。临床主要有向心性肥胖、满月脸、水牛背、多毛、痤疮和紫纹等，还会有月经紊乱、高血压、骨质疏松、电解质紊乱、溢乳、色素沉着等表现。肾上腺皮质增生常为双侧弥漫性或结节性增生。皮质腺瘤一般体积较小，直径约 2～3cm。皮质腺癌临床较少见，肿瘤生长迅速，直径约 6～8cm，多伴有雄激素增多的症状。

【超声表现】

1. 肾上腺内改变　肾上腺皮质增生少部分病例可表现为肾上腺低回声区增厚，多数病例超声图像无明显改变，结节状增生表现为肾上腺区直径约 1cm 的结节。肾上腺皮质腺瘤超声表现为肾上腺区圆形或类圆形低回声结节，直径约 2～3cm，边界清楚，内部回声多均匀（图 5-15）。肾上腺皮质腺癌超声表现为体积较大的低回声肿块，呈浸润性生长，肿块较大时会推挤肾脏或侵犯肝脏。

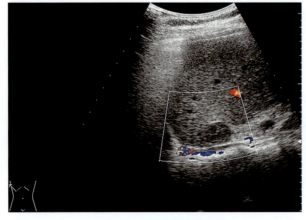

图 5-15　皮质醇增多症

2.肾上腺外改变 肾上腺皮质醇增多症在肾上腺外改变为皮下脂肪层增厚，肾周脂肪层或肾上腺周围脂肪回声也明显增厚。

【鉴别诊断】

1.醛固酮腺瘤 肾上腺皮质腺瘤大小一般约2～3cm，而醛固酮腺瘤相比之下要小一些，约1～2cm，此外两者临床表现和生化指标也有差异，可以鉴别。

2.嗜铬细胞瘤 嗜铬细胞瘤一般较皮质腺瘤大，约3～5cm，嗜铬细胞瘤内部回声中等，欠均匀，常伴有无回声区。此外，彩色多普勒血流成像（CDFI）显示嗜铬细胞瘤内星点状血流信号，而皮质腺瘤多没有血流信号显示。此外两者临床表现和生化指标也可辅助鉴别。

【临床价值】

对肾上腺皮质腺瘤和腺癌所引起的皮质醇增多症，采用超声检查的同时，结合其临床症状和生化检查可做出明确的诊断。对于肾上腺皮质增生则较难鉴别，需要进一步结合其他影像学检查以明确诊断。

（二）原发性醛固酮增多症

【病理与临床】

原发性醛固酮增多症（primary hyperaldosteronism）是由肾上腺的皮质肿瘤或增生引起醛固酮分泌增多所致。发病年龄高峰为30～50岁，女性较男性多见。引起本病最常见的原因为醛固酮腺瘤，约占该病的60%～80%，大多数为单个腺瘤，左侧较多见。其次为双侧肾上腺皮质增生，又称为特发性醛固酮增多症，约占20%～30%。少见原因有地塞米松可抑制性醛固酮增多症、醛固酮癌、异位分泌醛固酮的肿瘤等。

本病的临床主要表现为：高血压、低血钾及碱中毒症状。高血压是本病的早期症状，常规降压药疗效不佳，病程长者可出现肾、心及脑部并发症。由于大量醛固酮释放促进尿钾排泄，患者可有肌肉无力、麻痹、迟缓性瘫痪，甚至吞咽和呼吸困难等低血钾症状。长期低血钾可造成肾远曲小管空泡变性，肾脏浓缩功能下降，患者出现口渴、多尿、夜尿增多和低比重尿等表现。因细胞内大量钾离子丢失，细胞外钙离子内流，表现为血游离钙水平下降，患者出现肢端麻木和手足抽搐等症状。

【超声表现】

原发性醛固酮增多症的病变发生在肾上腺皮质球状带，病变分为肾上腺皮质腺瘤、皮质腺癌和皮质增生。肾上腺皮质球状带的腺瘤又称为醛固酮腺瘤，超声表现为肾上腺内1～2cm大小的低回声结节，呈圆形或类圆形，边界清楚，肿瘤内一般没有明显的血流信号。肾上腺皮质球状带增生的声像图可表现为皮质增厚，但大多数情况下皮质没有明显改变，如果是皮质结节状增生，其结节往往只有1cm左右。肾上腺皮质腺癌的超声表现如前所述。

【鉴别诊断】

肾上腺皮质结节样增生：醛固酮腺瘤体积多较小，有较明显包膜，内部多呈低回声，与周围腺体组织的高回声差别较大，结节样增生无明显包膜，与其周围的肾上腺组织亦无明显分界，内部回声多为高回声。

【临床价值】

由于醛固酮腺瘤在肾上腺肿瘤中体积较小，故超声检查有时会出现漏诊，尤其是左侧肾上腺肿瘤，需结合其他影像学检查，如MRI/CT、核素扫描等共同做出诊断，提高检出率。

（三）无内分泌功能的皮质腺瘤和腺癌

【病理与临床】

无内分泌功能的皮质腺瘤和腺癌从肾上腺皮质的间质细胞等发生，腺瘤往往无明显临床表现，腺癌的临床表现主要有腰部肿块、腰痛及肿瘤转移症状。

【超声表现】

无功能性肾上腺腺瘤发现时瘤体可较大，呈圆形或类圆形肿块，边界清楚，内部回声均匀

（图 5-16）；腺癌一般体积较大，肿块呈圆形或椭圆形，也可为分叶状，内部回声不均匀，CDFI 可发现肿瘤内部血流信号较丰富。当肿瘤出现肝转移时，肝内可见圆形或类圆形低回声肿块（图 5-17）。

【鉴别诊断】

右侧肾上腺腺瘤或腺癌需与肝右叶肿瘤鉴别，前者边界清楚，肿瘤与肾和肝之间的分界线形成"海鸥"征，呼吸运动时肿瘤与肝之间出现不同步运动，肝肿瘤没有以上特点。

【临床价值】

肾上腺无功能性皮质腺瘤和腺癌的发病率相对较低，由于多数没有临床症状而不易被发现。近年来由于人们对健康体检日益重视以及医学影像技术的进步，无功能性肾上腺肿瘤的检出率也日益增加。

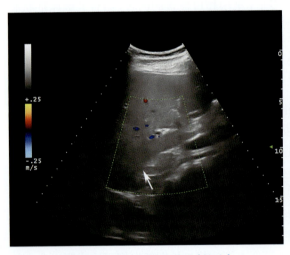
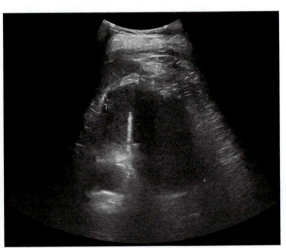

图 5-16　肾上腺皮质腺瘤（箭头）
箭头所示为肾上腺皮质腺瘤。

图 5-17　肾上腺皮质腺癌

（四）嗜铬细胞瘤

【病理与临床】

嗜铬细胞瘤 90% 左右发生于肾上腺髓质，绝大部分为单侧单发性，约 10% 的嗜铬细胞瘤见于双侧，好发于青壮年。肾上腺外的嗜铬细胞瘤多为多发性，位于主动脉两侧交感神经节处，也可见于膀胱壁、卵巢、睾丸等处。由于肿瘤细胞可分泌去甲肾上腺素和肾上腺素，故临床主要有儿茶酚胺过高的症状，表现为血压增高，发病时症状剧烈，血压骤升并伴有头痛、发汗、末梢血管收缩、脉搏加快、血糖增高及基础代谢上升等症状。90% 以上的肿瘤为良性，大小不一，有包膜，常见出血、坏死、囊性变及坏死灶。3%～6% 的嗜铬细胞瘤为恶性，可转移到肝、肺、骨骼、淋巴结等处。

【超声表现】

肾上腺嗜铬细胞瘤的声像图表现为肾上腺区圆形或椭圆形肿块，边界清楚，球体感明显。肿块大小多为 3～5cm，也可大至 10cm。肿块内部回声多呈中等回声，当肿瘤出血或囊性变时，内部可出现无回声区。CDFI 有时可在肿瘤内发现点状血流信号。肾上腺外的嗜铬细胞瘤多位于肾门附近，较大的肿瘤会推挤肾脏向外侧移位。此外，腹主动脉旁、髂血管旁、膀胱壁也可发现等回声的肿瘤。膀胱壁的嗜铬细胞瘤位于膀胱壁层，瘤体处膀胱黏膜光滑，一般不向膀胱突出。恶性嗜铬细胞瘤的瘤体一般较大，转移到肝内表现为圆形或类圆形的低回声肿块，边界清楚（图 5-18）。

【鉴别诊断】

1．肾上腺醛固酮腺瘤　嗜铬细胞瘤内部回声常常因出血或坏死而表现不均匀并有无回声区，而醛固酮腺瘤很少出现类似改变，多为低回声；此外，两者的临床表现和生化指标也不同。

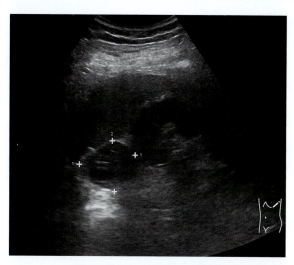

图 5-18 肾上腺嗜铬细胞瘤

2. 肾上腺皮质腺瘤 详见"（一）皮质醇增多症（库欣综合征）"。

（五）肾上腺神经母细胞瘤

【病理与临床】

肾上腺神经母细胞瘤多见于儿童，肿瘤的恶性程度高，常为多发性，转移范围广，以眼部和肝脏较多。婴幼儿肾上腺神经母细胞瘤临床表现多为腹部包块，预后较差。

【超声表现】

多表现为体积较大的实质性肿块，形态不规则，可呈分叶状，肿块内部回声不均匀，内部如有出血或坏死则可形成无回声区或斑片状强回声伴声影。由于肿块较大，会对周围脏器造成挤压和侵犯。

【鉴别诊断】

肾母细胞瘤：肾母细胞瘤和肾上腺神经母细胞瘤都是婴幼儿腹部恶性肿瘤，早期都不出现临床症状，发现腹部包块时肿瘤都较大，两者的不同之处是肾上腺神经母细胞瘤来源于肾上腺，肿瘤虽对肾有挤压，但仍能探及完整的肾结构，而肾母细胞瘤不能探及完整的肾结构。

【临床价值】

由于本病在早期没有明显的症状，且预后较差，故婴幼儿如能够进行超声普查，对本病的早期诊断和及时治疗会很有帮助。

五、其他肾上腺疾病

（一）节细胞神经瘤

【病理与临床】

节细胞神经瘤是一种起源于交感神经细胞的良性肿瘤，多见于成人，多发生于颈部至盆腔的交感神经节，发生于肾上腺者较为少见，一般为无功能性肾上腺肿瘤。本病多无临床症状或症状轻微，有时有上腹部不适、隐痛、腹胀、腹泻、乏力等表现，如瘤体较大，腹部可扪及包块；偶有一部分肿瘤会释放儿茶酚胺，出现多汗、头痛、头晕、高血压、男性化及重症肌无力的症状。

【超声表现】

节细胞神经瘤超声表现为圆形或类圆形肿块，内部呈均匀低回声，边界清楚，如肿块内部出血，可出现无回声区。

（二）肾上腺髓样脂肪瘤

【病理与临床】

肾上腺髓样脂肪瘤是一种少见的良性无功能性肿瘤。多数病例无临床症状，偶尔因肿瘤对周围组织的机械压迫或肿瘤内部出血及坏死产生不典型的腰痛和腹痛症状。

【超声表现】

超声表现为肾上腺区高回声肿块，内部回声细密均匀，也可呈网状结构。肿瘤组织柔软，呼吸运动时能发生形变，少数肿瘤因内部出血，表现为肿块内无回声区（图5-19）。

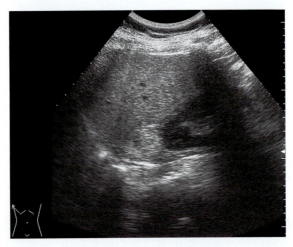

图5-19　肾上腺髓样脂肪瘤

（三）肾上腺转移性肿瘤

【病理与临床】

近年来肾上腺转移癌的发病率逐渐上升。因其常为无功能性，所以少有临床症状，除非肿瘤巨大可引起腰痛等压迫症状。肾上腺转移性肿瘤多来源于乳腺癌、肺癌等，而其中小细胞肺癌较其他类型的肺癌更易发生转移。肾上腺转移瘤可发生于单侧，也可发生于双侧。

【超声表现】

肾上腺转移瘤超声表现为肾上腺区低回声肿块，呈圆形或椭圆形，也可呈不规则形，边界清楚，内部回声均匀，如果肿瘤内出血或坏死，可有无回声区等表现。

（四）肾上腺皮质功能减退

【病理与临床】

肾上腺皮质功能减退为两侧肾上腺绝大部分破坏，而引起皮质激素不足的一种疾病。分为原发性及继发性。原发性慢性肾上腺皮质功能减退又称Addison病。继发性肾上腺皮质功能减退多见于下丘脑-垂体功能减退的患者，由于促肾上腺皮质激素释放因子或促肾上腺皮质激素的分泌不足，导致肾上腺皮质萎缩。临床表现为皮肤和黏膜色素沉着、乏力、食欲缺乏、低血压等。

【超声表现】

超声对肾上腺结核和肾上腺转移瘤可做出提示性诊断，但对肾上腺皮质萎缩无法诊断。肾上腺结核声像图表现为双侧肾上腺低回声区，病程较长的肾上腺结核会伴强回声钙化灶和液化，随着治疗进程的推进，肾上腺的低回声区大小会相应改变。肾上腺转移瘤声像图详见前述。

（于　杰　郑荣琴）

第六章　泌尿系统及前列腺

泌尿系统由肾、输尿管、膀胱和尿道组成。肾生成尿液，输尿管输送尿液至膀胱，膀胱为储存尿液的器官。前列腺隶属于男性生殖系统，其分泌物是精液的主要组成部分，其内走行尿道和射精管。泌尿系统及前列腺是肿瘤、炎症、结石等病变经常发生的部位，超声检查病变特征明显，因而超声也成为该系统首选的影像学方法，尤其对肾囊肿、肾脓肿、肾积水、泌尿系统及前列腺各部位结石、膀胱肿瘤、前列腺增生等病变，超声具有单一影像确诊的价值。

第一节　解剖和生理概要

一、肾及其血管

肾属于后腹膜实质性脏器，位于腰部脊柱两侧，左肾略高于右肾 1~2cm，左肾的前方有胃、脾、胰尾及结肠脾曲，右肾的前方有右肝、十二指肠及结肠肝曲。肾的外形似蚕豆，肾门位于肾中部内侧，是肾动脉、肾静脉、输尿管、神经及淋巴管的出入之处。肾门内肾静脉在前，肾动脉居中，输尿管在后，三者合称为肾蒂。肾门向肾内延续为肾窦，肾窦内含有肾动脉、肾静脉，以及肾小盏、肾大盏、肾盂和脂肪组织等。肾盂在肾窦内向肾实质展开，形成 2~3 个大盏和 8~12 个小盏，正常成人肾盂容量为 5~10ml。肾实质由皮质及髓质组成，皮质位于外层，厚度为 0.8~1.0cm，髓质位于内层，由 10~12 个肾锥体组成。皮质伸入髓质的部分称为肾柱，肾锥体的尖端与肾小盏的相接处称为肾乳头。肾的被膜分为三层，由内向外依次为纤维囊、脂肪囊与肾筋膜（图 6-1）。

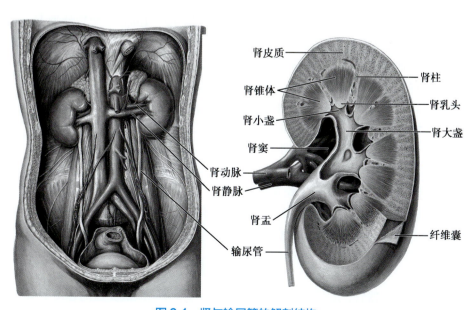

图 6-1　肾与输尿管的解剖结构

在发育过程中肾可出现畸形或位置与数量的异常,包括马蹄肾、多囊肾、双肾盂及双输尿管、单肾、低位肾。

肾动脉起源于腹主动脉,在肠系膜上动脉分支下方的两侧,分出右肾动脉和左肾动脉。左肾动脉则行经左肾静脉、胰体尾部后方进入左肾门;右肾动脉走行于下腔静脉、胰腺头部和肾静脉之后进入右肾门。双侧肾动脉到达肾门附近处分为前后两支,前支较粗,后支较细。前支在分为4～5支段动脉后进入前部的肾实质,后支进入后部的肾实质。根据其分布的区域,可将肾实质分为上段、上前段、下前段、下段和后段,除后段血液由后支供应外,其余各段血液均由前支供应(图6-2)。由前支和后支肾动脉分出大叶间动脉进入肾柱,达到髓质与皮质交界处时,大叶间动脉呈弓状转弯称为弓状动脉。弓状动脉呈直角向肾皮质分出小叶间动脉,再从小叶间动脉分出入球小动脉进入肾小球。

不经肾门直接入肾实质的动脉称为迷走肾动脉或副肾动脉,多起源于腹主动脉或肾上腺动脉,其发生率为20%。

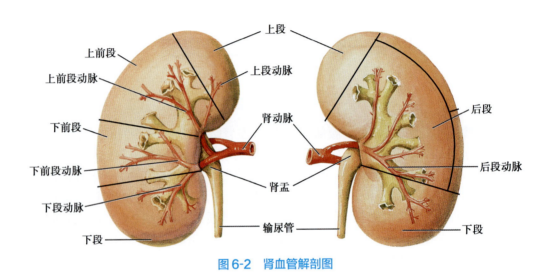

图6-2 肾血管解剖图

二、输 尿 管

输尿管是一对肌性黏膜组成的管道状结构,管径平均0.5～1.0cm。全长分为上、中、下三段,又称为腹部、盆部及壁内部。输尿管腹部起自肾盂下端,沿腰大肌前面斜行向外下走行,男性的输尿管经过睾丸血管的后方,而女性输尿管则与卵巢血管交叉,通常于血管的后方走行,输尿管进入骨盆时,经过髂外动脉的前方。

输尿管盆部较腹部短,沿盆腔侧壁向下后外方走行,男性在输精管后外方与之交叉,女性从子宫动脉后下方绕过,至膀胱底穿入膀胱壁内。

输尿管壁间部位于膀胱壁内,长约1.5cm。当膀胱充盈时,壁内部的管腔闭合,有阻止尿液反流至输尿管的作用,如输尿管内部过短或肌组织发育不良,则可能发生尿液反流。儿童该部输尿管较短,易发生反流现象,但随着生长发育,大部分儿童反流现象会消失。

在解剖因素的影响下,输尿管有三个狭窄,第一狭窄在肾盂输尿管连接部;第二狭窄在输尿管跨越髂血管处;第三狭窄在输尿管膀胱连接部,狭窄处内径0.2～0.3cm。

三、膀 胱

膀胱是储存尿液的器官,其形状、大小、位置及壁的厚度随尿液充盈的程度而异。正常成年人的膀胱容量平均为350～500ml。膀胱分尖、体、底、颈四部分,膀胱尖部朝向前上方,膀胱底部朝向后下方,尖部与底部之间为膀胱体部,膀胱颈部位于膀胱的最下方。男性膀胱位于直肠、精囊和输尿管的前方,女性膀胱位于子宫的前下方和阴道上部的前方。

膀胱是一个肌性的囊状结构,内壁覆有黏膜,正常排空时壁厚约3mm,充盈时壁厚约1mm。膀胱底部内面有一个三角形区域,位于两侧输尿管开口及尿道内口之间,此处位置固定,厚度不会改变,称为膀胱三角区,是肿瘤、结核和炎症的好发部位。

正常人在每次排尿后,膀胱内并非完全空虚,一般还有少量尿液残留,称为残留尿。正常成人的残留尿量约10ml(图6-3)。

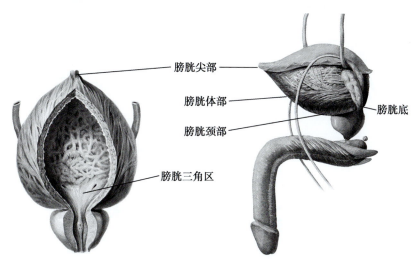

膀胱尖部
膀胱体部
膀胱颈部
膀胱底
膀胱三角区

图6-3 膀胱的解剖图

四、前 列 腺

(一)前列腺的解剖

前列腺是由腺组织和平滑肌组成的实质性器官,呈前后稍扁的板栗形,位于尿生殖膈上,上端宽大称为前列腺底部,邻接膀胱颈,下端尖细称为尖部,底与尖部之间的部分称为体部。前列腺的体积与性激素密切相关,小儿前列腺较小,腺组织不明显,性成熟期腺组织迅速生长,中年后腺体逐渐退化,结缔组织增生,而至老年时,常形成前列腺肥大。前列腺内有30～50个管状腺埋藏于肌肉组织中,形成15～30个排泄管开口在前列腺尿道精阜两侧的隐窝中,前列腺分泌的前列腺液即由此排出,腺泡腔内的分泌物浓缩凝固后形成淀粉样小体,可发生钙化而形成前列腺结石。前列腺与输精管、精囊紧密相邻,射精管由上部进入前列腺,并开口于前列腺尿道精阜部。前列腺包膜坚韧,但在射精管、神经血管束穿入前列腺处、前列腺与膀胱连接处及前列腺尖部处存在薄弱,不利于癌肿和炎症的限制。

(二)前列腺的分区

从解剖角度前列腺分为五叶:前叶、中叶、后叶和两侧叶。前叶很小,位于尿道前方、两侧叶之间。中叶位于尿道和射精管之间。左右侧叶分别位于尿道、中叶和前叶的两侧。从生理病理角度将前列腺分为内腺和外腺。内腺为前列腺增生好发部位,外腺为肿瘤好发部位。

区带分法由McNeal提出,把前列腺划分为前基质区、中央区、周缘区、移行区和尿道旁腺。前列腺前纤维基质区由非腺性组织构成,主要位于前列腺的腹侧,该区既不发生癌肿也不发生增生。中央区位于两个射精管和尿道内口至精阜之间,并包绕射精管,较五叶分法中的中叶范围略大,约占前列腺体积的20%～25%,发生癌肿的比例占8%～10%。周缘区位于前列腺的外侧、后侧及尖部,约占前列腺体积的70%～75%,约70%的癌肿发生在该区。移行区位于精阜之上、近段尿道及近端括约肌周围,约占前列腺的5%～10%,此区是前列腺增生的好发部位,癌肿的发病比例约占 20%～25%。尿道旁腺局限于前列腺近端括约肌内,约占前列腺体积的 1%(图 6-4)。

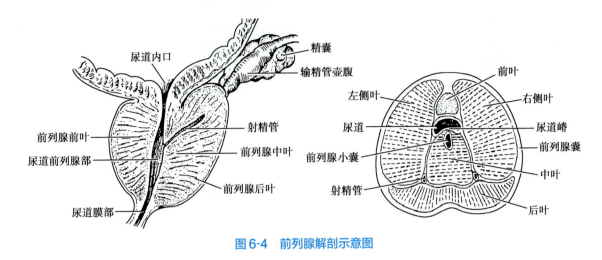

图 6-4 前列腺解剖示意图

(于 杰)

第二节 超声检查技术

一、患者准备

肾超声检查一般无须做特殊的准备,若同时检查输尿管、膀胱和前列腺,可让受检者在检查前 60min 饮水 >500ml,并保持膀胱充盈,以使肾盂、肾盏、前列腺显示得更加清晰。

经直肠和会阴探测前列腺需用探头隔离套保护,是否充盈膀胱根据检查需要而定。

二、体 位

肾、输尿管、膀胱超声探测的常用体位为仰卧位、侧卧位,由于肾的位置靠后,故探测时还可采取俯卧位。经腹壁探测前列腺最常采用仰卧位,也可根据检查需要采用侧卧位或截石位。

三、仪 器

1. 肾、输尿管和膀胱的超声检查 探头首选凸阵探头,成人常用的探头频率为 3.0～3.5MHz,儿童常用的探头频率为 5.0MHz。

2. 前列腺的超声探测

(1)经腹壁检查:探头首选凸阵探头,成人常用的探头频率为 3.5MHz,儿童常用的探头频率为 5.0MHz。

(2)经会阴检查:首选小凸阵或扇形超声探头,成人常用的探头频率为 3.5MHz,儿童常用的探头频率为 5.0MHz。

(3)经直肠检查:选用双平面直肠探头或端射式直肠探头,探头频率为 5.0～10.0MHz。

四、检查方法

1. 肾(图 6-5)

(1)仰卧位冠状切面扫查:此体位较常用,扫查右肾、左肾分别以肝、脾为声窗,透声好,声像图清晰,可清晰显示肾内血流情况;当腹部胃肠气体干扰时,观察肾上极需嘱患者吸气配合。

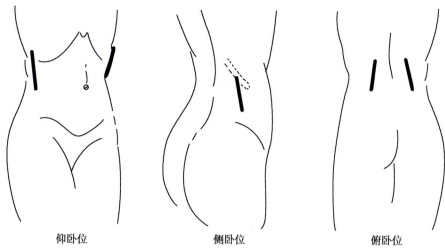

仰卧位　　　　　　　　　侧卧位　　　　　　　　　俯卧位

图6-5 肾的超声检查方法

（2）侧卧位经侧腰部扫查：检查一侧肾时患者对侧卧位。侧卧位检查可使肠管移向对侧，有利于肾的显示，扫查时也可利用肝或脾作为声窗，对肾进行冠状切面及横切面的扫查。

（3）俯卧位经背部扫查：当前两种途径显示效果不佳时可使用该途径，受肋骨影响少，易获得整个肾的声像图，但对于背肌发达的受检者，声衰减明显，图像不够清晰。

2.输尿管（图6-6）

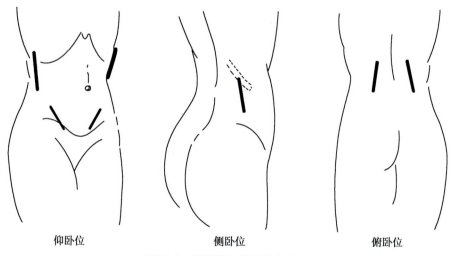

仰卧位　　　　　　　　　侧卧位　　　　　　　　　俯卧位

图6-6 输尿管的超声检查方法

（1）侧卧位经侧腰部扫查：探头在侧腰部沿着肾盂、肾盂输尿管连接部探测到输尿管腹部或部分的腹部输尿管。

（2）俯卧位经背部扫查：探头沿着肾盂、肾盂输尿管连接部探测到髂嵴以上的腹部输尿管。

（3）仰卧位经腹壁扫查：探头置于下腹部，先找到髂动脉，在髂动脉的前方寻找扩张的输尿管，再沿着输尿管长轴向下探测至盆腔部及膀胱壁内部输尿管，或先找到膀胱输尿管出口处，再沿输尿管走行向上探测。

3.膀胱

（1）经腹壁扫查：患者仰卧位，探头置于耻骨联合上方，做多切面的扫查。

（2）经直肠扫查：检查前排清大便，检查时患者取膝胸位、截石位或左侧卧位。在探头表面外裹隔离套，外涂耦合剂，插入肛门即可检查。经直肠探测，主要观察膀胱三角区。

4. 前列腺

（1）经腹壁扫查：常采用仰卧位，也可根据需要采用侧卧位或截石位。探头放置于耻骨上，利用充盈膀胱作为"透声窗"，对前列腺做多切面的扫查。

（2）经直肠扫查：方法同经直肠扫查膀胱，该方法可清晰地显示前列腺形态、大小及内部结构，径线测量准确，是前列腺扫查的最佳方法（图6-7A）。

（3）经会阴部扫查：患者取膝胸位或左侧卧位。在探头表面外裹隔离套，在会阴部或肛门前缘加压扫查，探测前列腺（图6-7B）。

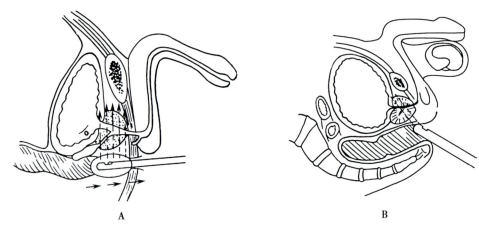

图6-7 前列腺超声扫查示意图
A. 前列腺经直肠超声检查；B. 前列腺经会阴部超声检查。

（于　杰）

第三节　正常超声表现

一、肾

（一）正常声像图

正常肾二维灰阶声像图（图6-8）从外向内分别为周边的肾轮廓线、肾实质和中央的肾窦回声。肾包膜光滑、清晰，呈高回声。肾窦回声位于肾中央，宽度一般约占肾的1/3~1/2，通常表现为长椭圆形的高回声区，是肾窦内各种结构的回声复合，包括肾盂、肾盏、血管、脂肪组织等，边

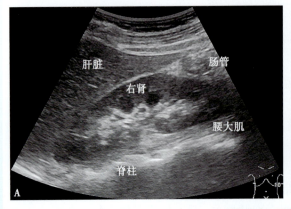
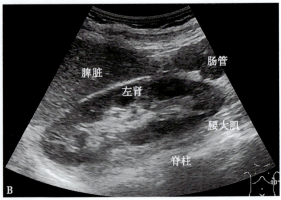

图6-8 正常肾声像图
A. 右肾；B. 左肾。

界毛糙、不整齐，中间可出现无回声区，当大量饮水或膀胱过度充盈时，可略增宽，但小于 1.0cm，排尿后无回声消失。肾包膜和肾窦之间为低回声肾实质，包含肾皮质和髓质（肾锥体）回声，肾锥体回声较肾皮质回声低。正常情况下彩色多普勒血流成像能清晰地显示主肾动脉、段动脉、大叶间动脉、弓状动脉、小叶间动脉及各段伴行静脉（图6-9）。

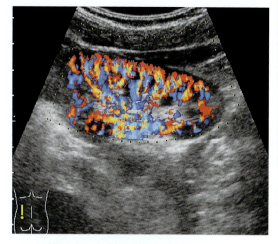

图6-9　正常肾彩色多普勒血流成像

（二）正常测量值

1. 正常肾大小　男性正常肾超声测量值长径约 10～12cm；宽径约 4.5～5.5cm；厚径约 4～5cm。女性正常肾超声测量值略小于男性。

2. 正常肾动脉血流速度测量值　详见第九章第二节"三、正常超声表现"。

二、输 尿 管

正常输尿管超声一般不能显示，当大量饮水使膀胱充盈时，输尿管才能显示，表现为中间呈无回声的两条平行明亮条带状回声且有蠕动，正常输尿管回声分离约为 0.1～0.3cm。输尿管开口处位于膀胱三角的左、右两上角，稍向膀胱内隆起，彩色多普勒血流成像可显示输尿管开口处向膀胱内喷尿的彩色信号。

三、膀 胱

（一）正常声像图（图6-10）

膀胱充盈时，膀胱壁呈光滑带状回声，厚度 0.1～0.3cm，膀胱内尿液呈无回声，膀胱形态随尿液充盈情况而变化。

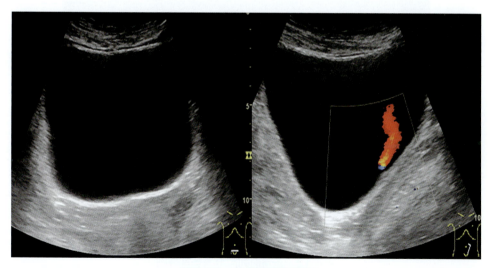

图6-10　正常膀胱声像图

（二）膀胱容量测定

膀胱容量指受检者有尿意、急于排尿时，膀胱所能容纳的尿量。一般在腹中线处取膀胱的纵切面，测其上下径（d_1）与前后径（d_2），然后将探头横置，取膀胱的最大横切面，测量左右径（d_3），按容积公式计算：$V(\text{ml}) = 0.5 d_1 \cdot d_2 \cdot d_3 (\text{cm}^3)$。

（三）残余尿量测定

残余尿量指排尿后未能排出而存留在膀胱内的尿量。残余尿量应在排尿后立即测量。

四、前　列　腺

（一）正常声像图

正常前列腺横切面呈栗子状，包膜完整光滑，内部回声呈低回声，分布均匀。前列腺纵切面呈椭圆形或茨菇形，正中矢状面可见稍凹入的尿道内口，在前列腺的后方两侧可见对称的长条状低回声，为精囊（图 6-11、图 6-12）。

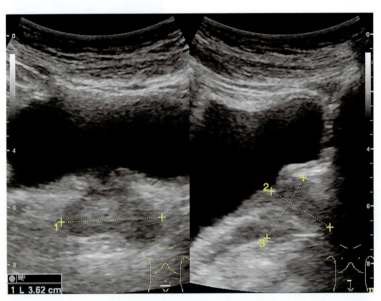

图 6-11　正常前列腺经腹部声像图

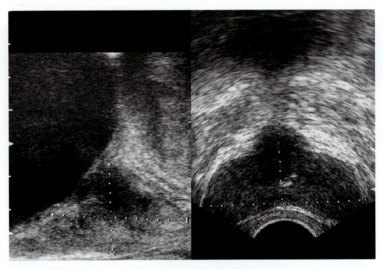

图 6-12　正常前列腺经直肠声像图

（二）正常超声测值

1. 上下斜径（长径）　宜在经直肠正中矢状断面上测量，因经腹扫查常不能完整显示其下缘，所以测量不准确。正常长径约为 3cm。

2. 左右径（宽径）　在经直肠最大横切面或经腹壁最大斜切面上测量。正常宽径约为 4cm。

3. 前后径（厚径） 在经直肠正中矢状切面或横切面上测量。正常厚径约为2cm。

（于 杰）

第四节 先天性发育异常

一、肾缺如

（一）病理与临床

肾缺如（renal agenesis）是因输尿管芽不发育或输尿管芽不能诱导后肾所致。先天性单侧肾缺如患者多于体检时偶然发现，一般无临床症状。先天性双侧肾缺如患儿表现为无尿、早衰面容，在出生后因肺发育不良而迅速死亡。

（二）超声表现

先天性单侧肾缺如灰阶超声表现为一侧肾窝、盆腔及胸腔内均未见肾脏回声，另一侧肾窝内见肾脏组织，其体积通常增大，形态和结构正常，肾脏内部血流信号分布正常（图6-13）。

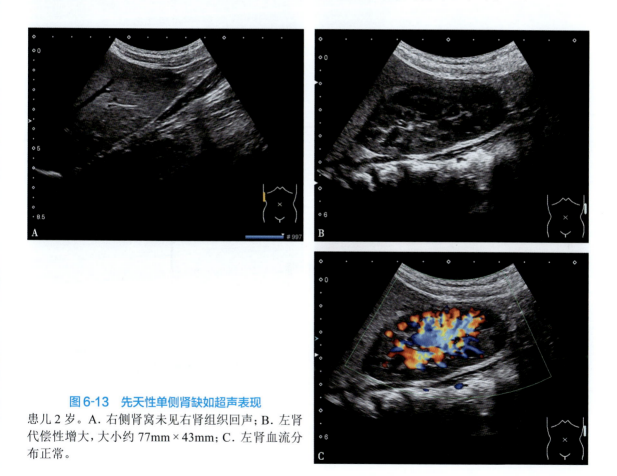

图6-13 先天性单侧肾缺如超声表现

患儿2岁。A. 右侧肾窝未见右肾组织回声；B. 左肾代偿性增大，大小约77mm×43mm；C. 左肾血流分布正常。

（三）鉴别诊断

1. 异位肾 异位肾和先天性肾缺如均表现为肾窝内未见肾脏，鉴别要点是肾窝外（盆腔、腹腔和胸腔等）有无肾脏组织，如有肾脏组织则为异位肾，反之为肾缺如。

2. 同侧融合肾 同侧融合肾也可表现为一侧肾窝内无肾脏，另一侧肾脏增大。然而同侧融合肾的肾内可见两组相互独立的肾窦回声，且有两条输尿管分别与之相连，输尿管开口位置正常。先天性单侧肾缺如患者其健侧肾脏通常只有一组肾窦回声及一条输尿管。

3. 肾发育不全和肾发育不良 肾发育不全或发育不良有时因肾脏体积过小，易误判为肾缺如，鉴别要点是仔细观察有无结构正常或结构不良的小肾脏。

二、异 位 肾

（一）病理与临床

异位肾（ectopic kidney）是指胚胎发育过程中，肾脏未上升至正常肾窝位置。异位肾最多异位于盆腔，其次为髂窝，少数异位于对侧腹腔，异位于胸腔者罕见。盆腔异位肾常因盆腔部位触及"肿块"而就诊，其余部位异位肾一般无明显临床症状，大多是在体检时偶然被发现。

（二）超声表现

异位肾超声表现为一侧肾窝未见肾脏结构回声，而在肾窝外见肾脏组织，异位肾的体积通常略小于正常肾脏，但肾内结构及血流无明显异常（图6-14）。部分患者可同时伴有肾旋转不良，出现肾门位置异常。

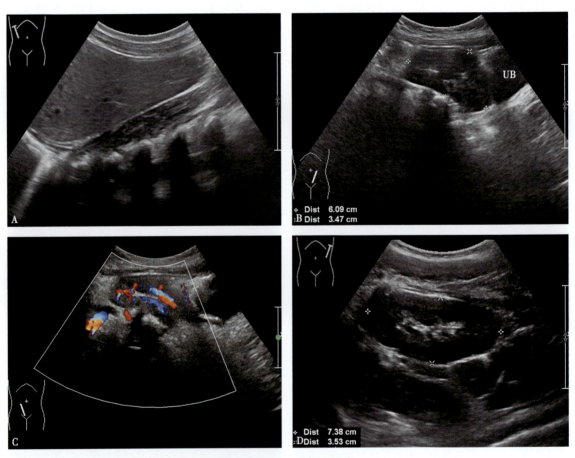

图6-14 异位肾超声图像

A. 右侧肾窝未见肾脏回声；B. 盆腔见异位肾；C. 异位肾内血流分布正常；D. 左肾位于左侧肾窝。
UB：膀胱。

（三）鉴别诊断

1. 肾下垂 严重肾下垂患者在站立位时其肾脏可下降至盆腔，需与异位肾鉴别。二者的鉴别要点为肾下垂时肾脏在平卧位或用手法复位可回纳至肾窝，而盆腔异位肾的肾脏不能回纳至肾窝。

2. 单侧肾缺如 见本节"一、肾缺如"鉴别诊断。

三、重复肾盂输尿管畸形

（一）病理与临床

重复肾盂输尿管（duplication of pelvis and ureter）畸形是最常见的先天性泌尿系畸形，有完全性重复肾盂输尿管畸形和不完全性重复肾盂输尿管畸形之分，前者有两条双侧独立的输尿管及两个输尿管开口，其中下位输尿管开口于膀胱三角区，上位输尿管开口位置较低，在男性常异位开口于后尿道、精囊及射精管，女性则开口于尿道、前庭和阴道，并常伴有输尿管膨出。后者两条输尿管在肾盂与膀胱之间的任意部位汇合为一条输尿管，开口位置正常。重复肾盂输尿管畸形是否出现临床症状取决于有无尿路梗阻或输尿管口异位开口，如伴感染可出现尿路感染症状；如异位开口于尿道括约肌以下部位则出现漏尿、遗尿症状。

（二）超声表现

重复肾盂输尿管畸形的肾脏声像图常表现为患侧肾脏增大，内出现两个互不相连的集合系统回声（图6-15）。当伴有积水时，累及的肾盂内出现无回声（图6-16A）。

重复肾盂输尿管畸形的输尿管声像图表现因有无积水及畸形分类而异。如无积水，其输尿管常不显示；而伴有积水时，扩张输尿管呈条状无回声（图6-16B）。其中完全性重复肾盂输尿管畸形见两条输尿管自各自肾窦向膀胱伴行而下，中途可有交叉，下位输尿管开口位置正常，上位输尿管开口位置低于下位输尿管开口，并常伴输尿管膨出，喷尿时呈圆形无回声。不完全性重复肾盂输尿管畸形的输尿管在超声上呈 Y 形或 V 形汇合，两个输尿管出口位置正常。

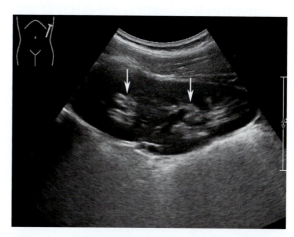

图6-15　重复肾盂输尿管畸形不伴肾积水超声图像
箭头所示为两个互不相连的集合系统回声。

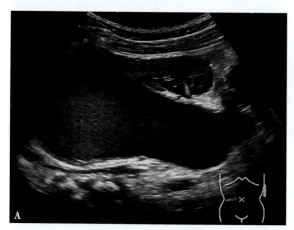
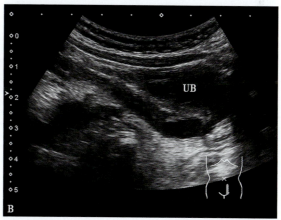

图6-16　重复肾盂输尿管畸形伴肾积水超声图像
A. 左侧肾上极重度积水；B. 左上位输尿管全程扩张。
UB：膀胱。

（三）鉴别诊断

1. 同侧融合肾　重复肾盂输尿管畸形可出现两个独立的肾窦回声，与同侧融合肾的声像图相似，鉴别要点为重复肾盂输尿管畸形，其对侧肾窝可见肾脏，且患侧可见两条输尿管和两个输尿管开口,或两条输尿管呈Y形或V形汇合。而同侧融合肾对侧肾窝无肾脏,且其中一条输尿管跨越至对侧腹腔,开口位置正常。

2.肾囊肿 重复肾盂输尿管畸形合并上位肾盂严重积水时,可在肾上极出现近似球形的无回声,需与肾囊肿相鉴别。鉴别点为积水所致的无回声与相对应的输尿管相连;而单纯性肾囊肿则表现为孤立圆形无回声区,不与输尿管相连。

四、融 合 肾

(一)病理与临床

融合肾(fused kidney)指两侧肾脏相融合的一种先天性肾发育异常,依据融合方式不同,分为马蹄肾、交叉异位融合肾和盆腔融合肾三类,其中以马蹄肾最为常见。融合肾患者通常不出现临床症状。

(二)超声表现

融合肾的基本声像图为双肾整体或局部肾相连,输尿管开口位置正常。不同类型的融合肾有其各自的声像图表现,其中最常见的马蹄肾声像图表现为:腹主动脉前方见条状低回声连接于两侧肾脏下极,即马蹄肾的峡部;两侧肾脏的肾门指向腹侧,肾上极远离中线,肾下极向中线靠拢,即双肾下极相连(图6-17)。

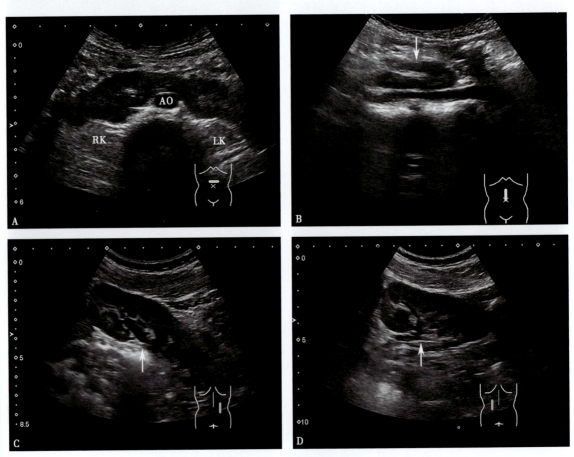

图6-17 马蹄肾超声图像
A.横切面显示马蹄肾峡部;B.纵切面显示马蹄肾峡部(箭头);C、D.双肾肾门指向腹侧(箭头)。
AO:腹主动脉;RK:右肾;LK:左肾。

(三)鉴别诊断

1.重复肾盂输尿管畸形 见本节"三、重复肾盂输尿管畸形"鉴别诊断"1.同侧融合肾"。

2. 单侧肾缺如　见本节"一、肾缺如"鉴别诊断"2.同侧融合肾"。

五、输尿管膨出

（一）病理与临床

输尿管膨出（ureterocele）是膀胱黏膜下的输尿管末端呈囊性扩张，并向膀胱和 / 或尿道膨出。输尿管膨出可分为单纯型与异位型，前者的输尿管口位置正常，多见于成人，膨出较小。异位型输尿管膨出的输尿管口常位于膀胱三角区外的膀胱内，膨出较大，常伴有重复肾盂输尿管畸形。

（二）超声表现

输尿管膨出声像图常表现为膀胱内出现圆形或椭圆形无回声区，壁薄，无回声区与扩张的输尿管连通，其大小随输尿管蠕动而变化（图 6-18）。合并感染时囊内透声差，囊壁可增厚。输尿管膨出如伴梗阻则出现相应肾的输尿管积水表现。

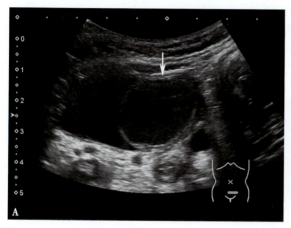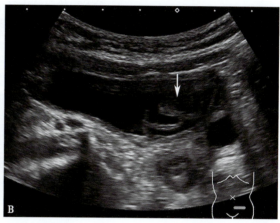

图 6-18　输尿管膨出超声图像

A. 输尿管膨出充盈增大（输尿管蠕动时）；B. 输尿管膨出萎瘪缩小（输尿管无蠕动时）。
箭头所示为输尿管膨出。

（三）鉴别诊断

输尿管膨出需要与膀胱憩室鉴别，前者的无回声区向膀胱内突出，且与输尿管相连，其大小随输尿管蠕动而变化；而膀胱憩室的无回声区向膀胱外突起，与膀胱相通，但与输尿管不相连，其大小随排尿而缩小。

六、原发性巨输尿管

（一）病理与临床

原发性巨输尿管（primary megaureter）泛指任何特发性的输尿管显著扩张，其内径扩张的诊断标准为大于 7mm，可分为原发性梗阻性巨输尿管、原发性反流性巨输尿管、原发性非梗阻性非反流性巨输尿管。约有半数患儿无明显的临床表现，当输尿管扩张明显时，下腹部可扪及包块；如伴感染时，可出现发热、腹痛及尿路刺激症状。

（二）超声表现

原发性巨输尿管的灰阶超声特点是除膀胱壁间段输尿管外的输尿管呈明显扩张、迂曲，以盆腔段输尿管扩张最为明显，大部分患者的输尿管内径在 20～40mm，少数可达 50mm 或以上。扩张的输尿管壁厚而光滑，内部呈无回声（图 6-19）。如合并结石，可在无回声内出现团状或弧形强回声，后方伴声影；当合并出血感染时，无回声内可出现细密点状或絮状等回声。此外，患侧肾盂可出现不同程度的扩张。

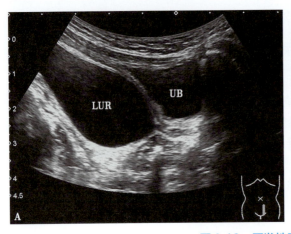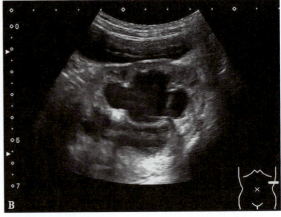

图 6-19　原发性巨输尿管超声图像

A. 盆腔段输尿管内径 45mm；B. 患侧肾积水。

UB：膀胱；LUR：左输尿管。

（三）鉴别诊断

继发性巨输尿管：原发性与继发性巨输尿管的治疗方法不同，而二者均有输尿管明显扩张，故需进行鉴别。继发性巨输尿管主要见于神经源性膀胱、后尿道瓣膜、糖尿病及尿崩症等疾病，通过病史、实验室检查及排尿性膀胱尿道造影可帮助鉴别诊断。

超声成像具有无创、无辐射、实时动态成像以及软组织分辨率高等优势，尤其适合泌尿系统畸形的影像学评估。超声检查不仅能实时动态观察泌尿系统的结构，还可准确地评估其功能，在泌尿系统畸形的诊断、治疗方案选择及随访复查中发挥了重要的作用。

（陈亚青）

第五节　肾脏疾病

一、肾积水

（一）病理与临床

肾积水（hydronephrosis）是由肾盏、肾盂、输尿管、膀胱和尿道的任何部位发生了尿液运转不畅所引起的肾盂、肾盏扩张，其肾脏病理改变主要有肾集合系统扩张、肾乳头变钝、肾实质水肿及肾脏增大。轻度肾积水可无明显临床症状，肾积水加重时可出现不同程度的肾区胀痛。此外，因病因不同，可出现各种其他临床症状，如结石伴肾积水可出现肾绞痛、血尿等症状。感染伴肾积水可出现尿频、尿急、尿痛的尿路刺激症状。

（二）超声表现

肾积水的超声表现是患侧肾脏内肾窦回声分离，由形态饱满的无回声所取代，分离的肾盂肾盏有时呈多个无回声，但各无回声间是相通的（图 6-20）；肾盂肾盏分离程度及其形态是超声判断肾积水严重程度的主要依据。如

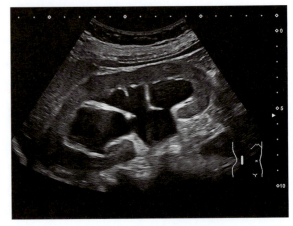

图 6-20　肾积水超声图像

肾积水是继发于结石、狭窄、肿瘤、前列腺增生、后尿道瓣膜等疾病，则出现相应的原发疾病的声像图表现。

（三）鉴别诊断

1. 肾囊肿　孤立性肾盂或肾盏积水需与位于肾窦旁的肾囊肿相鉴别，其中肾积水的无回声形态多变，且圆形少见，连续扫查时无回声常向周围组织延伸，后方回声增强常不明显；而肾囊肿形态规则常呈圆形或椭圆形，无回声不向周围组织延伸，后方回声增强明显。

2. 常染色体显性遗传多囊肾病（成人型多囊肾病）　成人型多囊肾病和重度肾积水在声像图上均可表现为肾内充满大小不等的无回声，二者易混淆而发生误诊，鉴别需在连续动态扫查时仔细观察，如各无回声间各自独立、互不相通则为成人型多囊肾病；若各无回声之间是相通的则为重度肾积水。另外，成人型多囊肾病累及双侧肾脏，且有多囊肾家族病史，而重度肾积水常为单侧，无相关家族病史。

超声的无创、无辐射和无须注射碘离子对比剂的优势使其成为肾积水的首选影像检查方法，同时超声能清晰地显示肾脏结构，观察肾盂、肾盏的形态，因而能敏感地检出肾积水，准确评估肾积水的程度，通过测量肾实质厚度评价肾功能损害的程度，并可对肾、输尿管、膀胱及尿道进行实时追踪检查，确定尿路梗阻的部位和可能的病因。

二、肾　结　石

（一）病理与临床

肾结石（calculus of kidney）是由晶体物质在肾脏的异常聚积所致，其病理改变主要是肾盂、肾盏黏膜损伤所致的黏膜水肿、出血和糜烂，以及结石嵌顿后的肾盂、肾盏积水，肾实质受压及肾功能损害。腰部酸痛、血尿尤其是活动后血尿是肾结石主要临床表现，当结石嵌顿时疼痛感加剧，部分患者还可出现恶心、呕吐等症状；伴有感染则可出现尿频、尿急、尿痛等尿路刺激症状，甚至出现发热、畏寒等全身症状。

（二）超声表现

肾结石典型声像图表现为肾盂或肾盏内出现一个或多个强回声，其后方常伴声影，彩色多普勒血流成像可在结石后方见到闪烁伪像（图6-21）。

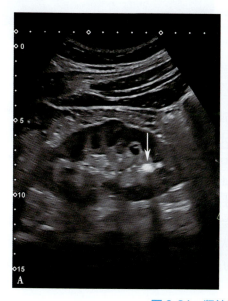
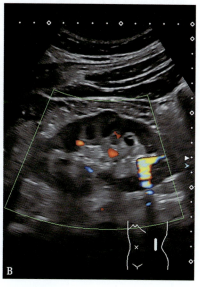

图6-21　肾结石超声图像
A. 灰阶超声（箭头所示为结石）；B. 彩色多普勒血流成像闪烁伪像。

肾钙乳症是最常见的特殊类型肾结石，其超声声像图表现为肾实质或肾盏周边部的圆形无回声区，内可见细颗粒强回声，后方伴"彗星尾"征，并可随体位变动沿重力方向移动沉淀。

（三）鉴别诊断

1. 肾内其他钙化灶 肾结核等肾内感染性病变最终转归为肾内钙化灶，在声像图上也表现为强回声、后方伴声影，但这类钙化通常出现在肾实质近包膜，而肾结石的强回声伴声影声像图则位于肾盏、肾盂内。

2. 肿瘤伴钙化 肾脏肿瘤尤其是肾盂肿瘤伴表面钙化时，因钙化声像图与结石类似易被误诊，但肿瘤伴钙化除了强回声伴声影外，还有内部有血流信号的实质性肿块回声。

超声因其对结石包括 X 射线透光结石的高检出率和无创、无辐射成像特点使其成为肾结石首选的影像检查方法。超声检查不但能提供有无结石，结石的大小、多少和分布等，还能通过观察有无肾盂、肾盏积水，积水程度和肾实质受压情况来评估肾结石有无梗阻、梗阻部位和程度。当患者出现感染症状时，超声可通过观察肾积水回声来判断有无肾脏积脓，并可在超声引导下行肾积脓置管引流术。

三、肾囊肿

（一）单纯性肾囊肿

【病理与临床】

单纯性肾囊肿（simple cyst of kidney）是最常见的肾脏良性囊性病变，发生在肾实质内，并以肾皮质近包膜处为多见，常向肾外突起。单纯性肾囊肿囊壁薄而光滑，内部为淡黄色澄清液体。单纯性肾囊肿多无临床症状，当囊肿增大压迫邻近脏器，或囊内出血及继发感染时会出现相应的临床症状，如腹部触及包块、腰部疼痛、发热及镜下血尿。

【超声表现】

肾脏实质内出现单个或多个圆形、椭圆形无回声，边界清晰，囊壁薄、光滑，后方回声增强（图6-22）。囊壁有时可见彩色血流信号。

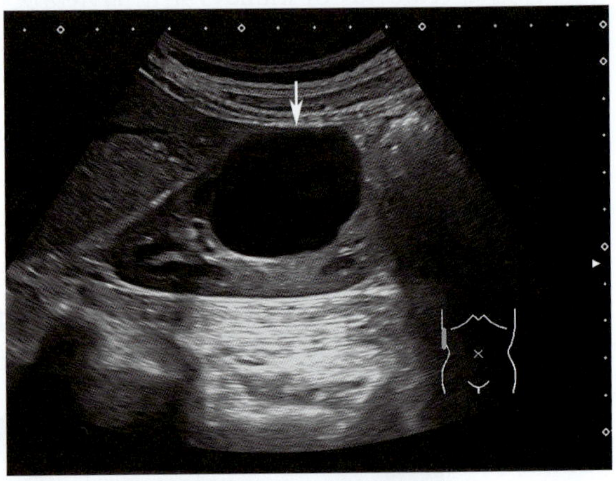

【鉴别诊断】

与肾积水相鉴别，详见本节"一、肾积水"。

图 6-22 肾囊肿超声图像
箭头所示为肾囊肿。

（二）多囊肾

【病理与临床】

多囊肾即多囊性肾病（polycystic kidney disease），为先天性遗传性双肾发育异常，包括常染色体显性遗传多囊肾病（autosomal dominant polycystic kidney disease，ADPKD）和常染色体隐性遗传多囊肾病（autosomal recessive polycystic kidney disease，ARPKD）。其中 ADPKD 常见于成人，又有成人型多囊肾病之称，其主要病理特征为双肾增大、布满大小不等的囊肿，约有 40%～60% 的患者伴有肝脏、胰腺、脾脏等脏器的囊性病变，ADPKD 的临床症状大多数在 30～50 岁时出现，以血尿、腰部疼痛、腹部肿块、肾功能不全和高血压等为主要表现。ARPKD 即婴儿型多囊肾病，多见于儿童，其主要病理特征为双肾增大、集合管弥漫性梭形囊状扩张，常伴有先天性肝纤维化，ARPKD 的临床症状出现较早，表现为高血压、血尿、肾功能不全及肝/脾大、消化道出血等消化系统症状。

【超声表现】

ADPKD 超声声像图表现为肾脏体积增大，形态失常，肾实质被无数大小不等的无回声所替代,无回声间见纤细带状高回声,各无回声互不相通(图6-23)。轻症患者在无回声间亦可见中等偏低的肾实质回声,肾窦回声依然可见;中重度患者,其无回声间未见肾实质回声,肾窦回声亦显示欠清或不清。部分患者可在肝脏、胰腺、脾脏等脏器出现囊肿声像图表现。

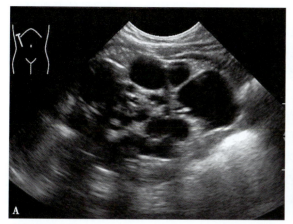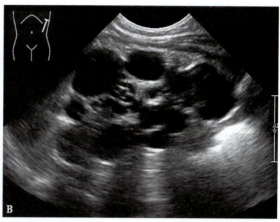

图6-23　ADPKD超声图像

A. 右肾;B. 左肾。

ARPKD声像图特征为双肾体积明显增大,双肾实质尤其是髓质回声呈弥漫性不均匀性增强,至肾包膜下的肾皮质回声呈一微薄的低回声环(图6-24)。由于囊性结节微小,采用高频探头扫查可见无回声的微小管状囊性结节。彩色多普勒血流成像检查双肾实质几乎无彩色血流信号显示。此外,肝脏回声增强、门静脉壁增厚、肝内胆管扩张等为ARPKD肾外声像图表现。

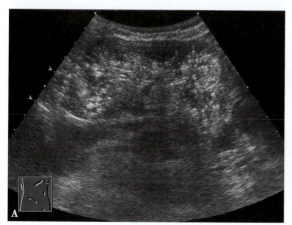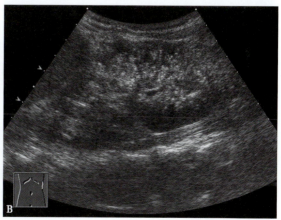

图6-24　ARPKD超声图像

A. 右肾;B. 左肾。

【鉴别诊断】

重度肾积水:见本节"一、肾积水"鉴别诊断"2. 常染色体显性遗传多囊肾病(成人型多囊肾病)"。

超声对囊性病灶易于检查且准确性高,加之超声检查的无创、无辐射及无须造影增强等特点,可作为肾囊性病灶诊断及随访的首选方法。此外,超声引导下对肾内囊肿穿刺硬化治疗是单纯性肾囊肿及ADPKD治疗的重要方法。

四、肾 肿 瘤

（一）血管平滑肌脂肪瘤

【病理与临床】

肾血管平滑肌脂肪瘤（renal angiomyolipoma，RAML）又称肾错构瘤，是最常见的肾脏良性肿瘤，由不同比例的结构不良血管、平滑肌细胞及不同成熟度的脂肪组织构成。RAML 一般无临床症状，多由影像检查时偶然发现。当 RAML 内部急性出血或 RAML 伴自发性肾包膜下出血时，可表现为突发性剧烈腰痛，继而发生低热，出血量大时出现头晕、心率增快等急性失血症状。

【超声表现】

RAML 典型声像图表现为近包膜的肾实质内出现圆形或椭圆形高回声肿块，边界清楚，无包膜回声，肿块内部回声均匀，后方回声可无变化或轻度衰减（图 6-25）。RAML 伴出血时，肿块内部回声不均匀，如反复出血，则肿瘤内部可表现为高回声与低回声相间的"洋葱"样回声改变。

RAML 的内部通常无彩色血流信号或仅有少许星点状血流信号，其超声造影增强方式及强度与正常肾组织相似，无明显包膜增强。

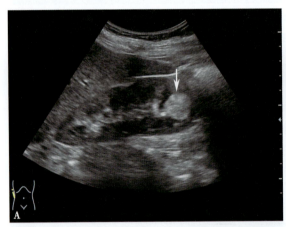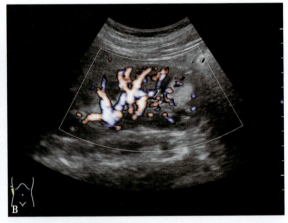

图 6-25 肾血管平滑肌脂肪瘤超声图像
A. 灰阶超声（箭头）；B. 能量多普勒超声。

【鉴别诊断】

肾癌：小于 3cm 的肾癌常为高回声，此时需与 RAML 鉴别，其中肾癌内可出现微小的无回声区或局灶性强回声，肿块周边可见包膜及"抱球"样血流信号，超声造影肿块以整体增强为主，内部常见小片状无增强区，周边有包膜增强。而 RAML 内部一般无囊性变及钙化，周边无"抱球"样血流信号，超声造影增强强度及增强方式与肾实质相似，无明显包膜增强。

（二）肾癌

【病理与临床】

肾细胞癌（renal cell carcinoma，RCC）是一种起源于肾脏近曲小管的恶性肿瘤，肿瘤呈圆形或卵圆形，内部可出现囊性变和钙化，肿瘤周围有一压缩的肾实质和纤维形成的假包膜，与正常肾组织分界清晰。RCC 以透明细胞癌最为常见，其次为乳头状肾细胞癌和嫌色细胞癌。早期RCC 可无任何症状，均由超声或 CT 等影像检查时偶然发现。无痛性血尿、腰痛、腹部肿块是晚期 RCC 的三大主要症状，部分患者还可出现消瘦、贫血及全身疼痛等全身症状。

【超声表现】

RCC 的超声表现为圆形或椭圆形实质性肿块，境界清晰，周边见纤细中等至高强度的包膜回声。肿瘤内部回声与肿块大小、肿瘤病理分型等密切相关，如肾透明细胞癌。当肿瘤小于 3cm

时多呈高回声，内部见少量血流（图 6-26A、B）；肿瘤 3～5cm 多表现为等回声或低回声肿块，内常伴有小片状无回声和 / 或斑点状强回声，肿瘤内部血流信号较丰富，周边呈"抱球"样血流信号（图 6-26C、D）；大于 5cm 的 RCC 内部回声混杂，分布不均匀，包膜欠完整，肿块内部血流信号多不丰富（图 6-26E、F）。乳头状 RCC 表现为无回声和实质回声并存的混合回声肿块，而嫌色细胞肾癌以均匀低回声或等回声为主，这两种类型的 RCC 肿瘤内部也表现为少血流信号，周边可有"抱球"样血流信号。以肾实质为参照，肿块的"快进快出"、均匀或不均匀高增强，以及包膜增强是 RCC 尤其是透明细胞癌的特征性超声造影表现。

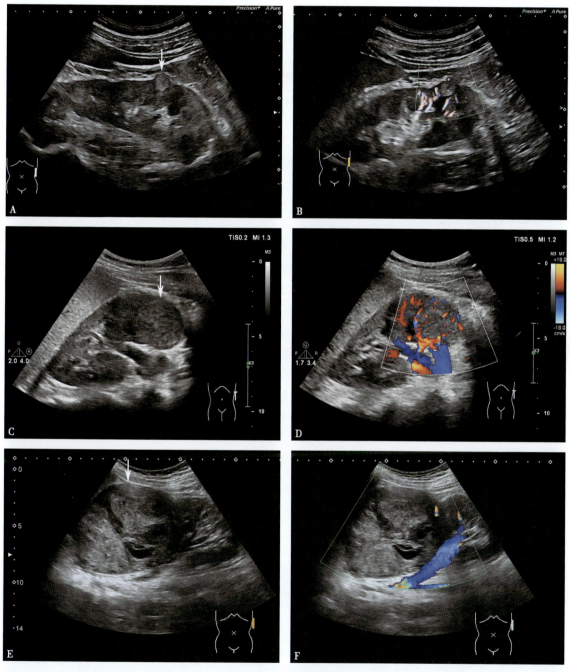

图 6-26　肾癌超声图像

A. 肿瘤小于 3cm 肾癌灰阶超声（箭头）；B. 肿瘤小于 3cm 肾癌能量多普勒超声；C. 肿瘤 3～5cm 肾癌灰阶超声（箭头）；D. 肿瘤 3～5cm 肾癌彩色多普勒血流成像；E. 肿瘤大于 5cm 肾癌灰阶超声（箭头）；F. 肿瘤大于 5cm 肾癌彩色多普勒血流成像。

　　当RCC伴肾周组织侵犯时可表现为肿瘤处肾包膜回声连续中断,肾活动度减低。RCC伴肾静脉和/或下腔静脉癌栓时,相应静脉内部出现低回声,低回声可占据部分或整个管腔。RCC伴淋巴结转移时,可在肾门见低回声的转移性淋巴结。

【鉴别诊断】

1. 肾脏良性肿瘤　见本节肾血管平滑肌脂肪瘤鉴别诊断。

2. 肾盂癌　当肾盂癌或RCC肿瘤较大,发生肾盂癌向肾实质侵犯或RCC向肾盂内侵犯时,需要进行鉴别。二者鉴别点主要是肿瘤以占据肾实质为主还是肾盂肾盏为主、彩色多普勒血流成像血流信号多少、超声造影增强程度,以及转移的部位等,其中肾盂癌的肿瘤以占据肾盂肾盏为主,血流信号通常较少,超声造影以低增强为主,以膀胱、输尿管种植为主要转移途径;而肾癌以占据肾实质为主,可有特征性的"抱球"样血流信号,造影以高增强及包膜增强为特征,可伴有肾静脉及下腔静脉的癌栓。

3. 肾结核　肾结核局部干酪样病灶或空洞形成时也表现为肾脏占位性病变,需与RCC鉴别,尤其是伴有液化出血感染的RCC。二者在病灶声像图上的鉴别主要是RCC内部多少存在实质回声肿瘤并伴有彩色血流信号,超声造影肿瘤内部有不同程度的增强,周边可见包膜增强,而肾结核为低弱的坏死组织,无血流信号,内部常无增强。

4. 肾脓肿　肾脓肿早期可表现为实质性肿块,但与炎性肿块相比,RCC肿瘤病灶的境界清晰,有包膜,肿瘤周边常有"抱球"样血流,超声造影呈包膜增强。当二者鉴别困难时,还在抗感染治疗后进行超声随访复查。

（三）肾母细胞瘤

【病理与临床】

　　肾母细胞瘤(nephroblastoma)又称为维尔姆斯瘤(Wilms tumor),是来源于肾胚基细胞的恶性胚胎性肿瘤,为最常见的儿童泌尿系统恶性肿瘤。肾母细胞瘤的瘤体通常体积大,呈圆形或椭圆形,肿瘤与肾组织分界清楚,周围有受肿瘤挤压而萎缩的肾组织形成的假包膜。肿瘤内部为实质性或因出血坏死而形成囊性和实质性相混合。腹部肿块是肾母细胞瘤的主要或首发临床症状,肿块常位于上腹季肋部一侧,体积较大,部分患儿还可伴有血尿、发热、高血压、腹痛等症状。

【超声表现】

　　肾母细胞瘤在超声上表现为肿瘤呈圆形或椭圆形,境界清晰,肿瘤内部回声为中/低回声,内部血流信号丰富(图6-27);或表现为多囊为主的囊实性回声,内部血流较少。由于肿瘤通常体积巨大导致肾脏形态失常,肾实质受压变薄,且被推挤至一端或两端,肿瘤周边常可见假包膜回声。

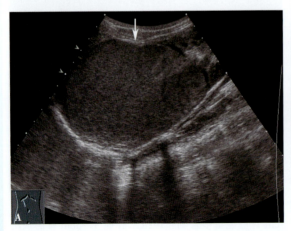
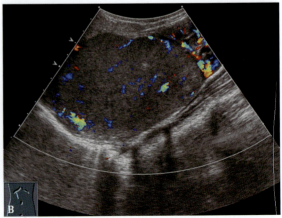

图6-27　肾母细胞瘤超声图像
A. 灰阶超声(箭头);B. 彩色多普勒血流成像。

肿瘤侵犯肾周筋膜时，肿瘤与肾筋膜之间的高回声连续中断，与肾周脂肪组织相连。当肾母细胞瘤发生淋巴转移时，在腹主动脉旁、锁骨上窝见圆形或不规则低回声肿块。如肿瘤伴有血行转移时，在肾静脉或下腔静脉内可见低弱回声、受累静脉内径增宽。

【鉴别诊断】

神经母细胞瘤：神经母细胞瘤也是儿童常见肿瘤，且多因腹部肿块就诊，因此需要与肾母细胞瘤相鉴别。肾母细胞瘤患者的肾脏组织残缺变少，周围血管受压移位；而神经母细胞瘤则是将肾脏推挤移位，肾脏多还存在，但周围血管常被包裹在肿瘤内。此外，二者的肿瘤声像图特征亦存在一些差异。肾母细胞瘤的肿瘤内以囊性变为主，且回声尚单一均匀，肿瘤有包膜，形态规则；而神经母细胞瘤的肿瘤内部多有钙化，回声种类多而杂乱，肿瘤无包膜、形态不规则。

（四）肾盂癌

【病理与临床】

肾盂癌（renal pelvic carcinoma）是发生于肾盂或肾盏过渡性上皮组织的恶性肿瘤，病理表现为扁平状、乳头状或无蒂病变，可为单发病灶，亦可为多发病灶。间歇性无痛肉眼血尿是肾盂癌的典型临床表现，其次为腰部钝痛，多为肿瘤阻塞引发肾盂肾盏积水所致，偶有患者因血块堵塞输尿管引发肾绞痛。

【超声表现】

肾盂癌的超声表现为扩张的肾盂、肾盏内出现低或中等偏低回声肿块，形态多为乳头状或菜花样，内部常无明显血流信号或仅见少量血流信号（图6-28）。肾盂癌超声造影特征是肿块开始增强晚于肾实质，呈均匀的低增强或稍低增强，周边无环状高增强。

当肾盂癌伴膀胱、输尿管种植时，在相应部位出现与之相同回声的实质肿块；如伴有淋巴结转移时，则在肾门与后腹膜出现低回声的肿大淋巴结。

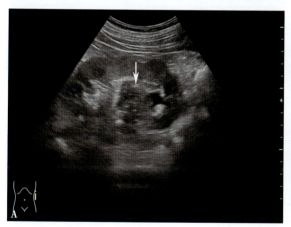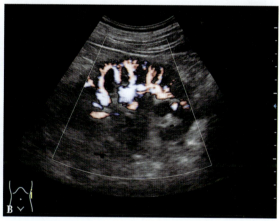

图6-28　肾盂癌超声图像
A. 灰阶超声（箭头）；B. 能量多普勒超声。

【鉴别诊断】

1. 肾细胞癌　见本节肾细胞癌鉴别诊断"2. 肾盂癌"。

2. 肾盂内血块　肾盂内血块回声与肾盂癌回声类似，但由于血块内部无血管和血流存在，所以超声造影时低回声肿块内部有无增强可对二者进行明确诊断，即肾盂癌病灶内部有增强，而血块内部无增强。

超声检查是临床常用的影像检查方法，通过超声检查不仅能早期发现肾肿瘤，并可根据声像图特点对肿瘤进行鉴别诊断。此外，超声通过检查肾脏活动度、有无肾门淋巴结、静脉癌栓及膀胱输尿管病灶帮助临床评估肿瘤的分期。对于鉴别诊断困难或晚期肿瘤患者，超声引导下行穿刺活检能为肿瘤治疗方案的选择提供依据。

五、肾感染性疾病

（一）肾脓肿

【病理与临床】

肾脓肿（renal abscess）是由于细菌性感染后其化脓性物质在肾实质内集聚而形成。肾脓肿初期因炎症充血肾脏体积增大，受累部分的肾间质明显充血、水肿，大量白细胞侵入，继而肾实质发生坏死，小脓肿形成。随着病程的进展，小脓腔相通融合，形成单或多个大的脓肿。寒战、高热、腰部疼痛／压痛／叩击痛是肾脓肿的主要临床表现。

【超声表现】

肾脓肿病灶的超声表现依据病变的不同阶段而异，其中肾脓肿初期因病灶液化不全或无液化，表现为肾脏局部回声减低，与正常肾组织之间无明确边界。而肾脓肿形成期则表现为境界较清晰的低弱回声肿块，壁厚且内壁不光滑，周边可见血流信号（图6-29）。超声造影表现为病灶内部无增强、周边厚薄不均的环状高增强。

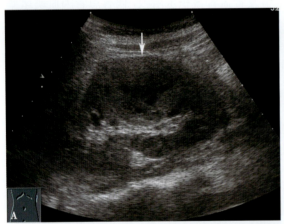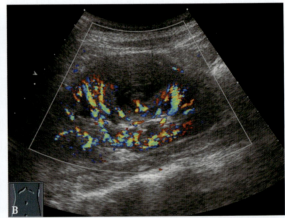

图6-29 肾脓肿超声图像
A. 灰阶超声（箭头）；B. 彩色多普勒血流成像。

【鉴别诊断】

1. **肾癌** 见本节"四、肾肿瘤"中肾癌鉴别诊断"4. 肾脓肿"。

2. **肾结核** 肾结核局部干酪样或空洞形成时，其病灶的声像图与肾脓肿相似，二者常需要鉴别。除相应的病史不同外，超声声像图的鉴别点为集合系统的回声，肾结核常累及集合系统，表现为肾盂、肾盏分离，内部呈低弱回声或点状回声漂浮的云雾状回声，同时肾盂、肾盏形态僵硬。

（二）肾结核

【病理与临床】

肾结核（renal tuberculosis）是结核分枝杆菌所致的肾脏特异性感染性疾病，肾结核是泌尿生殖系统结核中最常见的。结核分枝杆菌对肾脏的损害是进行性和破坏性的，结核分枝杆菌首先侵入肾小球周围的毛细血管，在肾实质内形成肉芽肿并相互融合成内含坏死组织的腔，即干酪样病灶，这些病灶导致肾脓肿、慢性肾盂肾炎、肾实质和乳头坏死。随着病程的发展，肾盏发生炎症形成钙化，导致肾盏变形、扩张和狭窄，最终肾功能完全丧失，即肾自截。肾结核可出现尿频、尿急、尿痛、脓尿和血尿等症状，同时常伴有低热、盗汗、乏力、消瘦和贫血等全身症状。

【超声表现】

肾结核早期可表现为肾脏局部形态饱满或隆起、内部呈低回声、与周边境界不清或欠清。之后病灶内部回声进一步减低而周边回声相对较高，形成占位效应，可伴有肾盏、肾盂侵犯，出现集合系统分离,肾窦回声增强,肾盂、肾盏形态僵硬(图6-30)。后期,肾脏局部出现环状、片状、散在的高回声或强回声,后方伴声影,该处肾包膜呈局部凹陷或不平整,集合系统回声增强及牵拉感。

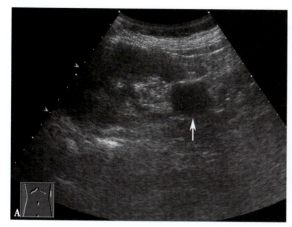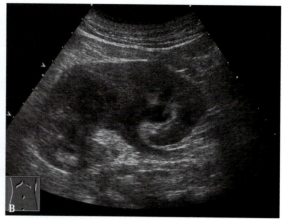

图6-30　肾结核超声图像

A.肾结核内低回声病灶(箭头);B.集合系统分离,肾窦回声增强,肾盂、肾盏形态僵硬。

肾结核最终发展为肾自截,如是纤维型,超声表现为肾脏区域弧形强回声,后方伴声影,无肾脏结构组织回声(图6-31);如是干酪海绵样型,其声像图特征表现为肾脏结构消失,肾区出现低弱回声"肿块",内部回声均匀,或伴有片状高/强回声的不均匀回声。

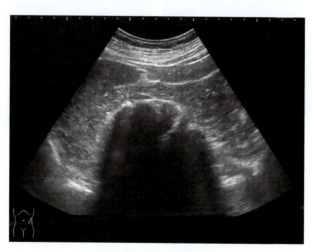

图6-31　肾自截超声图像

【鉴别诊断】

1. 肾癌　见本节"四、肾肿瘤"中肾癌鉴别诊断"3.肾结核"。

2. 肾结石　见本节"二、肾结石"鉴别诊断"1.肾内其他钙化灶"。

3. 肾脓肿　见本节"五、肾感染性疾病"中肾脓肿鉴别诊断"2.肾结核"。

肾脓肿诊断主要依赖于影像诊断,超声因其简便、无创、无辐射,被认为是首选检查方法。根据典型声像图表现、临床表现及实验室检查对肾脓肿诊断多无困难。但对于肾脓肿形成初期(未完全液化),因缺乏特异的声像图会给诊断造成一定困难。在肾结核诊治中,由于肾结核的病理变化具有持续性和多样性的特征,故简便、无创的超声检查方法适用于肾结核的随访复查,并有助于病理分型诊断。此外,超声对肾结核累及周围肌肉等软组织所致的结核性脓肿极易检出,且能在超声引导下实施脓肿穿刺引流术。

六、肾功能不全与移植肾

（一）肾功能不全

【病理与临床】

肾功能不全依据发病时间分为急性肾损伤（acute kidney injury，AKI）、急性肾病（acute kidney disease，AKD）和慢性肾病（chronic kidney disease，CKD）。AKI 与 AKD 的大体病理通常是肾脏体积增大，质地软，剖面髓质呈暗红色，皮质肿胀，因缺血呈苍白色。CKD 随病情进展，肾脏病变逐渐加重，晚期表现为弥漫性细颗粒状，称为"颗粒性固缩肾"。肾功能不全的患者可出现少尿，甚至无尿、水肿、尿色加深、泡沫尿、高血压、贫血以及全身各系统中毒症状。

【超声表现】

AKI 及 AKD 灰阶超声通常表现为双肾体积不同程度的增大，肾皮质增厚，回声增强，肾锥体增大回声减低，肾皮、髓质分界异常清晰（图 6-32）。AKI 早期（48h 内）肾内血流灌注减少，彩色多普勒血流成像可表现为肾内彩色血流信号减少，48h 后身体发生代偿，肾内血流信号可恢复。此外，由肾后性原因引起的 AKI 及 AKD，可出现不同程度的肾积水。

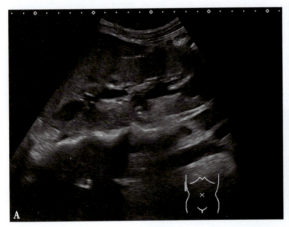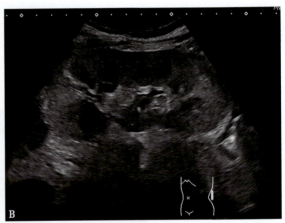

图 6-32　AKI 超声图像
A. 右肾；B. 左肾。

CKD 的超声表现与其分期相关，CKD 早期肾脏大小、形态及内部回声尚正常，肾脏内部血流信号无明显改变或略有减少。随着病情进展，双肾体积逐渐缩小，包膜不平整，肾实质回声增强，皮、髓质结构不清，肾窦回声不明显，血流信号逐渐减少，各段肾动脉频谱的阻力指数增高（图 6-33）。至终末期肾脏体积通常为正常的 1/2 至 1/3，甚至更小，肾内结构不清，肾窦回声模糊甚至消失，并可出现获得性囊肿，肾脏内部血流信号稀少甚至消失。

【鉴别诊断】

肾发育不全：肾发育不全可表现为肾脏体积缩小，需要与 CKD 相鉴别。CKD 除双肾体积缩小以外，还表现为包膜凹凸不平，肾内结构紊乱，肾皮、髓质分界不清。肾发育不全可为单侧，虽然肾脏体积缩小，但肾内结构尚正常，肾皮、髓质结构清晰。

（二）移植肾

【病理与临床】

肾移植常用于终末期肾病的治疗，通常移植于一侧髂窝。移植肾血管与髂外血管吻合，输尿管与膀胱吻合。肾移植术后的主要并发症为急性与慢性排斥反应，其主要临床表现为发热、尿少、血压升高、血肌酐上升。

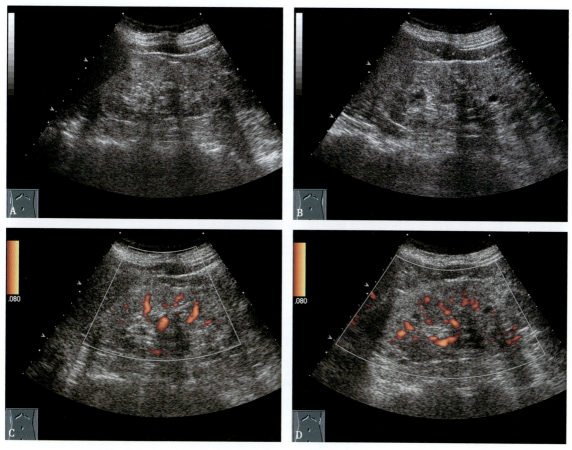

图 6-33 CKD 超声图像
A. 右肾灰阶超声; B. 左肾灰阶超声; C. 右肾能量多普勒超声; D. 左肾能量多普勒超声。

【超声表现】

移植肾的位置通常位于一侧髂窝内,肾凸缘偏向外前,肾门偏向内后,肾皮、髓质结构分界清晰,血流信号分布正常(图 6-34)。

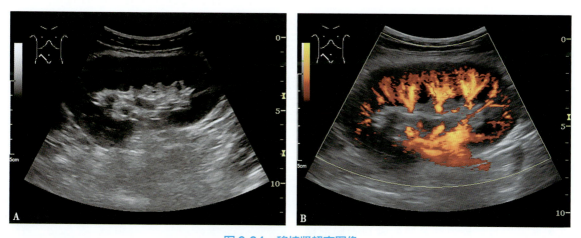

图 6-34 移植肾超声图像
A. 灰阶超声; B. 能量多普勒超声。

移植肾急性排斥时最明显的超声表现是肾体积增大,肾实质回声增高或减低,血流信号减少,肾动脉阻力指数≥0.85,严重者可测得舒张期反向频谱;慢性排斥则表现为肾实质回声增强、肾皮质变薄、轻度肾积水以及血流信号减少。

超声能显示肾脏形态、大小、内部结构和血供，是肾病诊断及随访的首选方法。对于肾移植的患者，超声能准确地检出移植肾的大小、形态及内部回声的改变，敏感地显示肾内血流分布及血流动力学参数的变化，帮助及时诊断术后各类并发症。此外，超声引导下的肾穿刺活检是肾病以及肾移植排斥反应的诊断"金标准"。

七、肾 外 伤

（一）病理与临床

肾外伤是指在外部力量的作用下造成肾脏解剖结构不同程度的破坏。肾外伤的病理表现与肾外伤的分级、分类相关，美国创伤外科协会肾外伤分级（表6-1）是目前最新版本、最全面的肾外伤临床严重程度分级及其相应病理变化的诊断分级标准。肾外伤的临床表现主要有血尿、疼痛、肌肉强直、血肿或尿外渗所致的肾周肿块、低血压，甚至休克。

表6-1　美国创伤外科协会肾外伤分级

分级	病理表现
I	包膜下血肿或肾实质挫伤，不伴裂伤
II	局限于肾筋膜的肾周血肿
	肾实质裂伤深度≤1.0cm，无尿外渗
III	肾实质裂伤深度＞1.0cm，无集合系统破裂或尿外渗
IV	肾实质裂伤并延伸至集合系统
	肾盂裂伤，伴或不伴完全性肾盂、输尿管破裂
	肾段动脉、段静脉损伤
	血管栓塞所致的节段性或全肾梗死，不伴活动性出血
V	肾主动脉或主静脉撕裂或肾门撕脱伤
	肾脏失去血供
	肾脏碎裂伤，肾实质丢失

（二）超声表现

Ⅰ～Ⅲ级肾外伤的超声声像图表现与损伤部位及出血时间有关，位于肾实质的病灶多呈低回声，而位于肾包膜下或肾周的血肿回声类型多变，其中急性出血呈无回声或弱回声，30min后出血会产生自凝，回声也逐渐增强呈高回声，4～5d后，因凝血块液化，超声表现为低回声甚至无回声（图6-35），随后被身体逐渐吸收，2～3个月后未被吸收的血肿可形成钙化，表现为强回声。Ⅰ～Ⅲ级肾外伤的肾裂伤处及肾包膜下血肿、肾周血肿、尿外渗内均无彩色血流信号，但裂伤以外的血流信号正常存在。

Ⅳ～Ⅴ级肾外伤除Ⅰ～Ⅲ级病灶的声像图表现外，还有集合系统损伤所致的肾周尿外渗、血管损伤引发的局限性或全肾梗死病灶，以及肾碎裂伤后肾脏破裂的超声表现。尿外渗超声表现为肾周围出现类圆形无回声区，内部无血流信号。局限性肾梗死表现为局部楔形低弱回声，梗死灶内部无血流信号，楔形的尖端指向集合系统，如为全肾梗死则表现为肾脏明显增大、形态饱满、肾实质回声低弱、肾内无血流信号、肾周围可伴有积液。肾碎裂伤的灰阶超声表现为肾窝无正常形态结构的肾

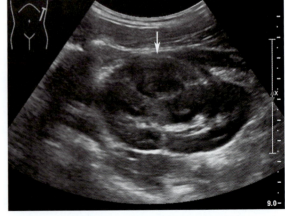

图6-35　肾周血肿超声图像

脏,该区域可见大小形态不等的低回声或不均匀回声的肿块,内部无血流信号。

肾外伤的超声造影表现为裂伤病灶、血肿、肾梗死区及破碎的肾脏组织块均无对比剂进入,呈无增强。Ⅳ级肾外伤中,如损伤的肾动脉中伴有血栓形成,超声造影能显示无增强的血栓区域,并准确地评估血栓的范围及血管阻塞的程度。此外,超声造影的实时成像能评估肾外伤有无活动性出血存在,表现为肾实质裂伤处或肾包膜破口处的造影剂呈"烟花"状或条状溢出或涌出。

(三)鉴别诊断

肾肿瘤破裂出血:肾肿瘤在外伤后可发生破裂,出现休克、血尿、疼痛、局部肿块、肌肉强直等症状,临床上常难与肾外伤鉴别。鉴别要点为肾肿瘤破裂在肾内可见肿块回声,有球体感,彩色多普勒血流成像在肿块内部及周边可见彩色血流信号,如肿块周边出现"抱球"样血流信号更证实其有肿瘤存在。

超声检查的便捷性及无辐射性适用于床边超声检查,可通过观察肾包膜的完整性、肾脏内部结构、实质及集合系统的回声等来判断有无肾损伤、损伤部位和损伤程度。此外,超声检查能判断有无肝、脾等脏器同时受损,为评估是否存在复合伤提供依据。

(陈亚青)

第六节　输尿管疾病

一、输尿管结石

(一)病理与临床

输尿管结石(ureteral stone)是由肾结石移行进入输尿管所致,由于输尿管的塑形作用,输尿管结石的形态常呈枣核形。输尿管结石嵌顿可导致结石上方的输尿管和肾盂扩张积水。大部分输尿管结石患者在结石下行活动时出现腰部或下腹部阵发性剧烈疼痛、恶心、呕吐,以及肉眼血尿等临床表现。当结石嵌于输尿管膀胱壁间段或结石伴感染时,可伴尿频、尿急和尿痛等尿路刺激症状。

(二)超声表现

输尿管内出现强回声,多呈枣核状,后方伴声影,在彩色多普勒血流成像中可出现彩色闪烁伪像,此伪像有助于输尿管结石的诊断。另外,结石上方的输尿管及肾盂常存在不同程度的扩张积水(图6-36)。

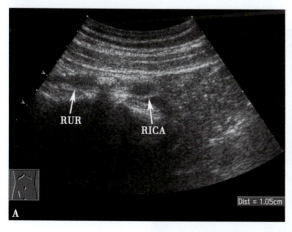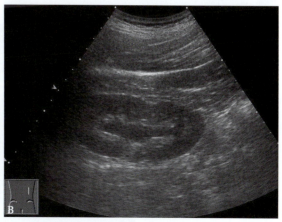

图 6-36　输尿管结石超声图像
A. 输尿管近跨髂血管交叉处团状强回声伴声影;B. 患侧肾积水。
RUR:右输尿管;RICA:右髂内动脉

（三）鉴别诊断

输尿管乳头状肿瘤有时可呈类似于结石的高回声，而某些输尿管疏松结石也可为肿瘤样高回声。二者鉴别要点在于输尿管肿瘤的高回声与输尿管壁相连、境界欠清，超声造影检查高回声结节常有增强表现。而输尿管疏松结石与输尿管壁分界清楚，输尿管壁连续性完好，超声造影表现为无增强。

超声检查的无创、无辐射，加之结石的特征性声像图，超声是输尿管结石，尤其是髂嵴以上和膀胱后方输尿管结石的主要影像检查方法。然而，输尿管中段易受肠道气体影响而致显示率低，降低了超声对输尿管结石诊断的敏感性。

二、输尿管肿瘤

（一）病理与临床

输尿管癌（ureteral cancer）是指输尿管上皮来源的恶性肿瘤，病理上可呈乳头状、息肉样、结节状、溃疡或弥漫性生长，肿瘤周围输尿管黏膜充血。输尿管癌病灶多为孤立性，少数为多灶性。约56%~98%的输尿管癌患者以血尿为首发症状，血尿也是输尿管癌最常见的症状。其次为腰痛，发生于约30%的患者中，可能为肿瘤阻塞引起肾盂、输尿管积水所致。

（二）超声表现

输尿管癌的声像图表现为扩张的输尿管管腔内出现低回声肿块，或管壁呈局限性不均匀增厚，肿块以上的输尿管和同侧肾脏见不同程度的积水（图6-37）。肿块内部通常仅见少量血流信号，造影后呈早增强、中等增强或高增强，以及快速消退。

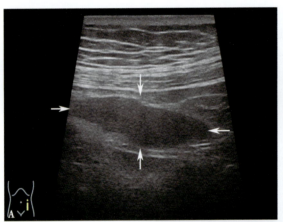
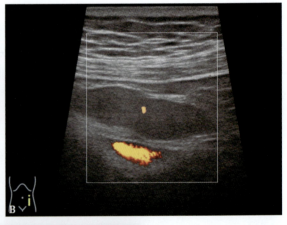
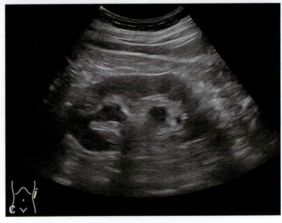

图 6-37　输尿管癌超声图像
A. 灰阶超声（箭头所示为输尿管癌病灶）；B. 能量多普勒超声；C. 患侧肾积水。

如输尿管癌由肾盂癌种植而来，同时可在同侧肾盂、肾盏内见相似回声肿瘤；如输尿管癌种植于膀胱，可在膀胱内见类似回声的肿瘤。当肿瘤向周围组织浸润则表现为肿块与周围组织分界不清，常形成形态不规则的低回声或不均匀回声肿块。如有淋巴转移，则在肾门、后腹膜或盆腔出现圆形或椭圆形低回声结节。

（三）鉴别诊断

输尿管结石：见本节"一、输尿管结石"鉴别诊断。

正常输尿管的超声显示率较低，当输尿管有肿瘤或积水存在时，其显示率可有不同程度的提高，但显示率的提高受输尿管位置影响较大，其中位于跨髂血管水平以上和膀胱后方的输尿管癌病灶较易检出，其余位置的肿瘤病灶因受肠道气体影响而检出率较低。超声造影检查在一定程度上帮助肿瘤病灶的检出及鉴别。

（陈亚青）

第七节　膀　胱　疾　病

一、膀　胱　炎

（一）病理与临床

膀胱炎（cystitis）是指发生在膀胱的炎症性病变，是临床常见的下尿路疾病。膀胱炎根据病因可分为感染性膀胱炎与非感染性膀胱炎两大类，感染性膀胱炎又有非特异性膀胱炎和特异性膀胱炎之分，前者是由大肠埃希氏菌、变形杆菌、金黄色葡萄球菌等细菌引发的炎症；而特异性膀胱炎主要包括结核性膀胱炎。非感染性膀胱炎包括腺性膀胱炎、间质性膀胱炎、化学性膀胱炎及放射性膀胱炎等。依据病程膀胱炎分为急性膀胱炎与慢性膀胱炎。膀胱炎的主要临床表现为尿频、尿急、尿痛等尿路刺激症状。

（二）超声表现

急性膀胱炎灰阶超声可无异常发现，或表现为膀胱壁水肿增厚、膀胱内漂浮的点状或絮状回声（图6-38）。慢性膀胱炎的灰阶超声特征有弥漫或局限的膀胱壁不规则增厚，严重者可有乳头样突起或小梁样改变，膀胱内部呈无回声或漂浮的点状回声（图6-39）。

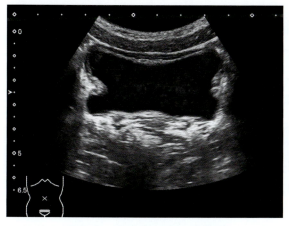

图6-38　急性膀胱炎超声图像

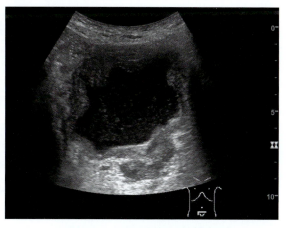

图6-39　慢性膀胱炎超声图像

腺性膀胱炎常表现为膀胱三角区膀胱黏膜呈片状增厚的低回声，部分为乳头状或结节状隆起，但膀胱肌层回声正常，输尿管开口及喷尿亦不受影响（图6-40）。

膀胱结核的声像图可表现为膀胱壁不均匀增厚、内壁高低不平、膀胱壁回声增强或斑点状强回声,膀胱内部有时可见漂浮的点状或絮状回声。至晚期,膀胱容量显著缩小,形态僵硬,膀胱壁回声增强甚至出现强回声后方伴声影(图6-41)。

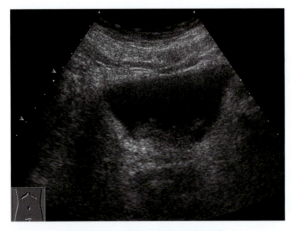

图6-40 腺性膀胱炎超声图像

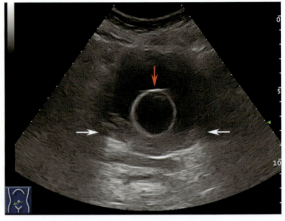

图6-41 膀胱结核超声图像

白色箭头所示为增厚的膀胱壁,红色箭头所示为导尿管水囊。

(三)鉴别诊断

1.膀胱肿瘤 膀胱炎在灰阶超声表现为膀胱壁不平整,并可出现乳头状或结节样突起,此情况需与膀胱肿瘤鉴别。二者在灰阶超声上的鉴别要点主要是膀胱炎除膀胱壁局部隆起,其周边膀胱壁亦增厚且高低不平,内部通常无血流信号,而膀胱肿瘤的结节状或乳头状突起周边膀胱壁厚度通常为正常,基底部常可见条状彩色血流信号。

2.膀胱结石 当膀胱结核伴膀胱壁局部钙化时,在膀胱内出现弧形强回声,后方伴声影,此时需与膀胱结石相鉴别。但膀胱结石的弧形强回声可随体位改变移动,而膀胱结核的弧形强回声则位置固定,不会随体位改变而移动。

超声是通过观察膀胱壁形态及回声改变、膀胱内尿液回声、膀胱容量和残余尿量来诊断膀胱炎症,但这些征象对膀胱炎的诊断缺少特异性,因此在诊断时需结合临床表现和实验室检查。

二、膀 胱 结 石

(一)病理与临床

膀胱结石(bladder stone)多继发于膀胱出口梗阻或由上尿路结石排入膀胱所致。主要病理改变是结石对膀胱黏膜反复刺激而引发的膀胱黏膜炎症、出血和溃疡。膀胱结石最常见的症状是尿频、尿痛、血尿、排尿困难和耻骨上疼痛。

(二)超声表现

膀胱结石的超声表现为膀胱内出现弧形或团状强回声,后方伴声影,多普勒超声可见闪烁伪像,强回声随体位改变而向重力方向移动(图6-42)。

(三)鉴别诊断

1.膀胱肿瘤 膀胱肿瘤表面钙化时可表现为膀胱内强回声,后方伴声影,而低回声的肿瘤组织常被高回声的钙化所遮盖,此时应与膀胱结石鉴别。鉴别要点是肿瘤表面钙化的强回声不随体位改变而移动,而膀胱结石的强回声随体位改变而移动。

2.膀胱结核 见本节"一、膀胱炎"鉴别诊断"2.膀胱结石"。

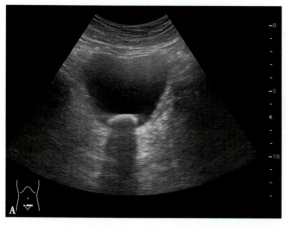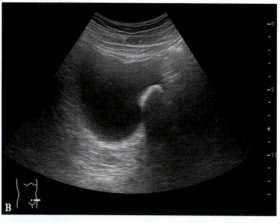

图 6-42　膀胱结石超声图像
A. 平卧位；B. 侧卧位。

膀胱结石的强回声在充满无回声尿液的膀胱中极易被发现，且强回声的结石具有随体位改变而移动的特点，超声对膀胱结石诊断的敏感性和特异性均很高。同时，超声还能检查肾脏、输尿管、前列腺等其他泌尿生殖系统脏器，找出有无与膀胱结石相关的疾病，或是否存在膀胱结石的相关并发症。

三、膀 胱 憩 室

膀胱憩室（bladder diverticulum）是指膀胱逼尿肌薄弱或缺失引起膀胱黏膜向外疝出而形成的囊状物，可分为先天性与后天性。先天性膀胱憩室好发于膀胱底或输尿管口处，通常与膀胱输尿管反流有关；后天性膀胱憩室多与膀胱出口梗阻有关。膀胱憩室可无特殊症状，若伴有感染，可出现尿频、尿痛、尿急及排尿困难等症状。

（一）超声表现

膀胱侧方、后方或顶部等部位见膨出的圆形或椭圆形无回声区，与膀胱相通，排尿后无回声缩小（图 6-43）。当憩室伴结石时，在无回声内出现强回声，后方伴声影。

（二）鉴别诊断

1. 盆腔囊肿　膀胱憩室需要与盆腔囊肿相鉴别，通过寻找憩室口以及排尿后无回声是否缩小或消失是二者鉴别的要点。膀胱憩室通过憩室口与膀胱相通，排尿后体积缩小；而盆腔囊肿囊壁完整，不与膀胱相通，排尿后体积无改变。

2. 输尿管膨出　见本章第四节"五、输尿管膨出"鉴别诊断。

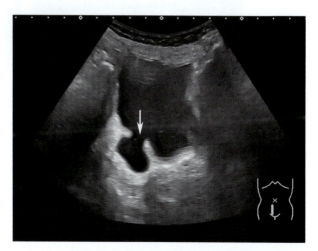

图 6-43　膀胱憩室超声图像（箭头）

超声检查能明确膀胱憩室的位置、数目、形态、大小及憩室口的大小，评估憩室的排空功能，明确憩室是否伴有结石等合并症，并可帮助明确膀胱出口梗阻的病因。

四、膀 胱 肿 瘤

（一）病理与临床

膀胱癌（bladder cancer）是指发生于膀胱黏膜上皮的恶性肿瘤，可发生在膀胱的任何位置，其中膀胱侧壁最常见，膀胱后壁次之。分化好的膀胱癌多呈乳头状，有蒂；分化差的膀胱癌呈扁平状突起，基底宽并向深部浸润。血尿是膀胱癌最常见的临床表现，80%～90% 的患者是以间歇性、无痛性全程肉眼血尿为首发症状。此外，早期膀胱癌尤其是位于膀胱三角区的肿瘤会刺激膀胱黏膜，出现尿频、尿急、排尿困难及夜尿增多等下尿路症状。

（二）超声表现

膀胱癌的声像图特征为膀胱内出现"乳头"状或"菜花"样肿瘤，内部呈低回声或中等偏低回声，部分肿瘤表面可见强回声钙化灶，肿瘤基底部出现点状或"短棒"状彩色血流信号（图6-44）。超声造影表现为自肿瘤基底部或与肿块相连的膀胱壁向肿瘤内快速灌注，肿瘤呈整体高增强，对比剂消退较慢。

超声依据肿瘤侵犯膀胱壁的深度进行分期：T_1 期的膀胱壁肌层低回声连续完整；T_2 期膀胱肌层连续性中断；T_3 期膀胱壁全层回声连续中断；T_4 膀胱壁回声连续中断，且肿块与膀胱壁以外脏器（如前列腺、精囊、子宫等）有粘连而分界不清。

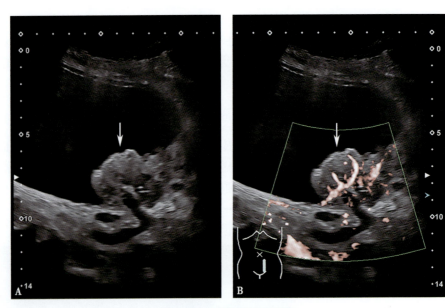

图6-44　膀胱癌超声图像
A. 灰阶超声（箭头）；B. 能量多普勒超声（箭头）。

（三）鉴别诊断

1. 膀胱炎　见本节"一、膀胱炎"鉴别诊断。

2. 膀胱结石　见本节"二、膀胱结石"鉴别诊断。

3. 膀胱内凝血块　膀胱内凝血块超声表现为膀胱内低或中等偏低回声肿块，与膀胱肿瘤回声类似，通常须鉴别。低回声肿块是否随体位改变而移动是其鉴别关键点，低回声随体位改变而移动的为膀胱内凝血块，而不随体位改变而移动的是膀胱肿瘤。此外，各自的声像图特征也是二者鉴别点，如膀胱肿瘤回声致密，表面可见钙化，基底部可见血流信号，而凝血块回声结构疏松，内无血流信号。

尿液是膀胱超声检查的天然对比剂，呈等回声或中等偏低回声的肿瘤在无回声的膀胱内很易被检出，尤其是位于侧壁和后壁的肿瘤。此外，超声的谐波成像及超声造影能明显提高膀胱前壁肿瘤的检出率，而经直肠腔内超声及经阴道腔内超声能显著提高膀胱三角区肿瘤的检出率。超声能清晰显示膀胱壁各层结构，通过观察肿瘤病灶侵犯膀胱的深度进行肿瘤的 T 分期。

（陈亚青）

第八节　前列腺疾病

一、前列腺增生

（一）病理与临床

良性前列腺增生（benign prostatic hyperplasia）多发生于围绕在尿道精阜部位的移行区及中央区，形成大小不一的海绵状增生结节，结节呈膨胀性生长，挤压周围的前列腺组织。前列腺增生主要表现为以尿频、尿急、夜尿增多和急迫性尿失禁等膀胱刺激症状，以及排尿费力、尿线变细、排尿时间延长为主的梗阻症状。

（二）超声表现

前列腺增生的声像图表现为前列腺体积增大、形态饱满，增生的前列腺组织可凸向膀胱呈"僧帽"状（图6-45）。前列腺增生移行区明显增大，出现增生结节，结节周边可见到环状或点状血流信号，周缘区受压变薄，移行区与周缘区之间出现弧形低回声声晕或点状增强回声呈弧形排列（图6-46）。

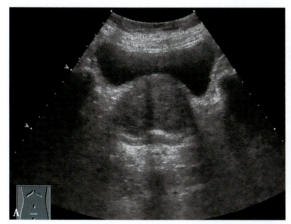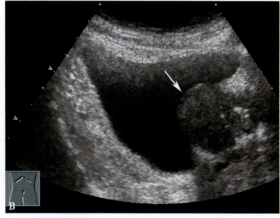

图6-45　前列腺增生经腹部超声图像
A. 横切面；B. 纵切面（箭头所示为凸向膀胱的前列腺组织）。

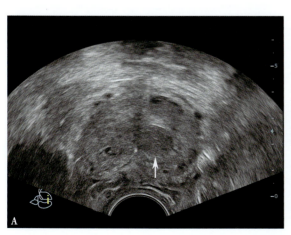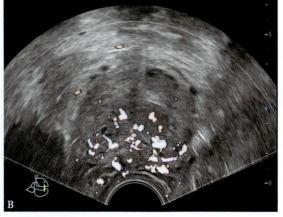

图6-46　前列腺增生经直肠超声图像
A. 灰阶超声（箭头所示为移行区增生结节）；B. 能量多普勒超声。

前列腺增生可引起膀胱出口梗阻，表现为膀胱壁增厚，膀胱小房、小梁及膀胱憩室形成，膀胱残余尿增多，膀胱结石以及肾盂、输尿管积水等。

（三）鉴别诊断

1. 前列腺癌 前列腺增生需与晚期前列腺癌相鉴别，鉴别要点在于前列腺增生的包膜平整，周缘区与移行区分界清晰。而晚期前列腺癌虽然也表现为前列腺增大，但其包膜不平整，内外腺分界不清。此外，位于周缘区的增生结节需要与前列腺癌结节鉴别，其中增生结节边界清晰，周边见血流信号，内部一般无或少许血流信号；而前列腺癌结节的边界不清晰，内部血流信号较丰富。

2. 膀胱肿瘤 前列腺增生凸向膀胱的患者应与膀胱肿瘤相鉴别，其鉴别要点是在行连续切面扫查时，向膀胱凸出的增生组织与前列腺相连，无边界，增生组织部分的血流和与之相连的前列腺内血流连续，而膀胱肿瘤只与膀胱壁相连，血流自肿瘤的基底部向表面延伸，与前列腺内部血流不相连。

经直肠超声可通过测量前列腺大小，显示前列腺形态、内部结构变化及增生结节来提示前列腺增生，是临床诊断前列腺增生的重要依据之一。超声还可为前列腺增生的严重程度提供相关信息，如前列腺有无凸向膀胱及其凸出程度，有无残余尿量及尿潴留，有无下尿路梗阻情况，包括膀胱壁厚度、有无小梁小房形成、输尿管及肾脏有无积水及其程度。

二、前 列 腺 癌

（一）病理与临床

前列腺癌（prostate cancer）是起源于前列腺上皮的恶性肿瘤，其生长方式是以多灶性为特征。前列腺周缘区是前列腺癌的好发部位，其转移途径有直接侵犯、淋巴及血行转移，直接侵犯的部位主要为精囊、膀胱及直肠壁，淋巴转移部位主要是盆腔淋巴结，而血行转移主要在骨骼。前列腺癌早期无明显症状，随着病程的进展可出现类似前列腺增生的排尿困难及血尿。晚期前列腺患者可出现转移灶症状，如骨转移者有腰背部或骨盆处疼痛，严重者出现病理性骨折。

（二）超声表现

前列腺周缘区内局部低回声结节是早期前列腺癌典型的声像图表现（图6-47）。除低回声结节外，部分前列腺癌还可表现为等回声结节，结节内部血流信号丰富。前列腺癌的超声造影特征是前列腺内局部早增强、高增强病灶，或境界不清的低增强病灶；在实时弹性成像声像图上表现为前列腺内可重复出现的质地变硬区域，在剪切波弹性成像上表现为前列腺内杨氏模量增高（>50kPa）区域。

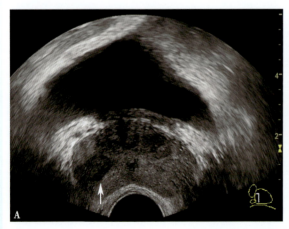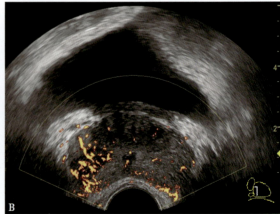

图6-47 早期前列腺癌超声图像
A. 灰阶超声（箭头）；B. 能量多普勒超声。

晚期前列腺癌的声像图特征为前列腺形态不规则，包膜不平整，内部回声分布不均匀，呈结节状或片状低回声，周缘区和移行区分界不清，甚至与邻近脏器分界不清（图6-48A、B）。若前列腺癌发生淋巴结转移，可在髂血管旁、后腹膜和锁骨上检出肿大淋巴结，呈低回声结节或肿块（图6-48C）。

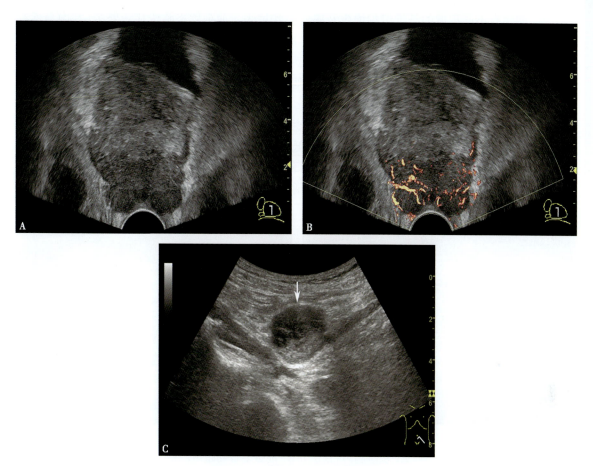

图6-48　晚期前列腺癌超声图像
A. 灰阶超声；B. 能量多普勒超声；C. 髂血管旁淋巴结转移病灶（箭头）。

（三）鉴别诊断

1. 前列腺增生　见本节"一、前列腺增生"鉴别诊断。

2. 前列腺炎　前列腺炎内部可出现斑片状低回声，与前列腺癌的内部回声常难以鉴别。通过结合患者症状、病史及血清前列腺特异性抗原（prostate specific antigen, PSA）可帮助鉴别，对于鉴别困难者可行前列腺穿刺活检获得病理诊断。

经直肠超声检查在前列腺癌诊断中的价值主要体现在准确测量前列腺体积、发现前列腺癌可疑病灶、引导前列腺穿刺活检。首先，PSA作为前列腺癌筛查指标，其诊断特异性不高，尤其是PSA测值在4.0～10.0ng/ml区间，因此建议通过PSA测值与前列腺体积或前列腺移行区体积的比值来计算PSA密度和移行区PSA密度，并据此判断其前列腺癌的可能性，从而做出是否行前列腺穿刺活检的决定。其次，前列腺超声有助于发现前列腺癌尤其是位于周缘区的前列腺癌病灶，从而提高前列腺穿刺活检的准确性。最后，超声由于有实时成像的优势，已成为引导前列腺穿刺活检的最重要的影像学方法。

三、前列腺炎性疾病

（一）病理与临床

前列腺炎（prostatitis）根据病程及病因可分为急性细菌性前列腺炎、慢性细菌性前列腺炎及慢性非细菌性前列腺炎，其病理表现为前列腺弥漫增大，内有炎性细胞浸润，急性期可形成脓肿，慢性期伴有不同程度的纤维组织增生及腺管囊状扩张。前列腺炎临床症状繁多，其中急性细菌性前列腺炎临床表现为尿频、尿急、尿痛等排尿刺激症状，并可伴有会阴部及耻骨后疼痛，以及发热、寒战等全身症状；慢性前列腺炎除表现为尿频、尿急、排尿不适感等泌尿系统症状外，还可表现为盆腔疼痛、性功能障碍以及抑郁、焦虑等社会心理相关症状。

（二）超声表现

前列腺炎声像图表现因其类型不同而异。急性细菌性前列腺炎表现为前列腺体积增大，形态饱满，内部回声分布不均匀，见片状低回声，低回声内血流信号丰富。当急性前列腺炎伴脓肿形成时，在前列腺内出现弱回声区，后方回声无衰减，在弱回声脓肿的周边可检出环状的血流信号（图6-49）。超声造影呈现周边增强而内部无增强的特征性表现。

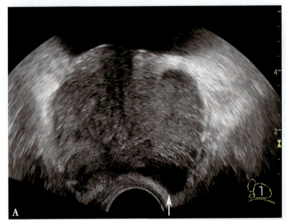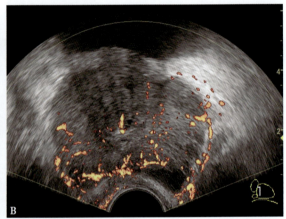

图6-49　前列腺脓肿超声图像
A.灰阶超声（箭头）；B.能量多普勒超声。

慢性前列腺炎的前列腺体积通常无明显变化，周缘区见斑片状低回声或扩张的前列腺腺管，前列腺内多见结石回声，呈细小点状强回声，排列成片，后方一般无声影，血流信号通常无明显改变或稍增多（图6-50）。

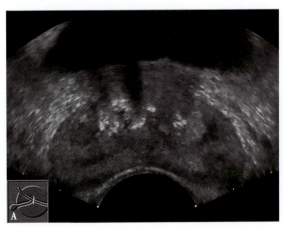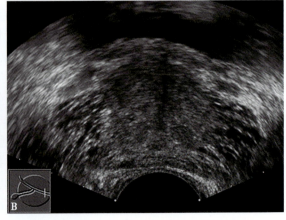

图6-50　慢性前列腺炎超声图像
A.周缘区见斑片状低回声，前列腺多发结石，以尿道旁为主；B.前列腺腺管明显扩张。

（三）鉴别诊断

1. 前列腺增生　详见本节"一、前列腺增生"。

2. 前列腺癌　详见本节"二、前列腺癌"。

经直肠超声能观察前列腺内结构及回声分布情况，多普勒超声能提供前列腺血流分布情况及其异常回声区域的血流信息，再结合患者的临床表现、体征和实验室检查指标，有助于前列腺炎的临床诊断。超声对于前列腺脓肿的诊断具有特异性，并可在超声引导下进行穿刺抽液治疗，但对于慢性前列腺炎，超声诊断无明显特异性。

（陈亚青）

第七章　妇　　科

妇科超声主要是关于女性生殖器官的超声扫查,包括外生殖器和内生殖器。本章介绍了妇科超声扫查的方式:经腹壁扫查、经阴道扫查、经直肠扫查和经会阴扫查;另外介绍了妇科超声重点观察的内容:子宫和卵巢的正常超声表现和异常超声表现。本章各个疾病的介绍都包括了病理与临床的相关内容、二维超声和多普勒超声表现、鉴别诊断和临床意义。包含的主要疾病有:子宫发育不全(子宫未发育、始基子宫及幼稚子宫)、单角子宫、残角子宫、双子宫、双角子宫、纵隔子宫;子宫平滑肌瘤、子宫肌腺病、子宫内膜病变;卵巢囊性病变、卵巢畸胎瘤、卵巢良性肿瘤和恶性肿瘤;妊娠滋养细胞疾病,如葡萄胎和妊娠滋养细胞肿瘤等。内容由易到难,由基础到临床。

第一节　女性生殖器官解剖概要

女性生殖器官分为外生殖器和内生殖器。外生殖器指生殖器官的外露部分,即外阴,包括阴阜、大小阴唇、阴蒂和阴道前庭。阴道前庭前方为阴蒂、尿道外口,后方有阴道口、处女膜、阴唇系带。女性内生殖器指生殖器内藏部分,包括阴道、子宫、输卵管及卵巢,后两者常被称为子宫附件。

(一)阴道

阴道(vagina)位于骨盆下部的中央,为前后略扁的肌性管道,后方贴近直肠,上端包绕子宫颈。子宫颈与阴道连接的圆形隐窝为阴道穹窿,分为前、后、左、右四个部分,后穹窿最深,与盆腔最低的直肠子宫陷凹相邻。

(二)子宫

子宫(uterus)位于盆腔中央,为有腔的肌性器官,前为膀胱,后为直肠,下端接阴道,两侧是输卵管和卵巢。成年女性的子宫呈倒置的梨形,子宫上部较宽为子宫体,子宫体顶部为子宫底,子宫体下方较窄呈圆柱状的为子宫颈。子宫腔呈上宽下窄的三角形,通过宫底两侧子宫角与输卵管相通。宫体与宫颈的比例青春期前为1:2,生育年龄为2:1,绝经后为1:1。

子宫体壁外层为浆膜层(脏腹膜),中间层为肌层,内层为子宫内膜。从青春期开始受卵巢激素的影响,子宫内膜表面2/3有周期性变化,为功能层;靠近子宫肌层的1/3内膜无周期性变化,为基底层。子宫肌层由平滑肌组织及少量弹力纤维所组成,肌束排列交错。子宫浆膜层为覆盖子宫体前、后及底部的腹膜,子宫前面近子宫峡部处的腹膜向前返折覆盖膀胱,形成膀胱子宫陷凹。腹膜沿子宫后壁向下至子宫颈后方及阴道后穹窿,再折向直肠,形成直肠子宫陷凹。子宫颈主要由结缔组织和少量平滑肌纤维、血管及弹力纤维组成。宫颈管周围黏膜内腺体分泌的黏液受性激素的影响也有周期性变化。

(三)输卵管

输卵管(fallopian tube)为一对细长而弯曲的肌性管道,内侧与子宫角相连、相通,外端游离,全长约8~14cm,由内向外可分为间质部、峡部、壶腹部及伞部。

(四)卵巢

卵巢(ovary)位于子宫两侧、输卵管的后下方,由外侧骨盆漏斗韧带(卵巢悬韧带)和内侧的卵巢固有韧带固定。卵巢表面由生发上皮覆盖,卵巢组织分为皮质和髓质。皮质在外层,其中有大小不等的各级发育卵泡及致密结缔组织;髓质在卵巢的中心,由疏松结缔组织及丰富的血管、神经、淋巴管及平滑肌纤维组成。青春期前,卵巢表面光滑;青春期开始排卵,其表面逐渐凹凸不平;生育期女性的卵巢大小约 40mm×30mm×10mm;绝经后卵巢萎缩,变小、变硬。

(五)生殖器官的血管

1. 动脉　子宫动脉为髂内动脉前干的分支,在腹膜后向下、向前走行,距宫颈内口水平约 2cm 处横跨输尿管达子宫侧缘。其上支沿宫旁迂曲上行称子宫体支,其进入肌层后第一级分支为弓形动脉,环绕子宫分布,走行于子宫肌层外 1/3;弓形动脉再分级发出放射动脉、基底动脉和螺旋动脉,分别供应内侧肌层、内膜基底层和功能层。子宫体支远端供应子宫底、输卵管及卵巢。子宫动脉下支分布于宫颈及阴道上部。卵巢动脉自腹主动脉分出,在腹膜后下行,向内横行进入卵巢,末梢与子宫动脉上行的卵巢支相吻合。

2. 静脉　盆腔静脉均与同名动脉伴行,但在数量上较动脉多,并在相应器官及其周围形成静脉丛,且互相吻合。盆部静脉血最终汇入左右髂总静脉。

(谢红宁)

第二节　妇科超声检查技术

一、妇科超声检查途径

主要包括经腹壁扫查、经阴道扫查、经直肠扫查和经会阴扫查。

(一)经腹壁扫查

经腹壁扫查是最常采用的妇科超声检查途径,适用于所有年龄的女性。优点是检查方法简便,易被接受,扫查范围广;缺点是需充盈膀胱,探头分辨率较低,图像质量易受腹壁厚度、膀胱充盈程度及肠道胀气等因素的影响。

受检者需膀胱适度充盈,约 300~500ml。以子宫矢状切面为标准,充盈膀胱将周围肠管推开,以能清晰地显示包括子宫底在内的子宫长轴完整轮廓为适度。受检者取仰卧位,检查时探头置于下腹部表面,先在盆腔中部采用矢状切面扫查,以子宫矢状面为中心,探头稍向两侧偏转、滑行,然后将探头转动 90°,改为横切面扫查,从上向下或从下向上连续扫查,观察子宫、双侧附件等盆腔内结构。

(二)经阴道扫查

适用于有性生活史的女性盆腔超声检查。优点是超声探头分辨率高,探头与盆腔器官接近,能更好地显示盆腔脏器的细微结构,有助于疑难病例的鉴别诊断,且不需膀胱充盈,是已婚女性妇科超声检查的常规方法;缺点是探头穿透力有限,对过大的子宫以及较大的盆腔肿块,需结合经腹扫查才可获得完整的诊断信息。

受检者检查前排空膀胱,有阴道出血者在清洁外阴后进行。检查时取膀胱截石位,阴道探头外套上加入耦合剂的消毒探头套,将探头轻缓插入阴道,置于阴道前穹窿或后穹窿。探头进入过程中,依次显示阴道前后壁、宫颈管及宫颈、子宫内膜及子宫肌层。先显示子宫颈管与宫腔内膜相延续的子宫矢状切面,然后将探头向左右两侧轻轻摆动,观察子宫两侧壁,再旋转探头 90° 做横切面扫查,并上下轻摆动显示子宫冠状切面,最后在子宫的两侧、子宫与髂血管间寻找卵巢,观察卵巢及宫旁结构有无占位等异常。

(三)经直肠扫查

主要适用于无性生活史,阴道萎缩、闭锁或畸形,且经腹壁扫查图像不理想的患者。

受检者检查前需排空大、小便。检查时取膀胱截石位或侧卧位；超声探头与经阴道检查相同；探头缓慢进入肛门后先观察直肠壁，然后观察直肠前方的阴道、宫颈和子宫，扫查方法与经阴道扫查相似。

（四）经会阴扫查

主要用于怀疑阴道肿物、异物或阴道畸形以及了解盆底肌群情况。检查前无须特殊准备。

检查时取膀胱截石位，将探头置于会阴部。扫查时先观察阴道壁及阴道内有无肿物、异物或积液等异常，探头再左右、上下稍摆动，观察尿道与直肠的情况。

二、妇科超声常用的超声成像模式

1. 二维超声 适用于所有妇科超声检查。

2. 多普勒超声 包括彩色多普勒血流成像和频谱多普勒超声。用于观察盆腔脏器和病灶的血供分布及血流动力学特征，辅助鉴别良、恶性病变。

3. 三维超声成像 应用三维容积探头自动扫描感兴趣区，获得一组由连续二维切面组成的容积数据，通过旋转、平移三维容积数据，可对感兴趣区进行任何方位、角度的观察，可显示二维扫查难以获得的切面，并进行立体成像。

4. 超声造影 包括经周围静脉超声造影和子宫输卵管超声造影，前者是经静脉注射超声对比剂，通过观察对比剂在病灶内的灌注及消退模式，了解盆腔病变的血供特征，辅助病灶定位和定性诊断。子宫输卵管造影则通过宫颈管向宫腔内推注声学对比剂，观察宫腔和输卵管内对比剂的弥散情况，从而判断宫腔有无占位以及输卵管是否通畅。

（谢红宁）

第三节　正常女性生殖器官超声表现

女性生殖器官中的子宫和卵巢随着年龄和月经周期的变化有较明显的生理性改变，因此超声图像多变、复杂。经腹壁超声扫查难以清晰地显示子宫内膜、卵巢内的细微结构，尤其对于肥胖、盆腔内有占位性病变的患者，应尽可能经阴道或经直肠超声扫查。

一、生育期女性子宫、卵巢超声表现

（一）子宫

1. 二维超声

（1）子宫体：子宫位于膀胱后方正中或稍偏一侧，纵切时呈长椭圆形，横切面体部呈椭圆形。宫体为实性均质回声，轮廓清晰，浆膜层为纤细线状高回声，肌层呈均匀等回声。宫体中部子宫腔呈线状高回声，宫腔线周围有周期性改变的内膜层围绕（图7-1）。

（2）子宫内膜：子宫内膜随月经周期改变有不同声像图表现（图7-2）。月经期子宫内膜功能层剥落，内膜厚薄不均，初为不均匀回声，月经基本结束时，表现为线状等回声，两层内膜间宫腔线清晰（图7-2A）；增生期内膜腺体增生，内膜增厚，内膜功能层表现为低回声，基底层呈稍高回声；增生晚期内膜两侧基底层加上宫腔线的高回声形成"三线"征（图7-2B）；分泌期，即黄体期子宫内膜发生分泌反应，内膜继续增厚，由基底层向内膜表面逐渐转变成均质的较强回声层（图7-2C、D）。增生期和分泌期经阴道扫查常可见由子宫肌层的收缩所致的内膜蠕动波，借此可辅助鉴别内膜病变。

（3）宫颈：宫颈回声较宫体肌层稍高，宫颈黏膜层纵切时表现为颈管线周围的梭形低回声（见图7-1），横切时则为扁椭圆的低回声。

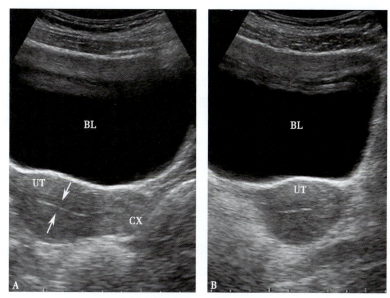

图7-1　正常子宫声像图（经腹扫查）

A. 子宫矢状切面；B. 子宫横切面。

箭头所示为子宫内膜，内膜间为高回声宫腔线；BL：膀胱；UT：子宫；CX：宫颈。

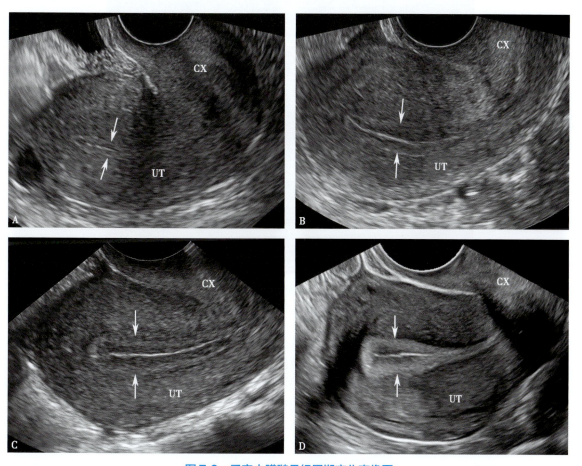

图7-2　子宫内膜随月经周期变化声像图

A. 月经期；B. 增生期；C. 分泌期；D. 分泌期末。

箭头所示为子宫内膜；UT：子宫；CX：宫颈。

（4）子宫大小的测量：取子宫正中矢状切面，以清楚显示宫腔线和宫颈管线相连为标准纵切面，自宫底部到宫颈内口距离为宫体的长径；与长径相垂直测量宫体前后最大距离为前后径；在子宫底部的横切面显示宫腔线最宽处，在经两侧宫角横切面的稍下方，为宫体的最大横径。正常育龄女性子宫体超声测量参考值为长径 50～75mm，前后径 30～45mm，横径 45～60mm。子宫内膜厚度测量亦取子宫正中矢状切面，测量两侧内膜基底层之间内膜的最大距离，增生期内膜厚度 10mm，分泌期末可达 12～13mm。宫颈长径为宫颈内口至外口的距离，宫颈大小和长度变异较大，一般不需常规测量，育龄女性非孕期宫颈长度参考值为 20～30mm。

2. 多普勒超声　在宫体与宫颈交界水平两侧 CDFI 可显示子宫动静脉主干的血流信号。子宫浆膜下肌层可显示与浆膜面平行的血流信号，肌层可显示垂直于宫腔线的放射状动脉，子宫内膜增生期后经阴道扫查可显示内膜基底层散在血流信号。

（二）卵巢

1. 二维超声　卵巢位于子宫体两侧外上方，经阴道扫查在髂内动脉前方可以找到卵巢。卵巢呈扁椭圆形，边界稍有凹凸，中央部回声略高，周围为低回声皮质，内见大小不等、边缘清晰、壁薄的圆形无回声区，为卵泡声像（图 7-3）。卵泡大小随月经周期不同发生较大变化。月经期一侧卵巢内出现发育卵泡并逐渐增大，形成优势卵泡，呈圆形无回声，壁薄、光滑、张力好，成熟卵泡直径在 2.0cm 左右，向卵巢外突出；排卵后卵泡消失，转变为黄体，后者因囊内出血量和时间不同，超声表现多样，囊壁较厚而不规则，内部可为囊性、混合性及实性回声（图 7-4）。月经后期黄体萎缩形成白体。

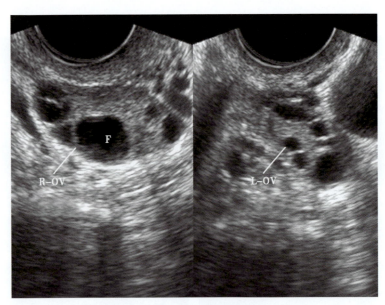

图 7-3　卵巢声像图（经阴道扫查）
R-OV：右侧卵巢；L-OV：左侧卵巢；F：优势卵泡。

2. 多普勒超声　月经期卵巢内血流信号较少，难以获得血流频谱；卵泡期卵巢内血流信号逐渐增多，愈近排卵血流信号愈丰富，动脉频谱流速增高，阻力减低，在优势卵泡周围可显示半环状至环状的血流信号；黄体期黄体形成过程中，黄体囊肿周围血管增生，囊壁上血管扩张明显，出现特征性的黄体血流，表现为环绕黄体的环状血流信号（图 7-5），血流频谱阻力降低，阻力指数 RI 可低至 0.40 以下。

（三）输卵管

1. 二维超声　由于输卵管细而弯曲，位置不固定，加之周围肠管遮盖，在正常情况下超声检查无法显示。当盆腔有积液时，在周围液体衬托下，输卵管呈弯曲细管状低回声，偶可显示伞端（图 7-6）。

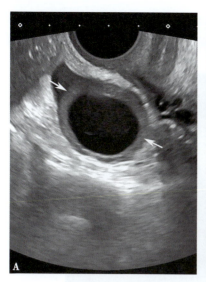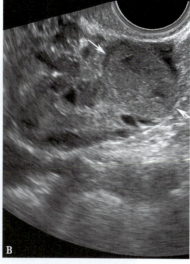

图 7-4　卵巢黄体声像图

A. 黄体内部为囊性回声；B. 黄体内部为实性回声。

箭头所示为黄体，周边可见部分卵巢声像。

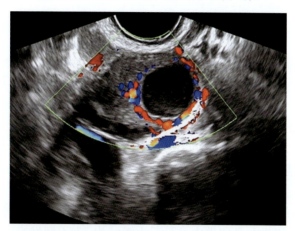

图 7-5　卵巢黄体 CDFI 表现

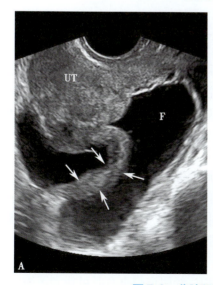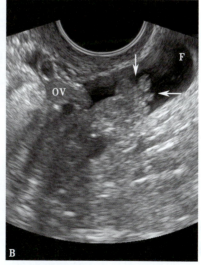

图 7-6　盆腔积液输卵管声像图

A. 漂浮在积液中的输卵管（箭头）；B. 漂浮在积液中的输卵管伞端（箭头）。

UT：子宫；OV：卵巢；F：盆腔积液。

2．子宫输卵管超声造影 正常情况下经宫颈管向宫腔内注入超声对比剂,宫腔和输卵管管腔显影,对比剂通过双侧输卵管,从伞端弥散到盆腔,借此判断输卵管是否通畅(图7-7)。

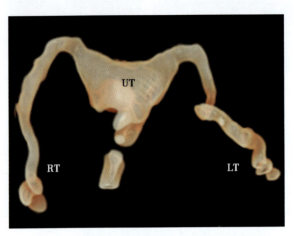

图7-7 子宫输卵管超声造影三维超声声像图
UT:子宫腔;LT:左侧输卵管;RT:右侧输卵管。

二、青春期前女性子宫、卵巢超声表现

青春期前分为新生儿期、儿童期和青春前期,生殖器官发育处于安静状态,子宫较小,卵巢尚未发育。

(一)子宫

青春期前子宫体较小,宫颈部相对较长,宫颈与宫体比例为2:1。女性10岁子宫长径约3.5cm,13岁增大至6.2cm左右,宫体增长的幅度比宫颈大。子宫矢状切面显示:子宫呈细长管状,肌层呈均质较低回声,内膜呈线状,常难以辨认。CDFI难以显示肌层内血流。

(二)卵巢

卵巢通常为对称的细长形,至青春前期大小约为:长24~41mm;厚8.5~9.4mm;宽15~24mm,接近成人大小。部分女童卵巢内可显示小囊结构,为不同发育期的卵泡,最大直径可达7mm。

三、绝经期女性子宫、卵巢超声表现

绝经后卵巢停止排卵,卵泡数量明显减少,卵巢门和髓质血管硬化、闭塞。子宫肌层逐渐萎缩,肌层大部分变为纤维组织。宫颈缩小速度较慢,宫颈与宫体长度的比例逐渐回复到与幼女时期的相同。内膜腺体也萎缩、变薄。在绝经2年后,大多数内膜只有一层含小腺体而无螺旋血管的致密基质。

(一)子宫

子宫体萎缩变小,内膜薄,不超过0.5cm,无周期性变化,在宫腔闭合线周围显示低回声的结合带。子宫肌层普遍回声减低、不均质,绝经时间较长者肌层可见散在斑点状高回声,为闭塞、机化的血管。浆膜下肌层有时可见小圆形、管道状呈低回声的血管。肌层内CDFI较难显示血流信号,子宫浆膜下静脉相对扩张,表现为细小裂隙。

(二)卵巢

绝经1年后,经腹扫查基本无法显示卵巢结构。经阴道扫查有时可找到萎缩的卵巢,呈较低回声的实性结节,内无卵泡结构,CDFI几乎不能探测到血流信号。

(谢红宁)

第四节　女性生殖器官先天发育异常

女性生殖器官发育过程包括：双侧副中肾管的发育、融合及吸收3个主要阶段。发育过程可受到各种内在或外在因素的影响，这些均可导致不同程度的生殖器官发育异常。女性生殖器官畸形较为复杂。因副中肾管发育不全所导致的异常包括子宫发育不全(子宫未发育、始基子宫及幼稚子宫)、单角子宫、残角子宫等；因副中肾管融合及吸收障碍所致的异常包括双子宫、双角子宫、纵隔子宫等。

一、子宫未发育或发育不全

（一）病理与临床

1. 先天性无子宫(congenital absence of uterus)　即子宫未发育，系双侧副中肾管下段未融合。先天性无子宫常合并先天性无阴道或阴道闭锁不全，可有正常输卵管、卵巢。患者可无任何临床症状，常因原发性闭经就诊。第二性征和乳腺可发育正常，肛诊时盆腔空虚或仅有呈条索状纤维带。

2. 始基子宫(primordial uterus)　属于子宫发育不全的一种类型，系两侧副中肾管会合后不久即停止发育所致。子宫很小，多数无宫腔及无子宫内膜，或仅为一实体肌性子宫。临床表现为原发性闭经。肛诊子宫小，很难触及。

3. 幼稚子宫(infantile uterus)　属于子宫发育不全的一种类型，系两侧副中肾管融合形成子宫后停止发育。青春期前，任何时期子宫停止发育都可形成幼稚子宫，伴子宫内膜发育不良。子宫较正常小，宫腔形态狭窄，宫颈相对较长，临床表现为初潮延期或月经量过少、不孕。

（二）超声表现

1. 先天性无子宫　在适度充盈膀胱的情况下，在膀胱后方无论是纵切还是横切均不能显示子宫声像。有时在膀胱两侧可见卵巢结构。(图7-8)

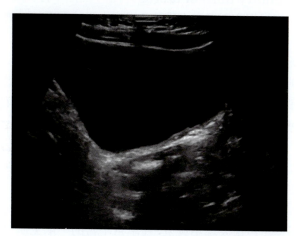

图7-8　先天性无子宫声像图

2. 始基子宫　在适度充盈膀胱的情况下，子宫很小，在膀胱后方呈条索状肌性结构回声，难辨子宫体和宫颈结构，无宫腔线和子宫内膜回声，可见卵巢结构(图7-9)。

3. 幼稚子宫　在适度充盈膀胱的情况下，显示子宫小，宫体与宫颈之比为2:3或1:1，可显示宫腔线和子宫内膜回声，可见正常的卵巢结构(图7-10)。

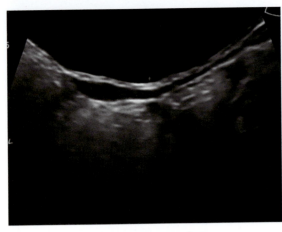

图 7-9　始基子宫声像图　　　　　　　图 7-10　幼稚子宫声像图

1D 0.34cm
2D 3.27cm
3D 2.04cm

（三）鉴别诊断

超声显示阴道上方的肌性结构，需仔细辨别有无子宫内膜，以分辨始基子宫还是幼稚子宫，准确诊断有助于预后的判断。

（四）临床价值

超声检查能够较准确地诊断子宫未发育或发育不全的类型，有助于判定原发性闭经的原因及确定有无生育功能。

二、单角子宫及残角子宫

（一）病理与临床

1. 单角子宫（uterus unicornis）　系一侧副中肾管发育而另一侧副中肾管发育不全形成，未发育侧输卵管缺如，卵巢有时存在。单角子宫常合并残角子宫。临床上常表现为不孕症、习惯性流产，若怀孕可出现胎儿宫内发育迟缓、臀位、胎膜早破、早产等。

2. 残角子宫（rudimentary horn of uterus）　系一侧副中肾管发育不全所致，可伴该侧泌尿系统发育畸形。残角子宫根据有无子宫内膜腔及子宫内膜腔是否与对侧子宫内膜腔相通分为三型：残角子宫与发育侧单角子宫腔相通（图 7-11）；残角子宫与发育侧单角子宫腔不相通（图 7-12）；残角子宫为始基子宫，无宫腔，以纤维束与发育侧单角子宫相连（图 7-13），临床表现复杂，无内膜型和有内膜相通型无明显临床症状，有内膜不相通型则在月经初潮后出现周期性一侧下腹痛，易发展为子宫腺肌病、子宫内膜异位囊肿，常伴不孕。若妊娠发生在残角子宫内，至中期妊娠可突然发生破裂而出现典型的异位妊娠破裂的症状，严重时危及生命。

（二）超声表现

1. 单角子宫　子宫外形呈梭形，向一侧稍弯曲，横径较小，宫底横切面仅见一侧宫角，宫腔内膜呈管状，同侧可见正常卵巢。

2. 残角子宫

（1）无内膜型残角子宫：声像表现不典型，在单角子宫的一侧见肌性突起，其回声与子宫肌层回声相同。

（2）有内膜型残角子宫：在单角子宫的一侧见肌性突起，其回声与子宫肌层回声相同，中心区显示内膜回声。扫查其与对侧子宫内膜腔有相连则为相通型；若无相连，则为不相通型。

（3）残角子宫妊娠：在单角子宫一侧上方见一内含胎儿的包块（图 7-14），周围可见肌层回声。诊断残角子宫妊娠应具备两点，一是妊娠囊周围有正常肌层结构，二是妊娠囊周围内膜层与正常宫颈管不相连。

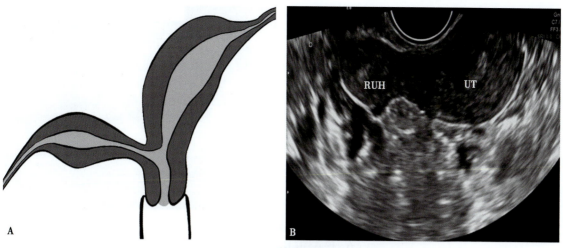

图 7-11　残角子宫与发育侧单角子宫腔相通的单角子宫
A. 模式图；B. 超声声像图；
UT：子宫；RUH：右侧残角子宫。

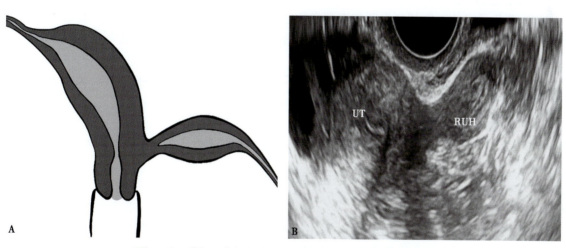

图 7-12　残角子宫与发育侧单角子宫腔不相通的单角子宫
A. 模式图；B. 超声声像图；
UT：子宫；RUH：右侧残角子宫。

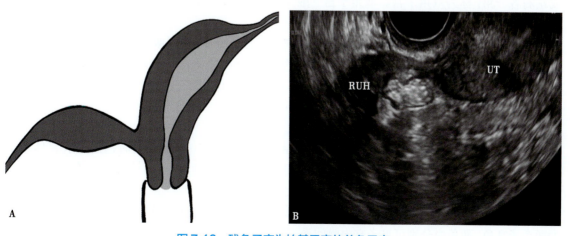

图 7-13　残角子宫为始基子宫的单角子宫
A. 模式图；B. 超声声像图；
UT：子宫；RUH：右侧残角子宫。

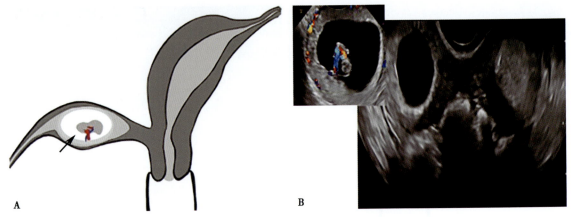

图 7-14　残角子宫妊娠

A. 模式图；B. 超声声像图。

箭头示在残角子宫内可见一妊娠囊，连续扫查可见胚胎回声及胎心搏动。

（三）鉴别诊断

1. 单角子宫的二维超声纵断扫查图像往往与正常子宫图像难以鉴别，超声横切面显示内膜回声呈团状，三维超声及子宫、输卵管造影易确诊。无内膜型残角子宫需与子宫浆膜下肌瘤鉴别。

2. 有内膜型残角子宫与对侧单角子宫腔不相通，内可见经血积存的无回声，类似子宫内膜异位包块，须与附件区囊性包块鉴别。

（四）临床价值

超声检查能够较准确地诊断单角子宫和残角子宫类型，有助于判定不同的临床表现。

三、双子宫、双角子宫及纵隔子宫

（一）病理与临床

1. 双子宫（uterus didelphys）　系因两侧副中肾管完全未融合，各自发育形成两个宫体、宫颈，形成双子宫（即两个单角子宫），各有单一的输卵管和卵巢。患者多无临床症状。多于人工流产、产前检查及分娩时发现，患者可有流产、早产、胎位异常。

2. 双角子宫（uterus bicornis）　系双侧副中肾管尾端大部分融合，宫底水平融合不全，形成左右各一角，称为双角子宫。双角子宫一般无症状，容易发生流产、早产及胎位异常。双角子宫宫底内陷≥1cm。

3. 纵隔子宫（septate uterus）　系两侧副中肾管融合后，中隔吸收受阻，形成不同程度的中隔。如中隔部分吸收、终止在宫颈内口上方的任何部位，将子宫腔部分分开，称为不全纵隔子宫；如中隔完全未吸收、达到甚至超过宫颈内口水平，将子宫腔完全分开，称为完全纵隔子宫。易发生流产、早产和胎位不正，产后胎盘可能粘连在隔上，造成胎盘滞留。

（二）超声表现

1. 双子宫　在连续多个矢状切面上，可先后显示两个子宫。横行扫查时，在宫底、宫体水平均见两个子宫中间有间隙，两侧子宫腔内分别见内膜回声；宫颈水平见一横径较宽的宫颈，有两个宫颈管回声，两子宫大小相近或其中之一稍大（图 7-15）。

2. 双角子宫　矢状切面连续移行扫查时，其宫底部有间隙；子宫底部水平横切面呈分叶状，为两个子宫角，两角内分别可见子宫内膜回声，宫体下段、宫颈水平横切面表现无异常（图 7-16）。

3. 纵隔子宫　子宫外形正常，但宫底横径较宽，宫底水平横切面显示宫腔内中隔，回声较肌层稍低，其两侧各有一棱形子宫内膜回声。三维超声子宫冠状切面成像显示子宫内膜腔呈 V 形，中隔达宫颈内口下方,则为完全纵隔子宫;部分中隔一直延续到宫颈管,为双宫颈管完全纵隔畸形;内膜腔呈 Y 形时,中隔位于宫颈内口上方,为不完全纵隔子宫(图 7-17)。

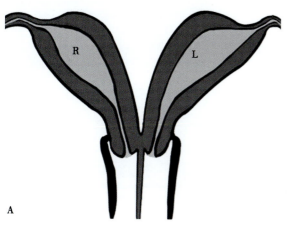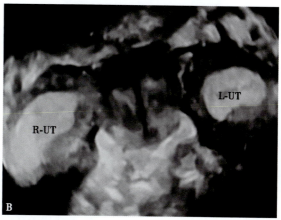

图 7-15　双子宫

A. 模式图;B. 超声声像图。

R-UT:右侧子宫;L-UT:左侧子宫。

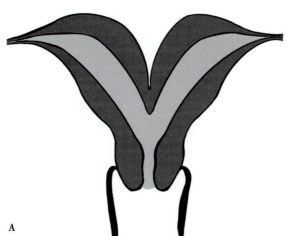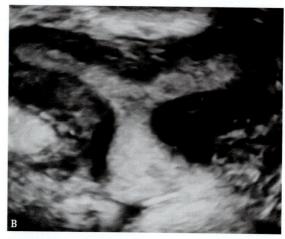

图 7-16　双角子宫

A. 模式图;B. 超声声像图。

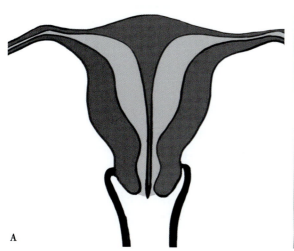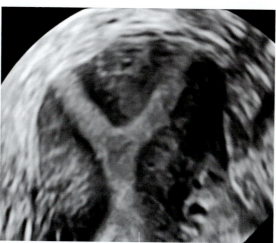

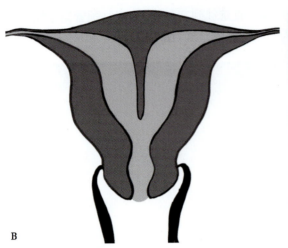
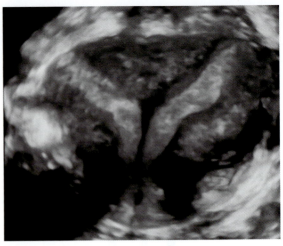

B

图 7-17　纵隔子宫
A. 全纵隔子宫；B. 不完全纵隔子宫。

（三）鉴别诊断

各类型子宫发育异常需仔细辨别，超声检查可以较准确地诊断各种类型的子宫畸形。经腹壁及经阴道扫查相结合，可以显示子宫外形轮廓、宫腔形态及宫颈管的形状。但副中肾管发育过程中，融合和中隔吸收异常可以同时存在，程度各异，因此，部分病例难以归类于双角或纵隔子宫，此时可用示意图描述其特征。

（四）临床价值

近年发展起来的三维超声可以得到二维超声难以获得的子宫冠状切面，还可对子宫、宫颈进行立体成像，能够完整、直观地显示子宫发育异常的细节，成为其他方法不能代替的新的诊断手段，以利于指导临床处理。

四、处女膜闭锁

（一）病理与临床

处女膜闭锁（imperforate hymen）：先天性处女膜闭锁亦称无孔处女膜，患者多在青春期发病，是女性生殖器官发育异常中最为常见的一种。处女膜在妊娠第 9 周由副中肾管最尾端与泌尿生殖窦相连而形成，为泌尿生殖窦上皮及间叶组织构成的环状薄膜。各种原因引起泌尿生殖窦上皮细胞重吸收异常导致处女膜闭锁。青春期前不易发现，青春期后，因出现原发性闭经、周期性下腹痛而发现。由于大量经血淤积于阴道及子宫腔内，挤压直肠及膀胱，可出现便秘、肛门坠胀及尿频、尿急等临床表现。经血还可通过输卵管伞部逆流进入腹腔，造成子宫内膜异位和腹腔粘连，引起剧烈腹痛。妇科检查发现处女膜向外膨出，表面呈紫蓝色，无阴道开口。

（二）超声表现

超声是诊断本病的可靠影像学检查方法。经腹或经直肠超声可显示子宫声像，宫颈下方可见粗管状的毛玻璃样回声区，周围见较薄的阴道壁声像；经会阴超声将探头置于处女膜处即可见其上方的积血声像；积血较多时，宫腔充满毛玻璃状回声等（图 7-18）。

（三）鉴别诊断

1. 与阴道闭锁相鉴别　阴道闭锁为生殖器官梗阻型畸形，分为阴道下段闭锁（Ⅰ型），为阴道上段扩展合并宫颈和宫腔积血；阴道完全闭锁（Ⅱ型）多合并宫颈发育不良和子宫发育不良。积血部位超声显示为毛玻璃回声。

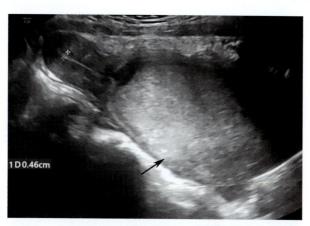

图 7-18　处女膜闭锁声像图
箭头示阴道内大量积血。

2．与阴道横隔相鉴别　阴道横隔以位于阴道上、中段交界处多见。完全性阴道横隔表现为经血潴留，在青春期月经来潮后出现腹痛症状，超声表现阴道较短或仅见盲端。不完全性横隔一般无临床症状。

（四）临床价值

超声检查结合临床表现能够较准确诊断处女膜闭锁并进行鉴别诊断，有助于临床手术方案的制订。

（吴青青）

第五节　子宫和宫颈病变

一、子宫内膜良性病变

（一）子宫内膜息肉

【病理与临床】

子宫内膜息肉（endometrial polyp）是子宫内膜局部过度生长所致的无蒂或有蒂的瘤样病变。常见病因有雌激素水平过高、炎症、肥胖及药物等。息肉由子宫内膜腺体、间质及血管组成。质软，可变形，单个或多个，大小不等，带蒂息肉可脱出至宫颈口外。主要症状是月经量多，经期长，白带增多。

【超声表现】

1．二维超声　子宫内膜不均质增厚；宫腔内见增强回声，呈"水滴状"，单发者常与正常内膜界限清晰；多发者可见增厚的内膜，回声不均，呈不规则团簇状高回声，与正常内膜界限模糊。子宫内膜基底层与肌层分界清晰（图 7-19）。

2．多普勒超声　可在息肉蒂部或基底部显示点状或短条状血流信号，血流阻力指数（RI）大于 0.40，静脉频谱亦可见。

【鉴别诊断】

1．黏膜下子宫肌瘤　鉴别要点：一是肌瘤多呈圆形，而息肉为"水滴状"；二是肌瘤多边界清晰，有声衰减；三是肌瘤呈低回声，而息肉多为增强回声；四是黏膜下肌瘤可致内膜基底线变形或中断。

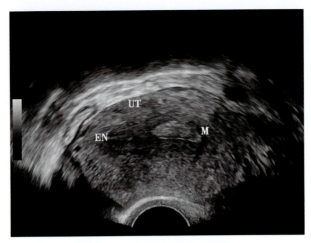

图 7-19　子宫内膜息肉声像图

UT：子宫；M：子宫内膜息肉；EN：子宫内膜。

2. 子宫内膜增生症　双侧内膜对称性增厚，回声增强或呈囊实性，宫腔线清晰居中。

3. 子宫内膜癌　详见本节"二、子宫内膜癌"。

【临床价值】

经阴道检查可以清晰地观察内膜的结构，对子宫内膜息肉的检出率较高。三维超声成像及超声造影有助于提高可信度及确诊率。确诊需靠宫腔镜或刮宫病理诊断。

（二）子宫内膜增生

【病理与临床】

子宫内膜增生（endometrial hyperplasia）是由于子宫内膜受雌激素持续作用而无孕激素拮抗时，发生的增生性改变。多见于青春期和更年期。子宫内膜呈灰白色或淡黄色，表面平坦或呈息肉状凸起，可伴有水肿，有时可见扩张的腺体形成的囊腔。按子宫内膜增生的程度分为单纯型、复杂型和不典型增生。2014 年世界卫生组织（WHO）女性生殖系统肿瘤学将此病分为不伴有不典型增生及不典型增生两类。前者包括单纯型和复杂型，发生内膜癌风险很低；后者有细胞和组织异型性，癌变风险高，属癌前病变。常见症状为不规则子宫出血及月经周期紊乱。

【超声表现】

1. 二维超声

（1）子宫内膜增厚：绝经前女性子宫内膜厚度≥1.2cm，围绝经期及绝经后期子宫内膜厚度＞0.5cm。

（2）子宫内膜回声：可表现为高回声或伴多个小或无回声区，伴均质或不均质斑块状回声。

（3）内膜基底层回声：内膜基底层与子宫肌层分界清晰，可见低回声带。

（4）多数伴有单侧或双侧卵巢增大或卵巢内潴留囊肿。

2. 多普勒超声　内膜偶见星点状血流信号或条状血流信号，动脉频谱 RI 在 0.50 左右。

【鉴别诊断】

1. 子宫内膜息肉　子宫内膜息肉病灶呈"团状"或"水滴状"，内膜形态不对称或宫腔线偏移。内膜增生呈不均匀、斑块状回声时，与内膜多发息肉鉴别困难。

2. 子宫内膜癌　详见本节"二、子宫内膜癌"。

【临床价值】

经阴道超声可以观察子宫内膜的厚度及其回声特征，三维/四维超声、宫腔造影及 MRI 等影像学检查可提高诊断率，但确诊需病理活检。

二、子宫内膜癌

（一）病理与临床

子宫内膜癌（endometrial carcinoma）是发生于子宫内膜的一组上皮性恶性肿瘤，以腺癌最常见。子宫内膜癌分为雌激素依赖型（Ⅰ型）及非雌激素依赖型（Ⅱ型）。Ⅰ型多见，多为子宫内膜样癌，预后好；Ⅱ型预后不良，包括子宫内膜浆液性癌、透明细胞癌及癌肉瘤等。其演变规律可能是子宫内膜增生、不典型增生，继而恶变。大体病理分为局限型和弥漫型。局限型肿瘤仅累及部分子宫内膜，多见于宫腔底部或宫角部，病灶小，呈"息肉状"或"菜花状"，易侵犯肌层；弥漫型肿瘤累及大部分甚至整个宫腔的内膜，并凸向宫腔，表面有出血、坏死及溃疡形成。病理分期：Ⅰ期癌肿局限在子宫内膜，Ⅱ期累及宫颈，Ⅲ期癌肿侵犯子宫浆膜和/或附件，Ⅳ期癌肿侵犯膀胱、直肠及远处转移。转移途径主要为直接蔓延、淋巴转移及血行转移。临床症状有不规则出血、阴道排液、白带增多等。

（二）超声表现

1. 二维超声

（1）子宫内膜表现：早期仅表现为内膜稍增厚，回声均匀，无法与正常内膜及内膜增生相鉴别。中、晚期子宫内膜明显增厚，呈局灶性或弥漫性高低不均匀、杂乱回声，可伴发宫腔积液。

（2）病变累及肌层：局部肌层增厚，呈低而不均匀回声，与周围正常肌层无明显界限，与局部内膜分界不清。

（3）病变累及宫颈：可出现宫颈肥大或变形，宫颈回声不均匀，宫颈管结构不清。

（4）子宫内膜癌晚期，肿瘤向子宫体外侵犯、转移，可在宫旁出现不均质低回声团块及盆腔积液（图7-20）。

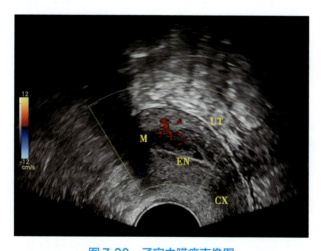

图7-20　子宫内膜癌声像图
UT：子宫；EN：子宫内膜；CX：宫颈；M：病灶。

2. 多普勒超声　子宫内膜及内膜基底层可显示条状、短棒状或点状彩色血流信号。受累肌层局部血流信号增多，血供丰富。动脉频谱呈低阻型（RI<0.40），收缩期峰值流速常高于20cm/s。

（三）鉴别诊断

1. 局限型子宫内膜癌与子宫内膜息肉鉴别

（1）观察病灶与正常内膜界限是否清晰：内膜息肉界限清晰；内膜癌界限不清晰。

（2）观察内膜基底层是否清晰：内膜息肉内膜基底层完整，内膜与局部肌层分界清晰；内膜癌常有肌层浸润，内膜基底层边界不清。

（3）病灶内是否显示异常血流信号及低阻力型动脉血流频谱：内膜息肉血流信号稀少，无低阻力型动脉血流频谱。

2. 弥漫型子宫内膜癌与子宫内膜增生鉴别

（1）观察内膜回声是否均匀：增生内膜呈均匀性增厚；内膜癌回声杂乱、强弱不均。

（2）内膜基底线是否清晰：内膜癌累及肌层时，与肌层分界不清。

（3）内膜及肌层是否血流丰富，有无低阻血流频谱。但早期癌变难以鉴别，需结合病理检查。

3. 子宫内膜癌与子宫肉瘤鉴别　多数情况下子宫肉瘤发生于肌层，体积常较大；难以鉴别时常依赖病理诊断。

（四）临床价值

目前，经阴道超声还难以诊断早期子宫内膜癌；对于中晚期子宫内膜癌，根据内膜声像特征、血流信号分布特征及血流动力学信息，可以做出较准确的诊断。经阴道超声对判断内膜癌肌层浸润深度及宫颈受累情况的准确率亦较高。但由于经阴道超声探头穿透力有限，对巨大晚期癌肿及癌肿远处侵犯或转移的病灶显示不清，需两种扫查路径相结合。超声造影及其他影像学检查亦是重要的诊断技术，病理诊断是"金标准"。

三、子宫平滑肌瘤

（一）病理与临床

子宫平滑肌瘤（leiomyoma of uterus）简称子宫肌瘤，是发生在女性子宫肌层的最常见的良性肿瘤，其发生可能与女性激素分泌有关。至少 20% 生育年龄女性有子宫肌瘤。子宫体部肌瘤占 90%；宫颈肌瘤占 10%。根据其与肌壁的关系分为：①肌壁间肌瘤，占 60%～70%。②浆膜下肌瘤，占 20%，肌瘤向子宫浆膜外生长。若瘤体仅有一蒂与子宫相连，称为带蒂浆膜下肌瘤；若向宫旁生长凸入阔韧带，又称为阔韧带肌瘤。③黏膜下肌瘤，占 10%～15%，肌瘤向子宫腔方向生长，此类肌瘤形成蒂，亦称为带蒂黏膜下肌瘤。各种类型的肌瘤可发生在同一子宫。肌瘤一般为实质性球形结节，表面光滑，质硬，切面呈灰白色，可见旋涡状结构，周围肌组织受压形成假包膜，包膜中有血管供养肌瘤；镜下见梭形平滑肌细胞和不等量纤维结缔组织。两种成分比例不同、硬度不同、声像图回声水平不同。

当瘤体过大，血供不足时，肌瘤可发生变性。常见的变性有以下几类。①玻璃样变：最常见。由均匀透明样物质取代肌瘤的结构。②囊性变：继玻璃样变之后，组织坏死、液化形成一个或多个囊腔，囊内含清澈无色液体，也可凝固成胶冻状。③红色变：多见于妊娠期或产褥期，肌瘤迅速增大，剖面呈红色，质软，旋涡状结构消失。镜下见组织高度水肿，假包膜及瘤体内静脉有栓塞，并有溶血。④钙化：常见于血供不足时，钙盐沉积于瘤体内。⑤肉瘤样变：为肌瘤恶变，极为罕见，约 0.4‰～0.8‰。临床表现为肿瘤在短期内迅速长大，并伴阴道流血。瘤体切面呈灰黄色，脆而软，似"鱼肉状"。

子宫肌瘤的临床表现与肌瘤生长部位、生长速度及有无变性等相关，最常见的症状为月经量过多及经期延长、腹部包块、白带增多及压迫症状（尿频、排尿障碍、便秘、里急后重等）。较大的浆膜下肌瘤以下腹部肿块为主要表现；浆膜下肌瘤蒂扭转时可出现急性腹痛；肌瘤红色变时，腹痛剧烈且伴发热，黏膜下肌瘤以月经异常为主要表现。

（二）超声表现

1. 二维超声

（1）子宫增大、形态异常：发生肌壁间肌瘤或黏膜下肌瘤时子宫体常均匀增大；发生浆膜下肌瘤或数目较多的肌壁间肌瘤子宫形态常不规则。

（2）子宫肌层回声改变：①肌壁间肌瘤，子宫肌层内见低回声、等回声或强回声病灶；瘤内回声均匀或不均匀，可伴有声衰减；病灶与正常组织分界较清晰；可见假包膜，呈增强回声。②浆膜下肌瘤，浆膜处回声异常，完全凸出浆膜外者为浆膜下肌瘤，与宫体仅以一蒂相连者为带蒂浆膜下肌瘤，亦可见浆膜外凸的部分性浆膜下肌瘤。③黏膜下肌瘤，肌层内低回声结节凸向宫腔，挤压内膜，子宫内膜变形或移位。带蒂的黏膜下肌瘤可以脱垂入宫颈管内，表现为宫颈管内带蒂的实性占位（图7-21）。

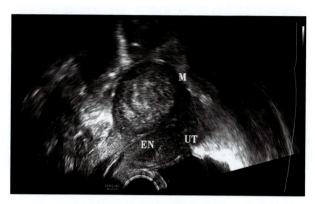

图7-21　子宫肌瘤声像图
UT：子宫；EN：子宫内膜；M：子宫肌瘤。

（3）肌瘤变性声像图表现：①囊性变，瘤内出现大小不等、形状不规则的无回声暗区；②红色变，瘤体增大，内部回声减低，不均质；③钙化，瘤体内环状或斑点状强回声，伴后方声衰减；④脂肪样变，肌瘤呈均质团状高回声；⑤肉瘤变，瘤体增大，边界不清，内部回声减低、杂乱（详见本节"五、子宫肉瘤"超声表现）；⑥玻璃样变性，声像图无特异性，可表现为瘤内回声减低，不均匀或呈囊实性改变。

2. 多普勒超声

（1）CDFI：肌壁间子宫肌瘤周边见环状或半环状血流信号，并呈分支状进入瘤体内部；浆膜下肌瘤可显示来自子宫的供血信号；带蒂的黏膜下肌瘤蒂部可显示来自附着处肌层的血流信号。瘤体内部可见少量血流信号或无血流信号。

（2）频谱多普勒超声：瘤体周边和内部均可见动脉及静脉频谱，RI在0.50～0.60。发生肉瘤变时，瘤内血流异常丰富，流速增加，阻力下降，RI可低于0.40。

（三）鉴别诊断

1. 黏膜下肌瘤与子宫内膜病变鉴别　宫腔内黏膜下肌瘤呈不均质回声，需与子宫内膜病变，如内膜息肉、子宫内膜癌鉴别。鉴别要点为黏膜下肌瘤常为低回声，圆形单发，边界清晰，内膜基底线变形或中断；内膜息肉为稍高回声，常多发，内膜基底层清晰、连续；子宫内膜癌的内膜厚薄不均、回声不均、无边界、不清晰，CDFI显示血流较丰富，RI低于0.40。

2. 带蒂浆膜下肌瘤与卵巢实性肿瘤鉴别　两者均可表现为附件肿块，有时鉴别较困难。若能找到同侧正常卵巢、CDFI显示瘤体的动脉血流来自子宫，则有助于诊断浆膜下肌瘤。但是，绝经后女性因卵巢萎缩，常不能扫查到正常卵巢结构，诊断较为困难。

3. 肌壁间子宫肌瘤与子宫腺肌瘤鉴别　单一较大的肌壁间子宫肌瘤有时难与子宫腺肌瘤鉴别。后者无假包膜，病灶与周围肌层无明显分界，病灶内血流信号较丰富，但无周边环状血流。

（四）临床价值

超声检查是诊断子宫肌瘤的首选无创方法。经腹壁扫查可以较准确地判断肌瘤部位、大小及数目；较小的肌壁间、黏膜下或位于子宫后壁的肌瘤常需结合经阴道超声检查。尤其是查找卵巢，观察肌瘤的供血情况及对内膜的影响亦需经阴道超声。此外，三维超声能立体反映肌瘤的血管网；超声造影亦常用于子宫肌瘤消融术后疗效的判定；弹性超声可判断肌瘤的硬度；超声引导下活检可精准地鉴别肌瘤、腺肌瘤及肉瘤样变。

四、子宫腺肌病

（一）病理与临床

子宫腺肌病（adenomyosis）是指子宫内膜腺体和间质细胞侵入子宫肌层。病因是基底层子宫内膜侵入肌层生长。常见于妊娠并分娩、人工流产及子宫内膜炎之后。高水平雌激素、孕激素可刺激内膜向肌层生长。异位内膜在子宫肌层多呈弥漫性生长，累及后壁居多，子宫对称性或非对称性增大，肌壁增厚、变硬；剖面内见增粗的肌纤维带和微囊腔，腔中偶见陈旧性血液。局灶型子宫腺肌病形成结节或团块，类似肌壁间肌瘤，但无假包膜存在，与周围肌层无明显界限，称为子宫腺肌瘤（adenomyoma）。主要症状为进行性痛经、经量增多、经期延长。

（二）超声表现

1. 二维超声　根据病灶的分布，可以分为弥漫型、前/后壁型和局灶型。①弥漫型：子宫呈球形增大，三个径线之和常大于15cm，肌层回声不均质增强，常有"栅栏状"衰减。②前/后壁型：病变局限分布于前壁或后壁肌层，偶见分布于侧壁，以后壁多见。子宫呈不对称性增大，宫腔内膜线前移或后移，无病灶的肌层回声正常，有病灶的肌层增厚，回声不均，呈"栅栏状"衰减。③局灶型：常指子宫腺肌瘤，子宫不规则增大，局部呈结节状。病灶呈不均质回声，后伴声衰减或呈"栅栏状"衰减，病灶与正常肌层之间边界不清晰（图7-22）。

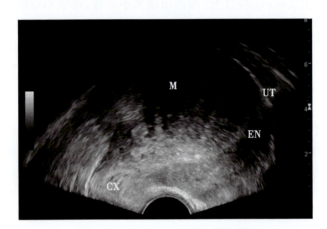

图7-22　后壁型子宫腺肌病声像图
UT：子宫；EN：子宫内膜；CX：宫颈；M：病灶。

2. 多普勒超声

（1）CDFI：病灶处血流信号增多，呈星点状、条状散在分布，或呈放射状排列。局灶型者仅在病灶部位血流信号稍增多，病灶周边无环绕血流信号。

（2）频谱多普勒超声：病灶的动脉频谱与子宫动脉各级分支的频谱基本相同，RI常大于0.50，偶尔可见低阻型动脉频谱，静脉性频谱较多见。

（三）鉴别诊断

1. 子宫腺肌瘤与子宫肌瘤鉴别　详见本节"三、子宫平滑肌瘤"鉴别诊断。

2. 前/后壁型腺肌病与巨大子宫肌瘤鉴别　鉴别要点是寻找病灶周围有无正常肌层（子宫肌瘤常在病灶周围扫查到正常肌层）；边界是否清晰；有无包绕血流信号等特征。

（四）临床价值

子宫腺肌病患者有无临床症状，以及声像图有无特征均与病灶的大小及范围有关，轻者超声难以确诊。超声造影有助于提高诊断率，确诊取决于病理诊断。对此病的超声诊断应重视病史，有进行性痛经的病例可适当放宽诊断标准。

五、子宫肉瘤

（一）病理与临床

子宫肉瘤（uterine sarcoma）来源于子宫肌层、肌层内的结缔组织和内膜间质的恶性肿瘤。亦可继发于子宫平滑肌瘤，但少见，恶性度高，多见于围绝经期女性。根据其组织来源分为子宫平滑肌肉瘤、子宫内膜间质肉瘤及腺肉瘤等。子宫平滑肌肉瘤又分原发性和继发性。病理上瘤体与周围组织境界不清，肉瘤质软，切面呈"鱼肉状"，灰黄或粉红色，大多数瘤中心有坏死。后两种类型常呈息肉状或结节状，瘤体大多突入宫腔，基底部向肌层浸润。常见症状是不规则流血、腹痛、下腹肿块。

（二）超声表现

1．二维超声

（1）子宫肌瘤肉瘤变：原有的子宫肌瘤短期内迅速增大，与周围肌层分界不清，假包膜消失，瘤内为不均质高或低回声，或出现不规则液性暗区。

（2）内膜间质肉瘤及腺肉瘤：宫腔内实性结节，呈不均质高或低回声，边界欠清，浸润肌层。

2．多普勒超声

瘤内血流丰富，瘤体中央坏死区无血流信号，但其周边血流呈环状。动脉频谱呈高速低阻型（RI<0.4）。

（三）鉴别诊断

根据子宫肉瘤来源不同，主要与较大的子宫肌瘤，特别是变性肌瘤相鉴别，前者与肌层分界不清，且 CDFI 呈高速低阻型，血流丰富。亦需与晚期子宫内膜癌及卵巢囊腺癌相鉴别，内膜间质肉瘤需要与黏膜下子宫肌瘤相鉴别，诊断困难时，诊断性刮宫及超声引导下活检有助于诊断。

（四）临床价值

目前，超声检查对子宫肉瘤的诊断无特异性，术前正确诊断率较低，需靠病理确诊。由于发病率低，早期超声表现无特异性，对此病的警惕是提高诊断率的关键。

六、子宫颈癌

（一）病理与临床

宫颈癌（cervical cancer）是最常见的发生于女性宫颈的恶性肿瘤，高发年龄为50～55岁，与人乳头瘤病毒感染密切相关，好发于宫颈管柱状上皮与鳞状上皮的移行区。主要组织类型是鳞癌，其次是腺癌。宫颈鳞状上皮内瘤变是宫颈癌前病变，组织发生和发展规律是原位癌—微小浸润癌—浸润癌。浸润癌大体病理分外生型、内生型、溃疡型及颈管型四种类型。前三种类型常向阴道穹窿部蔓延；后一种类型病灶发生于宫颈管处，常向上累及宫体。早期宫颈癌常无症状，外生型的早期症状是接触性出血。宫颈浸润癌主要症状有阴道排液，癌肿侵犯周围组织可出现继发症状，如尿路刺激征、大便异常、肾盂积水、肾功能不全等。

（二）超声表现

1．二维超声

（1）外生型宫颈癌：宫颈增大，宫颈形态不规则，宫颈外口见实性不均质低回声。

（2）内生型宫颈癌：宫颈增大，宫颈管结构消失，宫颈实质内见实性不均质低回声。

（3）浸润宫体：子宫下段内膜、肌层与宫颈界限不清，宫体回声不均质。

（4）宫旁侵犯：膀胱侵犯时，宫颈实性低回声肿块凸向膀胱，膀胱后壁连续性中断，肿块向后或向宫旁生长时，盆腔内见低回声或不均质回声，淋巴结肿大等。

2．多普勒超声

宫颈肿块内部血流信号增多，呈散在条状、分支状，可见低阻型动脉频谱（RI<0.40）。

（三）鉴别诊断

与子宫颈肌瘤鉴别：子宫颈肌瘤病灶边界较清，其内回声有不同程度衰减，其边缘可探及环状血流信号；宫颈癌病灶边界不清，形态不规则，宫颈管结构模糊，其内血流成条状、分支状，血流频谱呈低阻型。

（四）临床价值

经阴道超声对外生型宫颈癌的定性诊断价值不大，常在妇科阴道窥器检查时发现宫颈癌病变后，做经阴道超声，但对部分颈管型、内生型浸润癌，经阴道超声可提供病变的范围，有助于临床分期及制订手术方案；对浸润范围判断困难者，加做超声造影、弹性超声或磁共振检查则更有价值。

（董晓秋）

第六节　卵巢和输卵管疾病

一、卵巢疾病概述

卵巢是全身组织来源最复杂、病变的组织学类型最多的器官，具有随年龄、生理周期变化的特征，其病变存在异质同形、异形同质的现象。卵巢病变主要包括卵巢肿瘤和卵巢非肿瘤性病变。虽然，超声检查尤其是经阴道超声能够通过观察卵巢的声像图特征，结合临床表现及动态，监测其变化，能提供一定的病理诊断信息，但卵巢病变存在超声表现的"同图异病"和"同病异图"现象，使得超声诊断难以达到病理诊断水平。充分了解卵巢的生理变化特征、卵巢病变的临床特征，以及熟悉常见的病变种类有助于作出正确的超声诊断。

（一）临床特征

1. 好发年龄　生育年龄女性卵巢的瘤样病变多见，具有随月经周期变化的特征；青春期前幼女卵巢的实性肿瘤多为恶性生殖细胞肿瘤；成熟畸胎瘤、囊腺瘤好发于生育年龄女性；绝经后女性卵巢肿瘤以恶性上皮性肿瘤多见。

2. 临床症状　卵巢肿瘤早期多无症状。肿瘤较大时可有腹胀、腹部肿块、压迫症状；合并肿瘤扭转时，出现突发下腹剧痛，伴恶心、呕吐。晚期卵巢恶性肿瘤表现为下腹部不适或盆腔下坠感、腹胀、疼痛，晚期出现消瘦、严重贫血等恶病质表现。功能性肿瘤可出现不规则阴道流血。卵巢肿瘤大多为单侧；子宫内膜异位囊肿、成熟畸胎瘤、浆液性囊腺癌可双侧发生；转移性肿瘤以双侧多见。

3. 内分泌改变　功能性肿瘤常出现相应的内分泌改变，如卵巢甲状腺肿分泌甲状腺素，可有甲状腺功能亢进（简称甲亢）表现；卵巢睾丸母细胞瘤可有男性化表现；卵泡膜细胞瘤则可伴有雌激素水平增高的临床表现。

4. 肿瘤标记物升高　卵巢恶性肿瘤，尤其是上皮性卵巢肿瘤，多出现 CA125、CA19-9、HF4 升高；卵巢恶性生殖细胞肿瘤可出现血清甲胎蛋白升高；卵巢子宫内膜异位囊肿或炎症可出现轻度的 CA19-9、CA125 升高。

（二）卵巢肿瘤超声表现概述

卵巢肿瘤组织学种类繁多，形态复杂，术前超声诊断和鉴别诊断难以达到准确的病理学诊断水平，少部分有特征性改变的种类可有较高准确率。但可以通过对卵巢肿块的部位、大小、囊实性、边缘是否清晰、肿块有无分隔、实性部分是否均质、肿块内部有无血流信号及血流频谱特征等的观察，初步判断卵巢病变的良、恶性质。

1. 卵巢良性肿瘤

（1）二维超声：肿瘤形态较规整，边界清；内部回声较单一，囊性肿瘤以无回声为主，内壁光滑，囊内分隔细而均匀；实性肿瘤内部为均质强回声或高回声，实性成分边界清晰。

（2）多普勒超声：肿瘤内部无或只有少量血流信号，分布在包膜或细分隔上。血流阻力指数（RI）>0.40，最大血流速度常<15cm/s。

2.卵巢恶性肿瘤

（1）二维超声：肿瘤形态不规则，边界欠清或模糊；内部回声杂乱，多为囊实性，囊壁厚薄不均，可见乳头状突起，囊内分隔粗细不均。实性部分呈片块状不均质低回声，囊性与实性部分分界不清。常合并盆、腹腔内积液。

（2）多普勒超声：肿瘤包膜或实质部分血流丰富，可探及极低阻力动脉和大量静脉血流频谱，血流阻力指数（RI）常<0.40，最大血流速度常>15cm/s。

为了增强超声对卵巢肿瘤良、恶性的区分，近年来，有报道基于超声图像特征开发了多个模型，应用于附件包块的定性诊断。最广泛使用的是国际卵巢肿瘤分析小组（International Ovarian Tumor Analysis，IOTA）提出的 IOTA 模型，将附件病变的超声表现分为良性特征和恶性特征，从而预测附件肿块的良、恶性。

二、卵巢瘤样病变

卵巢瘤样病变（tumour-like conditions）又称非赘生性囊肿，包括卵巢的功能性囊肿，如滤泡囊肿、黄体囊肿（血肿），以及多囊卵巢综合征、卵巢过度刺激综合征的卵巢多囊样改变等。各种卵巢瘤样病变均与卵巢肿瘤具有相似的超声声像，鉴别诊断困难。

（一）病理与临床

常见的卵巢非赘生性囊肿包括滤泡囊肿、黄体囊肿、慢性炎性囊肿等，均为充满液体的囊泡，形态上相似，也称单纯性囊肿，需使用病理学检查方能鉴别其来源和性质。一般卵巢单纯性囊肿直径在 5.0cm 以下者，临床上无须特殊处理，多数囊肿会消失。排卵后卵泡壁破裂可引起黄体内出血，出血量多时形成黄体血肿（corpus luteum hematoma），多单侧发生，直径 1.0～4.0cm。较大的血肿破裂时有腹腔内出血，导致腹痛、腹膜刺激征等，临床上易误诊为异位妊娠破裂。多囊卵巢综合征（polycystic ovarian syndrome，PCOS）是因月经调节机制失常所产生的一种综合征，以月经稀发或闭经、不孕、多毛和肥胖、卵巢多囊样改变为特征。双侧卵巢增大 2～5 倍，切面可见包膜增厚、纤维化，其下为多个直径 0.2～0.9cm 的小囊泡，镜下为扩张的卵泡及闭锁卵泡，无成熟卵泡生成及排卵迹象。

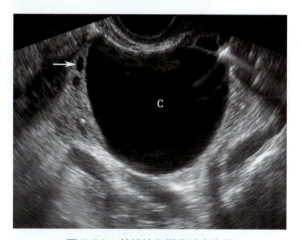

图7-23　单纯性卵巢囊肿声像图
C：单房性囊肿；箭头所示囊肿周边卵巢内卵泡。

（二）超声表现

1.卵巢单纯性囊肿　通常表现卵巢内单房囊性肿块，壁薄，内壁光滑，囊内为无回声，一般直径不超过 5.0cm；囊肿较小时其一侧可见正常卵巢结构呈半月形附着（图 7-23）。囊肿较大时难以判断其来源和性质。CDFI 显示近卵巢组织的一侧囊壁上少许血流信号，卵巢动脉频谱呈中等阻力型。

2.黄体血肿　根据出血量和时间的不同，其声像图表现多样。黄体血肿早期表现为卵巢内近圆形囊肿，囊壁厚，内壁粗糙，囊内为杂乱不均质低回声（图 7-24A）。黄体中期血肿内血液凝固并部分吸收，囊壁变薄而规则，内壁光滑，囊内回声减低，呈细网状结构（图 7-24B）。当血液完全吸收后形成黄体囊肿，与卵巢其他非赘生性囊肿难以区分。黄体晚期囊内血液吸收后转变为白体，囊内回声增高，与周围卵巢组织分界不清。CDFI可显示黄体囊肿周围环绕的环状或半环状特征性血流信号（图7-24B），可探及低阻力型血流频谱。

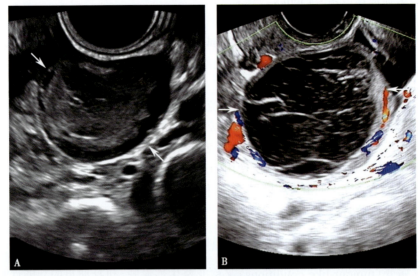

图7-24　黄体血肿声像图
A.黄体早期；B.黄体中期血流分布。
箭头所示为黄体血肿。

3.多囊卵巢综合征　子宫稍小于正常，内膜较薄，与月经周期不相符。双侧卵巢均匀增大，轮廓清晰；卵巢皮质下每平面可见12个以上大小相近的小囊，呈车轮状排列，直径不超过1.0cm；卵巢中央髓质回声较高（图7-25）。卵巢髓质内常可见到贯穿卵巢的纵行血流信号，与正常卵泡期相比，血流显示率较高，阻力较低。

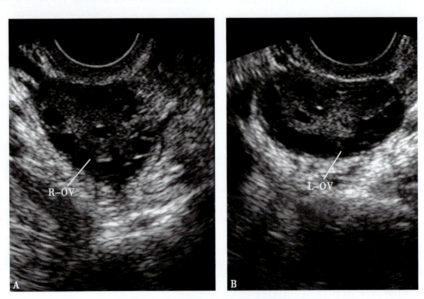

图7-25　多囊卵巢综合征卵巢声像图
R-OV：右侧卵巢；L-OV：左侧卵巢。

（三）鉴别诊断

附件区单纯性囊肿较易与其他肿瘤性病变鉴别；较大的单纯性囊肿与单房性囊腺瘤鉴别困难。较大的黄体血肿需与卵巢混合性肿瘤鉴别，较小的黄体血肿应与卵巢子宫内膜异位囊肿鉴别，鉴别要点是黄体血肿囊壁较厚，周边有特征性的环状血流信号，结合月经周期可帮助判断。黄体血肿破裂应与异位妊娠破裂鉴别,后者有停经、阴道流血病史,且人绒毛膜促性腺激素(hCG)阳性。辅助生育技术应用促排卵药物时,也可出现卵巢多囊样改变,后者卵巢内卵泡多较大。

三、卵巢良性肿瘤

卵巢的良性肿瘤可表现为囊性、实性和混合性等多种类型,属于少血供型。尽管卵巢良性肿瘤种类繁多、形态各异,但瘤体边界清晰、形态大多较规则,超声扫查可区分大部分卵巢良性肿瘤,但具体肿瘤病理类型仍较难鉴别。

(一)卵巢囊腺瘤

【病理与临床】

卵巢囊腺瘤(ovarian cystadenoma)为最常见的卵巢良性肿瘤,属于上皮性肿瘤,包括浆液性囊腺瘤和黏液性囊腺瘤。肿瘤常单侧发生,圆球形,表面光滑。浆液性囊腺瘤以单房多见,壁薄,囊内为淡黄色清亮液体,囊内壁光滑或见乳头状回声。黏液性囊腺瘤多为多房性,切面见大小不等的囊腔内含胶冻样黏液,囊内较少见乳头。黏液性囊腺瘤破裂时,黏液种植于腹膜形成腹膜黏液瘤,不浸润脏器实质。

【超声表现】

1. 二维超声 单房或少房性囊腺瘤边界清晰,囊壁薄而完整,厚度均匀,内壁光滑(图 7-26A)。多房性囊腺瘤囊内有多发的纤细分隔,分隔光滑而均匀;黏液性囊腺瘤囊内分隔相对较多(图 7-26B);乳头状囊腺瘤囊壁上有乳头突出,呈结节状或不规则状(图 7-27)。多房性浆液性囊腺瘤与黏液性囊腺瘤难以区分。

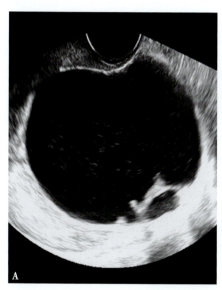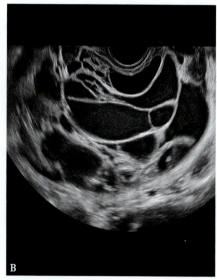

图 7-26 卵巢囊腺瘤声像图
A. 浆液性囊腺瘤;B. 黏液性囊腺瘤。

2. 多普勒超声 瘤内无回声或低回声的囊性部分无血流信号;囊壁、分隔以及乳头可见细条状血流(图 7-27),动脉频谱呈低速中等阻力,RI 大于 0.40。当分隔或乳头增多、血流较丰富、血流阻力较低时,需注意交界性囊腺瘤或囊腺癌可能。

【鉴别诊断】

单房性囊腺瘤有时与卵巢单纯性囊肿及卵巢子宫内膜异位囊肿声像图相似,难以鉴别;乳头状囊腺瘤需与畸胎瘤鉴别,后者囊壁上隆起的强回声结节 CDFI 瘤内无血流信号;多房性囊腺瘤与输卵管卵巢积水鉴别,后者形状不规则,囊腔多为圆形或管道状,分隔上血流稀少。

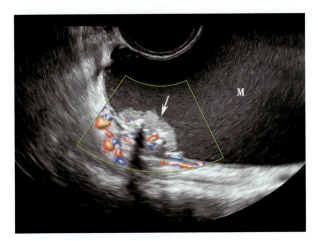

图 7-27 卵巢乳头状囊腺瘤声像图

M：瘤体；箭头所示囊壁上乳头及其血流。

（二）成熟畸胎瘤

【病理与临床】

成熟畸胎瘤（mature teratoma）来源于生殖细胞，由多胚层组织构成，又称皮样囊肿（dermoid cyst），占所有卵巢肿瘤的 20%～30%。单侧或双侧发生，以 20～40 岁多见。肿瘤成分复杂，活动度大，容易并发扭转。肿瘤呈单房或多房，囊内包含外胚层（皮肤、神经组织等）、中胚层（肌肉、脂肪、牙齿、毛发等）、内胚层（黏蛋白、纤毛上皮、甲状腺等）组织。偶向单一胚层分化，形成高度特异性畸胎瘤，如卵巢甲状腺肿。

【超声表现】

1. 二维超声 由于肿瘤组织成分多样，瘤体声像图复杂多变，囊性肿瘤内可出现一些特征性声像表现：①面团征，肿块无回声区内见高回声团，常为圆形或椭圆形，边缘清晰，浮于囊肿内或位于一侧（图 7-28A）。②壁立结节征，囊肿内壁上隆起的强回声结节，可为单个或多个，其后可伴有声影（图 7-28B）。③杂乱结构征，肿块内含多种成分回声，表现为无回声区内斑点状、团状强回声，并伴有多条短线状高回声，平行排列，浮于其中（图 7-28C）。④脂液分层征，肿块内高和低回声区之间有一水平分界线。分界线的一侧为均质密集点状高回声；线的另一侧为无回声，含脂肪液体因比重小而浮在表层，含毛发、上皮的液体因比重大而下沉于底层，两者间形成分界（图 7-28D）。

2. 多普勒超声 绝大多数成熟畸胎瘤为少或无血供型，瘤体内部甚至包膜上都极难显示血流信号。

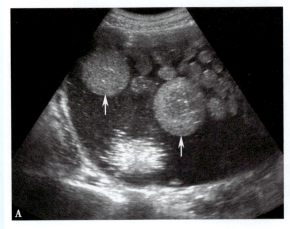

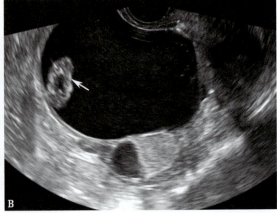

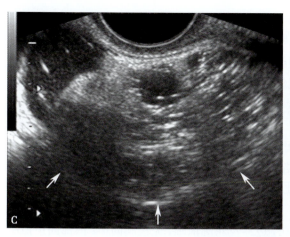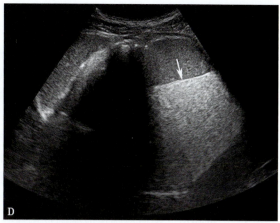

图 7-28　卵巢畸胎瘤特征性声像图
A. 面团征；B. 壁立结节征；C. 杂乱结构征；D. 脂液分层征。
箭头所示瘤内特征性声像。

【鉴别诊断】

部分畸胎瘤的高回声团与肠气回声相似，肿块与肠管分界不清时，易被误认为肠管而漏诊。通过观察同侧有无正常卵巢结构、腹部加压观察肿块的整体运动进行鉴别。部分病例无畸胎瘤特征性声像易被误诊为卵巢囊腺瘤、单纯性囊肿、卵巢纤维瘤、子宫内膜异位囊肿、炎症性积液等。鉴别诊断要点：①肿块包膜，畸胎瘤包膜较厚，在瘤内高回声结构衬托下呈稍低回声；②内部回声，在低回声区内往往见独立、边界清的高回声；③血流特征，多无血流信号。

（三）卵巢子宫内膜异位囊肿

【病理与临床】

具有周期性生长功能的子宫内膜组织出现在子宫体以外的部位时称为子宫内膜异位症（endometriosis）。异位内膜绝大多数位于盆腔内，80%发生在卵巢。卵巢内的异位病灶因反复出血形成囊肿，称为卵巢子宫内膜异位囊肿（ovarian endometrioma），内含暗褐色、黏糊状陈旧性血液，似"巧克力"液体。囊肿可单发或多发，大小不一。囊内出血常外漏引起局部炎性反应和纤维化，导致卵巢和囊肿与周围组织粘连而固定。因内膜异位囊肿恶变为内膜样癌的病例数增加，世界卫生组织（WHO）卵巢病变分类（2014版）将其归为良性的子宫内膜样肿瘤。主要临床症状为痛经、不孕、性交不适等。

【超声表现】

1. 二维超声　病灶呈圆形或椭圆形，双侧或单侧发生。囊肿较小时周边可见部分卵巢组织，囊肿较大则难以显示正常卵巢结构。囊壁较厚，内壁不光滑；内部回声见均匀、细小、密集光点，为特征性"毛玻璃状"，根据月经周期、病程长短的不同，囊内液体回声水平有多样表现（图 7-29）。双侧卵巢均有病灶时，由于合并盆腔粘连，双侧囊肿紧靠，呈"接吻"征（图 7-29）。

2. 多普勒超声　囊壁上可见少许血流信号，囊内无血流信号。卵巢内多个异位囊肿之间的间隔可有条状或分枝状血流。

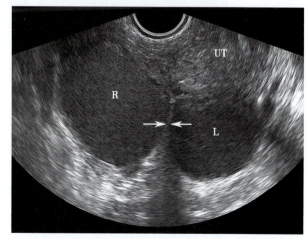

图 7-29　双侧卵巢子宫内膜异位囊肿声像图
UT：子宫；L：左侧囊肿；R：右侧囊肿；箭头示两囊肿囊壁紧贴。

【鉴别诊断】

通过调高灰阶增益,观察囊内有无回声,可与卵巢单纯性囊肿鉴别;与输卵管卵巢脓肿鉴别需结合盆腔炎症的临床表现;与黄体血肿鉴别应结合月经史,观察囊壁上有无特征性环状血流信号;与卵巢其他肿瘤鉴别要点是囊内有无含血流信号的实性成分。

(四)卵巢纤维瘤

【病理与临床】

卵巢纤维瘤(ovarian fibroma)为卵巢性索间质肿瘤,占卵巢肿瘤的 2%~5%,多见于中年女性,单侧为多。肿瘤伴发胸、腹腔积液时,称梅格斯综合征(Meige syndrome)。肿瘤为圆形或分叶状,表面光滑,质坚硬,镜下见大量含胶原纤维的梭形瘤细胞呈编织状排列。

【超声表现】

1. 二维超声 肿瘤呈圆形或椭圆形实性肿块,边界及轮廓清晰,无包膜回声;内部回声似肌瘤,为实性低回声伴栅栏状衰减,后方界限不清(图7-30A)。瘤体较小时其一侧可见正常卵巢结构。

2. 多普勒超声 在肿块的近场可见少许血流信号(图7-30B),探及中等阻力动脉频谱,肿块后部分因声衰减常无血流显示。

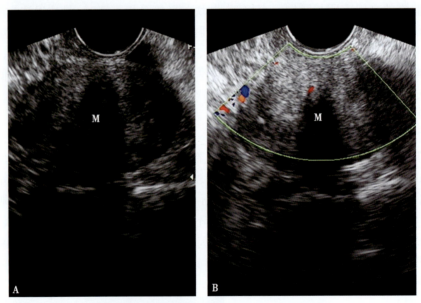

图7-30 卵巢纤维瘤灰阶声像与CDFI表现
A. 瘤体二维声像;B. 瘤体内少许血流信号。
M:瘤体。

【鉴别诊断】

需与浆膜下子宫肌瘤鉴别,通过观察肿瘤与子宫及同侧卵巢的关系可鉴别;卵巢纤维瘤合并腹腔积液或胸腔积液时,需与卵巢恶性肿瘤鉴别,后者形态多样,内部回声杂乱,实质部分血流丰富。

四、卵巢恶性肿瘤

卵巢恶性肿瘤种类繁多,病理结构更为复杂,交界性或早期的恶性肿瘤在二维超声声像上有一定的特征,部分可判别其类型,而晚期癌肿超声表现极为相似,难以判断病理类型。以囊实性回声为特征的卵巢恶性肿瘤,包括浆液性囊腺癌、黏液性囊腺癌、未成熟畸胎瘤、子宫内膜样腺癌等;以实性肿块为特征的卵巢恶性肿瘤,包括卵黄囊瘤、无性细胞瘤、库肯勃瘤等。

（一）卵巢囊腺癌

【病理与临床】

卵巢囊腺癌包括浆液性囊腺癌（serous cystadenocarcinoma）和黏液性囊腺癌（mucinous cystadenocarcinoma），前者为最常见的卵巢恶性肿瘤，肿瘤表面光滑或有乳头状物，灰白色；切面为多房，腔内充满乳头，常伴出血、坏死。后者占卵巢恶性肿瘤的10%，瘤体较大，切面多房，囊壁可见乳头，质地脆，囊液混浊或血性。如肿瘤内同时含浆液性和黏液囊腺癌成分或无法区分时，称为混合性囊腺癌或混合性腺癌。

【超声表现】

1. 二维超声　声像图上难以区别浆液性或黏液性囊腺癌，均表现为囊实性肿块。肿块囊壁较厚而不均，内有粗细不均的分隔，囊液常呈无回声，囊内壁见实性块状突起，中部见大小不等的囊性区（图7-31A），瘤体向外生长时，肿块边界不清。

2. 多普勒超声　在肿块边缘、分隔和实性区均见丰富的血流信号（图7-31B），可探及低阻力型动脉血流频谱（RI≤0.40）。

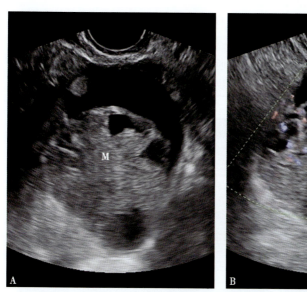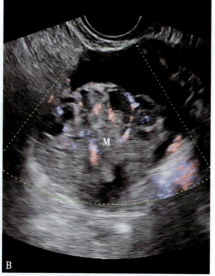

图7-31　卵巢囊腺癌灰阶声像与CDFI表现
A. 瘤体二维超声声像；B. 瘤体内实性部分丰富的血流信号。
M：瘤体。

【鉴别诊断】

根据瘤内回声杂乱以及瘤内血供丰富，需与卵巢良性肿瘤鉴别；但与卵巢子宫内膜样腺癌等其他囊实性恶性肿瘤鉴别困难，需做病理诊断。

（二）卵黄囊瘤

【病理与临床】

卵黄囊瘤（yolk sac tumour）又称内胚窦瘤（endodermal sinus tumor），为卵巢生殖细胞恶性肿瘤，恶性程度高，早期即可发生转移，预后差。单侧多见，常见于儿童和年轻女性，血清甲胎蛋白水平增高。肿瘤较大，卵圆形，切面为囊实性，内有多个大小不等的囊腔，含胶状囊液，组织脆，多有出血、坏死和囊性变。

【超声表现】

1. 二维超声　瘤体呈实性为主的囊实性肿块，实性部分为较均质等回声或稍低回声，内见大小不一、边界清晰的小囊腔散在分布（图7-32）。

2. 多普勒超声 肿块内血管扩张，血流信号较丰富，血流频谱阻力很低。

【鉴别诊断】

由于声像表现无特异性，需结合临床特征与以实性为主的其他肿瘤，如颗粒细胞瘤等鉴别，通常鉴别较困难。

（三）卵巢转移瘤

【病理与临床】

腹腔原发性肿瘤可转移到卵巢形成卵巢转移瘤（metastatic ovarian tumor），大多累及双侧。病灶表现为多发性结节，镜下可见原发肿瘤的形态特征。最常见的卵巢转移瘤为库肯勃（Krukenberg）瘤，为来自胃肠道的含印戒细胞的黏液性腺癌。肿瘤大小

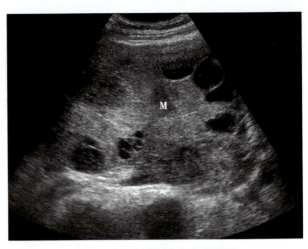

图 7-32 卵巢卵黄囊瘤声像图
M：瘤体。

不等，多呈肾形，切面实性，呈胶质样，镜下可见印戒细胞，间质内可有黏液。

【超声表现】

1. 二维超声 双侧卵巢受累，肿块边界清晰，呈肾形，内为实性不均质稍高回声，可有小囊腔，有时伴衰减，无明显包膜（图 7-33），常合并腹腔积液。

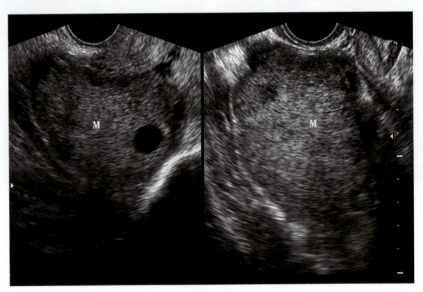

图 7-33 卵巢 Krukenberg 瘤声像
M：双侧卵巢内瘤体。

2. 多普勒超声 瘤体内血流丰富，与原发于卵巢的恶性肿瘤不同，肿块内以中等阻力（RI>0.40）血流频谱为主。

【鉴别诊断】

重视消化系统病史有助于与卵巢的原发恶性肿瘤相鉴别。

五、输卵管疾病

输卵管疾病最常见的是输卵管急、慢性炎症，包括急性输卵管脓肿和慢性输卵管积水、输卵管梗阻，输卵管癌罕见。

（一）输卵管炎症

【病理与临床】

输卵管是盆腔炎性疾病（pelvic inflammatory disease）最常累及的部位。炎症急性期输卵管、卵巢充血、肿胀，输卵管增粗、弯曲，管腔内有脓性物渗出，出现下腹痛伴发热、寒战等症状；久治不愈时，转为慢性输卵管积水，输卵管肿大、增粗，伞端粘连闭锁，浆液性渗出液积聚，全身症状不明显，仅下腹部坠胀、腰骶部酸痛；慢性盆腔炎症还可致输卵管堵塞，是输卵管性不孕症的原因。

【超声表现】

炎症造成输卵管发生形态学改变时才有超声声像的改变。炎症早期或慢性期仅有粘连时，一般无异常超声声像表现。超声造影通过显示输卵管管腔形态，可以辅助判断输卵管有无梗阻。

1. 输卵管卵巢脓肿 表现为宫旁弯曲管道状囊性肿块，囊壁稍厚，囊内为不均质低回声或云雾状回声。合并卵巢脓肿时，卵巢内可见圆形或椭圆形云雾状回声，边缘可见较模糊的卵巢结构。两者常粘连形成混合性肿块，难以区分（图7-34）。CDFI显示混合性肿块间隔有少许条状血流信号，可探及中到高阻力血流频谱。

2. 输卵管积水 表现为子宫旁弯曲管道状的囊性肿块，壁薄，边界清，内为无回声区及稀疏点状回声，肿块一侧常见卵巢声像。CDFI偶可显示肿块囊壁点状血流信号。

3. 输卵管梗阻 子宫输卵管超声造影显示双侧输卵管显影异常，梗阻侧输卵管自梗阻部位以远不显影，伞部阻塞者输卵管远端呈囊状扩张（图7-35），伞端无对比剂溢出，同侧卵巢周围无对比剂弥散。

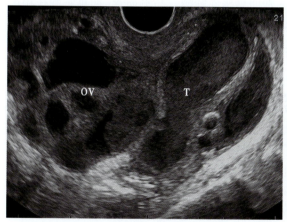

图7-34 输卵管、卵巢积脓声像图
OV：卵巢；T：输卵管。

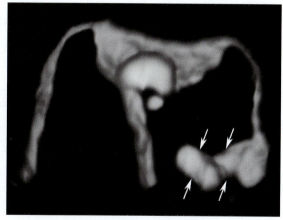

图7-35 一侧输卵管梗阻超声造影三维成像
箭头所示输卵管远端呈囊状扩张。

【鉴别诊断】

输卵管、卵巢脓肿需与附件恶性肿瘤鉴别，鉴别要点为病史和双合诊检查，若有盆腔急腹症表现，可短期抗感染治疗后再复查。输卵管积水应与卵巢囊腺瘤鉴别，前者包块形状不规则，囊腔有管道状结构，分隔极少的血流信号，穿刺活检是确诊的首选方法。

（二）原发性输卵管癌

【病理与临床】

原发性输卵管癌（primary carcinoma of fallopian tube）发病率低，多见于绝经后女性。输卵管局部呈结节状增粗，管腔扩大，内含血性液体及灰白色、乳头状或菜花状赘生物。早期无特异症状和体征，易被忽略。病情进展可出现输卵管癌"三联症"，即阴道排液、腹痛、盆腔肿块。

【超声表现】

1. 二维超声 子宫旁见不规则形肿物，无包膜，内为不均质混合性低回声（图7-36）；常伴宫腔积液。合并输卵管内出血时，与输卵管炎性积水鉴别困难。

2．多普勒超声　肿块囊壁或实质部分见条状血流信号，与卵巢恶性肿瘤相似，可探及低阻力型动脉血流频谱。

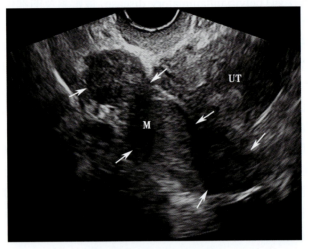

图7-36　输卵管癌声像图
UT：子宫；M：输卵管癌；箭头所示病灶边界。

【鉴别诊断】

阴道排液是输卵管癌较特异的表现，可辅助鉴别卵巢恶性肿瘤。与输卵管、卵巢脓肿在超声声像上相似，可结合急性炎症病史和妇科双合诊鉴别，必要时穿刺活检。

（谢红宁）

第七节　妊娠滋养细胞疾病

妊娠滋养细胞疾病（gestational trophoblastic disease，GTD）是一组来源于胎盘滋养细胞的增生性疾病。病理上分为：①妊娠滋养细胞肿瘤，以绒毛膜癌为代表；②葡萄胎妊娠，包括完全性葡萄胎、部分性葡萄胎及侵蚀性葡萄胎；③非肿瘤病变；④异常绒毛病变。后两种病变，临床上通常无须处理，不是超声诊断的重点。侵蚀性葡萄胎全部继发于葡萄胎；绒毛膜癌可发生在葡萄胎、足月妊娠、流产或异位妊娠后。

一、葡　萄　胎

病理与临床：葡萄胎（hydatidiform mole）为良性病变，葡萄胎的发生与父方染色体有关，营养状况较差、孕妇年龄较大及既往有葡萄胎病史等均为高危因素。完全性葡萄胎的病理表现为：弥漫性滋养叶细胞增生、绒毛水肿、滋养细胞异型性。部分性葡萄胎表现为仅部分绒毛水肿、局灶性滋养细胞增生伴轻度异型及有胚胎或胎儿组织。临床表现为停经后阴道流血，子宫大于停经月份，腹痛，呕吐；实验室检查血清 hCG 水平异常升高。

（一）完全性葡萄胎

【超声表现】

1．二维超声　子宫显著增大，明显大于孕周；在宫腔内可见弥漫分布的、大小不一的囊泡样回声，小囊泡的直径 0.3～1.0cm 左右，大者达 2cm 以上，呈"蜂窝状"。不典型者宫腔呈弥漫分布的粗大点状强回声或呈"落雪状"。子宫肌壁与蜂窝状病灶分界清晰，肌壁回声均匀。完全性葡萄胎常合并卵巢黄素化囊肿（发生率约 25%～60%）。多为双侧性，位于子宫两侧，呈椭圆形多房结构,壁薄,可见后方回声增强(图7-37)。

2. 多普勒超声 子宫动脉血流丰富,呈低阻高速型,子宫肌层及病灶内血流信号较少。卵巢黄素化囊肿壁及分隔上可见少量血流信号。

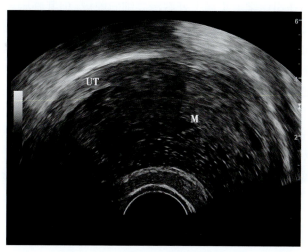

图7-37 完全性葡萄胎超声声像图
UT:子宫;M:病灶。

【鉴别诊断】

1. 与稽留流产鉴别 稽留流产宫腔内回声杂乱,有团状实性回声及无回声等征象;葡萄胎为宫腔呈"蜂窝样"或"落雪样"改变。CDFI有助于鉴别,稽留流产宫内异常回声伴局部子宫肌层血流信号丰富,而葡萄胎血流信号不明显。结合血清hCG水平有助于鉴别二者。

2. 与部分性葡萄胎鉴别 部分性葡萄胎可见胚胎或胎儿组织,有时可见羊水回声及胎盘组织。子宫大小与孕周相符或略大于孕周。

【临床价值】

葡萄胎如未及时诊断并处理,可反复发生出血,宫腔积血,也可在葡萄胎组织自然排出时,发生大出血。超声检查结合血清hCG检测对葡萄胎确诊率较高。超声能指导临床清宫,评价清宫是否彻底。黄素化囊肿在清宫后2～4个月自行消退。

(二)部分性葡萄胎

【超声表现】

1. 二维超声 子宫大小与孕周相符或略大于孕周;宫腔内可见存活或死亡的胎儿组织;可见明显增大的胎盘组织,胎盘的局部呈"水泡样",正常胎盘组织与异常胎盘组织间分界清晰。通常不伴卵巢黄素化囊肿。

2. 多普勒超声 子宫肌层及病灶内见星点状血流信号。

【鉴别诊断】

1. 与完全性葡萄胎鉴别 完全性葡萄胎时,子宫大于停经月份,宫腔内充满"蜂窝状"及"落雪状"回声,无羊膜腔与胎儿组织,多合并卵巢黄素化囊肿。

2. 与稽留流产鉴别 稽留流产时,胎盘可呈"蜂窝状"或回声杂乱,整个胎盘发生回声水平的异常改变,并且胎儿结构常变形、模糊不清。

【临床价值】

虽然部分性葡萄胎与稽留流产的临床处理都是清宫,但超声除了要监测是否有残留组织,还要复查部分性葡萄胎的转归,警惕恶变等发生。血清hCG的异常是主要的诊断依据。另外,超声造影对于判断病灶的范围及血管分布有较精准的诊断价值。

二、妊娠滋养细胞肿瘤

（一）病理与临床

虽然侵蚀性葡萄胎在组织学上不属于妊娠滋养细胞肿瘤，但其临床表现、诊断及处理原则均与绒毛膜癌相似，临床上常将其归为妊娠滋养细胞肿瘤范畴。葡萄胎超出宫腔范围为侵蚀性葡萄胎（invasive hydatidiform mole）。侵蚀性葡萄胎恶性程度低于绒毛膜癌。侵蚀性葡萄胎与绒毛膜癌临床表现相同：持续的阴道不规则流血，子宫复旧不全或不均匀性增大；常伴卵巢黄素化囊肿；分为无转移滋养细胞瘤（大多继发于葡萄胎妊娠）及转移性滋养细胞瘤（易继发于非葡萄胎妊娠），肿瘤主要经血行转移，最常见部位为肺转移。侵蚀性葡萄胎可见子宫肌层内有大小不等的"水泡状"组织，宫腔内可以无原发病灶。镜下病理可见侵入肌层的"水泡状"组织，形态与葡萄胎相似，同时可见绒毛结构及滋养细胞增生和异型性。绒毛膜癌病灶位于子宫肌层内，也可突向宫腔或穿破浆膜。镜下病理见滋养细胞成片高度增生，明显异型，不形成"绒毛"或"水泡状"结构，并广泛侵入子宫肌层，形成出血坏死灶。

（二）超声表现

1．二维超声　绒毛膜癌的声像图表现与侵蚀性葡萄胎的声像图表现相似。子宫大小正常或增大，肌层回声不均匀，以增强回声为主，局部可见大小不等的"蜂窝状"液性暗区，无包膜，边界不清晰，形态不规则。合并黄素化囊肿者有相应表现。发生宫旁转移时可出现盆腔肿块。

2．多普勒超声　病灶血流丰富，频谱呈低阻型，并见"动静脉瘘频谱"。

（三）鉴别诊断

1．与子宫肌瘤变性鉴别　后者有子宫肌瘤病史，无阴道流血，无血清 hCG 值增高；结节边界清晰，呈类圆形，周边有环绕的血流信号。

2．与妊娠残留鉴别　有近期分娩史、流产史或刮宫史，残留组织位于宫腔内，回声以增强为主，一侧边缘常血流丰富。

3．与子宫内膜癌鉴别　后者常发生在绝经前/后，宫腔内异常不均质回声，血清 hCG 阴性。

（四）临床价值

依据超声表现，结合临床病史，检查血清 hCG 水平是否有异常，可辅助临床诊断及鉴别诊断。血清 hCG 持续高水平或上升 2 周～6 个月即可诊断。此病治疗原则以化疗为主，经阴道超声及超声造影随访观察病灶大小及血流变化，可用于指导和判定疗效。

（董晓秋）

第八章 产 科

产科超声检查是应用超声的物理特性,对胎儿及其附属物进行检查,是监测胎儿宫内安危的重要扫查方式,是了解胚胎、胎儿主要解剖结构大体形态的重要方法。本章介绍了胚胎和胎儿在母体子宫内发育生长的过程、营养供给和代谢产物排出。产科超声检查的方式主要是经腹壁扫查,检查前要进行仪器的调节以保障检查的安全性,还要对胎儿重要的解剖结构和畸形进行识别。产科超声检查的三个重要时机:妊娠 $11\sim13^{+6}$ 周确认胎儿存活情况;测量胎儿头臀长确定孕龄;多胎妊娠要确定绒毛膜性和羊膜性;妊娠 $20\sim24^{+6}$ 周超声筛查胎儿结构异常;妊娠 $28\sim34^{+6}$ 周进行胎儿生长发育的监测。同时鉴别流产、异位妊娠等异常妊娠。

第一节 妊娠生理概要

妊娠是指胚胎(embryo)和胎儿(fetus)在母体子宫内发育生长的过程。自卵子受精开始,至胎儿及其附属物从母体排出为妊娠终止。临床上从末次月经的第一日开始计算,约为280d(40周)。受精卵受精后8周(月经龄10周)内称为胚胎,第9周(月经龄11周)开始称为胎儿。临床上分为3个时期:妊娠未达到14周,称为早期妊娠;第 $14\sim27^{+6}$ 周,称为中期妊娠;第28周及其后,称为晚期妊娠。妊娠期间,胚胎和胎儿不断发育成熟,母体子宫、卵巢也相应发生一系列适应性解剖和生理改变。

一、胚胎、胎儿发育过程

胚胎和胎儿发育过程详见表8-1。

表8-1 胚胎和胎儿发育过程

时间(月经龄)	发育过程
孕4周	妊娠囊平均内径3mm,胚盘与体蒂形成,卵黄囊出现,初级绒毛膜形成
孕5周	胚芽2~5mm,原肠胚形成,三胚层胚盘出现,原条和脊索形成,神经管开始闭合,中胚层形成原始心管,并出现心管搏动
孕6周	胚芽6~10mm,神经管在孕6周末完全闭合,大脑三个初级脑泡即前脑、中脑和菱脑发育形成,原肠形成,上肢芽出现,眼沟、听窝及耳结节出现
孕7周	胚芽10~14mm,三个初级脑泡进一步分化,演变为各部位的脑室系统,大脑各结构原基开始形成,眼、鼻和口开始发育,手板形成,下肢芽出现,尾部变细
孕8周	头臀长约20mm,胚胎已初具人形,可区分头部及躯干,头占胎体一半,足板形成,能分辨出眼、耳、鼻、口,心脏外形形成,原始生殖腺开始发育,直肠和泌尿生殖窦分开
孕9周	头臀长约30mm,四肢更加明显,可辨认肱骨与股骨,躯干开始增长和变直,生理性中肠疝出现
孕10周	头臀长约40mm,完成胚胎过程。心脏、面部结构已基本形成,肛膜出现孔眼,颅骨、脊柱开始骨化,男女性腺开始分化
孕11周	头臀长约50mm,肾脏上升至正常位置,四肢可活动,手指、足趾形成,生理性中肠疝回复到腹腔内

续表

时间(月经龄)	发育过程
孕12周	头臀长约60～70mm,可出现躯干活动,如翻身等;肾脏与集合管相通,开始产生尿液
孕14周末	头臀长约80mm,部分胎儿可确定性别,大脑外侧裂开始形成一浅沟,羊膜与绒毛膜的胚外中胚层相连封闭胚外体腔
孕16周末	头臀长约120mm,外生殖器发育完全,头皮长出头发,开始呼吸运动,部分孕妇已能自觉胎动
孕19周末	胼胝体、小脑蚓部逐渐发育完善
孕20周末	大脑外侧裂发育完成,眼睛上、下睑分开
孕24周末	体质量约630g,各脏器均已发育
孕28周末	体质量约1 000g,眼睛半张开,出现眼睫毛
孕32周末	体质量约1 700g,睾丸下降
孕36周末	体质量约2 500g,睾丸已位于阴囊
孕40周末	体质量约3 400g

二、胎儿循环系统特点

胎儿的营养供给和代谢产物排出均需由脐血管经胎盘、母体来完成(图8-1)。

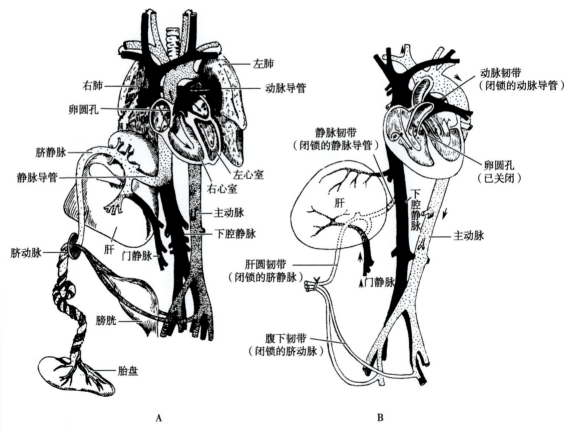

图8-1 胎儿及新生儿血液循环

(一)解剖学特点

1.脐静脉一条 生后闭锁为肝圆韧带,脐静脉末支静脉导管生后闭锁为静脉韧带。

2.脐动脉两条 生后闭锁与其相连的闭锁的腹下动脉成为腹下韧带。

3.动脉导管　位于肺动脉及主动脉之间,生后闭锁为动脉韧带。

4.卵圆孔　于生后数分钟开始关闭,多在生后6～8周完全闭锁。

（二）血液循环特点

1.来自胎盘的含氧量高的血液通过脐静脉进入胎体,经门静脉、静脉导管及肝静脉后进入下腔静脉,下腔静脉同时有来自胎儿下半身回流的含氧量低的血流,所以,下腔静脉内是含氧量较高的混合血。

2.卵圆孔位于左、右心房之间,开口正对下腔静脉入口,下腔静脉回流血液的50%以上经卵圆孔进入左心房,经左心室、升主动脉及主动脉弓,供应胎儿上半身。上腔静脉进入右心房血液,流向右心室,随后进入肺动脉。

3.肺循环阻力较大,肺动脉血液大部分经动脉导管流入降主动脉供应胎儿下半身,仅10%的血液经肺静脉回流入左心房。左心房血液进入左心室,继而进入主动脉直至全身后,经腹下动脉再经脐动脉进入胎盘,与母血交换。

三、妊娠期母体子宫及卵巢的变化

为了适应胚胎、胎儿生长发育的需要,在妊娠期胎盘激素和神经内分泌的影响下,孕妇体内各系统发生一系列适应性的解剖、生理和生化改变。

（一）子宫

妊娠期间母体子宫增大,从非孕期时（7～8）cm×（4～5）cm×（2～3）cm 增大至足月时约35cm×25cm×22cm。宫体容积从非孕期5ml左右增加到足月5 000ml或更多。宫体位置自妊娠12周后超出盆腔,此后,经腹部超声检查无须充盈膀胱。子宫肌壁非孕时厚约1cm,妊娠中期逐渐增厚可达2.0～2.5cm,至妊娠末期又逐渐变薄,妊娠足月时厚度1.0～1.5cm或更薄。非孕时长1cm的子宫峡部,在妊娠12周后拉长变薄,扩展成宫腔一部分,临产后伸展至7～10cm,此时称为子宫下段,正常情况下,子宫下段肌层≥0.3cm。妊娠期宫颈管会逐渐变短,但一般≥3cm。

子宫动脉为了适应胎盘内绒毛间隙血流量增加,直径增加40%～60%,舒张期流速增高,阻力减低,舒张期切迹约于孕17周后消失。

（二）卵巢

妊娠期母体卵巢略增大,排卵和新卵泡发育停止,卵巢中一般仅出现一个妊娠黄体,黄体功能约于孕10周完全由胎盘取代,黄体开始萎缩。

（鲁　红）

第二节　产科超声检查技术

产科超声检查是应用超声的物理特性,对胎儿及其附属物进行检查,是了解胚胎、胎儿主要解剖结构大体形态的重要方法。

一、产科超声检查途径和方法

（一）检查途径

主要是经腹壁扫查,经腹壁扫查是最常用的超声检查途径,适用于所有孕周的孕妇。孕妇一般取仰卧位,孕妇充分暴露下腹部,中晚孕期为了更好地显示胎儿的解剖结构,可根据胎儿体位调整孕妇体位,如左侧卧位、右侧卧位。

（二）探头和仪器调节

超声常用凸阵探头。在探测深度内,尽可能使用高频率探头,常用腹部探头频率为3.5～5MHz;

阴道探头采用端式凸阵阴道探头,探头频率为7～9MHz,或变频探头。检查前将超声仪器调节至产科超声设置。确定超声仪器和其他设备工作状态良好,超声设备适合进行检查操作。超声医生要熟悉超声设备,能够保存图像、数据和其他信息,保护患者隐私。

(三)扫查方法

扫查时探头置于下腹部表面,孕妇呈仰卧位,早孕者适当充盈膀胱,在孕妇腹部涂适量耦合剂,探头在孕妇腹部滑动,找到胎儿头部后从胎儿头部、腹部至足部连续序贯化扫查,胎儿脊柱从颈部至骶尾部采用矢状切面和水平横切面连续扫查,留存标准切面图。从上向下或从下向上连续扫查,观察胎儿及附属物等结构。特殊情况下可以经会阴、阴道超声检查观察孕妇宫颈长度和胎儿及附属物部分结构。

(四)报告书写

超声检查报告的书写首先应填写一般项目,包括姓名、性别、年龄等;胎儿生长发育的测量值要记录在报告单上;超声描述要客观,对于阳性超声表现要详细描述,阳性结果要有图像记录。因胎儿、孕妇等因素导致对胎儿解剖评价受限的情况,要记录在报告上,要根据超声检查当时的情况如实记录。超声检查报告单上应附有胎儿检查图像,有阳性结果的应附有阳性图像。

(五)质量控制

产前超声筛查胎儿畸形难度较大、风险较高,对超声医师的技术依赖性大,因此需进行严格的质量控制才能有效地提高产前超声的检查质量。主要措施包括:指定专人负责定期抽查留存图像的质量;定期对产前超声医师进行培训和实操训练,提高诊断水平;定期对检查病例进行随访,提高诊断正确率。

二、产科超声常用的超声成像模式

(一)二维超声

是所有超声扫查的基础,适用于所有产科超声检查(图8-2A)。

(二)多普勒超声

包括彩色多普勒血流成像和频谱多普勒超声。用于观察胎儿和胎盘的血流动力学特征(图8-2B、C)。

(三)三维超声

应用三维容积探头自动扫描感兴趣区,获得一组由连续二维切面组成的容积数据,通过旋转、平移三维容积数据,可对感兴趣区进行任何方位、角度的观察,可显示二维超声扫查难以获得的切面,并进行立体成像,作为二维超声检查的补充检查方式(图8-2D)。

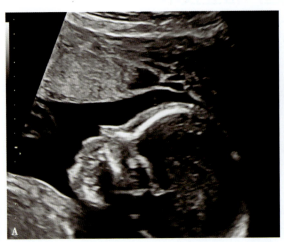
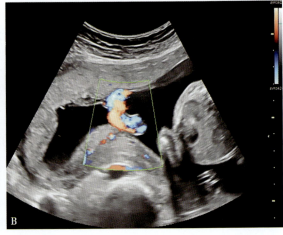

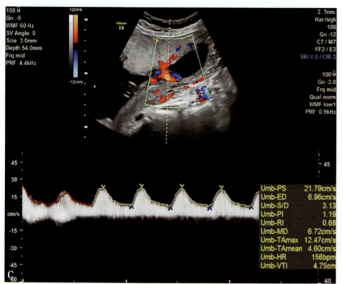
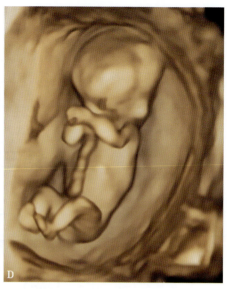

图 8-2 产科超声常用超声成像模式声像图

A. 二维超声示胎儿颜面部正常矢状切面声像图；B. 多普勒超声示胎盘脐带插入点声像图；C. 胎儿脐动脉多普勒血流；D. 胎儿三维超声声像图。

三、产科超声检查前孕妇准备

妊娠早期受检者需膀胱适度充盈，检查前 1h 饮水约 500ml，膀胱有较明显的尿意即可。妊娠 3 个月后一般不需要充盈膀胱。检查前应告知孕妇产科超声检查的适应证、检查内容、检查的局限性等。经会阴、阴道超声检查需排空膀胱后进行。

四、产科超声检查的重要时机

妊娠 11～13+6 周时，超声检查的主要目的是确认胎儿存活，通过测量胎儿头臀长确定准确的孕龄，发现多胎妊娠（确定绒毛膜性和羊膜囊性），并筛查严重结构异常和染色体异常相关超声软标记。

妊娠 20～24+6 周时，超声筛查的主要目的是评估胎儿生长和发现胎儿严重结构异常，这是出生缺陷综合防治的重要组成部分。

妊娠 28～34+6 周时，超声检查主要是对胎儿生长发育（胎儿大小）进行监测，发现胎位异常和其他与不良围生期结局相关的情况。之前未确诊或未表现出来的晚发性胎儿先天性异常偶尔也可被发现。

三个时期的检查不能互相替代，只有三者结合才能得到更高的检出率。

五、产科超声检查安全性及局限性

（一）安全性

超声仪器设置使用条件，调节至产科条件下进行产前超声检查是安全的，一般不会产生明显的生物效应。目前尚无研究证实产前超声检查会对胚胎、胎儿产生不良影响。但是，胎儿超声检查仍应遵循"最小剂量"原则，应尽可能减少对胎儿双眼、生殖器等敏感器官进行长时间的照射，并应尽可能减少高能量彩色多普勒血流成像的应用。

（二）局限性

随着超声诊断技术不断发展，人们对产前超声检查发现胎儿畸形寄予了很大期望。但是，由于超声是一种物理的影像学诊断方法，伪像和误区不可避免；一些外在因素、操作人员的技术水平、胎儿畸形的程度及内脏器官发育不同步等因素都可能影响超声诊断的效果。因此,超声每次检查结果只代表胎儿当前的状况,并不意味着以后检查是正常的。由于胎儿器官的发育是逐步完善的过程,有些胎儿畸形是在胎儿发育过程中至妊娠中、晚期才表现出来。所以超声不能检出所有的胎儿畸形,诊断符合率不可能达到100%。

(吴青青)

第三节 正 常 妊 娠

一、早孕期超声检查

正常早孕期超声检查,主要判断妊娠囊的个数、位置、大小、形态,有无卵黄囊及胚胎、胎心。

(一)早孕期相关结构解剖

1. 妊娠囊(gestational sac) 受精卵着床后,子宫内膜迅速发生蜕膜变化,覆盖在受精卵上并包围受精卵,形成一个封闭的腔隙为妊娠囊,即孕囊。超声首先观察到的妊娠标志即是妊娠囊。

2. 胚胎(embryo)及胎心(fetal heart beat) 一般来说,胚胎长度在4~5mm时,可以检出心管搏动,约为6~6.5周。

3. 卵黄囊(yolk sac) 卵黄囊是妊娠囊内最初出现的结构。随着妊娠周数的增加,羊膜腔逐渐增大,卵黄囊最终被包入脐带,妊娠10周后卵黄囊逐渐退化。

4. 羊膜囊(amniotic sac) 羊膜被覆于羊膜腔表面,为一层半透明薄膜,与胚胎外胚层相连续。随着孕周的增加,羊膜腔进一步扩大,羊膜逐渐与绒毛膜相贴,至妊娠16周左右胚外体腔消失。

(二)重要结构的超声表现(图8-3)

1. 妊娠囊 正常妊娠囊位于宫腔中上部,早孕早期时表现为很小的无回声,周边为完整、均匀的高回声环。随着妊娠囊的增大,形成特征性的"双绒毛环"征或"双环"征,由发育的绒毛与邻近蜕膜组成。当妊娠囊内未见卵黄囊或胚胎时,需与假妊娠囊鉴别。

2. 卵黄囊 卵黄囊是妊娠囊内超声显示的重要结构。正常妊娠时,卵黄囊呈球形,囊壁薄呈细线状,中央为无回声。

3. 胚芽及心管搏动 妊娠囊内显示胚芽,当胚芽长4~5mm(相应于妊娠6~6.5周)时超声可以看到原始心管的搏动。

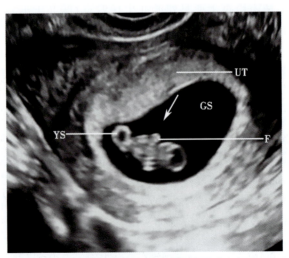

图8-3 早孕期超声声像图
UT:子宫;GS:妊娠囊;YS:卵黄囊;F:胚芽;箭头示羊膜囊。

4．羊膜囊　羊膜囊壁菲薄，正常妊娠在 7 周左右超声可以显示羊膜及羊膜囊。一般在孕 12～16 周羊膜与绒毛膜全部融合，胚外体腔消失，羊膜不再显示。超声检查可在妊娠 16 周以前观察到羊膜。

（三）临床价值

早期妊娠可以明确宫内外妊娠、判断有无胚胎停止发育及估测孕周大小。注意要结合临床表现，如有无停经史、尿妊娠试验是否阳性。当怀疑胚胎停止发育或异位妊娠时，还应结合血清学检查（如人绒毛膜促性腺激素）观察激素水平的变化来判断妊娠状况。

二、妊娠 11～13^{+6} 周超声检查

（一）解剖结构和超声检查

1．主要解剖结构　妊娠早期胎儿各脏器发育有待完善，解剖结构超声显示较困难。神经系统大体结构已经发育完全，满 11 周后颅骨骨化，两侧大脑半球对称，中间为大脑镰，大脑皮质很薄，大脑实质较少，小脑幕上大部分被侧脑室占据，侧脑室内后 2/3 的区域被高回声的脉络丛充填。颅脑的某些结构如胼胝体、小脑尚未充分发育，无法进行准确评估。

2．超声观察的主要结构　观察胎儿的数目、胎心搏动，如果是双胎还要观察胎儿的绒毛膜性。观察胎儿头臀长和胎儿颈后透明层厚度（NT）及胎儿重要结构如头颅、腹部、肢体轮廓等。

（二）重要结构的超声表现

1．胎儿颈后透明层厚度（nuchal translucency，NT）　胎儿颈后透明层厚度是指胎儿颈后皮下组织内液体积聚的厚度，超声表现为位于颈后皮肤高回声带与深部软组织高回声带之间的无回声带。NT 是产前筛查染色体异常（尤其是唐氏综合征）、先天性心脏畸形及一些遗传综合征的超声标记（图 8-4A）。要在胎儿颈后透明层标准切面测量 NT。

2．胎儿头臀长（crown-rump length，CRL）　指胎儿头顶皮肤外缘至骶尾部皮肤外缘间的距离。要求在胎儿头臀长标准切面进行测量：胎儿躯干的正中矢状切面、胎儿呈水平位（与超声声束呈 90°）、胎儿处于自然伸展状态、头顶及骶尾部清晰显示、躯干部显示脊柱矢状面全长时进行测量。图像要放大，游标置于胎儿头顶部皮肤外缘至骶尾部皮肤外缘间测量。注意当胎儿过度屈曲或伸张时不宜测量（图 8-4B）。

3．胎儿颅脑　超声扫查胎儿颅脑横切面，可以显示胎儿的颅骨回声、脑中线和双侧侧脑室内的脉络丛（图 8-4C）。

4．胎儿脐带腹壁入口　超声扫查脐带腹壁入口横切面，可以显示胎儿此处皮肤的完整性，发现有无脐膨出和腹裂的存在（图 8-4D）。

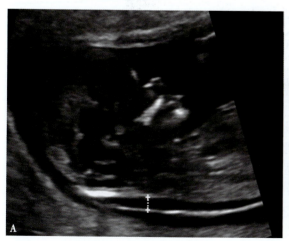
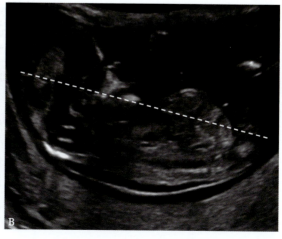

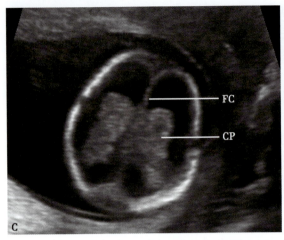
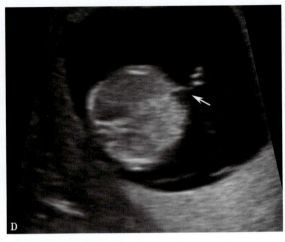

图 8-4　妊娠 11～13^{+6} 周主要超声切面声像图

A. 胎儿头胸部正中矢状切面声像图，虚线示 NT 测量；B. 胎儿正中矢状切面声像图，虚线示 CRL 测量；C. 胎儿颅脑横切面声像图，CP 为脉络丛，FC 为大脑镰；D. 脐带腹壁入口切面声像图，箭头示脐带腹壁入口。

（三）临床价值

通过观察胎儿的解剖结构可以发现严重及明显的畸形，如神经系统畸形（露脑畸形、无脑畸形、脑膨出、前脑无裂畸形等）、严重的腹壁畸形、巨膀胱及明显的肢体缺失等。

三、妊娠 20～24^{+6} 周超声检查

此阶段胎儿大多数结构发育完善，是筛查胎儿畸形的最好时期。

（一）解剖结构和超声检查

1. 胎儿结构　胎儿颅骨强回声环完整和颅内重要结构发育正常，包括大脑半球、透明隔腔、脑中线、侧脑室、后颅窝池；胎儿唇部发育完整；胎儿心脏四腔心、左心室流出道、右心室流出道和三血管气管大小比例正常；胎儿脊柱排列规整；胎儿脐带腹壁入口完整，胃泡位置正常，双肾存在，膀胱存在；胎儿双上肢及双下肢轮廓完整等。

2. 胎儿附属物　观察胎盘位置、厚度、脐带胎盘入口的位置和羊水最大深度。

（二）主要切面和超声表现

1. 胎儿颅脑　常用的包括经侧脑室水平横切面、丘脑水平横切面和小脑横切面（图 8-5A～C）。通过这三个切面超声可以显示大脑实质、丘脑、透明隔腔、侧脑室、脉络丛、小脑、后颅窝池等，测量双顶径和头围、侧脑室宽度、小脑横径等。

2. 胎儿脊柱　主要包括脊柱的矢状切面及横切面。矢状切面上超声显示脊柱呈两排排列整齐的串珠状、平行强回声带，从枕骨延续至骶尾部并略向后融合。横切面上脊椎呈三个分离的圆形或短棒状强回声（图 8-5D、E）。

3. 胎儿面部　胎儿面部可通过冠状切面来检查，观察的结构主要是上唇的连续性和完整性（图 8-5F）。

4. 胎儿肢体　四肢超声检查应遵循一定的检查顺序，对胎儿每条肢体从近端逐一追踪显示至远端，分别依次显示肱骨、尺骨、桡骨、手；股骨、胫骨、腓骨、足（图 8-5G～K）。

5. 胎儿胸部　胎儿胸部横切面上显示肺脏位于心脏两侧，呈实性、均匀、中等回声。

6. 胎儿心脏　检查胎儿心脏的主要切面有：四腔心切面、左心室流出道切面、右心室流出道切面、三血管切面或三血管气管切面等（图 8-5L～P），通过这些切面观察胎儿心脏内部结构，包括四个心腔、主动脉、肺动脉、房室间隔、二尖瓣、三尖瓣等。

7. 胎儿腹部　腹部脏器主要有肝脏、胆囊、胃泡、肠管、双肾、膀胱。主要筛查切面有上腹部横切面、双肾横切面、脐带腹壁入口处横切面、膀胱水平横切面等（图8-5Q～T）。

8. 胎儿生物学测量　观察胎儿生长发育主要包括双顶径、头围、腹围、股骨长的测量。

（1）测量双顶径和头围：经丘脑水平横切面，由前向后依次显示透明隔腔、第三脑室和丘脑。测量方法：双顶径是测量近场颅骨的外缘至远场颅骨的内缘之间的距离；头围是沿颅骨外缘描记测量（图8-5U）。

（2）测量腹围：腹围测量切面呈圆形，包括脊柱横切面、两侧对称的肋骨、胃泡、部分脐静脉。腹围是沿腹壁外缘描记测量（图8-5V）。

（3）测量股骨长：探头平行于股骨的长轴，测量股骨干的长度（图8-5W）。

9. 胎儿附属物的超声监测

（1）胎盘：位置、数目、与宫颈内口关系、内部回声、胎盘后方回声等。正常情况下，胎盘厚度约20～40cm（见图8-2）。

（2）脐带：超声检查脐带横切面可显示两条脐动脉和一条脐静脉的横切面呈"品"字形排列，纵切面上表现为两条脐动脉围绕脐静脉呈螺旋状排列。整个孕期脐带长度几乎和胎儿身长一致，但超声不能确定正常妊娠脐带长度（图8-5X）。

（3）脐动脉多普勒血流：用于评估胎盘 - 胎儿循环。脐动脉搏动指数（PI）、阻力指数（RI）及收缩期最大血流速度（S）与舒张末期血流速度（D）比值（S/D）均是用来反映胎盘血管阻力，正常情况下PI、RI、S/D随孕周增大而降低（见图8-2）。

（4）羊水测量：超声估测羊水量的方法有多种。羊水指数（amniotic fluid index，AFI）：以母体脐部为中心，划分出左上、左下、右上、右下四个象限，声束平面垂直于水平面，分别测量四个象限内羊水池的最大深度，四个测值之和即为羊水指数。AFI≥25cm 时为羊水过多，AFI＜5cm 时为羊水过少。最大羊水池深度（deepest vertical pocket，DVP）：寻找羊膜腔内最大羊水池，测量区域内不能有肢体或脐带，测量其最大垂直深度即为最大羊水池深度。最大羊水池深度≤2cm 为羊水过少，最大羊水池深度＞8cm 为羊水过多（图8-5Y）。

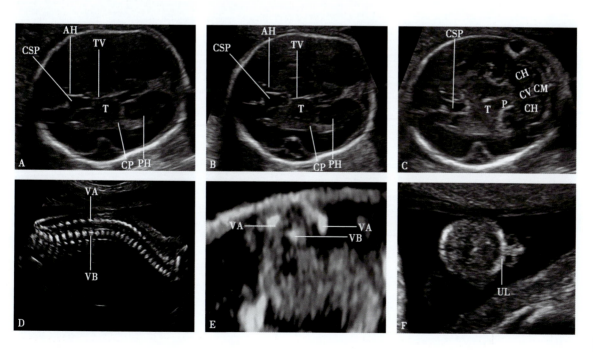

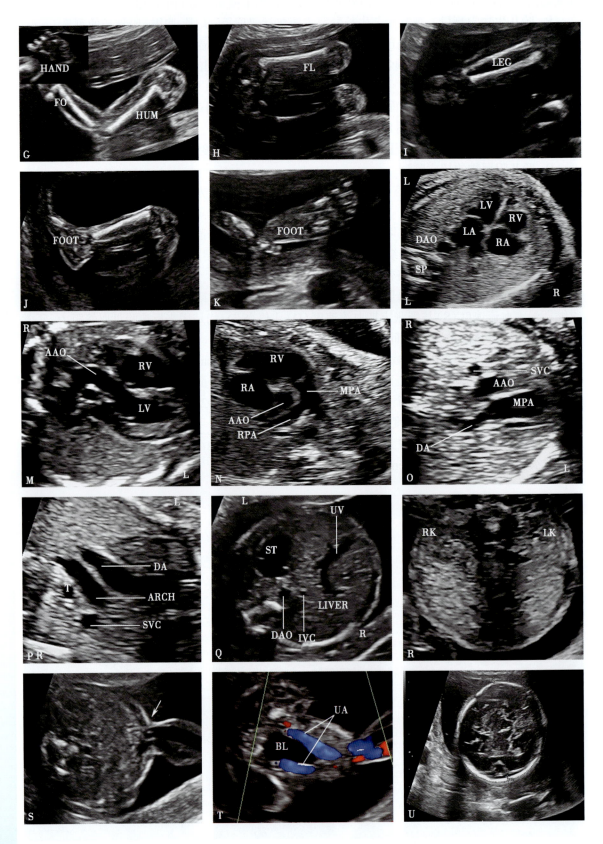

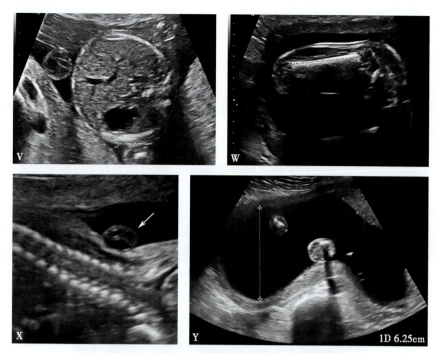

图 8-5 妊娠 20~24⁺⁶周主要超声切面声像图

A. 侧脑室水平横切面；CSP：透明隔腔；AH：侧脑室前角；TV：第三脑室；T：丘脑；CP：脉络丛；PH：侧脑室后角。B. 丘脑水平横切面。C. 小脑横切面；P：大脑脚；CH：小脑半球；CV：小脑蚓部；CM：后颅窝池。D. 脊柱矢状切面；VB：椎体；VA：椎弓。E. 脊柱横切面。F. 面部冠状切面；UL：上唇。G. 肱骨、前臂纵切面及手切面；HAND：手；FO：前臂；HUM：肱骨。H. 股骨纵切面；FL：股骨。I. 小腿冠状切面；LEG：小腿。J. 小腿及足纵切面；FOOT：足。K. 足底切面。L. 四腔心切面；LA：左心房；LV：左心室；RA：右心房；RV：右心室；DAO：降主动脉；SP：脊柱；L：左；R：右。M. 左心室流出道切面；AAO：升主动脉。N. 右心室流出道切面；MPA：主肺动脉；RPA：右肺动脉。O. 三血管切面；SVC：上腔静脉；DA：动脉导管。P. 三血管气管切面；ARCH：主动脉弓。Q. 上腹部横切面；UV：脐静脉；ST：胃泡；IVC：下腔静脉；LIVER：肝脏。R. 双肾横切面；LK：左肾；RK：右肾。S. 脐带腹壁入口处（箭头）横切面；T. 膀胱水平横切面；BL：膀胱；UA：脐动脉。U. 双顶径和头围测量；V. 腹围测量；W. 股骨长测量；X. 脐带横切面（箭头）；Y. 最大羊水池深度测量。

（三）临床价值

通过超声筛查胎儿结构，可以发现大多数严重畸形，如神经系统畸形、心脏畸形、腹部畸形、明显的肢体缺失等，对于优生优育和出生缺陷二级预防起到了很重要的作用。

（吴青青）

第四节 异 常 妊 娠

一、流 产

流产（abortion）是指胚胎或胎儿尚未具有生存能力而妊娠终止者。我国将妊娠未达 28 周、胎儿体质量不足 1 000g 而终止者，称为流产，在妊娠 12 周前发生称早期流产，在妊娠 12 周后发生称晚期流产。

（一）病理与临床

孕 8 周前的流产，胚胎多先死亡，随后发生底蜕膜出血，胚胎绒毛与底蜕膜分离，引起子宫收缩而被排出，故临床表现先出血，后腹痛排出胚胎。8~12 孕周胎盘绒毛发育茂盛，与底蜕膜联系较牢固,往往不易完全排出,造成部分组织物残留宫腔,影响子宫收缩导致出血较多。孕 12 周后胎盘已完全形成,流产时往往先出现腹痛(阵发性子宫收缩),后出现阴道出血。

临床上根据自然流产发展的不同阶段分为先兆流产(threatened abortion)、难免流产(inevitable abortion)、不全流产(incomplete abortion)和完全流产(complete abortion)。此外,流产还有一种特殊情况称为稽留流产(missed abortion),是指胚胎或胎儿已死亡但未排出,子宫不再增大反而缩小。

(二)超声表现

1. 先兆流产 子宫和妊娠囊大小与停经月份相符,囊内胚胎或胎儿存活,有胎心搏动,宫颈内口闭合。部分先兆流产患者在妊娠囊一侧可见局限性、新月形无回声区或呈云雾样低回声,为宫内积血表现。

2. 难免流产 宫内胚胎停止发育,需慎重诊断。确定胚胎停止发育的标准分成三类:①胚胎长度≥0.7cm,未见胎心搏动。②平均妊娠囊直径≥2.5cm,未见胚胎。③首次超声检查后一定时间复查,没有出现有胎心搏动的胚胎(初次超声检查显示妊娠囊内没有卵黄囊或胚胎,两周后复查仍未见;或妊娠囊内见卵黄囊,但未见胚胎,11d 后复查仍未见胚胎及胎心搏动)。超声表现为子宫大小和停经月份相符或略小,如有宫颈内口开放,妊娠囊可部分下移至宫颈内口或宫颈管内,妊娠囊变形,张力下降(图 8-6)。

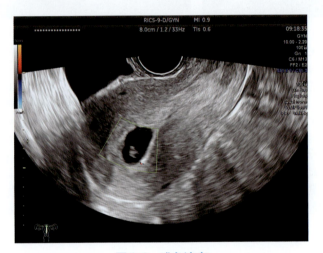

图 8-6 难免流产

3. 不全流产 部分妊娠物已经排出宫腔。宫腔内可见不规则斑状或团状回声,CDFI 可见其内血流(图 8-7),宫颈口扩张、闭合或有妊娠物堵塞。

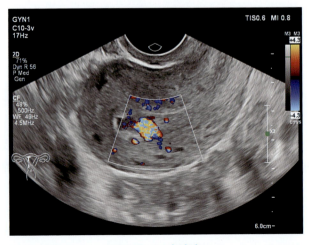

图 8-7 不全流产

4. 完全流产　妊娠物已全部排出。子宫内膜呈线状，宫腔内可有少许积血声像表现，但无斑状或团块状回声。

5. 稽留流产　如有妊娠囊，囊壁变薄、皱缩变形，回声减弱，宫内胚胎或胎儿已经死亡，无胎心搏动；如无妊娠囊可表现为宫腔内杂乱回声，呈团块状实质性回声和低回声或无回声区。CDFI 团块内和周边有丰富的血流信号。宫颈内口未开，子宫小于停经月份。

（三）鉴别诊断

1. 双胎妊娠　先兆流产伴宫腔积血时需与双胎妊娠鉴别。双胎妊娠的宫腔内可见两个胚囊声像均呈高回声环，形态规则，或胚囊内可见到卵黄囊及胚芽。先兆流产伴宫腔积血时，积血暗区多呈新月形或不规则形分布，且内无卵黄囊和胚胎。

2. 宫颈妊娠　难免流产妊娠囊下移至宫颈时，需与宫颈妊娠鉴别[详见"二、异位妊娠"中"（四）宫颈妊娠"]。

3. 异位妊娠　异位妊娠合并宫腔积血时，宫腔内积血暗区需与胚胎停育空妊娠囊鉴别。宫腔内积血暗区无"双环"征表现，形态可变化。

4. 部分性葡萄胎　稽留流产伴有绒毛退行性改变时，需与部分性葡萄胎鉴别。部分性葡萄胎是胎盘部分滋养细胞异常增生，母体血清 hCG 水平明显增高，子宫往往大于停经月份，宫腔内可见蜂窝状回声，但 CDFI 在蜂窝状回声中无血流信号。

（四）临床价值

超声检查可根据妊娠囊的形态、卵黄囊是否出现、胚胎有无原始心管搏动、宫腔内回声和宫颈内口是否开放等情况，结合临床症状、血清 hCG 水平来诊断和鉴别各型流产，以指导临床给予正确的治疗方案。

二、异 位 妊 娠

受精卵在子宫体腔以外着床称异位妊娠（ectopic pregnancy）。异位妊娠是妇产科常见的急腹症之一。依据受精卵在子宫体腔外种植部位不同而分为输卵管妊娠（tubal pregnancy）、腹腔妊娠（abdominal pregnancy）、卵巢妊娠（ovarian pregnancy）、宫颈妊娠（cervical pregnancy）等，剖宫产瘢痕妊娠（cesarean scar pregnancy）也属异位妊娠（图 8-8）。

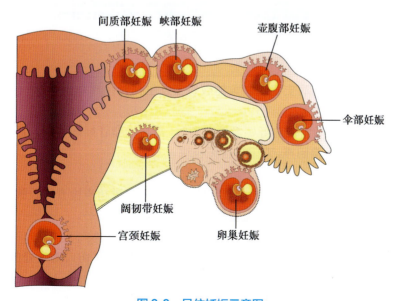

图 8-8　异位妊娠示意图

造成异位妊娠相关的原因很多,盆腔及内生殖器炎症是主要原因。输卵管妊娠占异位妊娠的95%左右,其中又以输卵管壶腹部妊娠最常见,如妊娠位于输卵管间质部可进展至较大的孕周,其破裂导致的出血往往较为严重。

(一)输卵管妊娠

【超声表现】

子宫正常大或稍增大;内膜增厚但宫腔内未见妊娠囊结构;宫腔内有积血或分泌物形成小暗区时,要注意与宫内早孕早期、异常宫内妊娠和宫内宫外同时妊娠相鉴别。根据不同的妊娠阶段输卵管妊娠可分为4种类型。

1. **未破裂型** 妊娠囊仍位于输卵管内。附件区可见输卵管环,显示为厚壁高回声边缘的无回声液性暗区,代表空的孕囊,似"甜面圈",故称为"甜面圈"征(图8-9)。停经6周以上经阴道扫查有时可见卵黄囊和胚胎,此时盆、腹腔内多无或有极少量游离液体声像。

2. **流产型** 妊娠囊经输卵管伞端排出到腹腔。附件区可见边界不清、形态不规则混合性包块,CDFI或可有血流信号。盆腔内可见游离液体,量较少。

3. **破裂型** 妊娠囊生长穿破输卵管浆膜层。附件区包块较大,形态不规则,内部回声杂乱,CDFI可见血流信号。盆、腹腔内常有大量游离液体。

4. **陈旧型** 流产或破裂型输卵管妊娠,长期反复出血,血肿机化。附件区实质性不均高回声包块,边界清晰,包块内不能辨认妊娠囊结构,CDFI血流信号不丰富。盆腔少量积液。

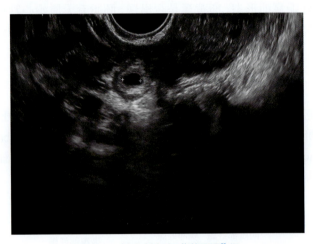

图8-9 输卵管妊娠"甜面圈"征

【鉴别诊断】

1. **黄体破裂** 主要依据病史鉴别。黄体破裂多发生在月经周期后半期,有急性下腹痛,无停经史。血与尿hCG均为阴性。

2. **流产** 各类流产涉及宫腔内妊娠囊不典型时,需与输卵管妊娠鉴别。宫内妊娠流产子宫往往增大,宫腔内大多有异常回声,双附件区无包块。

【临床价值】

超声检查是辅助诊断输卵管妊娠的主要手段。推荐经阴道超声检查能较腹部超声更早发现附件区包块,避免输卵管妊娠破裂等出血量较大的危急情况出现。

(二)剖宫产瘢痕妊娠

剖宫产术后子宫瘢痕妊娠是指受精卵着床于前次剖宫产子宫切口瘢痕处的一种异位妊娠,仅限于妊娠早期(≤12周)诊断。

【超声表现】

剖宫产切口处存在瘢痕扩大伴孕囊或胎盘嵌入子宫前壁下段肌层,CDFI血流丰富。如妊娠囊足够大，可观察到子宫浆膜层表面向膀胱隆起，此时可考虑诊断剖宫产瘢痕妊娠（图 8-10）。其他表现包括：宫腔内未探及胎儿；矢状切面子宫前壁连续性中断，子宫前壁和膀胱间存在滋养层，多普勒检查证实滋养层周围血管和血流灌注（图 8-11）。

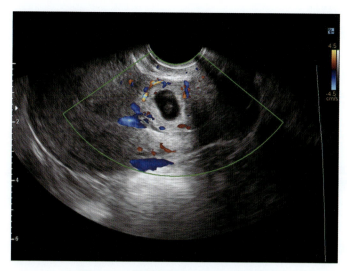

图 8-10　剖宫产瘢痕妊娠嵌入性胚囊

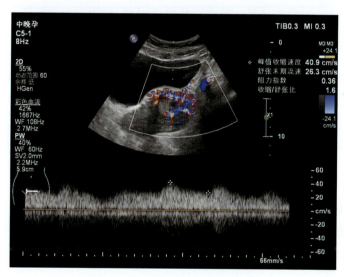

图 8-11　剖宫产瘢痕妊娠滋养血流

【鉴别诊断】

1. 宫颈妊娠　详见"（四）宫颈妊娠"。

2. 难免流产　瘢痕子宫妊娠难免流产时，如妊娠囊流产至宫腔下段时，需与瘢痕妊娠鉴别。难免流产胚胎或胎儿已死亡，周边血流不明显，子宫前壁与膀胱间无滋养层血流。

（三）腹腔妊娠

腹腔妊娠是指妊娠位于输卵管、卵巢及阔韧带以外的腹腔内。腹腔妊娠患者在妊娠早期时，常有突然剧烈腹痛伴少量阴道出血史，较大孕周腹部可触及胎儿肢体，却难以扪清子宫轮廓。

【超声表现】

宫腔内无妊娠囊或中、晚孕宫颈纵切面未见宫颈内口处羊膜和羊水回声。腹腔内可见妊娠囊，较大孕周发生腹腔妊娠时，胎儿与孕妇腹壁紧贴，羊膜囊周围无低回声的子宫肌层包绕。如胎儿死亡，胎体边界不清，胎盘呈界限不清的不均质实质性包块。

【鉴别诊断】

主要与残角子宫妊娠鉴别。较大孕周残角子宫妊娠时，由于妊娠囊周边的低回声肌层十分薄，难与腹腔妊娠囊周边的大网膜、腹膜包裹相鉴别，但残角子宫妊娠的多切面扫查可发现其与单角子宫相连的某些特征。

（四）宫颈妊娠

宫颈妊娠是指受精卵直接种植在宫颈内口以下的宫颈壁。由于着床在以纤维结缔组织为主的宫颈内，妊娠一般很少维持至 20 周。临床以无痛性阴道出血为主要症状，可表现为间歇性阴道大量出血。宫颈变大，呈紫蓝色。

【超声表现】

在膨大宫颈上方可见子宫体正常大或略大，子宫呈"沙漏型"表现；妊娠囊完全位于宫颈管内；宫颈内口关闭。CDFI 宫颈肌层血流异常丰富。

（五）卵巢妊娠

卵巢妊娠是指受精卵在卵巢着床和发育。因卵巢与输卵管紧邻，临床表现极为相似。卵巢妊娠诊断标准：①双侧输卵管正常；②妊娠囊位于卵巢组织内；③卵巢及妊娠囊以卵巢固有韧带与子宫相连；④妊娠囊壁上有卵巢组织。

【超声表现】

超声诊断卵巢妊娠主要通过显示妊娠囊与卵巢关系确定，卵巢妊娠未破裂时，超声可见一侧卵巢增大，形态不规则，卵巢内可见一厚壁环状囊性回声，外周有血管包绕。卵巢妊娠术前往往误诊为输卵管妊娠或卵巢黄体破裂。

【临床价值】

应该对所有停经后发生腹痛、子宫出血或月经异常的育龄女性进行包括超声在内的有关妊娠检查，排除异位妊娠的可能。剖宫产瘢痕妊娠患者并不一定有症状，要保持高度怀疑，对确诊剖宫产瘢痕妊娠十分重要。如盲目刮宫，会造成大出血，严重时将无法控制出血，甚至需切除子宫止血。

三、胎儿宫内生长受限

胎儿生长受限（fetal growth restriction，FGR）又称为宫内生长受限（intrauterine growth restriction，IUGR），指胎儿应有的生长潜力受损，估测的胎儿体质量低于同孕龄正常体质量的第 10 百分位数。如胎儿体质量小于同孕龄第 3 百分位数，则为严重的 FGR（severe FGR）。

（一）病理与临床

造成 FGR 的原因可能源于胎儿、胎盘或母体。临床上可分为均称型（头部和身体成比例减小）和非均称型（腹围缩小与头部和肢体不成比例）。均称型属原发性 FGR，在受孕时或在胚胎早期即受到抑制。非均称型 FGR 属继发性 FGR，胎儿早期发育正常，至孕晚期才受到影响。两种类型间存在重叠。使用百分位数来定义 FGR 有一定的局限性，因为并非所有出生体质量小于同孕龄体质量第 10 百分位数者均为病理性的生长受限，包含了健康小样儿，这部分胎儿除了体重及体格发育较小外，各器官可无结构异常及功能障碍，无宫内缺氧表现。

（二）超声表现

1. 胎儿生长曲线 < 正常同孕龄均值第 3 百分位数，可作为任何妊娠期 FGR 诊断。

2. 对双顶径、头围和腹围连续超声测量，生长速率降低，未能达到双顶径、头围和腹围的生长潜能，有 > 50 百分位数的下降。

3. 伴有羊水过少，胎盘灌注不良超声征象。

4. 妊娠晚期超声多普勒脐动脉 S/D > 3，子宫动脉在妊娠晚期仍有舒张早期切迹。

（三）临床价值

FGR 胎儿建议行脐血管穿刺染色体检查；每2～3周检查一次超声进行评估，以实现早期诊断，FGR 治疗越早，效果越好，孕32周前进行治疗疗效佳，孕36周后进行治疗疗效差。

四、巨 大 胎 儿

不论孕周大小，估测胎儿体质量达到或超过4 000g 者称巨大胎儿（fetal macrosomia）。

（一）病理与临床

妊娠合并糖尿病、孕妇肥胖是已知的巨大胎儿形成的危险因素。临床表现为孕期腹部明显隆起、宫高＞35cm、体质量增加明显。巨大胎儿分娩时可出现头盆不称，难产概率增加，尤其是肩难产。因胎儿较大，常需手术助产，可引起颅内出血，锁骨骨折，臂丛神经损伤等，围产儿死亡率增加。与胎儿和新生儿相关风险伴行的是产妇的不良影响增加，包括肛门括约肌撕裂及产后出血等。

（二）超声表现

鉴于胎儿体质量不能直接测量，可通过公式将各种生物计量参数进行整合计算。较为常用的是 Hadlock 公式。双顶径、股骨长和腹围是对胎儿体重评估较佳的指标，尤其是腹围。如双顶径＞10cm、腹围＞35cm 和股骨长＞8cm 时，要考虑巨大胎儿的可能。

（三）临床价值

产前超声预测巨大胎儿、指导分娩方式的选择，对围生期保健有重要意义。

五、死 　 　 胎

妊娠20周后胎儿在子宫内死亡称死胎（fetal death）。

（一）病理与临床

胎盘、脐带因素（如前置胎盘、血管前置）、胎儿因素（如宫内感染、结构异常）和孕妇因素（如妊娠期高血压）都会造成胎死宫内。孕妇自觉胎动消失，子宫停止增长。

（二）超声表现

胎死宫内时间较短者，胎儿形态结构无明显变化，实时二维灰阶、M 型、多普勒超声均显示胎心和胎动消失，羊水和胎盘可无明显变化。胎死宫内时间较长者，除无胎心、胎动外，胎儿可出现全身水肿、颅骨重叠、脊柱弯曲等明显形态学异常表现。

（三）临床价值

胎死宫内超过4周，DIC 发生概率将明显增加，引产时可引起严重出血。因此，超声及时诊断，尽早引产，可防止退行性变的胎盘释放凝血活酶进入母体血液循环。

六、多 胎 妊 娠

多胎妊娠（multiple pregnancy）是指一次妊娠同时有两个或两个以上胎儿的妊娠。以下主要介绍双胎妊娠（twin pregnancy）。

（一）病理与临床

双胎妊娠可分为由两个卵子分别受精形成的双卵双胎（不同基因两个胎儿，占双胎妊娠2/3）和由一个受精卵分裂形成的单卵双胎（相同基因两个胎儿，占双胎妊娠1/3）。

单卵双胎的胎盘和胎膜按受精卵复制时间不同可分为4种类型（图8-12）。

1. 双绒毛膜囊双羊膜囊双胎　受精后3d 内分裂成两个独立的受精卵，故有两个羊膜囊、两个绒毛膜，独立着床形成各自的胎盘。

2. 单绒毛膜囊双羊膜囊双胎　受精后4～8d 分裂，绒毛膜分化已形成，故形成双羊膜囊、单绒毛膜。此类胎儿占单卵双胎胎儿的2/3。

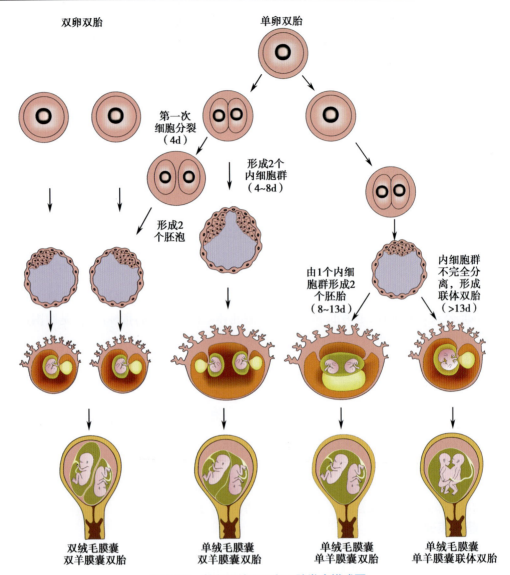

图 8-12 单卵双胎和双卵双胎发育模式图

3. 单绒毛膜囊单羊膜囊双胎 受精后 9～13d 分裂，两个胎儿共存于一个羊膜囊内，共用一个胎盘。较罕见，占单卵双胎儿的不足 1%。

4. 单绒毛膜囊单羊膜囊联体双胎 受精 13d 后分裂，原始胚盘已形成，可导致不同程度、不同形式的双胎间联体。

单绒毛膜囊双胎共用一个胎盘，具有发生严重妊娠并发症的风险，如双胎输血综合征、选择性胎儿生长受限、双胎反向动脉灌注序列征等。与双绒毛膜囊双胎相比，这些并发症的存在会使单绒毛膜囊双胎发生神经系统并发症和围生期死亡的风险增高。

（二）超声表现

1. 双胎妊娠绒毛膜囊与羊膜囊的确定 明确双胎类型是早孕期双胎超声检查重要内容之一。超声评估绒毛膜性和羊膜囊性最佳时间从早期妊娠第 7 周开始。中期妊娠 20 周后超声特征将不明显。

（1）双绒毛膜囊双羊膜囊双胎：早孕期可清晰地看见两个绒毛膜囊，分别有卵黄囊和胚芽；早期妊娠后期，如两个胎盘紧邻则可见胎盘间三角形的突起（又称双胎峰，图 8-13）。妊娠中、后期超声"双胎峰"征不明显，甚至可能消失。超声或可通过性别判断绒毛膜性，如性别不同，则是双卵双胎；性别相同，则可能是单卵双胎，也可能是双卵双胎。

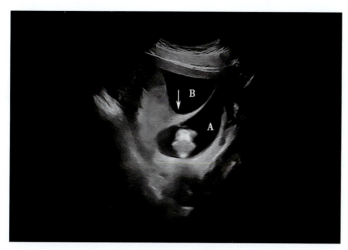

图 8-13 双绒毛膜囊双羊膜囊双胎"双胎峰"征
A、B 为胎儿；箭头所示为双胎间羊膜囊分隔。

（2）单绒毛膜囊双羊膜囊双胎：宫内仅见一个绒毛膜囊、一个胎盘，胎盘无"双胎峰"征表现，囊内可见纤细羊膜囊分隔（图 8-14），为两个羊膜囊、两个胚芽或胎儿。双胎儿性别相同。

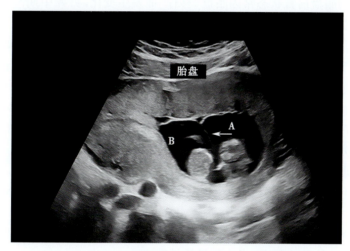

图 8-14 单绒毛膜囊双羊膜囊双胎纤细羊膜囊分隔
A、B 为胎儿；箭头所示为双胎间羊膜囊分隔。

（3）单绒毛膜囊单羊膜囊双胎：宫内见一个绒毛膜囊，内无羊膜囊分隔，两个胚胎或胎儿位于一个共同羊膜囊内，常伴双胎脐带互相缠绕。两个胎儿同性别。

2. 双胎妊娠常见并发症 双胎输血综合征（twin to twin transfusion syndrome，TTTS），是单绒毛膜囊双胎的一种严重并发症。几乎仅在单绒毛膜囊双羊膜囊双胎中出现，胎盘中的不平衡的动-静脉吻合造成双胎儿间血液发生转移，形成一系列病理生理改变、临床症状和相应的超声表现。超声主要表现为一胎（供血儿）羊水过少，另一胎（受血儿）羊水过多。TTTS 超声诊断标准：①单绒毛膜囊双羊膜囊双胎；②两个羊膜囊内羊水量有差异（受血儿 20 周前羊水最大深度≥8cm，20 周后≥10cm；供血儿羊水过少，最大羊水深度≤2cm），并排除羊水量不一致的其他疾病。

基于超声产前表现，TTTS 分为 5 期。

Ⅰ期：供血儿羊水过少，充盈膀胱可见；受血儿羊水过多。

Ⅱ期：供血儿羊水过少且膀胱不显示；受血儿羊水过多。

Ⅲ期：多普勒超声异常，可包括下列异常一项或以上：脐动脉舒张期血流频谱消失或反向；

静脉导管 a 波血流消失或反向；脐静脉血流出现搏动。

Ⅳ期：胎儿出现水肿。

Ⅴ期：双胎之一或双胎死亡。

（三）临床价值

超声诊断是产前确定羊膜囊性和绒毛膜性的有效方法，在妊娠早期超声对绒毛膜性的准确判断对临床处理和预后评估有重要意义。

（鲁　红）

第五节　胎盘、脐带异常

一、前置胎盘

前置胎盘（placenta previa）可发生于 0.4%～0.8% 的妊娠中，是指妊娠 28 周后胎盘下缘毗邻或覆盖子宫颈内口。根据胎盘与子宫颈内口的位置关系，分为前置胎盘和低置胎盘两种类型。

（一）病理与临床

妊娠中期发现的胎盘前置状态常因胎盘"移行"而发生变化，妊娠中期诊断的低置胎盘状态，到妊娠晚期可移行至正常位置。

前置胎盘的高危因素：流产、宫腔操作、产褥感染；多胎、多产、高龄、吸烟、摄入可卡因。既往前置胎盘、剖宫产术、采取辅助生殖技术治疗的孕妇，发生前置胎盘的风险也明显升高。

孕妇妊娠晚期或临产后无诱因、无痛性阴道出血是典型的临床表现。阴道出血可反复发生，但亦有少数前置胎盘直至妊娠足月而无阴道流血，一旦出血，出血量往往较多。因子宫下段有胎盘占据，影响胎头下降，导致胎头高浮。胎儿可发生窘迫，甚至胎死宫内。由于前置胎盘常合并胎盘植入，在耻骨联合上缘可听到胎盘血管杂音。

（二）超声表现

超声检查途径包括经腹和经阴道超声，经阴道超声由于贴近宫颈，对判断胎盘位置尤其是后壁胎盘更加准确。

超声检查必须明确胎盘附着的位置、胎盘边缘距子宫颈内口的距离或超出子宫颈内口的距离、覆盖子宫颈内口处胎盘的厚度、子宫颈管的长度。

因胎盘位置较低，附着于子宫下段或覆盖子宫内口，胎先露至膀胱后壁或至骶骨岬的距离加大。

1. 前置胎盘　胎盘完全或部分覆盖子宫颈内口，包括既往的完全性和部分性前置胎盘。

2. 低置胎盘　胎盘附着于子宫下段，胎盘边缘距子宫颈内口的距离 <2.0cm，包括既往的边缘性前置胎盘和低置胎盘（图 8-15）。

（三）鉴别诊断

1. 胎盘边缘血窦破裂　临床可有明显的阴道出血，与前置胎盘表现相似，但超声检查宫颈内口上方无胎盘覆盖，胎盘位置可正常，胎膜下可见出血所致的不均质低回声。

2. 一过性子宫下段收缩　子宫下段局部收缩时，肌壁增厚隆起，回声增高，类似胎盘覆盖宫颈内口，但宫缩缓解后征象消失。

（四）临床价值

前置胎盘是妊娠晚期阴道出血的常见原因之一。严重出血不仅危及孕妇生命，也增加围生期胎儿死亡率，常被迫终止妊娠。经阴道超声对胎盘定位检查是安全、简便、准确、可重复的技术，对减少围生期孕妇及胎儿的死亡率有重大价值，应作为诊断的首选方法。

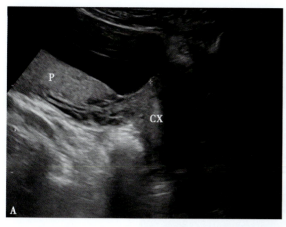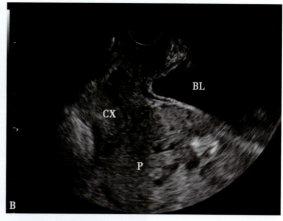

图 8-15 低置胎盘与前置胎盘超声声像图

A. 低置胎盘，胎盘着床于子宫后壁，测量标尺示宫颈内口距离胎盘下缘 1.81cm；B. 前置胎盘，胎盘着床于子宫前壁，胎盘下缘完全覆盖宫颈内口。

P：胎盘；CX：宫颈；BL：膀胱。

二、胎 盘 早 剥

胎盘早剥（placental abruption）是指妊娠 20 周后正常位置的胎盘在胎儿娩出前，部分或全部从子宫壁分离。

（一）病理与临床

胎盘早剥主要病理变化是底蜕膜出血，形成血肿，使胎盘从附着处分离。引起胎盘早剥的高危因素包括：孕妇患有妊娠高血压、子痫、慢性肾病，或发生跌倒、撞击、胎膜早破等。

受胎盘位置、剥离面积、剥离位置的影响，临床表现多样化。轻型者胎盘剥离面不超过胎盘面积的 1/3，包括胎盘边缘血窦破裂，以阴道出血为主要临床表现，体征不明显。重型者胎盘剥离面超过胎盘面积的 1/3，同时有较大的胎盘后血肿，以突发性剧烈腹痛为主要症状，可无或仅有少量阴道出血，可有贫血。腹部检查：子宫压痛、硬如板状，胎位不清。

胎盘早剥可导致胎儿严重宫内窘迫或死亡、产后出血休克、母体弥散性血管内凝血、急性肾功能不全与新生儿重度窒息等。

（二）超声表现

因胎盘着床部位、剥离部位、剥离面大小、出血缓急等不同，胎盘早剥有不同声像图表现。超声检查阴性结果不能完全排除胎盘早剥，尤其是子宫后壁胎盘。

1. 胎盘后剥离 胎盘后复合体处增厚，胎盘胎儿面凸向羊膜腔，早期血肿呈等回声或高回声，CDFI 无明显血流信号（图 8-16）。凝血块进入羊膜腔，羊水内见絮状或团块状高回声，为重型胎盘早剥的声像。后期出血自行停止后，如剥离面小，数天后胎盘后血肿逐渐液化，一周后呈低回声，两周后呈无回声，与宫壁分界清楚。部分血肿发生机化后，呈不均质高回声团。

2. 胎盘边缘血窦破裂 胎盘边缘与子宫壁剥离，显示边缘胎膜隆起，胎膜下有不均质低回声，不形成胎盘后血肿。

3. 胎盘前剥离 胎盘剥离发生在胎盘与羊水之间的绒毛膜板下，较其他类型的剥离少见。

（三）鉴别诊断

1. 胎盘内血池 位于胎盘实质内的不规则形无回声区，内有云雾样回声流动。

2. 胎盘囊肿 位于胎盘的羊膜面或母体面的无回声，圆形、壁薄。

3. 胎盘血管瘤 多位于绒毛膜板下胎盘实质内，可突向羊膜腔，低回声，回声较均匀，边界清晰，CDFI 可见较丰富的血流信号。

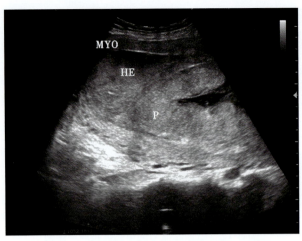

图 8-16 胎盘增厚，胎盘与母体面之间见高回声
P：胎盘；HE：血肿；MYO：子宫肌层。

4. 子宫局部收缩　若发生在胎盘附着处，可见向胎盘突出的半圆形低回声区，子宫舒张后图像恢复正常。

（四）临床价值

超声检查可以发现和诊断胎盘早剥，更为重要的是除外前置胎盘，指导临床及时处理，避免出现子宫胎盘卒中、产后大出血等危重情况。严重胎盘早剥伴有严重胎儿窘迫时，要考虑尽量缩短超声检查的时间，为实施抢救争取宝贵的时间。

三、胎 盘 植 入

胎盘植入（placenta accreta）是指滋养层细胞异常侵及子宫壁的部分或全部肌层。依据胎盘植入子宫肌层深度，以及是否侵入子宫毗邻器官，分为胎盘粘连（placenta accreta）、胎盘植入（placenta increta）、穿透性胎盘植入（placenta percreta）（图 8-17）。

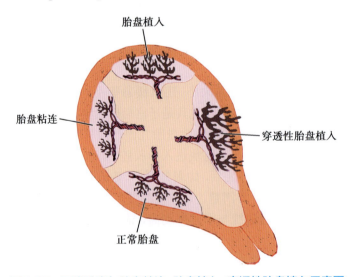

图 8-17 正常胎盘与胎盘粘连、胎盘植入、穿透性胎盘植入示意图

（一）病理与临床

胎盘植入大多因为蜕膜基底层部分或完全缺失，胎盘直接附着于子宫肌层。因而剖宫产后瘢痕妊娠；人工流产、宫腔镜操作、体外受精胚胎移植术（in vitro fertilization and embryo transfer,

IVF-ET)等影响子宫内膜完整性的因素;双角子宫、子宫腺肌病、黏膜下肌瘤等病理性子宫内膜缺陷;前置胎盘、母体高龄、吸烟等,都是胎盘植入的高危因素。

(二)超声表现

根据胎盘植入深度不同,可出现下列部分或全部声像图改变。

1.胎盘后低回声带消失 胎盘着床部位与子宫肌层之间的低回声区缺失或不规则。

2.异常胎盘陷窝 胎盘增厚、增大,胎盘内存在大量腔隙,类似奶酪外观,称"干酪"征或"胎盘陷窝"。

3.子宫肌层变薄 被覆胎盘的肌壁厚度<0.1cm,甚至消失。

4.膀胱界限中断 膀胱壁回声缺失或中断。

5.胎盘膨出 子宫浆膜层因异常突出的胎盘组织进入邻近器官而界限变形。

6.CDFI 胎盘陷窝可见湍流的血液,称"沸水"征。胎盘后及子宫与膀胱间高度血管化,桥血管从胎盘延伸到子宫肌层,并越过浆膜层进入膀胱或其他器官。

(三)鉴别诊断

胎盘植入应与胎盘内血池鉴别,后者表现为胎盘内有一个或数个低回声腔隙,内见缓慢流动血流,胎盘与子宫肌层界限清晰。

(四)临床价值

胎盘植入可导致胎盘滞留、产后大出血、子宫穿孔、继发感染等,是产科严重的并发症。对超声提示高危孕妇者临床可以提前计划治疗方案。

四、单脐动脉

脐带中仅有一条脐动脉者称为单脐动脉(single umbilical artery,SUA)。

(一)病理与临床

单脐动脉的发生可能是一支脐动脉先天性未发育,或胚胎初期存在两支脐动脉,在发育过程中一支脐动脉继发性萎缩而逐渐消失。

单脐动脉本身可无明显的临床表现,但可能增加FGR、染色体异常的风险。

(二)超声表现

在膀胱水平横切面,膀胱两侧只能显示一侧脐动脉的彩色血流信号;在游离段脐带的横切面,正常常由两条脐动脉和一条脐静脉组成的"品"字形结构消失,而由仅含一条脐动脉和一条脐静脉组成的"吕"字形结构所取代;或非对称的"品"字,其一血管外径明显变小,内腔消失,CDFI在脐带长轴切面显示红蓝交替呈现的血流信号(图8-18)。

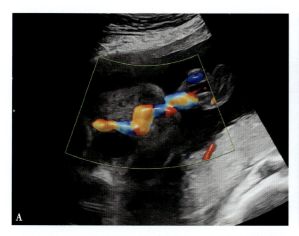
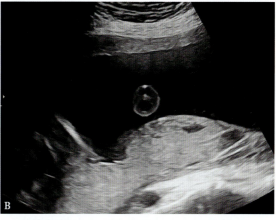

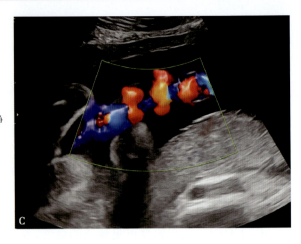

图 8-18　单脐动脉超声声像图
A. 膀胱左侧显示脐动脉；B. 游离段横切面脐动、静脉呈"吕"字；C. 游离段长轴呈红蓝交替血流。

（三）临床价值

孤立性 SUA 预后良好，合并畸形时，其预后视合并畸形情况而定。常见合并心血管系统、泌尿系统和神经系统的畸形，SUA 的存在增加了染色体异常的风险。当诊断 SUA 后，必须做详尽的系统检查。即使无相关畸形存在，其 FGR 的危险性也可能增加。

五、羊水过多

妊娠晚期羊水量超过 2 000ml 为羊水过多（polyhydramnios），分急性羊水过多和慢性羊水过多两种。前者是指羊水量在数日内急剧增加，后者是羊水量呈缓慢增多。

（一）病理与临床

羊水的产生与吸收是一个复杂的过程，涉及母体、胎儿、胎盘等多个动态路径。任何导致胎儿尿液生成过多、吞咽受阻（神经管缺陷、消化道闭锁、颈部肿物、颌面部发育异常、膈疝、多发性关节挛缩）、羊膜与绒毛膜电解质转运异常（糖尿病、感染、肿瘤）都可导致羊水过多。

羊水过多常出现在中期妊娠以后，伴有孕妇腹围大于孕周、腹部不适或子宫收缩等。急性羊水过多占 10%，慢性羊水过多占 90%。发生急性羊水过多者，子宫迅速增大，膈肌上抬导致孕妇呼吸急促，压迫盆腔血管导致外阴及下肢水肿，偶见压迫输尿管引起少尿。临床检查发现腹部紧张、胎儿肢体触诊不清、胎心听诊微弱时，可提示羊水过多。

（二）超声表现

羊膜腔内可见多处羊水较深的区域，胎儿自由漂浮、活动频繁且幅度大，羊水指数（amniotic fluid index，AFI）≥25.0cm 或最大羊水池深度 >8.0cm 为羊水过多。

最大羊水池深度是羊膜腔内可测量的垂直最大无回声区前后径，其中不含有漂浮的脐带与肢体。

羊水指数是以母体脐孔为中心，将子宫分为四个象限，测量各象限垂直最大羊水深度之和。AFI 一般在 28 周之后检测。

羊水过多时，应仔细检查胎儿有无合并畸形，较常见的有神经管缺陷，以无脑儿、脊柱裂最多见；其次为消化道畸形，主要有食管闭锁、十二指肠闭锁等；胎盘绒毛膜血管瘤、双胎输血综合征等也常导致羊水过多。

（三）临床价值

超声检查可以评估羊水量及寻找导致羊水过多的原因。如果超声未发现胎儿畸形，临床可根据羊水增长的速度及临床症状、孕周大小决定处理方案。

六、羊水过少

妊娠晚期羊水量少于 300ml 为羊水过少（oligohydramnios）。

（一）病理与临床

导致羊水过少的原因有：双肾缺如、双肾发育不全、多囊肾、双侧囊性发育不良肾、尿路梗阻、FGR、染色体异常（通常为三倍体）等。胎盘功能不良、胎膜早破有阴道流液、孕妇尿崩症脱水、高钠血症及妊娠高血压病均可导致羊水过少。

孕妇腹部检查：宫高、腹围不随孕周增长或较小，较易触及胎体。

（二）超声表现

羊膜腔内羊水无回声区明显减少，胎儿紧贴子宫壁，肢体明显聚拢，胎动减少，最大羊水池深度≤2.0cm 或 AFI＜5.0cm。

发现羊水过少时，应进行详细的胎儿畸形筛查，尤其是泌尿系统畸形。

（三）临床价值

羊水过少使得胎儿生长空间受限，压迫胸腔继发胎肺发育不良。对于确诊羊水过少且不伴有胎膜早破及胎儿异常者，应每周随诊胎儿生长发育情况，包括羊水量、脐动脉多普勒参数及监测妊娠 26 周以后的一系列生长指标。

（姜　凡）

第六节　胎　儿　畸　形

一、中枢神经系统畸形

（一）无脑畸形

【病理与临床】

无脑畸形（anencephaly）系前神经孔闭合失败所致。其主要特征是颅骨穹窿缺如（眶上嵴以上额骨、顶骨和枕骨的扁平部缺如），伴大脑、小脑及覆盖颅骨的皮肤缺如，但面部骨、脑干、部分枕骨和中脑常存在。眼球突出，呈"蛙状"面容。

【超声表现】

颅骨在孕 12 周才完全骨化，超声在此前诊断无脑畸形需谨慎。孕 12 周后，无脑畸形超声表现主要有：颅骨强回声环缺失，仅在颅底显示部分强回声的骨化结构及脑干与中脑组织，无大脑半球（图 8-19），称之为"瘤结"。头颅形态严重异常，不能测量双顶径。面部冠状切面与双眼球横切面均可显示双眼球向前突出，呈"蛙状"面容，眼眶上方无颅骨。有时可显示由胎手碰触搔扒暴露在羊水中的脑组织。脑组织破碎，脱落于羊水中，使羊水变混浊，回声增强，大量点状回声在羊水中漂浮，似"牛奶样"。50% 合并颈段或腰骶段脊髓脊膜膨出。妊娠后期因吞咽反射缺乏致羊水增多。

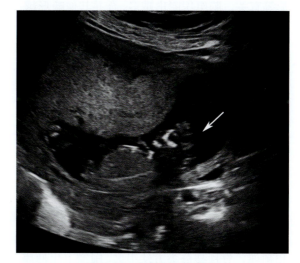

图 8-19　无脑畸形声像图

头颈部正中矢状切面，眼眶以上颅骨及大脑缺失（箭头所示为残存的脑组织）。

【鉴别诊断】

1. 小头畸形　颅骨强回声环存在，双顶径、头围等生物学测量参数明显减小，前额后缩。

2. 露脑畸形 颅骨部分或完全缺失,脑组织存在,但结构紊乱,浸泡于羊水中。

【临床价值】

无脑畸形预后差,一般在出生后几小时内死亡。因此,无脑畸形一旦做出诊断,均应终止妊娠。

(二)脑膨出及脑膜膨出

【病理与临床】

脑膨出(encephalocele)是指颅骨缺损伴有脑膜和脑组织从缺损处膨出,脑膜膨出(meningocele)则仅有脑膜而没有脑组织从颅骨缺损处膨出。从胎头额部起,沿颅顶中线至后枕部均可发生脑或脑膜膨出(约占85%),其中约75%发生在枕部。少部分发生在偏中线的其他部位,如顶部偏中线区(约占12%)。包块可大可小,包块内容物为脑膜、脑脊液和/或脑组织。常伴有小头、脑积水、脊柱裂,可见于羊膜带综合征、梅克尔-格鲁贝尔综合征(Meckel-Gruber syndrome)、Walker Warburg综合征等。额部脑或脑膜膨出常伴有面部中线结构畸形,如眼距过远、鼻畸形等。

【超声表现】

颅骨强回声连续性中断,是脑膨出或脑膜膨出的特征性表现之一。当颅骨缺损处有脑组织和脑膜膨出时,呈不均质低回声包块(图8-20),当有大量脑组织膨出时,可导致小头畸形。当颅骨缺损处仅有脑膜膨出时,囊内仅含脑脊液而呈无回声区。

【鉴别诊断】

颈部脑膜膨出应与颈部囊性淋巴管瘤相鉴别,而位于额部者应注意和额、鼻部的畸胎瘤相鉴别。位于额部脑或脑膜膨出,常有眼距过远、面部畸形、胼胝体发育不良等。

【临床价值】

该病预后与膨出的部位、大小,膨出的脑组织多少,染色体是否异常,有无合并其他畸形等有关。脑组织膨出越多、合并其他畸形越多或染色体异常者,其预后越差。脑或脑膜膨出新生儿总死亡率约40%,存活者80%以上有智力和神经系统功能障碍。额部小的脑膨出,不伴有其他畸形时,其预后较其他部位的相同大小脑膨出预后好,这可能与小部分额叶皮质缺失仅引起较少的神经功能缺损有关,但额部脑膨出可导致语音障碍。

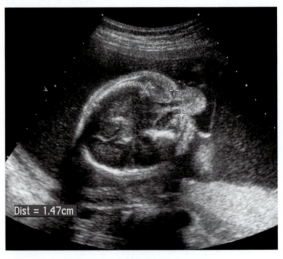

图8-20 脑膜脑膨出声像图
颅脑横切面,枕骨连续性回声中断,脑组织从缺损处向外膨出,膨出物表面可见膜状包绕。

(三)脊柱裂

【病理与临床】

脊柱裂(spina bifida)是由后神经孔闭合失败所致,主要特征是背侧两个椎弓未能融合,脊膜和/或脊髓可通过未完全闭合的脊柱疝出或向外暴露。可以发生在脊柱任何一段,常见于腰骶部和颈部。脊柱裂分类方法很多,国家卫生健康委员会在《产前诊断技术管理办法》中根据是否有神经组织(神经基板)暴露在外或病变部位是否有完整的皮肤覆盖,将脊柱裂分为开放性脊柱裂和闭合性脊柱裂。

【超声表现】

1. 开放性脊柱裂 背部皮肤缺损,神经组织与外界相通,脑脊液可以通过裂口进入羊膜腔,导致脑脊液循环障碍,从而出现一系列颅脑声像和羊水化学成分改变。因此,产前可通过特征性脊柱或颅脑声像改变、母体血清学AFP、羊水AFP、羊水乙酰胆碱酯酶测定等手段诊断开放性脊柱裂。声像图表现包括如下。

（1）脊柱声像改变：①矢状切面上，正常脊柱椎体和椎弓骨化中心形成的前后平行排列的两条串珠样强回声带在脊柱裂部位后方的强回声线连续性中断，同时该处皮肤高回声带和软组织回声缺损。合并脊膜和脊髓脊膜膨出时，裂口处可见一囊性包块，包块内有马尾神经或脊髓组织，壁较薄（图8-21A）。较大脊柱裂时，矢状切面可显示明显的脊柱后凸畸形。②横切面时，脊椎三角形骨化中心失去正常形态，位于后方的两个椎弓骨化中心向后开放，呈典型的 V 形或 U 形改变（图8-21B）。③冠状切面亦可显示后方的两个椎弓骨化中心距离增大。

（2）颅脑声像改变：特征性颅内改变是后颅窝池消失及小脑异常。小脑变小，弯曲向前似"香蕉"称为"香蕉小脑"，即小脑扁桃体疝，又称 Chiari Ⅱ畸形。有文献报道，几乎所有的开放性脊柱裂都表现为小脑异常及后颅窝池消失。这个特征对于鉴别开放性（图8-21C）和闭合性脊柱裂非常重要。其他颅脑声像改变有"柠檬"征、脑室扩大、双顶径小于孕周等。

（3）合并症：常合并羊水过多、脑积水及无脑畸形。

（4）合并畸形：最常见为足内翻畸形，也可有足外翻、膝反屈、先天性髋关节脱位。其他畸形有染色体畸形、肾脏畸形等。

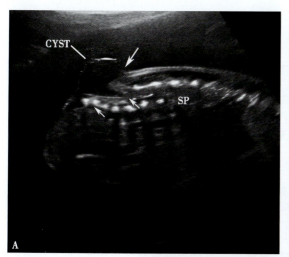
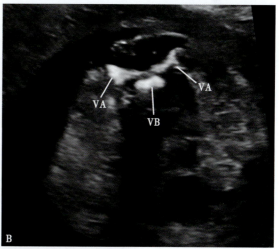
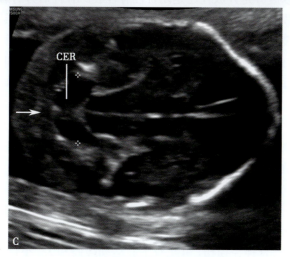

图8-21　开放性脊柱裂声像图

A. 骶尾部脊柱矢状切面，骶尾部脊柱及皮肤强回声线中断（箭头），中断处可见一囊性包块向外膨出。SP：脊柱；CYST：囊性包块。B. 骶尾部脊柱横切面，后方两个椎弓骨化中心向后开放，呈典型的 U 形改变，其表面可见囊性包块，内有马尾神经。VB：椎体；VA：椎弓。C. 小脑水平横切面，小脑下陷到枕骨大孔内，导致小脑变小、弯曲，呈"香蕉"状，后颅窝池消失（箭头）。CER：小脑。

2．闭合性脊柱裂　闭合性脊柱裂种类较多，脊柱声像表现不同，但背部皮肤均连续、完整。①有包块型闭合性脊柱裂，且包块较大时，矢状切面和横切面背部均可见包块（图8-22A），能够观察到包块与椎管的关系，病变范围较广时，亦可观察到位于后方的两个椎弓骨化中心向后开放，呈典型的 V 形或 U 形改变。②对于无包块型闭合性脊柱裂，除尾端退化综合征、脊髓拴系外，脊柱声像改变均不明显，很难被产前超声所检出。尾端退化综合征表现为尾端椎体缺如，合并多种畸形，产前检出对操作者要求较高，较难检出。颅脑无明显异常声像改变（图8-22B）。

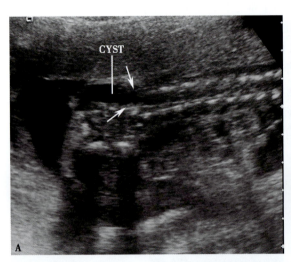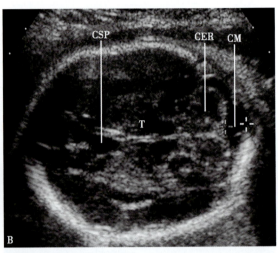

图8-22　23周胎儿闭合性脊柱裂（脊膜膨出）声像图
A．脊柱矢状切面显示骶尾部椎弓连续性回声中断，中断处膨出一囊性包块，囊壁较厚，其内可见多条强回声带（箭头），但其表面皮肤回声连续、完整。CYST：囊性包块。B．小脑水平横切面未见明显异常。CER：小脑；CSP：透明隔腔；T：丘脑；CM：后颅窝池。

3．脊柱裂合并其他畸形　包括足内翻、足外翻、膝反屈、先天性髋关节脱位、脑积水、肾脏畸形、羊水过多等。

当发现脊柱裂后，应仔细观察背部皮肤的连续性是否中断，有无"柠檬"征、"香蕉小脑"、脑积水等颅脑声像改变，以区分是开放性还是闭合性脊柱裂。脊柱后方有囊性包块时，应仔细观察囊壁厚度，是单纯的脊膜覆盖，还是由较厚皮肤覆盖；囊内容物的回声强弱，是单纯的液性回声，还是包含神经组织；病变所在部位，同时也要观察脊髓圆锥水平；椎体有无异常和有无脊柱侧弯畸形。还应对胎儿全身做系统的评价，观察有无伴发其他畸形。尾端细胞团与泄殖腔的发育在同一时期，因此尾端脊柱异常时，常伴发下消化道和泌尿生殖道畸形，如脐膨出、泄殖腔外翻、肾脏畸形等。

【鉴别诊断】
半椎体：可伴脊柱侧凸畸形，后颅窝池存在，皮肤连续性完好，脊柱横切面和冠状切面可见椎体的一侧存在，另一侧缺如，无囊性包块膨出。

【临床价值】
脊柱裂的预后与病变平面及囊内容物有关。病变平面越低，病变内含脑脊液及神经组织越少，其预后越好。约 25% 为死产。

开放性脊柱裂常导致脊神经损伤，引起双下肢运动障碍和大、小便失禁，另外 ChiariⅡ畸形导致脑室扩张或脑积水，影响运动、脑神经发育异常、认知功能。

闭合性脊柱裂的预后明显好于开放性脊柱裂。闭合性脊柱裂受累段脊髓神经损伤常常较轻，新生儿和婴幼儿期症状不明显，随着年龄增长椎管生长较脊髓快，而脊柱裂导致脊髓圆锥及马尾神经丛和椎管后壁的粘连，使脊髓圆锥位置不能随发育而向头侧位移，被粘连部位或者异常神经终丝牵拉缺血，导致脊髓拴系综合征，神经功能受损症状可能会越来越明显，但随着诊断水平的提高、诊断时间提早及神经外科显微手术发展，闭合性脊柱裂的治疗已取得较好的临床疗效。

（四）脑积水

【病理与临床】

胎儿脑积水（hydrocephalus）是指脑脊液过多地聚集于脑室系统内，致使脑室系统扩张和压力升高。在新生儿中发生率约 2‰。侧脑室后角宽径大于 10mm、小于 15mm 为轻度脑室扩张。侧脑室后角宽径大于 15mm 为脑积水或重度脑室扩张，第三脑室和第四脑室也可增大，如果没有合并其他脑发育异常称为孤立性脑积水。

【超声表现】

脑室系统扩张，脉络丛似悬挂于侧脑室内。可为一侧或双侧侧脑室扩大（图 8-23），也可表现为侧脑室、第三脑室、第四脑室均扩大。中脑导水管狭窄导致脑积水，第四脑室不扩张。根据梗阻程度、扩张的脑室可推测梗阻平面。发现胎儿脑积水，应寻找脑内可能存在的其他畸形、可能引起脑积水的脑外畸形及其他可能的合并畸形。

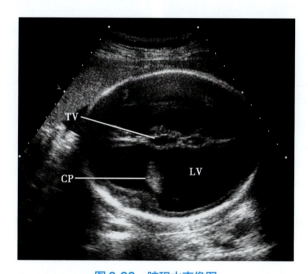

图 8-23 脑积水声像图

侧脑室水平横切面，双侧侧脑室均明显扩张，大脑组织受压变薄。
LV：侧脑室；TV：第三脑室；CP：脉络丛。

【鉴别诊断】

1. 胼胝体缺失 双侧侧脑室常增大，但侧脑室形态异常，呈"泪滴状"改变，透明隔腔消失，第三脑室上抬，胼胝体不显示。

2. 全前脑畸形 无大脑镰和半球裂隙，胼胝体和透明隔腔消失，丘脑融合，单一原始脑室，同时可检出颜面部严重畸形，包括独眼、喙鼻、单鼻孔、正中唇腭裂等。

3. 脑裂畸形 大脑裂开，呈前、后两部分，裂开处呈无回声，分别与侧脑室及蛛网膜下腔相通。

【临床价值】

一般来说，胎儿脑积水的预后与其伴发畸形有密切关系。

轻度侧脑室扩张（＜15mm）一般预后良好，大部分不会发展成为脑积水，但当脑室后角扩大超过 15mm 时，神经系统发育异常风险增加。但轻度侧脑室扩张发生染色体异常（21- 三体综合征）的风险增高。此外，少数单侧脑室扩张者，可伴有大脑发育不良（如无脑回畸形）或坏死病灶（如脑室周围白质软化）。

（五）丹迪 - 沃克（Dandy-Walker）畸形

【病理与临床】

Dandy-Walker 畸形是多种先天性异常的复合畸形。有以下特点：①小脑蚓部先天性发育不良或发育不全，伴小脑向前上方移位；②第四脑室极度扩张，或后颅窝巨大囊肿与第四脑室交通；③并发脑积水；④第四脑室出口即外侧孔和正中孔先天性闭锁。但③、④项特点并不一定都存在。

【超声表现】

1. 小脑水平横切面　典型的 Dandy-Walker 畸形超声表现为两侧小脑半球分开，中间无联系，蚓部完全缺如，后颅窝池明显增大，第四脑室增大，两者相互连通（图 8-24A）。

2. 小脑蚓部正中矢状切面　小脑蚓部完全缺失或蚓部面积缩小，缩小一般超过 50%；24 孕周之后原裂、次裂及第四脑室顶部显示不清或不显示；蚓部向上方旋转，窦汇明显上移（图 8-24B）。

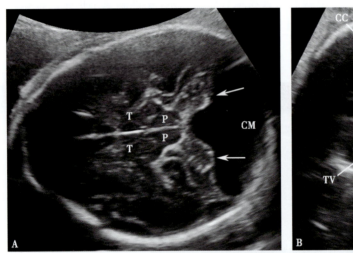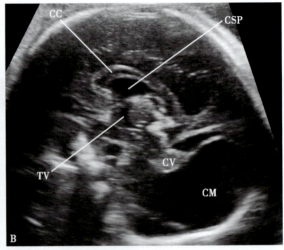

图 8-24　Dandy-Walker 畸形声像图

A. 小脑水平横切面显示小脑蚓部缺如，双侧小脑半球（箭头）体积明显缩小且分开，后颅窝池增大，第四脑室直接与后颅窝池相通。T：丘脑；CM：后颅窝池；P：大脑脚。B. 颅脑正中矢状切面显示小脑蚓部面积明显缩小，原裂、次裂及第四脑室顶部显示不清，第四脑室向后颅窝池膨出一囊性包块，小脑幕明显上移，脑干蚓部夹角和脑干小脑幕夹角明显增大。CC：胼胝体；CSP：透明隔腔；TV：第三脑室；CV：小脑蚓部。

【鉴别诊断】

后颅窝池蛛网膜囊肿：有包膜，呈类圆形，位置可正中或偏离中线，小脑可受压移位，但蚓部发育良好。

【临床价值】

典型 Dandy-Walker 畸形产后死亡率高（约 20%），存活者常在 1 岁内出现脑积水或其他神经系统症状，40%～70% 患者出现智力和神经系统功能发育障碍。小脑蚓部发育不良越严重，预后不良的可能性越大。

二、唇 腭 裂

（一）病理与临床

根据唇腭裂（cleft lip and palate）的部位、程度可分以下几类。

1. 单纯唇裂　分为单侧和双侧唇裂。根据唇裂的程度可分为不完全性唇裂和完全性唇裂，前者上唇裂隙只限于唇红部（Ⅰ度）或达上唇皮肤但未达鼻底（Ⅱ度），后者从唇红至鼻底完全裂开（Ⅲ度）。

2. 单纯腭裂　较罕见，包括悬雍垂裂或软腭裂（Ⅰ度）、全软腭裂及部分硬腭裂（Ⅱ度）、软腭硬腭全部裂开且达牙槽突（Ⅲ度）。可发生在单侧与双侧。Ⅰ、Ⅱ度腭裂为不完全腭裂，Ⅲ度腭裂为完全腭裂。前者一般单独发生，偶伴唇裂；后者常伴同侧完全唇裂。

3. 完全唇裂伴牙槽突裂或完全腭裂　最常见，可分为单侧和双侧。

4. 正中唇腭裂　常发生于全前脑畸形与中部面裂综合征，唇中部、原发腭缺失，裂口宽大，鼻发育异常。

5. 不规则唇裂　与羊膜带综合征有关，唇裂常不规则，常在少见的部位出现。除唇裂外，常伴有其他部位的严重异常，如裂腹、缺肢、脑膜膨出等。

（二）超声表现

1. 单纯唇裂　在胎儿颜面部冠状切面和横切面观察最清楚，主要表现为一侧或双侧上唇连续性中断，中断处为无回声带，可延伸达鼻孔（图8-25A）。上牙槽突连续性好。

2. 单侧完全唇裂合并牙槽突裂或完全腭裂　除上述唇裂征象外，横切面示上颌骨牙槽突连续性中断，呈"错位"征象（图8-25B）。

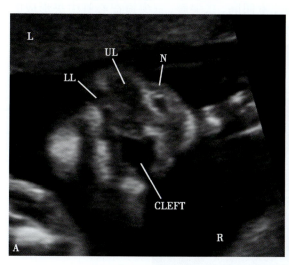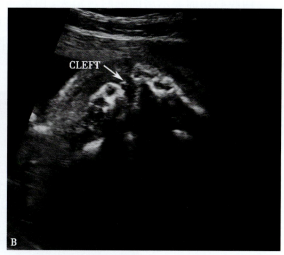

图8-25　唇腭裂声像图

A. 单纯唇裂，鼻唇冠状切面，右侧上唇连续性中断，裂口达鼻根部，右侧鼻孔明显塌陷；B. 单侧完全唇裂合并牙槽突裂，上颌骨牙槽突水平横切面，上唇及其深部的牙槽突连续性中断，呈"错位"征象（箭头）。

LL：下唇；UL：上唇；CLEFT：裂；N：鼻；R：右侧，L：左侧。

3. 双侧完全唇裂合并牙槽突裂或完全腭裂　双侧上唇、牙槽突连续性中断，在鼻的下方可显示一明显向前突出的强回声块，该强回声块浅层为上唇中部及牙龈软组织，深层为骨性的颌骨前突，后者在正中矢状切面最明显。

4. 单纯不完全腭裂（不伴唇裂和牙槽裂）　在超声图像上难以显示出其直接征象，产前常漏诊。

5. 正中唇腭裂　上唇及上腭中部连续性中断，裂口宽大，鼻结构明显异常，常伴发于全前脑畸形和中部面裂综合征。

6. 不规则唇裂　常表现为面部及唇严重变形，裂口形态不规则，形状异常，裂口可在唇的任何部位。此外，常可检出胎儿其他部位明显异常，如脑膜膨出、腹壁缺损、缺肢、缺指（趾）等。

（三）鉴别诊断

1. 假性唇裂　正常唇部由于切面不标准可误为唇裂，脐带压迫唇部、子宫壁贴近唇部、人中过深等均可造成唇裂假象，应通过相互垂直的多个切面进行印证，以减少假阳性。

2. 上颌骨肿瘤　双侧完全唇腭裂的颌骨前突应注意与来源于上颌骨的肿瘤如畸胎瘤相鉴别，后者肿块从口腔或鼻腔内突出，唇和牙槽突连续。

（四）临床价值

不伴其他结构畸形的单纯唇腭裂预后较好，可通过手术修补治愈。但正中唇腭裂及不规则唇裂常预后不良。伴有其他结构畸形或染色体异常者，其预后取决于伴发畸形的严重程度。

三、心 脏 畸 形

胎儿心脏畸形发生率高，据统计，活产儿中发病率达 7‰～8‰。这里主要介绍几种严重心脏畸形的产前超声诊断。

（一）单心房

【病理与临床】

单心房（single atrium）是一种罕见的先天性心脏病，系胚胎发育期房间隔的第 1 隔和第 2 隔均未发育所致，有两个心耳，但仅有一个共同心房腔，房间隔的痕迹不存在，而室间隔完整。

【超声表现】

四腔心切面显示房间隔回声消失，由房间隔、室间隔、二尖瓣、三尖瓣在心脏中央形成的"十"字交叉消失，呈"T"字形。二、三尖瓣处于同一水平（图 8-26）。

发现单心房后，应详细检查心内其他结构，排除合并其他心内畸形，如二尖瓣裂、单心室、永存动脉干、永存左上腔静脉等。

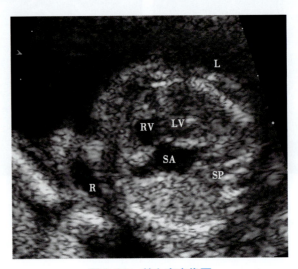

图 8-26 单心房声像图
收缩期，四腔心切面，房间隔缺失，仅显示一个共同心房。
SA：单心房；RV：右心室；LV：左心室；SP：脊柱；R：右侧；L：左侧。

【鉴别诊断】

房间隔缺损：巨大房间隔缺损酷似单心房，前者在心房底部可显示房间隔回声，合并有原发孔缺损者，二尖瓣和三尖瓣附着在室间隔同一水平。后者心房内不能显示任何房间隔回声，二尖瓣和三尖瓣附着在室间隔同一水平。

【临床价值】

单心房因房内存在混合血，可引起缺氧、发绀，可因红细胞增多而发生脑栓塞、感染等。故诊断明确的患儿，只要尚未发生严重的肺血管阻塞性病变，均应争取早期手术。

（二）单心室

【病理与临床】

单心室（single ventricle）是指一个较大的主心腔接受来自心房血液，可以有两组房室瓣或只有一组房室瓣，房室瓣均对向主心腔。

主心腔形态有三种类型。

1. 左心室型　主心腔为形态学左心室,附属腔为形态学右心室,位于主心腔的前方(可为正前、左前、右前方),占65%～78%。

2. 右心室型　主心腔为形态学右心室,附属腔为形态学左心室,位于主心腔的左后或右后方,占10%～15%。

3. 中间型　主心腔形态介于左心室与右心室之间,无附属腔,占10%～20%。

【超声表现】

四腔心切面上"十"字交叉失常,室间隔不显示,仅显示一个心室腔,房室瓣均与这个心室相连(图8-27),心室形态多为左心室。附属腔常难以显示,如能显示,多位于主心腔前方。CDFI可显示心房内血液经房室瓣流向一共同心心室腔内,双房室瓣时可见两股血流束进入单一心室腔后混合,单一房室瓣时仅见一股血流束进入单一心室。常合并大动脉异常。

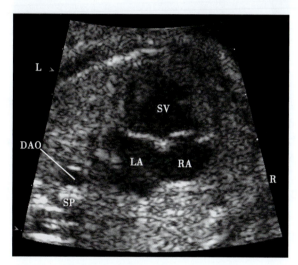

图 8-27　双流入道单心室声像图

四腔心切面收缩期,心尖指向左侧,心房正位,单心室,双流入道。
LA:左心房;RA:右心房;SV:单心室;DAO:降主动脉;SP:脊柱;
R:右侧;L:左侧。

【鉴别诊断】

1. 室间隔缺损　巨大室间隔缺损易和单心室混淆,注意室间隔、乳头肌、房室瓣等结构的辨认,对鉴别诊断有重要意义。

2. 心内膜垫缺损　心尖部可见室间隔,室间隔上部、房间隔下部缺损,共同房室瓣等是其特征,单心室可有共同房室瓣特征,乳头肌粗大者可将其误认为室间隔。

【临床价值】

单心室预后不良,50%死于出生后1个月内,74%死于出生后前6个月。

(三)心内膜垫缺损

【病理与临床】

心内膜垫缺损(endocardial cushion defect)又称房室间隔缺损(atrioventricular septal defect),是一组累及房间隔、房室瓣和室间隔的复杂性先天性心脏畸形,详情参见第二章第八节。

【超声表现】

胎儿四腔心切面是诊断本病的主要切面,大部分异常征象都能在此切面上显示。

1. 完全型心内膜垫缺损　胎儿四腔心切面上显示房间隔下部与室间隔上部连接性中断,仅见一组共同房室瓣在心脏中央启闭运动,由房室间隔和房室瓣在心脏中央形成的"十"字交叉图像消失,四个心腔相互交通(图8-28)。CDFI显示四个心腔血流交通,正常双流入道血流消失,为一粗大血流束进入两侧心室,收缩期瓣膜反流明显。

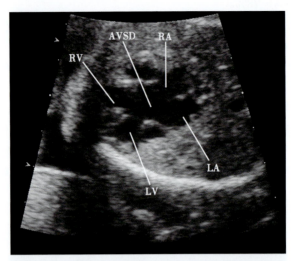

图8-28 完全型心内膜垫缺损声像图
四腔心切面,四个心腔相通,室间隔上部及房间隔下部连续性回声中断,在心脏中央形成一个较大的缺损。
LV:左心室;RV:右心室;LA:左心房;RA:右心房;
AVSD:房室间隔缺损。

2. 部分型心内膜垫缺损 四腔心切面房间隔下部连续性中断(即原发孔缺损)。二尖瓣和三尖瓣在室间隔的附着点在同一水平上,正常三尖瓣附着点较二尖瓣更近,心尖的"错位"征象消失。有瓣膜反流时,CDFI和脉冲波多普勒有相应表现。

【鉴别诊断】

应与单心房、单心室、室间隔缺损等鉴别。

【临床价值】

心内膜垫缺损总体预后不良,50%伴发染色体三体,尤其是21-三体综合征(占60%)和18-三体综合征(占25%)。产后未接受手术治疗的婴儿中有50%在1岁内死于心力衰竭、心律失常、肺动脉高压所致右向左分流。6个月内接受手术治疗疗效较好,但10%的患儿需行第二次房室瓣修补术或置换术。伴有染色体异常,尤其是21-三体综合征和18-三体综合征,常有智力低下。

四、消化道畸形

(一)病理与临床

消化道闭锁与狭窄可发生在消化道的任何部位,如食管闭锁、十二指肠闭锁与狭窄、空肠闭锁、回肠闭锁、结肠闭锁、肛门闭锁等。

(二)超声表现

消化道闭锁与狭窄的共同超声特征有闭锁以上消化道扩张,出现逆蠕动,羊水过多。不同部位的闭锁与狭窄有其特征性表现。

1. 食管闭锁 胃泡小或不显示。伴有气管食管瘘者,由于有足够的羊水经过瘘管到胃,胃可正常充盈。闭锁以上食管可随吞咽出现扩张和缩小交替变化,80%食管闭锁(伴有或不伴有气管食管瘘)胎儿在晚孕期羊水过多。

2. 十二指肠闭锁 典型超声表现为胃及十二指肠近段明显扩张,胎儿上腹横切面时可见典型的"双泡"征,位于左侧者为胃,右侧者为扩张的十二指肠近段,两者在幽门管处相通(图8-29)。

3. 空肠与回肠闭锁　如果产前超声发现胎儿腹腔中部多个扩张肠管切面,实时超声下肠蠕动明显增强,并出现逆蠕动,应怀疑小肠闭锁的可能。但是闭锁的确切部位、闭锁类型与导致闭锁的原因产前超声不能显示与确定。

4. 肛门闭锁　产前超声诊断本病主要依靠结肠扩张来推断,但很多肛门闭锁不表现结肠扩张,因此肛门闭锁产前超声诊断困难。有时在胎儿盆腔下部显示出 V 形或 U 形扩张的肠管。

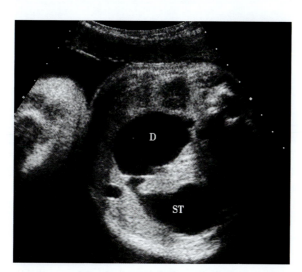

图 8-29　十二指肠闭锁声像图
胎儿上腹部横切面,胃泡和十二指肠均明显扩张,呈"双泡"征。
ST:胃泡;D:十二指肠。

(三)鉴别诊断

胎粪性腹膜炎:胎粪性腹膜炎可出现肠管扩张,但胎粪性腹膜炎回声混杂,可见散在分布的点状、斑状、团状强回声,可有腹腔积液,透声差,或有假性囊肿。

(四)临床价值

先天性食管闭锁的预后与其是否伴发畸形有关,不伴有其他畸形者预后较好。新生儿死亡率低于 10%,多发畸形者死亡率可高达 85.7%。

单纯十二指肠闭锁与狭窄预后较好,但患唐氏综合征风险明显增高,约 30% 十二指肠闭锁胎儿有唐氏综合征,而 15% 患唐氏综合征的胎儿可发生十二指肠闭锁。

空肠与回肠闭锁外科手术治愈率较高,总死亡率低于 10%。长期随访资料表明患儿生长发育和智力发育未见障碍,能正常生活、学习和工作。

肛门闭锁手术治疗效果较好,总死亡率低于 10%。

五、泌尿系统畸形

(一)肾积水

【病理与临床】

胎儿肾积水(hydronephrosis)可由尿路梗阻性病变和非梗阻性病变(如膀胱输尿管反流)引起。最常见的原因是肾盂、输尿管连接处梗阻,膀胱输尿管反流,膀胱输尿管连接处梗阻,后尿道瓣膜以及重复肾合并梗阻。超声诊断肾积水的敏感性为 69%～100%,假阳性率可高达 37%～81%。

【超声表现】

肾积水严重程度不同,可仅有肾盂扩张,也可以表现为肾盂、肾盏均扩张,肾皮质变薄(图 8-30)。超声诊断胎儿肾盂积水的标准和小儿及成人不同,临床上肾盂扩张前后径大于 10mm 为肾盂扩张。

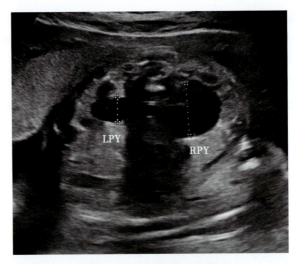

图 8-30　双肾积水声像图

双肾横切面示双侧肾盂明显扩张，右侧较左侧扩张更明显，肾皮质明显变薄。

RPY：右侧肾盂；LPY：左侧肾盂。

【临床价值】

肾盂扩张<4mm，大多数为正常胎儿。肾盂扩张为5～10mm，或有膀胱扩张、输尿管扩张、肾盏扩张或仅可显示肾盏的肾盂扩张，应在以后妊娠过程中随访观察监测。如果肾盂扩张<10mm，肾盂与肾脏前后径之比小于0.5，且胎儿无其他异常发现，那么产后出现临床相关疾病的可能性较低。肾盂扩张>10mm，出现肾脏病理情况的可能性增加。产后应行肾功能检查及排泄性膀胱尿路造影以排除梗阻和膀胱输尿管反流。

（二）肾不发育

【病理与临床】

肾不发育（renal agenesis）又称肾缺如，由于输尿管芽不发育，不能诱导后肾原基使其分化为后肾，从而导致肾缺如。双肾完全缺如，常导致严重羊水过少。由于羊水过少，胎儿受压及活动受限，进一步进展会导致典型的 Potter 综合征，如耳低位、眼距过远、小下颌畸形、扁平鼻、内眦上赘、皮肤皱褶、四肢挛缩、足内翻畸形、短头畸形、肺发育不良等。单侧肾缺如，若对侧肾脏发育正常，羊水可正常。

【超声表现】

1. 双肾缺如　双侧肾窝、盆腔、腹腔其他部位及胸腔内均不能显示胎儿肾脏声像图。肾上腺相对增大，出现肾上腺"平卧"征，CDFI 不能显示双侧肾动脉（图 8-31）。胎儿膀胱长时间不充盈而不显示。严重羊水过少。

2. 单侧肾缺如　缺如的一侧超声不能显示肾脏图像，可显示肾上腺"平卧"征，发育正常的肾脏呈代偿性增大。CDFI 可显示患侧肾动脉缺如，而健侧肾动脉存在。胎儿膀胱显示良好。羊水量正常。

【鉴别诊断】

异位肾：肾窝不能显示肾脏声像，肾上腺增大呈"平卧"征，但盆腔异位肾在盆腔可见肾脏声像，交叉异位肾在另一侧可见两个肾脏声像。

【临床价值】

双肾缺如是致死性畸形，出生后不能存活。再发肾缺如的风险约为3%。但有家族史者，再发风险明显升高。不合并其他畸形的单侧肾缺如预后好，可正常生存，预期寿命亦不受影响。

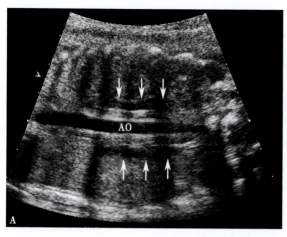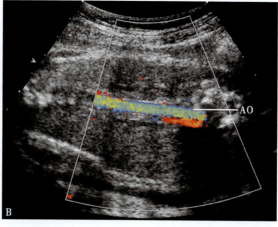

图 8-31 双肾缺如声像图

A. 双侧肾床区冠状切面，双侧肾床区内均无肾脏，代之为肾上腺，肾上腺长轴与脊柱长轴相平行（箭头），呈"平卧"征；B. CDFI 检查双肾动脉缺如。

AO：腹主动脉。

（三）多囊肾病

常染色体隐性遗传多囊肾病（Potter Ⅰ型）

【病理与临床】

常染色体隐性遗传多囊肾病（autosomal recessive polycystic kidney disease，ARPKD）又称婴儿型多囊肾病，是一种常染色体隐性遗传病，大体上，肾实质内集合管囊状扩张呈放射状排列，类似海绵的断面。该病少见，除肾脏受累外，常累及肝脏，表现为不同程度的门静脉周围纤维化和胆管发育不良，且肾与肝受累程度呈反比关系。本病致病基因位于 6 号染色体短臂。

【超声表现】

ARPKD 产前超声的主要表现有：双侧肾脏对称性、均匀性增大，回声增强，且回声增强主要在肾髓质部分（图 8-32）。晚孕期胎儿双侧肾脏常显著增大，可达正常肾脏的 3～10 倍，充满整个腹腔。羊水过少。

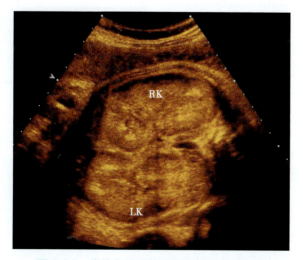

图 8-32 常染色体隐性遗传多囊肾病声像图

双侧肾脏明显增大，以肾髓质部分增大增厚、回声增强为主，而周围皮质受压变薄，回声相对较低。

LK：左肾；RK：右肾。

365

【鉴别诊断】

成人型多囊肾病：可表现为肾脏增大，回声增强，但肾脏增大较 ARPKD 轻，回声增强主要在肾皮质，而髓质仍为低回声。父母一方可检出多囊肾。

【临床价值】

本病预后与肾脏病变的严重程度有关。围生期即表现有严重肾脏病变者，预后差，多数患儿在新生儿期死亡。远期合并症有高血压、尿路感染和门静脉高压。本病的复发风险为 25%。

常染色体显性遗传多囊肾病（Potter Ⅲ型）

【病理与临床】

常染色体显性遗传多囊肾病（autosomal dominant polycystic kidney disease，ADPKD）又称成人型多囊肾病，是一种常染色体显性遗传病。主要病理特征是肾单位囊状扩张及肾脏增大。临床上多在成人期才表现出临床症状，开始出现症状的平均年龄约为 40 岁，主要表现为高血压和肾衰竭。

目前的研究认为，本病致病基因有 3 个，90% 与位于 16 号染色体短臂上的 *PKD1* 基因有关，1%～4% 与位于 4 号染色体的 *PKD2* 基因有关，此外，*PKD3* 基因的确切部位尚不清楚。

【超声表现】

本病超声表现为肾脏增大，回声增强。但与 ARPKD 相反的是，ADPKD 可较好地显示低回声的肾髓质，且肾髓质无明显增大。由于 ADPKD 不引起胎儿肾功能不全，因此，羊水在正常范围。而 ARPKD 则常在孕龄 24 周后出现羊水中度或严重过少。当怀疑 ADKPD 时，应对父母双方均进行检查，父母一方常可检出多囊肾。

【鉴别诊断】

与常染色体隐性遗传多囊肾病相鉴别。

【临床价值】

产前诊断本病者的预后尚不完全清楚，文献报道差异较大。从本病家族研究报告看，产前诊断本病者，约 43% 病例在 1 岁内死亡，存活者中 69% 发生高血压，约 3% 在 3 岁内出现严重肾衰竭。多数本病的成人患者在 40 岁之前可无任何临床症状，50 岁后可出现高血压和肾功能不全。

（四）多囊性肾发育不良（Potter Ⅱ型）

【病理与临床】

多囊性肾发育不良（multicystic dysplastic kidney，MCDK）是较常见的肾脏囊性疾病，其发生率约为 1/3 000。本病无遗传性，以男性多见，常为单侧发病，对侧肾脏多发育正常。但双侧发病者亦高达 23%。

【超声表现】

有特征性超声表现者，产前诊断较容易，表现为病变侧无正常形态的肾脏声像图，代之为一多房性囊性包块，包块大小不一，位于脊柱前方，其内囊肿大小不等，形态各异，囊与囊之间互不相通，随机分布，周边较大的囊增大可使肾轮廓扭曲变形为"葡萄串"样（图 8-33）。肾脏中央或囊之间常可见团状或小岛样实质性组织，但肾周围无正常的肾皮质，亦不能显示正常的集合系统回声。CDFI 显示肾内肾动脉分支紊乱，主肾动脉难显示，动脉频谱为高

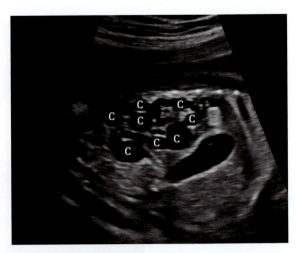

图 8-33 多囊性肾发育不良声像图

左肾矢状切面，肾脏体积明显增大，形态异常，正常肾组织回声消失，代之为多个大小不等的囊性无回声区，囊与囊之间彼此不相通，可见不规则肾岛回声。C：囊肿。

阻型频谱。如为双侧 MCDK，则常有羊水过少及膀胱不显示。大多数病例在肾单位完全消失之前，肾脏随孕龄的增大而增大，在肾单位完全消失之后，肾脏逐渐缩小至完全消失，即使在尸检中，亦可能检不出肾脏、输尿管及肾动脉。

【鉴别诊断】

1. 多囊肾病 肾脏结构存在，肾集合系统可显示，肾脏增大和回声增强，但难以显示出囊肿图像，双侧肾脏受累。ARPKD 常伴严重羊水过少，ADPKD 父母一方有多囊肾病。MCDK 肾脏结构消失，肾集合系统不显示，肾脏增大，形态明显异常，呈多房囊性改变，可单侧或双侧受累。

2. 肾积水 伴有肾盏扩张者，有时可表现为多囊性特征，但囊与囊相通，有肾脏形态。MCDK 的囊与囊不相通，无肾脏形态。

【临床价值】

单侧多囊性肾发育不良患者，如对侧肾脏发育正常，预后好；如对侧肾脏异常，则预后取决于肾脏畸形的严重程度。如伴有肾外畸形，则预后不良。双侧多囊性肾发育不良预后不良，因常伴羊水过少，引起肺严重发育不良而导致新生儿死亡。单侧者在出生后应定期随访观察，一般认为 1 岁内每 3 个月一次，然后每半年一次，随访至 3 岁，以后应每年 1 次超声检查随访。单侧病变者长期随访发现 18% 的患者在 1 岁内、13% 在随访后 2 岁内、23% 在 5 岁内多囊肾消失。44% 在 5 岁后维持不变，有报道 20 年后均会消失。

六、前腹壁畸形

（一）腹裂

【病理与临床】

腹裂（gastroschisis）是与腹腔脏器外翻有关的一侧前腹壁全层缺陷的先天畸形。发生率约为 1/30 000。

【超声表现】

在脐带入口右侧的前腹壁全层连续性中断，一般为 2～3cm，极少数腹壁缺损可位于脐带入口左侧。胃、肠等腹腔内脏器外翻至胎儿腹腔外，其表面无膜状物覆盖，肠管漂浮在羊水中（图 8-34）。外翻的肠管有时可见局部节段性扩张，管壁增厚，蠕动差，肠腔内容物呈密集点状低回声，这与继发的肠畸形如肠闭锁、肠扭转、肠梗阻有关。腹围小于孕周。常伴羊水过多，羊水内可见较多点状低回声翻动。CDFI 可较好地区分外翻的肠管与脐带。

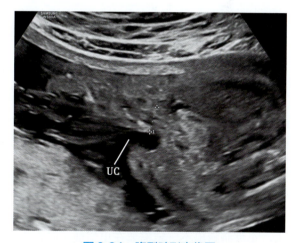

图 8-34 腹裂畸形声像图

腹部横切面，腹壁连续性中断，缺损位于脐带腹壁入口的右侧，肠管从缺损处外翻到羊水中，在羊水中漂浮，其表面未见膜状物包裹。

UC：脐带。

【鉴别诊断】

脐膨出：脐膨出腹壁连续性中断，但包块表面有包膜，膨出物未直接漂浮于羊水中，脐带插入部位位于包块表面。

【临床价值】

腹裂总体预后较好。新生儿存活率为 85%～95%，新生儿结局与进入羊膜腔内的小肠数量无关。腹裂胎儿宫内死亡率约为 10.6%，胎儿窘迫发生率为 43%，早产发生率为 40%～67%，FGR 发生率为 25%～48%。与腹裂有关的不良神经系统结局亦有报道。腹裂围生期发病率和死亡率不受分娩方式影响。

（二）脐膨出

【病理与临床】

脐膨出（omphalocele）是先天性前腹壁发育不全，在正中线处脐带周围腹壁肌肉、皮肤缺损，致使腹膜及腹腔内器官一起膨出体外，膨出内容物表面覆盖一层很薄的膜，为羊膜和腹膜。病理上根据脐膨出及腹壁缺损大小，将脐膨出分为巨型和小型两种。

【超声表现】

前腹壁中线处腹壁连续性中断，中断处可见一个向外膨出的包块，包块内容物依缺损大小而不同，缺损小者包块内仅含肠管；缺损大时，可含肠管、肝脏、脾脏等（图8-35）。包块表面有一线状强回声膜覆盖，表面可有囊肿。脐带腹壁入口位于包块表面，可以是中央顶端或偏于一侧，CDFI有助于显示脐带插入部位。

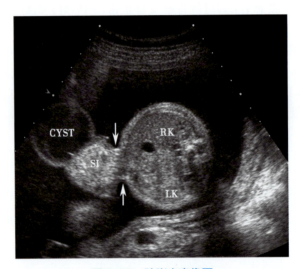

图8-35　脐膨出声像图

胎儿腹壁连续性中断（箭头），缺损处可见膨出包块，包块内容物主要为肠管，呈均匀高回声，膨出包块表面可见膜状回声，表面可见囊肿。

SI：小肠；CYST：囊肿；LK：左肾；RK：右肾。

【鉴别诊断】

与"（一）腹裂"相鉴别。

【临床价值】

脐膨出的预后取决于合并畸形的存在与否及其严重程度，如存在较严重的合并畸形或染色体异常，或两者均存在，则围生期死亡率高达80%～100%，因此应进行详细的超声检查，以尽可能发现合并畸形。不合并其他畸形的脐膨出胎儿预后良好，部分病例需要进行分期腹壁修补手术。小型脐膨出不一定需要在出生数小时内立即手术，可延迟修复。

七、骨骼系统畸形

（一）骨发育不良

致死性骨发育不良

【病理与临床】

致死性骨发育不良包括致死性侏儒（thanatophoric dysplasia，TD）、软骨不发育（achondrogenesis）、成骨不全（osteogenesis imperfecta，OI）Ⅱ型，罕见的还有磷酸酶过少症、短肋多指综合征、屈肢骨发育不良等。

【超声表现】

肢体严重短小及弯曲，四肢长骨长度低于正常孕周平均值的 4 个标准差或以下，FL/AC<0.16；窄胸，胸围低于正常孕周平均值的第 5 百分位、心胸比值 >60%；某些特殊征象如"听筒状"长骨、"三叶草"头颅、骨折等。

（1）致死性侏儒：长骨明显缩短，TD I 型骨干明显弯曲，长骨干骺端粗大呈"听筒状"（图 8-36）。TD II 型骨干弯曲较 I 型轻，无典型"听筒状"长骨。胸腔狭窄，胸围明显缩小，心胸比值 >60%。腹部明显膨隆，正中矢状切面上胸部向腹部移行处在腹侧突然增大。头颅大，前额向前突出。TD II 型常有典型的"三叶草"形头颅，TD I 型此种征象不明显。可有皮肤增厚、水肿、浆膜腔积液、胎儿宫内姿势和运动异常、羊水过多等。

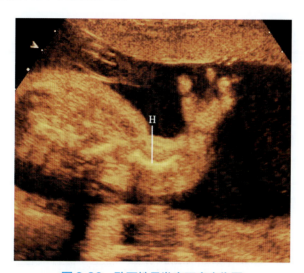

图 8-36 致死性骨发育不良声像图

致死性侏儒胎儿肱骨长轴切面，肱骨明显短小弯曲，干骺端粗大，呈"电话听筒"状。

H：肱骨。

（2）软骨不发育：四肢长骨极度短小，因骨化差而回声减低，声影不明显。胸腔狭窄，腹部膨隆，可有腹腔积液。椎体骨化较差而呈低回声，腰骶部更明显，横切时不能显示椎体及两侧椎弓的三个骨化中心。头颅增大，双顶径、头围与孕周不符，不成比例。30% 胎儿有全身水肿，浆膜腔积液，颈部囊性淋巴管瘤等。50% 病例有羊水过多。

（3）成骨不全 II 型：四肢严重短小，长骨短而粗、弯曲，有多处骨折声像，骨折后成角、弯曲畸形，骨折愈合后局部变粗，钙化差。横切胸腔时因肋骨骨折而导致胸部变形，肋骨可有多处骨折。因骨化差或不骨化，胎儿颅骨薄，回声明显低于正常，颅骨回声强度较脑中线回声低，近探头侧脑组织结构可显示清晰。实时超声下探头略加压，可见胎头变形，颅骨柔软。眼眶及面部其他各骨骨化亦差，眼眶呈低回声。可伴羊水过多。

【鉴别诊断】

需与非致死性骨发育不良鉴别。

【临床价值】

预后不良，胎儿出生后不能存活。

非致死性骨发育不良

【病理与临床】

非致死性骨发育不良极其少见，发生率低于 1/20 000，部分类型极其罕见。主要有杂合子软骨发育不良，成骨不全 I、III、IV 型等。

【超声表现】

产前超声可以发现非致死性骨发育不良，但很难对它们的具体类型做出鉴别。主要超声表现有：轻至中度短肢，部分短肢在孕中期或孕晚期才出现，如杂合子软骨发育不良；可有前额隆起、水平肋、窄胸等骨骼异常表现，但窄胸不是渐进性的。可伴有其他畸形，如轴后多指、小下颌、足内翻、先天性心脏病、唇（腭）裂等。常伴羊水过多。

【鉴别诊断】

股骨低于预测值第 10 百分位数或均数 −2SD 以下，胎儿可以是正常的生理变异或 FGR，正常生理变异者父母身材均不高，FGR 者可伴多普勒异常或羊水异常，这些胎儿均不伴有窄胸、前额突出、颅骨异常等骨发育不良声像。

【临床价值】

多能存活，患儿身材矮小，智力可正常。

（二）肢体缺失和截肢

【病理与临床】

先天性肢体缺陷或截肢（congenital limb deficiency or amputation）分类、命名尚不统一，目前广泛采用的命名分类方法是国际义肢和支具学会的命名草案，将其分为两大类，即横形肢体缺陷（先天性截肢）和纵形肢体缺陷。横形肢体缺陷包括某一肢体完全截肢、部分截肢。纵形肢体缺陷包括近侧、远侧和混合纵形缺陷。

【超声表现】

1. 横形肢体缺陷（先天性截肢）　胎儿某一肢体完全或部分缺失，缺失以远的肢体软组织及其内骨骼均不显示。

（1）完全截肢：上肢或下肢整条肢体完全缺失，在肩关节以远的上臂、前臂、手及其内的骨骼或髋关节以远的大腿、小腿、足及其内的骨骼均缺失，产前超声只能显示三条肢体图像。缺失侧的肩关节或髋关节不参与构成肱骨头或股骨头，断端一般较平整。

（2）部分截肢：在截肢平面以上的肢体可显示，截断平面以下的肢体不显示，断端可规则、整齐，也可不规则、不整齐。如手腕水平截肢，超声可显示上臂、前臂及其内骨骼，而手腕、手及其内的骨骼均缺失而不显示（图 8-37）。下肢部分截肢的表现与上肢一样，在截肢平面以下的肢体缺失而不显示。

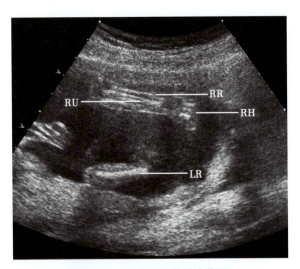

图 8-37　手腕水平截肢声像图

左前臂以远的手腕、手及其内的骨骼及软组织均缺失。

RH：右手；RR：右桡骨；RU：右尺骨；LR：左桡骨。

2. 纵形肢体缺陷

（1）上臂或大腿完全或部分纵形缺陷：上臂或大腿及其内的肱骨或股骨完全或部分缺如而不显示，前臂或小腿直接与肩关节或髋关节相连。

（2）上臂与前臂或大腿与小腿完全缺陷：手、足直接与躯干相连，称为完全性先天性无臂，可为单侧或双侧。

（3）前臂纵形缺陷：如前臂及其内尺、桡骨完全缺如，手直接和上臂远端相连；如桡骨或尺骨缺如，前臂内仅显示一根长骨回声，前臂软组织回声及手仍显示（图 8-38）。桡骨缺如较尺骨缺如多见，可合并手畸形。

（4）小腿纵形缺陷：小腿及其内胫、腓骨完全缺如，足直接与大腿远端相连。仅胫骨或腓骨缺如时，小腿只显示一根长骨回声，以腓骨缺如多见，常合并足畸形。

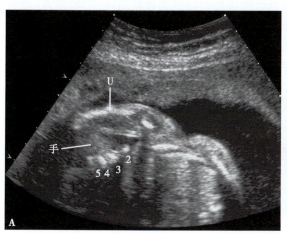
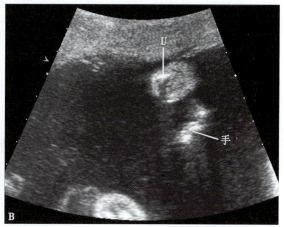

图 8-38　桡骨缺如声像图

A. 前臂内仅见尺骨强回声，手严重向桡侧偏斜，拇指缺失，仅见 2～5 指回声；B. 前臂横切面仅见尺骨强回声，未见桡骨回声。

U：尺骨。

【临床价值】

如不合并其他畸形，患儿出生后可存活，但生存质量受影响。

（李胜利）

第九章　头颈部、腹部与四肢血管

周围血管疾病十分常见，且发病率越来越高，超声检查是临床上常用的影像学检查方法。传统意义上，除心脑血管以外的所有血管均属周围血管，本章讲述的内容主要包括头颈部、腹部与四肢血管常见疾病，包括部分脏器血管疾病，与心脏关系密切的大血管病变归入"心脏及大血管"。血管超声成像技术包括二维超声、彩色多普勒血流成像和频谱多普勒超声、三维超声、血管腔内超声、超声造影及超微血流成像等技术。超声检查可实时、动态追踪血管走行，显示管腔有无狭窄、闭塞或扩张，有无血栓形成，显示血管壁结构及与周围重要结构的毗邻关系等，还可显示血流方向、速度、性质或状态，并进行血流动力学参数的定量分析，在周围血管疾病诊断中具有诸多优势，为临床一线检查方法。

第一节　头颈部血管疾病

一、解　剖　概　要

（一）颈内动脉系统

根据解剖位置，颈内动脉系统血管分颅内与颅外段两大部分。双侧颈内动脉颅外段始于颈总动脉分支至颈动脉管口入颅前段。右侧颈总动脉由无名动脉分出，左侧颈总动脉直接起自主动脉弓。双侧颈总动脉走行于胸锁乳突肌的内缘，在甲状软骨上缘或第四颈椎水平分出颈内动脉和颈外动脉。颈内动脉颅内段包括岩骨段（C_5 段）、海绵窦段（C_4 段）、膝段（C_3 段）、床突上段（C_2 段）和终末段（C_1 段）。C_2、C_3、C_4 段组成颈内动脉虹吸部。由 C_1 段分出大脑中动脉、大脑前动脉、后交通动脉。双侧大脑前动脉之间为前交通动脉。眼动脉是从颈内动脉虹吸部发出。

（二）椎 - 基底动脉系统

椎 - 基底动脉系统即后循环系统，主要包括基底动脉、椎动脉及小脑的三支供血动脉（小脑后下动脉、小脑前下动脉及小脑上动脉）。超声检查主要是基底动脉与双侧椎动脉。双侧椎动脉正常起源于双侧锁骨下动脉，也可能直接起源于主动脉弓（起源异常）。在颈部于颈椎横突孔上行，经枕骨大孔入颅，至脑桥下缘汇合成基底动脉。基底动脉的终末分支是双侧大脑后动脉。正常情况下，大脑后动脉的血液供应多数来自后循环的椎 - 基底动脉系统，但有 25%～30% 人群通过颈内动脉供血。以后交通动脉为界，大脑后动脉可分为交通前段（P_1 段）和交通后段（P_2 段）。

（三）颅内外动脉侧支循环途径

正常人大脑前循环和后循环在颅底形成一个类似六边形的 Willis 环结构（图 9-1）。Willis 环是双侧颈内动脉系统间、颈内动脉与椎 - 基底动脉系统之间侧支循环通路的解剖结构基础。典型的侧支循环途径有：①通过眼动脉建立起颈内、颈外动脉之间的侧支通路；②通过前交通动脉建立双侧颈内动脉系统间的侧支循环通路；③通过后交通动脉建立颈内动脉系统与椎 - 基底动脉系统之间的侧支循环通路。

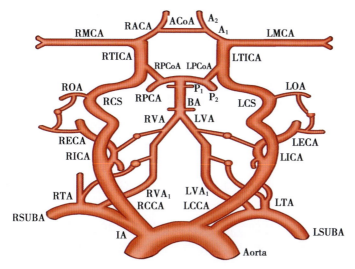

图9-1　头、颈部动脉解剖模式图

RACA：右侧大脑前动脉；A_1、A_2：大脑前动脉交通前段（A_1）与交通后段（A_2）；ACoA：前交通动脉；LMCA、RMCA：左、右侧大脑中动脉；LTICA、RTICA：左、右侧颈内动脉终末段；LPCoA、RPCoA：左、右侧后交通动脉；RPCA：右侧大脑后动脉；P_1、P_2：大脑后动脉交通前段（P_1）与交通后段（P_2）；LCS、RCS：左、右侧颈内动脉虹吸部；LOA、ROA：左、右侧眼动脉；BA：基底动脉；LVA、RVA：左、右侧椎动脉；LECA、RECA：左、右侧颈外动脉；LICA、RICA：左、右侧颈内动脉颅外段；LVA_1、RVA_1：左、右侧椎动脉颅外段 V_1 段；LCCA、RCCA：左、右侧颈总动脉；LTA、RTA：左、右侧甲状颈干动脉；LSUBA、RSUBA：左、右侧锁骨下动脉；IA：无名动脉；Aorta：主动脉弓。

（四）颈部动脉（见图9-1）

1．无名动脉　无名动脉直接发自主动脉弓，自胸锁关节水平分出右侧锁骨下动脉和颈总动脉。无名动脉存在生理性不发育的情况，即右侧锁骨下动脉、颈总动脉直接起源于主动脉弓。

2．锁骨下动脉　正常右侧锁骨下动脉自无名动脉分出，左侧锁骨下动脉直接起源于主动脉弓。双侧锁骨下动脉同样可能存在生理性变异，例如起源或起点异常。

3．颈总动脉　右侧颈总动脉起源于头臂干、无名动脉，左侧颈总动脉直接发自主动脉弓。双侧颈总动脉走行于胸锁乳突肌内缘，在甲状软骨水平上缘或第四颈椎椎体水平，分出颈内动脉和颈外动脉。颈总动脉血液的70%上行向颈内动脉系统供血，30%分流入颈外动脉。因此，颈内动脉管径大于颈外动脉。正常颈内动脉颅外段无分支，从颈总动脉分出后向后外侧上行经颈动脉管进入颅内。

4．颈内动脉　颈内动脉在甲状软骨上缘自颈总动脉分出。近端管径相对增宽，称为颈内动脉球部（颈动脉窦部），远段经颈动脉管进入颅内。颈内动脉入颅后沿蝶鞍外侧通过海绵窦上行，在颅底部走行弯曲可分为4段：岩骨段、海绵窦段、床突上段、颅底段（终末段）。眼动脉是颈内动脉的第一大分支，颈内动脉狭窄或闭塞是造成缺血性眼病的重要原因。

5．颈外动脉　颈外动脉自颈总动脉分出后，位于颈内动脉的前内侧，在颈动脉三角内上升。两侧颈外动脉之间有丰富的吻合。颈外动脉的重要分支有甲状腺上动脉、舌动脉、面动脉、枕动脉、咽升动脉、颞浅动脉、上颌动脉、脑膜中动脉，其中上颌动脉和颞浅动脉是颈外动脉较大的终末分支。

6．椎动脉　双侧椎动脉分别发自于左右侧锁骨下动脉。椎动脉从锁骨下动脉分出至入颅前，按其解剖结构走行可以分为颈段或 V_1 段、椎间隙段或 V_2 段、枕段或 V_3 段。入颅后为颅内段或 V_4 段。

二、超声检查技术

（一）患者准备

检查前通常无须特殊准备，但应该注意以下几方面。

1. 超声检查前应简略询问病史，了解与脑血管及颈动脉病变相关的危险因素，如高血压、糖尿病、高脂血症、冠心病、心律失常、脑卒中或脑缺血相关病史与治疗情况等。

2. 颈动脉超声检查时，被检者应穿较低衣领的服装，特别是冬季。

（二）体位

1. 颈内动脉颅内段及双侧大脑半球动脉的检查通常采用仰卧位检查，椎-基底动脉系统检查可以采用侧卧位或坐位。

2. 颈部动脉检查常用体位是仰卧位，头枕高低以患者舒适及颈部肌肉放松为宜。检测一侧颈部动脉时，患者头略偏向对侧，并且注意使受检侧胸锁乳突肌处于放松状态以利于检查。

（三）仪器

1. 颅内动脉检查　①经颅多普勒超声（transcranial Doppler，TCD）。采用脉冲波多普勒探头，频率为 1.6～2.0MHz。②经颅彩色多普勒血流成像[（transcranial color coded sonography，TCCS）或（transcranial color coded Doppler，TCCD）]。采用 1～5MHz 相控阵或纯净波探头。

2. 颈部动脉超声检查　根据检查动脉的深度与患者颈部条件，选择不同频率的线阵探头、微凸阵探头。

（四）检查方法

1. 颅内动脉检查

（1）TCD 检查：①通过检查深度、血流信号的连续性评价动脉的解剖位置。②通过血流方向鉴别前后循环不同的动脉及侧支循环类型。③通过颈总动脉压迫试验对检查动脉及侧支循环途径进行鉴别。④通过屏气或过度换气试验对脑血管舒缩反应功能进行评价。⑤通过脉冲波多普勒频谱测定血流速度及动脉血管搏动指数（pulsatility index，PI）或阻力指数（resistance index，RI）。

（2）TCCS 检查：①通过二维灰阶超声显示双侧半球（额、顶、枕叶）脑实质基本结构。②通过彩色多普勒血流成像观察颅内动脉血流充盈成像、血流方向。③采用脉冲波多普勒模式检测动脉血流频谱，获得血流速度、血流方向等相关血流动力学参数。TCCS 检查时取样容积不宜过大，多普勒取样角度与血流束之间的夹角应小于 45°。

2. 检测声窗　无论是 TCD 或 TCCS 检查，均需通过特定的部位（即颅骨透声良好的部位）检测。常规检查的声窗包括：

（1）颞窗（经颞骨鳞部）：检查大脑中动脉、大脑前动脉、大脑后动脉、前交通动脉、后交通动脉。

（2）眼窗（经闭合的眼睑上）：检查眼动脉及颈内动脉虹吸部各段。

（3）枕窗（经枕骨大孔）：检查基底动脉及双侧椎动脉、小脑后下动脉。

（4）颌下窗：检查颈内动脉颅外段。

三、正常超声表现

（一）颅内动脉超声

1. 脑动脉血流频谱特征　正常脑动脉血流频谱为类似"直角三角形"特征。频谱周边为明亮色彩血流信号，中间接近基线水平色彩偏暗，形成"频窗"。收缩期快速升高的尖锐波峰（S_1 峰），是收缩期最高峰值流速的测量点，随后的收缩期第二个波峰（S_2 峰）即大动脉搏动波峰，舒张早期形成低谷波峰（D 峰）。正常脑动脉血流频谱特征为 $S_1 > S_2 > D$（图 9-2A）。TCCS 检测与 TCD 检测方式及成像模式不同，但其获取的动脉血流频谱形态与 TCD 相同（图 9-2B）。

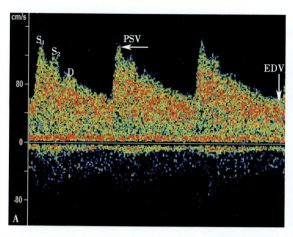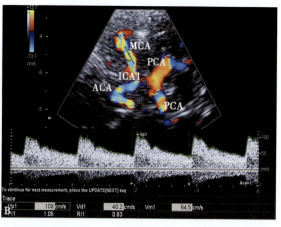

图 9-2　正常脑动脉超声表现

A. TCD 脑血流频谱特征；PSV：收缩期峰值速度；EDV：舒张期末流速。B. TCCS/TCCD 脑血流检测模式。ACA：大脑前动脉；MCA：大脑中动脉；ICA：颈内动脉；PCA：大脑后动脉。

2. 脑动脉血流动力学参数　常规 TCD 或 TCCS 对颅内动脉测量的血流动力学参数包括：收缩期峰值速度（peak systolic velocity，PSV）、舒张期末流速（end of diastolic velocity，EDV）、平均速度（mean velocity，MV）、血管搏动指数（PI）和血管阻力指数（RI）。正常颅内动脉 PI 为 0.65～1.10、RI 为 0.55～0.85（见图 9-2B）。

3. 血流方向的判断　不同的动脉解剖走行不同，探头检测到的血流方向也存在差异。朝向探头的血流为正向，频谱位于基线上方；背离探头者为负向，频谱位于基线下方。如果多普勒取样位于动脉的分支水平或动脉迂曲走行时，可以检测到双向血流频谱。

（二）颈部动脉超声

1. 颈总动脉（图 9-3）　通过前后位、内外侧位、后前位检测观察动脉管腔与管壁结构、腔内回声。正常颈总动脉的管壁分为内膜层（连续性"细线样"光滑的等回声带）、中膜层（平滑肌为主要组成的低回声带）与外膜层（由疏松结缔组织构成的高回声带）。正常内中膜厚度包括内膜层和中膜层（IMT）。

颈总动脉管径及 IMT 的测量在颈总动脉分叉下方 1～1.5cm 范围内，取内膜均匀、无斑块病变的部位测量。

正常颈总动脉受心动周期血流动力学的变化及血细胞与血管壁之间的黏滞性影响，从血管周边至动脉管腔中央呈现出由弱到强、由低速到高速、由暗到明亮的色彩变化，呈现典型层流血流动力学变化特征。

正常颈总动脉多普勒频谱为窄带型，收缩期频窗清晰，舒张期流速较低，收缩与舒张期血流信号同方向，血管阻力介于颈内动脉与颈外动脉之间。

2. 颈内动脉　正常颈内动脉自颈总动脉分出后出现局限性管径相对增宽，称颈内动脉球部。球部以远的颈内动脉管腔相对一致。颈内动脉与颈外动脉及颈总动脉远端在同一断面可以显示出典型的 Y 字形结构（图 9-4A）。常规颈内动脉管径及 IMT 的测量部位应在颈总动脉分支水平上方、球部以远段、管腔相对平直均匀的阶段测量。

正常颈内动脉近段球部为低速涡流伴双向（"红蓝"交替）血流成像特征，球部以远的颈内动脉管腔内径相对减小，局部血流恢复层流状态，即中心明亮伴周边相对暗带的 CDFI 特征成像（图 9-4B）。

3. 颈外动脉　颈外动脉自颈总动脉分出后即可观察到多个分支，是颈外动脉与颈内动脉鉴别的特征。彩色多普勒血流成像可见多条动脉分支结构，血流充盈与颈总动脉、颈内动脉相同，具有中心亮带血流特征。正常颈外动脉血管阻力高于颈总动脉，血流频谱为高阻力型。当颈内

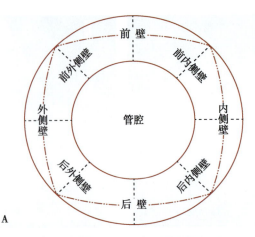

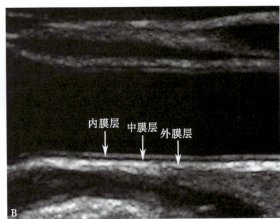

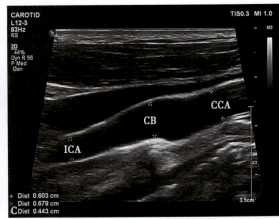

图 9-3　正常颈动脉血管壁、管径测量模式图与二维超声成像

A. 横切面颈总动脉血管壁分类模式图，声束从前壁将管壁平均分割构成。B. 颈总动脉纵切面二维灰阶成像显示血管壁结构：内膜层（中等回声）、中膜层（低回声）、外膜层（高回声）。C. 二维灰阶纵切面成像显示颈总动脉、颈动脉球部、颈内动脉近段；CCA：颈总动脉；ICA：颈内动脉；CB：颈动脉球部

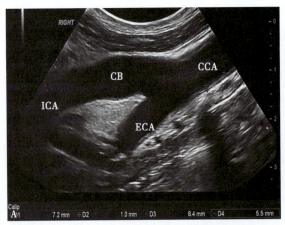

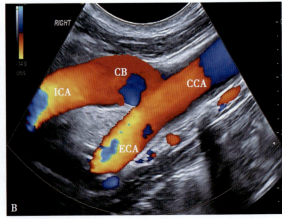

图 9-4　颈动脉超声检查结构特征

A. 颈总动脉、颈内动脉、颈外动脉、颈动脉球部二维灰阶成像显示的横向 Y 字形特征；B. CDFI 检查显示颈总动脉、颈动脉球部（"红蓝"双向血流征）与颈外动脉典型 Y 字形结构特征。

CCA：颈总动脉；ICA：颈内动脉；ECA：颈外动脉；CB：颈动脉球部。

动脉重度狭窄或闭塞后，颈外动脉管径相对增宽，血流阻力减低，呈"颈内动脉化"特征。表 9-1 是正常颈外动脉与颈内动脉的基本鉴别特征。

表 9-1　正常颈内、颈外动脉的鉴别

分类	颈内动脉（ICA）	颈外动脉（ECA）
解剖结构特征	无分支	多个分支
超声检测位置	后外侧，探头朝向脊柱	前内侧，探头朝向颜面
多普勒频谱特征	低阻力型	高阻力型
颞浅动脉敲击试验	无变化	传导震颤性血流频谱

4. 椎动脉　通过二维超声、彩色多普勒血流成像与频谱多普勒超声分别检测 V_1 段、V_2 段与 V_3 段。通过 TCCS 完成 V_4 段（颅内段）彩色多普勒血流成像与血流动力学参数检测（图 9-5）。

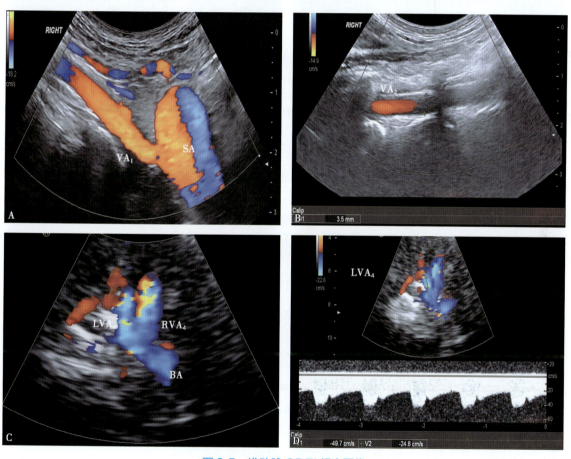

图 9-5　椎动脉 CDFI 超声图像

A. CDFI 显示 VA 自右侧锁骨下动脉（SA）分支水平段（VA_1 段）CDFI 成像。B. 右侧 VA 椎间隙段（VA_2 段）CDFI 成像。C. TCCS 检查左、右侧 VA 颅内段即 V_4 段（LVA_4、RVA_4）CDFI 成像；BA：基底动脉。D. 以左椎动脉为例显示 VA 颅内段（V_4 段）CDFI 与频谱多普勒超声联合检测 LVA_4 的血流速度。

某些生理性变异可能影响二维和/或彩色多普勒血流成像。常见变异有：①走行变异，即 V_2 段绕行 1 个或 2~3 个椎体横突后，再进入横突孔上行；②起点变异，当 V_1 段为非 SA 上壁分支，称之为生理性起点变异；③起源变异，左侧 VA 直接起自主动脉弓；右侧 VA 起自颈总动脉与锁骨下动脉之间、无名动脉等。

椎动脉血流频谱为低阻力型，与颈内动脉相似。当出现生理性管径不对称，一侧椎动脉管径纤细时,多普勒血流频谱通常表现为相对高阻力型频谱特征。

5. 锁骨下动脉 正常人右侧锁骨下动脉与右侧颈总动脉起源于无名动脉,呈现 Y 字形结构特征。左侧锁骨下动脉直接起源于主动脉弓,位置深,建议采用凸阵探头检查(图 9-6)。

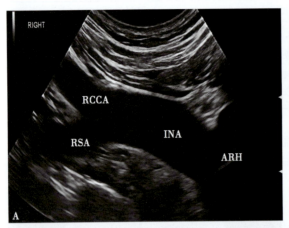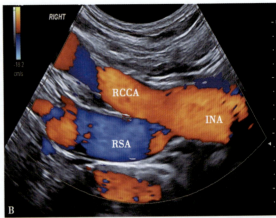

图 9-6 锁骨下动脉二维超声与 CDFI 成像图像

A. 二维超声成像检查显示横向 Y 字形的血管腔结构;B. CDFI 显示右侧颈总动脉、右侧锁骨下动脉、无名动脉。

RCCA:右侧颈总动脉;RSA:右侧锁骨下动脉;INA:无名动脉;ARH:主动脉弓。

锁骨下动脉是向上肢及椎动脉供血、彩色多普勒血流成像显示收缩期"明亮"的正向为主的血流成像。频谱多普勒显示收缩期为正向高尖的血流频谱、舒张期低速负向血流频谱,显示为二相波、三相波或四相波特征。

6. 无名动脉 无名动脉管径较颈总动脉、锁骨下动脉粗大,自主动脉弓分出,与左侧颈总动脉与锁骨下动脉组成主动脉弓上三大主干动脉分支。正常检查可经锁骨上窝显示典型的无名动脉与颈总动脉、锁骨下动脉分支呈现的横向 Y 字形结构特征(图 9-6B)。脉冲波多普勒血流频谱特征显示其动脉血流阻力指数高于颈总动脉,但低于锁骨下动脉。

四、颅脑血管疾病

(一)颅内动脉狭窄或闭塞

【临床与病理】

颅内动脉狭窄或闭塞性病变是缺血性脑卒中的最常见原因,其中大脑中动脉狭窄或闭塞占 20%,椎动脉与基底动脉狭窄或闭塞病变占 25%。由于病变部位和程度不同,发生的脑缺血表现也不同。大脑中动脉病变引起的脑缺血主要以偏身感觉、运动障碍、言语障碍等为特征。椎动脉、基底动脉病变主要为头晕、眩晕、共济失调等后循环缺血的特征。

【超声表现】

1. 大脑中动脉狭窄 ①轻度狭窄:血管内径减小<50%。大脑中动脉狭窄段流速相对升高,峰值流速 140~170cm/s,平均流速 90~120cm/s。②中度狭窄:血管内径减小 50%~69%。大脑中动脉狭窄段峰值流速 171~210cm/s,平均流速 121~140cm/s。狭窄近段流速正常,远段流速相对减低,PI 正常,血流频谱形态基本正常。③重度狭窄:血管内径减小≥70%。TCD 检查狭窄段峰值流速>210cm/s。TCCS 检查狭窄段血流束纤细,呈现"束腰"征(图 9-7A),伴随"紊乱花彩样"血流成像特征(图 9-7B)。狭窄段高流速,狭窄远段流速及 PI 明显减低(图 9-7C、D)。④TCD 对重度大脑中动脉狭窄病变的检查结果显示为单一的多普勒频谱模式,重度狭窄的血流频谱基线上、下方出现"线条样"高音频频谱(图 9-8)。

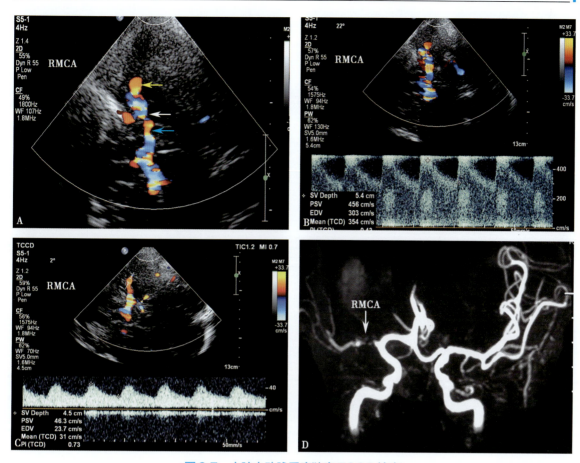

图 9-7 大脑中动脉重度狭窄 TCCS 检查

A. 右侧大脑中动脉狭窄 CDFI 检查显示：病变动脉节段性血流充盈异常。蓝色箭头为狭窄近段；白色箭头为狭窄段；黄色箭头为狭窄远段。病变管腔呈现"束腰"征（白色箭头）。B. 上图为狭窄段血流成像；下图为血流速度检测。C. 图上半部为狭窄远段血流成像；图下半部为血流速度检测。D. CT 血管成像检查显示右侧大脑中动脉重度狭窄（白色箭头）。

RMCA：右侧大脑中动脉。

2. 大脑中动脉闭塞 ①急性闭塞：通过 TCD 或 TCCS 检查沿大脑中动脉主干动态检测均未探测到血流信号。但是，同侧半球病变毗邻动脉大脑前动脉、大脑后动脉血流信号可探及，与健侧大脑前动脉及大脑后动脉比较，血流速度基本对称。②慢性闭塞：通过 TCD 沿大脑中动脉主干可以探及低流速、低阻力型不连续性血流信号。患侧大脑前动脉、大脑后动脉流速代偿性升高，伴 PI 减低，血流频谱呈现相对低阻力改变。

3. 椎动脉狭窄 一侧或双侧椎动脉狭窄均可探及节段性血流速度升高。重度狭窄时（狭窄≥70%），狭窄远段出现血流速度、血管搏动指数明显减低，出现典型的低流速、低搏动性血流频谱改变。

4. 椎动脉闭塞 椎动脉闭塞时血流信号消失。

【鉴别诊断】

1. 与大脑中动脉狭窄鉴别 ①脑血管痉挛：特点是广泛性颅内动脉流速升高，流速的高低与病变的进程、原发病变相关，常见于蛛网膜下腔出血性病变；②脑动、静脉畸形：动、静脉之间直接形成短路，其特点是供血动脉全程流速升高、收缩与舒张期非对称性升高，表现为高流速、低搏动性血流频谱特征。

2. 与椎动脉狭窄鉴别 主要是颅外段颈内动脉狭窄或闭塞性病变，导致后交通动脉开放时产生的椎动脉流速代偿性升高。此类病变出现的椎动脉流速升高是全程代偿血流动力学变化特征。

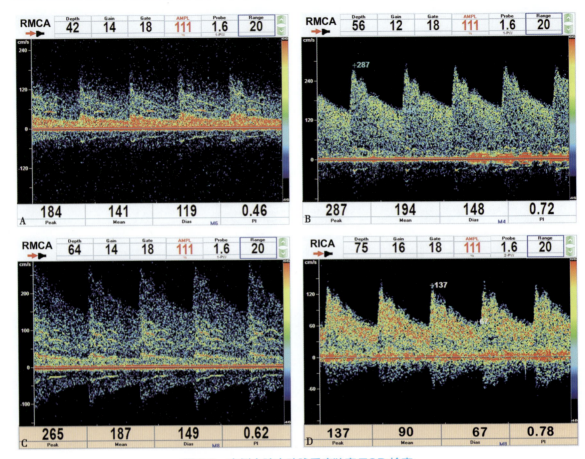

图9-8　右侧大脑中动脉重度狭窄TCD检查

A. 狭窄远段检查；B、C. 狭窄段检查；D. 狭窄近段ICA检查。

（二）颅内动静脉畸形

【临床与病理】

人类脑血管畸形以脑动静脉畸形（cerebral arteriovenous malformation，CAVM）最常见，占80%。其他的病变有毛细血管扩张、海绵状血管扩张、静脉血管畸形等。

主要临床表现有：头痛、脑出血、癫痫发作、进行性神经功能损害或智力减退、颅内压增高、听诊闻及血管杂音、一侧眼球突出等。CAVM的病理基础为动静脉血液直接相通，动脉灌注血流阻力下降。

【超声表现】

1. 颅内异常血管团　病变处的脑组织局限性回声不均，或中、高、低回声相间。CDFI显示病变区域紊乱的"血管团"形成的特征性血流成像。

2. 频谱多普勒异常　①供血动脉血流速度明显升高，收缩期与舒张期流速为非对称性升高，以舒张期血流速度增加为主。②血流频谱异常。流速升高频带增宽，呈"毛刺样"改变，频谱内频窗消失，出现涡流或湍流相间的高频"乐性杂音"，伴随条索状高频信号分布于频谱的基线上下方。③由于动脉血流收缩与舒张期非对称性升高，血管搏动指数减低，通常＜0.65。④脑动脉舒缩功能异常，CAVM血管团内动、静脉血液混合，即使增加血液中CO_2浓度，供血动脉的血流速度也无明显改变，说明患者脑血管舒缩功能受损。

【鉴别诊断】

对于CAVM的TCD或TCCS检查特征的鉴别，主要与动脉硬化性血管狭窄或蛛网膜下腔出血后脑血管痉挛引起的动脉血流速度升高相鉴别[详见（一）颅内动脉狭窄或闭塞及（三）脑血管痉挛]。

（三）脑血管痉挛

【临床与病理】

脑血管痉挛是蛛网膜下腔出血（subarachnoid hemorrhage，SAH）后临床上常见的严重并发症之一。分为原发性 SAH 与继发性 SAH。①原发性 SAH：常见病因有脑动脉瘤破裂、脑血管畸形、动脉粥样硬化性血管破裂。②继发性 SAH：发生于外伤后、各种脑实质手术后，或介入治疗术中。无论何种原因导致 SAH 均有可能引发脑血管痉挛（cerebral vascular spasm，CVS）。

【超声表现】

1.血流速度异常 SAH 后 4～8d 颅内动脉血流速度广泛升高，高峰持续时间 1～2 周，3～4 周血流速度逐渐恢复正常。通常血流速度升高以大脑中动脉明显，但是前交通动脉瘤破裂导致的 SAH 早期以大脑前动脉流速升高为主；基底动脉瘤破裂以基底动脉流速升高为主。

2.血管痉挛程度判断 正常 PSV_{MCA}/PSV_{EICA}（EICA 即颈内动脉颅外段）为 1.2～2.5。①当 $PSV_{MCA}/PSV_{EICA}≥3$ 为轻度 CVS。②当 $4≤PSV_{MCA}/PSV_{EICA}<6$ 为中度 CVS。③当 $PSV_{MCA}/PSV_{EICA}≥6$ 为重度 CVS。

3.血流频谱变化 血流频谱呈现收缩波峰（S_1 峰）尖锐，或 S_1 与 S_2 峰融合。随着 CVS 程度的减轻，颅内动脉血流速度逐渐恢复，频谱形态逐渐恢复。

五、颈部血管疾病

（一）颈动脉与椎动脉粥样硬化

【病理与临床】

颈动脉与椎动脉粥样硬化病变是缺血性脑血管病变的重要原因之一。动脉粥样硬化好发的部位以颈总动脉分叉处及椎动脉起始段（V_1）最多见。基本病理改变为动脉内膜、中膜融合增厚，粥样硬化斑块形成，动脉狭窄和 / 或闭塞，最后导致脑血流供应障碍。

动脉粥样硬化性血管狭窄或闭塞、主动脉夹层累及头臂干动脉以及房颤、瓣膜病等心源性栓塞可导致椎动脉闭塞。根据患者病程与发病时临床表现可分类为急性闭塞与慢性闭塞。根据病变累及范围，可以分类为 V_1～V_4 全程闭塞，或 V_1 闭塞 V_2 侧支血流再灌注等。

【超声表现】

1.颈动脉粥样硬化狭窄与闭塞

（1）颈动脉内膜、中膜增厚与斑块形成

二维超声：①颈动脉 IMT 增厚与斑块的形成。颈动脉 IMT 增厚可以表现为局限性和弥漫性增厚。当 IMT≥1.0mm 界定为 IMT 增厚，视为早期动脉粥样硬化。当 IMT≥1.5mm 界定为动脉粥样硬化斑块的形成（图 9-9A）。通过斑块的二维灰阶成像特征包括：斑块表面的纤维帽、核心部、基底部和上下肩部（图 9-9B）。②斑块的形态学特征分类：规则型（表面纤维帽完整）、不规则型（表面纤维帽不完整）和溃疡性斑块（纤维帽破裂，斑块表面似"火山口"征）。斑块内出血、斑块破裂，表面血栓形成等。③斑块的超声特征分类：均质回声斑块（内部回声均匀一致）与不均质回声斑块（斑块内部高、中、低回声混合）。均质回声斑块进一步与内膜层、中膜层及外膜层回声比较后分为：均质高回声（与外膜层一致）、均质中等回声（与内膜层一致）、均质低回声（与中膜层一致）、均质强回声（高于外膜层，伴后方声影）（图 9-10）。不均质回声斑块的定义是斑块内部 20% 以上面积的回声不一致。

（2）颈动脉狭窄与闭塞

1）二维超声：由于动脉粥样硬化斑块引起血管内径减小，导致颈动脉狭窄。对于颈动脉狭窄程度的评估，可以通过二维灰阶成像模式测量病变处残余内径与原始管径，计算狭窄率。依据北美症状性颈动脉内膜切除术试验（North American symptom carotid endarterectomy trial，NASCET）标准，狭窄率 $=(1-R/D)×100\%$。欧洲颈动脉外科手术试验（European carotid surgery trial，ECST）

标准,狭窄率 $=(1-R/L)\times 100\%$(图 9-11)。R 为狭窄段动脉管腔残余内径,D 为狭窄远段相对正常的颈内动脉管径,L 为狭窄段原始管径。对于颈动脉狭窄率的评估,不能单纯依据动脉血管内径或面积测量结果进行计算,应充分结合血流动力学参数测定。

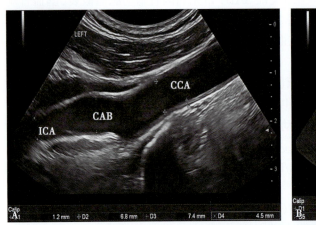
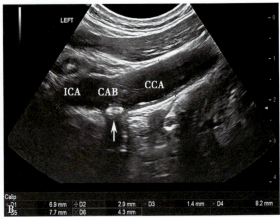

图 9-9　颈动脉粥样硬化超声图像

A. 颈动脉早期动脉粥样硬化单纯 IMT 增厚;B. 颈动脉动脉粥样硬化 IMT 增厚,伴斑块形成(箭头)。
CCA:颈总动脉;ICA:颈内动脉;CAB:颈动脉球部。

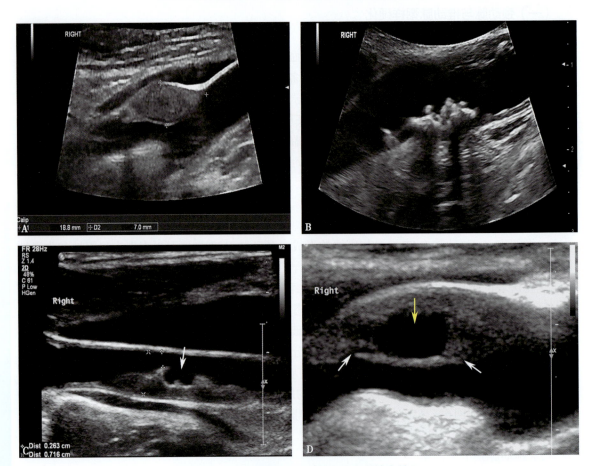

图 9-10　不同类型斑块的声学、形态学检查特征

A. 规则型斑块,斑块表面纤维帽完整;B. 不规则型斑块,表面纤维帽不完整,管腔内表面凹凸不平;C. 溃疡性斑块,呈现"火山口"征(白色箭头),局部动脉内径减小;D. 斑块内出血,斑块表面纤维帽呈不连续性(白色箭头),斑块中心区域呈低回声或无回声,同动脉血管腔内血液的无回声相同,提示斑块内出血(黄色箭头)。

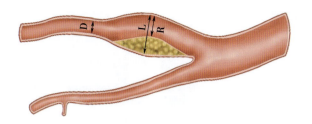

NASCET标准，狭窄率=1–（R/D）×100%
ECST标准，狭窄率=1–（R/L）×100%

图 9-11 颈动脉狭窄率的计算方法
R 为狭窄段动脉管腔残余内径；D 为狭窄远段正常的颈内
动脉管径；L 为狭窄段原始管径。

2）彩色多普勒血流成像：①狭窄段动脉血流充盈不全，特别是不规则型或溃疡性斑块的血流充盈异常更明显。②狭窄段动脉彩色血流成像显示血管内径变细。重度狭窄者伴随流速的异常升高，"涡流""湍流"混杂的血流成像特征（图 9-12A、B）。③重度颈动脉狭窄病变段流速明显升高（图 9-12C），其狭窄远段的血流速度明显减低，达峰时间延长，呈现缓慢低速血流特征（图 9-12D）。④颈动脉闭塞时，可观察到血管腔内不同病变的超声特征，CDFI 检查血流信号消失（图 9-13A）。⑤毗邻的颈外动脉血流丰富，分支增粗，流速升高，提示颈内、外动脉侧支循环开放，代偿性血流速度升高导致血管结构与血流动力学变化（图 9-13B）。

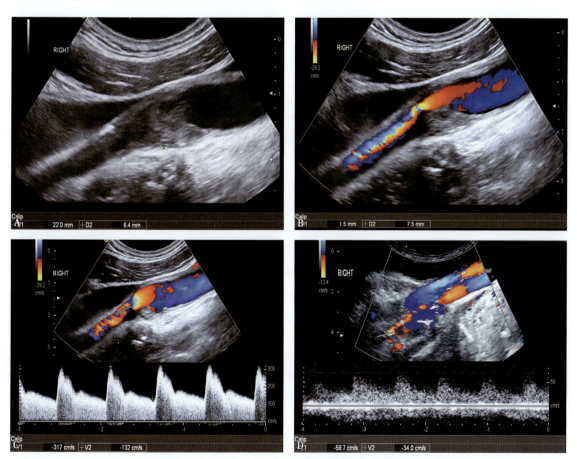

图 9-12 颈内动脉重度狭窄与闭塞的彩色血流成像特征
A. 二维灰阶成像显示病变管腔内不均回声斑块；B. CDFI 检查狭窄病变管腔显示血流束纤细，计算动脉狭窄率为 80%；C. 频谱多普勒超声提示狭窄段流速增高；D. 狭窄远段流速相对减低，伴低阻力型血流频谱特征。

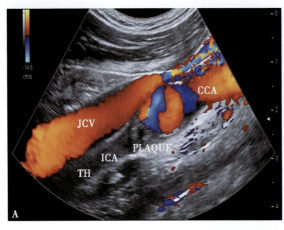
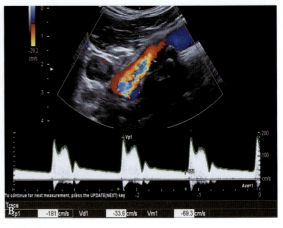

图 9-13 颈动脉闭塞超声检查

A. CDFI 显示血流于 CCA 分支水平段出现低速涡流并中断现象。JCV：颈内静脉；CCA：颈总动脉；PLAQUE：斑块；ICA：颈内动脉；TH：继发血栓。B. 毗邻的颈外动脉代偿扩张血流征，流速升高。

3）频谱多普勒超声：狭窄段血流速度升高、频带增宽。狭窄近、远段流速正常或减低。对于颈动脉狭窄程度的超声评估，2003 年美国放射年会超声会议通过了专家共识（表 9-2）。

表 9-2 颈动脉狭窄程度的超声评估

狭窄程度	PSV/（cm/s）	EDV/（cm/s）	PSV$_{ICA}$/PSV$_{CCA}$
0～<50%（轻度）	<125	<40	<2.0
50%～<70%（中度）	125～<230	40～<100	2.0～<4.0
70%～<100%（重度）	≥230	≥100	≥4.0
闭塞	无血流信号	无血流信号	无血流信号

注：参考 2003 年美国放射年会超声会议公布的标准。

2. 椎动脉粥样硬化狭窄与闭塞

（1）椎动脉粥样硬化狭窄

1）二维超声：本节椎动脉狭窄病变主要是针对椎动脉的 V_1 段狭窄病变的超声检测。①狭窄段内径的测量。②测量 V_1 动脉粥样硬化病变的长度与厚度，测量病变处残余内径与原始内径，计算直径狭窄率。

2）彩色多普勒血流成像：清晰显示 V_1 段狭窄纤细的血流束成像。

3）频谱多普勒超声：随着狭窄程度的增加，血流速度逐渐升高，当达到病变重度狭窄时，狭窄段流速明显升高，继发狭窄近段与狭窄远段流速减低，特别是远段血流速度的下降伴随低阻力型血流频谱特征。

（2）椎动脉闭塞

1）二维超声：病变侧 V_1～V_3 管腔内低回声（急性期）充填，或不均回声（慢性期）充填。闭塞急性期病变管壁结构清晰。慢性期病变管腔内以中等回声为主的不均质回声为特征，管腔与管壁结构清晰度较差。

2）彩色多普勒血流成像：急性椎动脉闭塞，病变椎动脉可探及全程管腔内无血流成像。慢性闭塞者，椎动脉管腔内节段性血流成像。例如 V_1 段无血流，V_2 段探及 1 支或多支侧支动脉血流向闭塞远段椎动脉供血。

3）频谱多普勒超声：急性期全程椎动脉闭塞患者，椎动脉内无血流频谱。慢性期闭塞者，椎动脉节段性检测到血流频谱，流速相对减低伴低阻力型动脉血流频谱特征，椎间隙探及粗细不均的侧支动脉血流频谱（椎动脉肌支）。

【鉴别诊断】

颈动脉粥样硬化性血管狭窄或闭塞应该与以下病变鉴别。①大动脉炎性血管狭窄或闭塞。后者病变的基本病理是由于非特异炎性病变造成颈总动脉结构损害，而颈内、外动脉很少受到炎性病变的损害。超声表现为颈总动脉管壁相对均匀性增厚，管腔狭窄、血栓形成、血管闭塞。颈内、外动脉管壁结构基本正常。②颈动脉栓塞。见于心房颤动等心源性病变，导致血栓脱落，造成颈动脉闭塞。超声表现为病变局部血管壁内膜显示清晰，血管腔内充填低回声或不均回声，无典型动脉硬化斑块形成特征。③颈内动脉肌纤维发育不良。一侧颈内动脉全程纤细呈"串珠样"，血流充盈不全，多普勒频谱通常表现为高阻力型，无阶段性血流速度升高特征。

（二）锁骨下动脉盗血综合征

【病理与临床】

由于锁骨下动脉或无名动脉发生重度狭窄或闭塞后，导致患侧锁骨下动脉向上肢动脉供血减低，出现上肢缺血的临床表现。同时，通过患侧椎动脉血流逆向供应上肢，继发患侧椎动脉供血区域血流方向与灌注的下降，同时诱发后循环和上肢动脉缺血的临床症状和体征，即锁骨下动脉盗血综合征（subclavian steal syndrome，SSS）。超声检查基于锁骨下动脉病变特征及患侧椎动脉血流动力学改变特征，对锁骨下动脉盗血的程度分为三级。

【超声表现】

1．Ⅰ级盗血（隐匿型盗血） 正常椎动脉的血流方向是收缩期与舒张期均与同侧颈总动脉血流一致。锁骨下动脉狭窄>50%，但<70%者，双上肢血压相差<20mmHg时，椎动脉血流方向正常，但收缩期血流达峰时间相对延长，伴收缩峰的"钝挫""切迹"特征，增加患侧上肢活动或采用上肢加压束臂试验时，患侧椎动脉血流频谱收缩期"切迹"加深，可确定为Ⅰ级。

2．Ⅱ级盗血（部分型盗血） 锁骨下动脉狭窄≥70%，但<90%，双上肢血压相差≥20mmHg，患侧椎动脉血流方向出现收缩期与同侧颈总动脉血流相反、舒张期与同侧颈总动脉血流相同的双相血流频谱，彩色血流成像表现为"红-蓝"交替双向血流征。

3．Ⅲ级盗血（完全型盗血） 锁骨下动脉狭窄≥90%或闭塞。患侧椎动脉血流方向与同侧颈总动脉血流方向完全相反。

4．锁骨下动脉盗血途径 以右侧锁骨下动脉重度狭窄或闭塞为例：经左侧锁骨下动脉→左侧椎动脉→双侧椎动脉颅内汇合水平段→右侧椎动脉→右侧锁骨下动脉闭塞性病变远段→右侧上肢动脉。

（三）颈动脉肌纤维发育不良

【病理与临床】

颈内动脉肌纤维发育不良是一种先天性颈内动脉管壁发育不良性病变。多见于青少年或30~40岁年龄组。病理显示动脉中层肌纤维结构异常，单纯中膜层增厚（长管状型）或增厚与变薄病理改变交替存在，增厚处管径减小、管壁变薄处相对扩张（串珠型）。增厚处中膜纤维和平滑肌细胞增生肥大，突向管腔，造成血管狭窄，变薄处中膜肌纤维减少，局部内弹力板结构不完整或消失，管壁受血流切应力作用向外扩张膨出，形成微动脉瘤或小囊性动脉瘤。临床上患者因患侧颅内动脉缺血出现相应的症状与体征。

【超声表现】

1．二维超声 ①管状型肌纤维发育不良：表现为一侧颈内动脉管径全程纤细，管壁增厚，回声相对增强。②串珠型肌纤维发育不良：表现为不均匀性缩窄。两种类型均表现为动脉内膜、中膜结构不清，无正常中膜平滑肌低回声暗带。

2．彩色多普勒血流成像 显示无中心亮带血流特征。颈内动脉颅外段全程管腔内血流充盈不全，呈"串珠样"或"细线样"血流成像，越接近颅内，血流成像越暗淡。

3．频谱多普勒超声　血流速度节段性升高或减低。血流频谱呈现低流速、高阻力型特征。

【鉴别诊断】

对于颈内动脉肌纤维发育不良造成的血管狭窄，应注意与先天性颈内动脉发育不对称鉴别。后者表现为全程管径纤细但无管腔阶段性狭窄或管壁增厚特征。CDFI 显示血流充盈一致，但无中心亮带特征。脉冲波多普勒频谱为高阻力型改变（与健侧比较），全程流速减低，但是无阶段性血流速度改变。

（四）颈动脉蹼

【病理与临床】

颈动脉蹼（carotid web, CW）是非典型颈动脉肌纤维发育不良的一种，与动脉粥样硬化病变不同，病变的组织学结构特征为局限性内膜纤维样增生。近年来，国内外的研究报道多以计算机体层扫描血管成像（computed tomography angiography, CTA）作为诊断 CW 的影像学方法。CTA影像显示 CW 为光滑的薄膜样结构，从管壁凸向管腔，形成颈动脉管腔"充盈缺损"的结构特征。CW 与血管壁之间的"空间"易发生红细胞的沉积，继发血栓，血栓脱落导致颅内动脉的栓塞，增加脑卒中的发生风险。

【超声表现】

1．二维超声　多见于颈总动脉分叉上方或下方，自血管壁凸向管腔内的中等回声膜状"双线"征结构特征，即颈动脉蹼（图 9-14A）。"蹼"与血管壁间形成小的空间，可探及低回声或中低回声。某些患者的颈动脉蹼较长，其与血管壁间在动脉粥样硬化危险因素的作用下，也可能形成动脉粥样硬化斑块。由于 CW 在颈动脉管腔的位置、大小不同，可导致局部管腔内径减小，继发颈动脉狭窄。

2．彩色多普勒血流成像　CW 与血管壁间隙形成涡流血流成像（图 9-14B），并且因合并粥样硬化性斑块，出现血流充盈不全，甚至呈现"火山口"征，容易形成"溃疡性斑块"的血流充盈缺损特征。另外，由于 CW 在管腔内的空间占位，导致局部管腔相对狭窄，血流束相对变细，出现双腔样血流成像特征，类似"太极图"征（图 9-14B）。

3．频谱多普勒超声　CW 与血管壁间可探及低速涡流频谱（图 9-14C、D）。由于"蹼"的大小不同（宽度与长度）导致动脉管腔狭窄的程度不同，较大的 CW 导致不同程度的血管狭窄，血流速度升高。

【鉴别诊断】

与颈动脉蹼鉴别的主要病变是颈动脉粥样硬化性溃疡性斑块。溃疡性斑块主要特征有：①患者具有动脉粥样硬化性脑血管病相关危险因素；②二维超声成像显示斑块顶部或上、下肩部纤维帽结构不完整；③ CDFI 具有典型血流充盈缺损征；④经过临床相关危险因素的治疗，溃疡性斑块充盈缺损可以减小或修复。

（五）颈动脉体瘤

【病理与临床】

颈动脉体瘤（carotid body tumor, CBT）来源于副神经节或化学感受器的肿瘤，是一种罕见的神经内分泌肿瘤。它发生于颈动脉分叉附近的胚胎神经嵴血管球细胞内。颈动脉体瘤肉眼观察为红棕色，圆形或卵圆形，有分叶及包膜，以颈外动脉的咽升动脉供血为主，恶变率为 5%～10%。通常无明显的临床症状，治疗方法采用手术切除。

【超声表现】

临床上颈动脉体瘤可分为三型。Ⅰ型：颈内、外动脉分叉之间，探及中至低回声包块，其内血流灌注不丰富（图 9-15A）。Ⅱ型：颈内、外动脉分叉角度明显增宽，但未造成动脉管腔的受压，瘤体内血流充盈相对丰富（图 9-15B）。Ⅲ型：患者颈部有明显易见的包块，导致患者呼吸不畅，瘤体内血流丰富，并包绕颈内、外动脉。

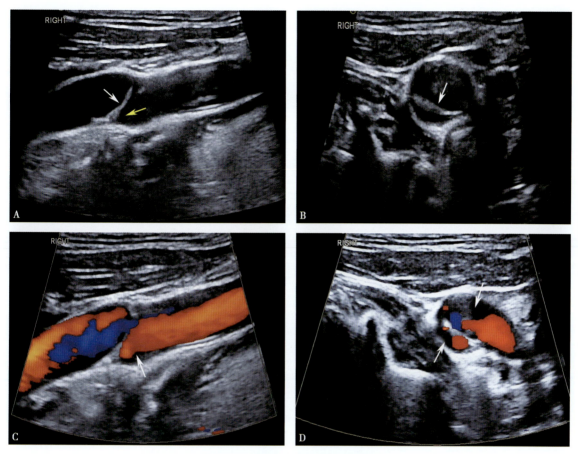

图 9-14　颈动脉蹼超声检查特征

A. 二维灰阶超声成像显示的纵切面上，颈动脉球部自后内侧壁向管腔内延伸的等回声纤维膜样结构——颈动脉蹼（白色箭头）。颈动脉蹼与血管壁之间可见片状等回声（合并动脉粥样硬化斑块，黄色箭头）。B. 横切面显示"蹼"将颈动脉管腔分为"双腔"（白色箭头）。C. 纵切面彩色多普勒血流成像显示，颈动脉蹼与动脉血管壁之间形成低速血流区（白色箭头）。D. 横切面彩色血流成像呈双腔"太极图"征（白色箭头）。

1. 二维超声　颈总动脉分叉水平低回声包块，颈内动脉与颈外动脉分叉增宽，颈内动脉与颈外动脉的管腔结构正常（图 9-15A）。

2. 彩色多普勒血流成像　瘤体明显增大，颈内、外动脉相对受压，管腔显示清晰（图 9-15B）。瘤体内血流灌注丰富（图 9-15C）。

3. 频谱多普勒超声　瘤体内的供血来源于颈外动脉。

【鉴别诊断】

与 CBT 鉴别诊断包括：颈动脉动脉瘤或假性动脉瘤、颈部血肿、迷走神经球瘤、迷走神经鞘瘤。迷走神经鞘瘤边界清晰，不累及颈内、外动脉，瘤体血流不丰富（图 9-15D）。

（六）颈动脉支架

【病理与临床】

颈动脉狭窄患者因心血管疾病或其他原因不能接受外科手术治疗时，或药物治疗不能有效控制脑缺血病变的进程，通常采用微创性介入性颈动脉支架置入的治疗手段。

超声技术对于颈动脉狭窄介入治疗患者的检查应包括治疗前、后的动态评估。术前对动脉硬化斑块的回声特性、分布范围、血管残余管径、血流速度参数等形态学和血流动力学变化综合评价，准确地评估血管狭窄程度。术后检查评估包括以下几方面。

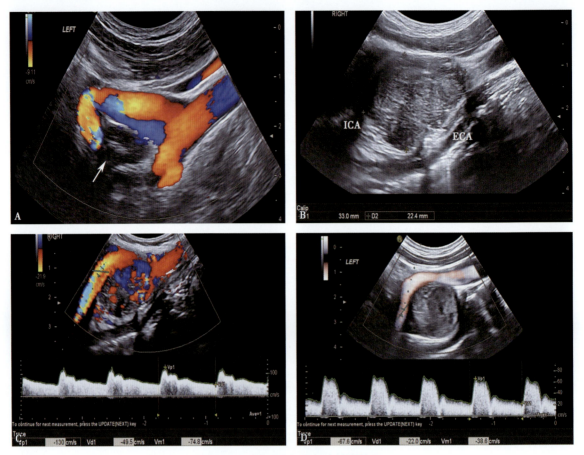

图9-15　颈动脉体瘤超声检查特征

A. 彩色多普勒血流成像纵切面显示,颈内、外动脉分叉增宽。其间可探及一个低回声为主的包块(白色箭头)。其内无明显血流充盈。B. 颈内、外动脉分叉处探及一个33mm×22.4mm包块,颈内动脉(ICA)与颈外动脉(ECA)血管结构相对受压。C. 纵切面彩色多普勒血流成像显示瘤体内血流丰富。D. 神经鞘瘤结构彩色多普勒血流成像显示瘤体内无明显血流成像。

【超声表现】

1. 二维超声　纵切面成像显示血管腔内平行的网状强回声(图9-16A)。横切面成像显示为"双环状"结构,内层为强回声支架影像,外层为血管壁或贴附血管壁的斑块结构。

对于支架术后的患者,二维超声检测包括支架近端、中段、远端的内径,注意支架残余狭窄(支架扩张不全)及术后1~3个月内膜增生及斑块再生情况。

2. 彩色多普勒血流成像　支架术后血流充盈状态与二维超声测量的管径及内膜观察部位相对应(图9-16B)。支架置入成功者超声表现为血流充盈完全,血流速度分布正常。支架以远动脉管腔内和支架旁颈外动脉的血流速度分布均正常。

3. 频谱多普勒超声　支架内血流速度与术前比较恢复正常,血流频谱正常。若发现支架内流速异常升高,可疑支架内残余狭窄或再狭窄时,可以观察到近、中、远段的流速变化,特别是狭窄段与狭窄远段(尽可能长范围检测)流速的异常。同时,要结合颅内动脉血流动力学的检测结果,才能准确判断支架术后血管再狭窄的程度。对于术后再狭窄程度的超声评价,目前国际上尚无统一标准,可以参照表9-1的诊断标准。

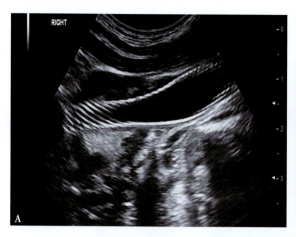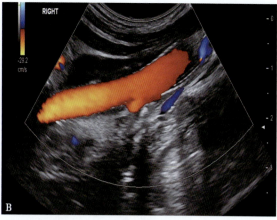

图 9-16　颈动脉支架超声检查
A. 颈动脉支架二维灰阶成像（纵切面）；B. 支架内彩色血流成像。

【鉴别诊断】

对于颈动脉支架的超声检查，应注意支架内血栓形成与支架内膜增生或斑块的再生相鉴别。通常支架内血栓形成发生于支架术后早期，与患者用药不规范等相关。超声表现支架内壁低回声覆着，血流充盈不全。内膜增生或斑块形成通常是在术后 3 个月以上。

（七）颈动脉内膜切除术

【病理与临床】

颈动脉狭窄的血运重建除支架置入外，还可以采用颈动脉内膜切除术（carotid endarterectomy，CEA）治疗，是颈动脉狭窄治疗有效及经典的外科方法。

【超声表现】

对于实施 CEA 的患者，超声检测应包括患侧颈动脉术前、术中和术后的解剖结构及血流动力学的综合评估。

1. 二维超声　术前超声检测主要针对病变血管腔内动脉粥样硬化斑块的累及范围，血管残余与原始内径及病变狭窄程度的精准评估，包括斑块累及范围、颈动脉分叉位置高低等，减少残留斑块的风险，可提高 CEA 的成功率。术后要关注内膜结构切除完整性，病变区域是否有残留斑块导致的动脉残余狭窄及其狭窄程度等（图 9-17）。

2. 彩色多普勒血流成像　术前针对狭窄段动脉血流充盈特征，细化评估狭窄段、狭窄近段与远段血管腔内彩色血流充盈成像形成的"血流束"的改变。术中、术后检查病变血管血流充盈是否明显改善或恢复正常，以及中心层流带血流成像特征的恢复等。

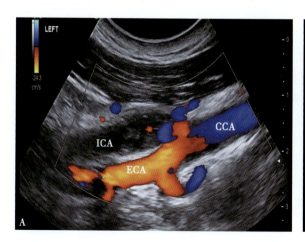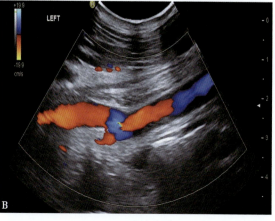

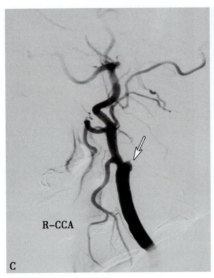
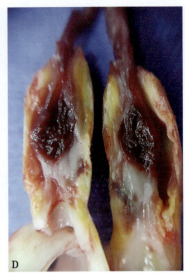

图9-17　颈动脉闭塞CEA术前、术后超声检查

A．术前超声提示斑块破裂，血栓形成导致左侧颈内动脉（ICA）闭塞。ECA：颈外动脉。CCA：颈总动脉。B．CEA术后CDFI检查颈内动脉（ICA）血流恢复正常。C．术前DSA检查结果证实超声检查ICA闭塞（白色箭头）的准确性。R-CCA：右侧颈总动脉。D．CEA切除的动脉粥样硬化斑块与斑块破裂血栓形成导致闭塞的标本。

3．频谱多普勒超声　术前动脉狭窄段呈高流速，术后管腔内血流速度恢复正常。狭窄远段流速术前明显减低，术后血流速度恢复正常。CEA术后一周内常规颈动脉超声检查应注意原狭窄段管腔的畅通性，有无新鲜的血栓，残余内膜、动脉管腔周边软组织有无异常回声，即血肿出现。术后软组织内血肿是CEA围手术期并发症发生的重要原因，超声检查对CEA的术前、术后评估具有重要的临床价值。

【临床价值】

　　头颈动脉超声是临床筛查脑卒中高危人群的重要手段，也是针对缺血性脑血管病变的无创性、精准化筛查评估手段，已经在临床上得到广泛的应用。相比肿瘤的治疗，脑血管病变的早筛查、早诊疗，可以减少患者的死亡率、致残率、复发率。头颈血管超声的临床应用与精准化评估，将助力我国脑卒中防治工作的广泛开展与不断深入。

（华　扬）

第二节　腹部血管疾病

一、解剖概要

　　腹主动脉为主动脉穿过膈肌的主动脉裂孔（相当于T_{12}下缘水平）至脐平面（相当于L_4水平）分出左、右髂总动脉之前的一段，位于脊柱前方并稍偏中线左侧。其主要分支包括腹腔干、肠系膜上动脉、肾动脉、睾丸（或卵巢）动脉、肠系膜下动脉和髂总动脉。

　　下腔静脉由左、右髂总静脉在第五腰椎前方稍偏右侧汇合而成，然后沿脊柱前方在腹主动脉的右侧上行，到达肝脏的下方，通过肝的右纵沟后部的腔静脉沟再穿过膈肌的腔静脉孔和心包，最后进入右心房。其主要属支包括肝静脉、肾静脉、肾上腺静脉、睾丸（或卵巢）静脉和髂总静脉（图9-18）。根据下腔静脉主要属支的起始位置将其分为三段：肾静脉开口以下为下段，肾静脉开口以上至肝静脉开口以下为中段，肝静脉开口以上至右心房为上段。

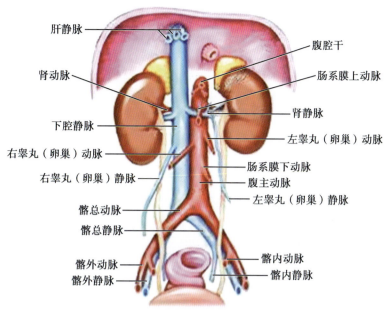

图 9-18　腹膜后大血管解剖示意图

二、超声检查技术

（一）患者准备

除患者病情危急需立即行超声检查外，应常规嘱患者禁食 8h 以上。

（二）体位

根据不同的扫查部位和所针对的血管检查，相应地取仰卧位、侧卧位或俯卧位。站立位可利用下移的肝脏做透声窗，有助于一些血管段的检查，也可使一些静脉扩张以方便检查。

（三）仪器

常规使用 3.5MHz 的凸阵探头为佳，体瘦者可选用 5.0MHz 的探头，肥胖者和位置深的血管可选用 2.0MHz 探头。声束与血流方向之间的夹角小于 60°，取样门大小为所查血管管径的 1/3～1/2。

（四）检查方法

1. 腹主动脉及其主要分支

（1）腹主动脉：腹正中纵切和横切扫查是检查腹主动脉的常用切面，深吸气后屏气，利用下移的肝脏做透声窗，有助于腹主动脉上段的检查；探头加压可消除部分肠道气体的干扰，但注意动脉瘤处不宜加压。肥胖、腹胀及大量腹腔积液可导致切面检查不满意甚至失败，此时，患者可采取右侧卧位，检查者进行左侧腰部冠状面扫查，利用脾、肾做透声窗来显示腹主动脉。

（2）腹腔干：腹腔干发自腹主动脉前壁，距起始处 1～3cm 分为肝总动脉、脾动脉和胃左动脉，超声易于显示肝总动脉和脾动脉，而胃左动脉常难以显示。纵切显示腹腔干与腹主动脉垂直或与腹主动脉形成朝向头侧的夹角，横切显示腹腔干及其分支呈 T 形、Y 形或"海鸥"状（图 9-19）。脾动脉走行于胰体和胰尾后上方。腹正中横切

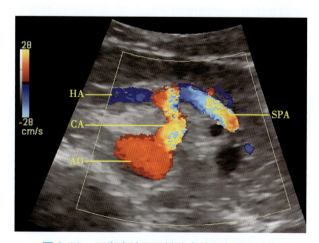

图 9-19　正常腹腔干及其分支的彩色血流成像
CA: 腹腔干；AO: 腹主动脉；SPA: 脾动脉；HA: 肝总动脉。

扫查可显示脾动脉近心段，右侧卧位以脾脏为透声窗，可观察脾动脉远心段。肝总动脉发出胃十二指肠动脉后称为肝固有动脉，伴随门静脉入肝，自前腹部扫查易于显示。

（3）肠系膜上动脉和肠系膜下动脉：腹正中纵切稍偏右可显示肠系膜上动脉长轴，其起始于腹主动脉前壁，经脾静脉和胰颈的后方下行，通常由短的、向前走行的血管段和长的、向下走行的血管段组成，右侧有肠系膜上静脉伴行。肠系膜上动脉常作为上腹部血管的解剖定位标志。在髂总动脉分叉处上方3～4cm处，纵切稍偏左显示肠系膜下动脉起始于腹主动脉左前壁，沿腹膜后方向左下走行，肥胖或肠气干扰明显者常不易显示。

（4）肾动脉：首先在肠系膜上动脉起始下方1cm处测量腹主动脉峰值流速；然后使用腹正中横切扫查、右前腹肋间或肋缘下横切扫查，或侧腰部冠状面扫查，观察肾动脉主干血流充盈情况和有无紊乱血流，测量其收缩期峰值流速和舒张末期流速；最后，测量叶间动脉的峰值流速、收缩早期加速度、加速时间和阻力指数。过度肥胖、肠气干扰等影响因素可使肾动脉检查失败。

2. 下腔静脉及其属支

（1）下腔静脉：将探头置于剑突下腹正中线偏右约2cm处，自上往下纵切追踪观察下腔静脉的管壁和管腔内状况，横切下腔静脉位于腹主动脉右侧。或将探头置于右前腹肋间或右侧腰部，呈冠状面扫查，利用肝和右肾做透声窗，能够显示呈平行排列的下腔静脉和腹主动脉的长轴图像。站立位或瓦氏动作时，由于下腔静脉扩张，有助于观察。

（2）肝静脉：剑突下纵切和横切扫查三支肝静脉，观察其内有无异常回声、血流充盈情况和频谱形态。探头置于右肋缘下，声束指向右上方，进行右肋缘下斜切扫查，主要用于观察肝右静脉、肝中静脉以及它们之间的交通支。也可将探头置于右前腹肋间，呈冠状面扫查肝右静脉。

（3）肾静脉：与同名动脉的超声探测方法基本相同。

上述血管主要观察内容：先天变异、管腔有无狭窄和扩张、有无移位和受压、管腔内有无异常回声、血流方向、管腔血流充盈情况和有无紊乱血流。静脉还应观察压迫后管腔的改变及静脉血流频谱的期相性，即四肢静脉内的血流速度、血流量随呼吸运动发生周期性变化。动脉经常测量的参数有：收缩期峰值流速、舒张末期流速、血流速度比值、加速时间、加速度和阻力指数。

三、正常超声表现

（一）腹主动脉及其主要分支

1. 腹主动脉　纵切腹主动脉呈管状无回声区，横切为一圆形无回声区，体瘦者可显示管壁的三层结构。动脉内径自上而下渐进性变细，随年龄增大而增宽，男性明显大于女性。正常腹主动脉近段内径2～3cm，中段1.5～2.5cm，远段1～2cm。CDFI：血流为层流，流向足侧；近心段舒张期血流有一定程度的正向血流，而远心段舒张早期存在反向波。

2. 腹腔干和肠系膜上、下动脉　正常腹腔干内径0.66cm±0.17cm，肠系膜上动脉内径0.64cm±0.14cm。禁食时，肠系膜上、下动脉血液循环阻力较高，可呈三相波形，由收缩期正向波、舒张早期反向波和舒张中晚期的低速血流组成；亦可表现为收缩峰尖锐、舒张期持续正向低速血流；进食后，内径明显增宽，血液循环阻力降低，整个心动周期（尤其舒张期）流速明显升高，收缩峰宽大，舒张期反向血流消失。禁食时腹腔干血流频谱呈低阻型，具有较高的舒张期持续正向血流，保证了肝、脾的血供，进食后流速仅轻微升高。

3. 肾动脉　成人肾动脉内径为0.4～0.7cm，管腔内血流充盈完全，血流频谱为低阻型，收缩早期血流频谱上升陡直，而后缓慢下降，约50%肾动脉存在收缩早期切迹。正常肾动脉主干峰值流速<150cm/s，叶间动脉收缩早期加速时间<0.07s，收缩早期加速度>3m/s²，阻力指数0.5～0.7。

（二）下腔静脉及其属支

1. 二维超声　下腔静脉及其属支如肝静脉、肾静脉管壁呈薄而平整的细线状回声，有时不易辨认，管腔内为无回声。下腔静脉表现为宽窄不等的管状结构，近右心房处可见明显的生理性狭窄。下腔静脉内径明显受呼吸的影响，吸气时，下腔静脉回心血量增加，管腔塌陷，前后径变窄呈扁平状，呼气时前后径增宽呈椭圆形。正常下腔静脉管腔前后径：上段 1.0～1.3cm，中段 0.9～1.2cm，下段 0.9～1.1cm。

2．彩色多普勒血流成像 清晰显示者，管腔内充满血流信号，但肠气干扰和肥胖等影响因素可使静脉管腔内血流信号充盈不全。下腔静脉近心段和肝静脉随心脏舒缩血流颜色发生变化，但无湍流出现。

3．频谱多普勒超声 房室舒缩致血流频谱呈多相形，每一心动周期依次由 S 波、V 波、D 波和 A 波组成，偶尔在 A 波之后还有一个 C 波。S 波和 D 波为前向波，S 波波峰常大于 D 波波峰；V 波、A 波及 C 波为反向波（图 9-20）。这种多相形频谱常见于下腔静脉近心段和三支肝静脉，很少见于右肾静脉，而下腔静脉远心段、左肾静脉和髂静脉血流受心脏舒缩的影响很小，常表现为连续的前向血流。血流频谱也受呼

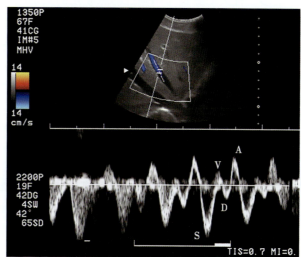

图 9-20 正常肝静脉血流的多普勒频谱

波形依次由 S 波、V 波、D 波和 A 波组成。

吸的影响，通常吸气时 S 波流速减低，D 波流速升高，而呼气时波形流速改变则正好相反。瓦氏动作（深吸气后憋气）时，反向血流消失。

四、腹主动脉及其属支疾病

（一）腹主动脉狭窄和闭塞

【病理与临床】

主要病因为动脉粥样硬化、多发性大动脉炎、先天性及外压性因素等。动脉狭窄或闭塞可导致远端器官及组织缺血，缺血程度与病变发生的速度、部位、范围以及侧支循环形成等多种因素有关。最早出现的症状多为间歇性跛行，足背动脉或踝部胫后动脉搏动减弱或消失，后期出现组织营养障碍性病变，如足趾冰冷、发绀、趾甲增厚、溃疡、坏疽。

【超声表现】

1．二维超声 依病因而表现不同。动脉粥样硬化所致，可见病变血管内膜毛糙，增厚，内壁见强回声斑块突起，较大者后方伴声影；多发性大动脉炎所致，可见管壁弥漫性或节段性增厚，一般无强回声（图 9-21）。

2．彩色多普勒血流成像 狭窄处血流束变细，狭窄后段（紧接狭窄之后 3cm 以内）血流紊乱，常可见射流；闭塞段管腔内无血流信号。

3．频谱多普勒超声 狭窄段及狭窄后段测及高速射流频谱，频窗充填，流速升高；狭窄处与上游正常动脉峰值流速比值≥2，可诊断腹主动脉、髂动脉内径狭窄≥50%；

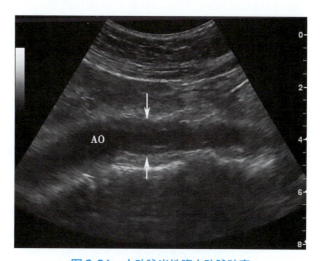

图 9-21 大动脉炎性腹主动脉狭窄

腹主动脉（AO）节段性管壁弥漫性增厚（箭头），回声较均匀，内膜面较平整。

远离狭窄下游的动脉血流流速减低，反向波消失。

【鉴别诊断】

多发性大动脉炎与闭塞性动脉硬化的鉴别：依据两者发病年龄、受累动脉部位特点和声像图表现的明显不同，较易鉴别。另外，需与动脉瘤附壁血栓致管腔狭窄进行鉴别。

【临床价值】

超声检查能够判断腹主动脉和髂动脉狭窄的部位、范围、程度及侧支循环建立的情况，同时有助于提示病因。超声也是本病介入治疗监测及随诊的有效手段。

（二）真性腹主动脉瘤

腹主动脉瘤（abdominal aortic aneurysm，AAA）分为真性、假性和夹层三种。以下主要介绍真性腹主动脉瘤。

【病理与临床】

真性腹主动脉瘤常由动脉粥样硬化引起，也可由感染、血管炎等所致。局部动脉管壁结构的破坏，尤其是中膜弹性纤维的破坏，导致管壁顺应性降低，在管腔内压力的反复作用下，由局部血管逐渐扩张而成。好发于肾动脉水平以下的腹主动脉，上段腹主动脉瘤很少发生，一旦发生，有可能延伸到胸主动脉，称为胸-腹主动脉瘤（thoraco-abdominal aortic aneurysm）。本病多见于老年男性，55岁以后发病率明显升高。多数患者无临床症状，体型较瘦者可发现腹部搏动性包块。

【超声表现】

1. 病变段腹主动脉失去正常形态，局限性扩张，多呈梭形或纺锤形，瘤壁仍表现为动脉壁的各层结构，瘤体内常见附壁血栓（图9-22）。CDFI：瘤腔内出现涡流，呈杂色血流信号。

2. 诊断标准　①最大外径>3.0cm；②腹主动脉最宽处外径是相邻正常段外径的1.5倍及以上。符合两者之一即可诊断。

【鉴别诊断】

1. 真性腹主动脉瘤应与假性腹主动脉瘤和腹主动脉夹层鉴别，分别参见第九章第三节"四、四肢动脉疾病"和第二章第七节相关内容。

2. 应与腹膜后血肿、胰腺囊肿、腹膜后囊性占位、椎旁脓肿及腹膜后淋巴瘤等鉴别。

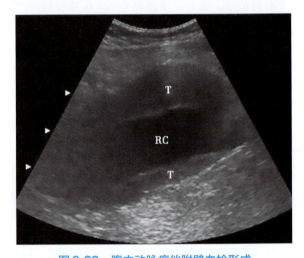

图9-22　腹主动脉瘤伴附壁血栓形成
纵切腹主动脉管腔明显增宽，壁上可见低回声的附壁血栓（T），残余管腔（RC）无明显狭窄。

【临床价值】

超声能够准确测量动脉瘤的大小，确定动脉瘤的部位，判断受累的动脉分支。当动脉瘤位于腹主动脉远心段而较难显示是否累及肾动脉时，可根据肠系膜上动脉起始部与动脉瘤入口的距离进行判断，大于2cm提示肾动脉未受累。与血管造影相比，超声有其独特的优越性，可提供瘤壁和附壁血栓的信息。所以，超声为本病治疗方式的选择提供了重要依据，也是一项重要的随访工具。

（三）肾动脉狭窄

【病理与临床】

肾动脉狭窄（renal artery stenosis，RAS）的常见病因为动脉粥样硬化、多发性大动脉炎和纤维肌性发育不良。血压持续升高为其主要临床表现，如血压控制不佳可引起急性左心衰竭，患肾缺血可引起肾萎缩和肾损害等严重并发症。

【超声表现】

1. 患肾正常大小或萎缩（肾长径<9cm或较健侧小于1.5cm以上）。

2. 狭窄段管腔变窄，血流束变细，流速明显升高，阻力增大（图9-23）；狭窄后段（紧接狭窄之后3cm以内）为杂色血流信号，仍可探及高速射流。闭塞段管腔内无明显血流信号。

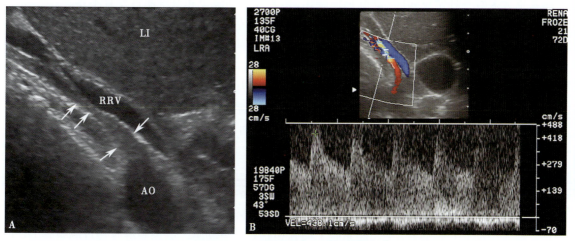

图9-23　肾动脉狭窄的声像图表现

A. 箭头所示右肾动脉中段狭窄，管壁内缘显示不清。RRV：右肾静脉；AO：腹主动脉；LI：肝脏。B. 上半部分图显示狭窄段及其远心段血流紊乱；下半部分图显示狭窄段流速加快，峰值流速达438cm/s。

3. 狭窄动脉的肾内动脉分支血流频谱呈小慢波（tardus-parvus waveform）改变，表现为频谱形态低平、圆钝，频谱上升倾斜，流速减低，阻力降低（图9-24）。

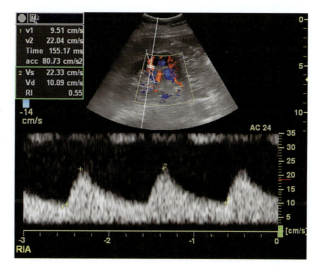

图9-24　右肾动脉主干狭窄所致肾内叶间动脉小慢波改变

表现为峰值流速减低（PSV＝22cm/s），加速时间延长（AT＝0.16s），加速度减低（AC＝0.8m/s²）。

诊断标准见表9-3。

表9-3　肾动脉狭窄诊断标准

肾动脉狭窄程度	超声表现
内径减少≥60%的肾动脉狭窄	①肾动脉湍流处峰值流速≥180cm/s；②肾动脉与腹主动脉峰值流速比值≥3 注：①当腹主动脉峰值流速小于50cm/s时，不宜使用肾动脉与腹主动脉峰值流速比值指标，此时，肾动脉峰值流速≥200cm/s可提示≥60%的肾动脉狭窄；②严重肾动脉狭窄的肾动脉峰值流速可在正常范围内
重度肾动脉狭窄（内径减少≥70%或80%）	除上述的表现外，还包括：①肾内动脉小慢波改变，表现为收缩早期波峰消失，频谱低平，收缩早期频谱倾斜；②收缩早期加速时间≥0.07s
肾动脉闭塞	①肾动脉主干管腔内既无血流信号也未能探及血流频谱；②肾内动脉小慢波改变

【鉴别诊断】

1. 肾动脉狭窄病因的鉴别诊断　依据患者的年龄、性别、狭窄部位和其他动脉声像图表现，能够鉴别大多数三种常见病因：动脉粥样硬化、多发性大动脉炎和纤维肌性发育不良。

2. 除肾动脉狭窄以外，肾动脉先天发育不良、肾动静脉瘘、肾静脉血栓形成、主动脉狭窄等也可引起肾血管性高血压，需与这些疾病进行鉴别。

【临床价值】

CDFI 对肾动脉狭窄的诊断价值是肯定的，可以作为血管造影前的筛查手段，也是介入治疗疗效评价和随访的重要工具。对于超声检查失败和诊断困难的病例，应建议进一步行其他影像学检查。肾动脉造影是诊断本病的"金标准"。磁共振血管成像或 CT 血管成像依据血管形态改变来诊断动脉狭窄，对本病的诊断有一定帮助。

（四）急性肠系膜血管缺血性疾病

肠系膜血管缺血性疾病（mesenteric ischemia）是由各种原因引起急性或慢性肠道血流灌注不足或回流受阻所导致的肠壁缺血、坏死和肠管运动功能障碍的一类疾病的总称，分为急性和慢性两种。肠系膜动脉包括腹腔动脉、肠系膜上动脉和肠系膜下动脉。肠系膜静脉通过肠系膜上、下静脉回流至门静脉系统。以下主要介绍急性肠系膜血管缺血性疾病。

【病理与临床】

急性肠系膜血管缺血性疾病是各种原因所致的肠系膜血管闭塞或血流量锐减引起的肠壁缺血坏死和肠管运动功能障碍的一种综合征。病情发展迅速，病情严重，病死率高达 60%～90%。常见病因包括：①肠系膜动脉栓塞或血栓形成；②肠系膜静脉血栓形成；③非阻塞性的肠系膜血管缺血。

【超声表现】

1. 肠系膜动脉栓塞或血栓形成　血栓形成或栓塞段及其远段动脉管腔内无血流信号。对于动脉粥样硬化基础上形成的血栓，二维超声有时可显示壁上的钙化斑块。

2. 肠系膜静脉血栓形成　静脉增宽，腔内充满低回声，管腔不能被压瘪，CDFI 显示管腔内无血流信号。

3. 继发性改变　肠道缺血后肠壁增厚，肠腔狭窄，如肠壁已坏死，肠壁内无血流信号显示。有时可见腹腔积液。

【鉴别诊断】

肠系膜上静脉血栓形成与门静脉高压所致肠系膜上静脉血流淤滞的鉴别。后者肠系膜上静脉管径也增宽，但通过调节仪器仍可显示管腔内充满低速血流信号，管腔可被压瘪。

【临床价值】

超声不仅能够显示肠系膜血管的血流状况，而且能够发现腹腔积液、肠管改变等继发征象，是本病首选影像学检查方法。肠内气体干扰和操作者丰富的临床经验是影响其诊断的主要因素，如不能确诊，应进一步行其他影像学检查。

（五）慢性肠系膜血管缺血性疾病

【病理与临床】

慢性肠系膜血管缺血性疾病常由肠系膜血管狭窄所致，动脉狭窄的主要病因包括动脉粥样硬化、多发性大动脉炎等。通常，在三支肠系膜动脉中至少有两支出现严重狭窄（内径减少 >70%）才会出现慢性肠系膜缺血的临床表现，典型症状为餐后腹痛、腹胀、体质量下降和腹泻。

【超声表现】

狭窄段血流束变细，流速明显升高，狭窄后段（紧接狭窄之后 3cm 以内）为杂色血流信号，狭窄远段血流频谱为小慢波改变（图 9-25）。进食后，肠系膜上动脉和腹腔干血流的生理反应减弱或消失。

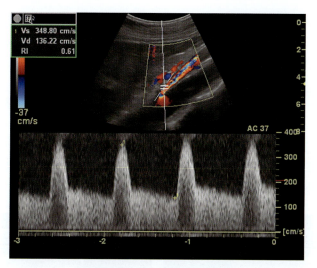

图 9-25 肠系膜上动脉狭窄

频谱多普勒超声显示狭窄处峰值流速（PSV）升高（349cm/s），
舒张末期流速（EDV）也升高（136cm/s），RI 降低为 0.61。

肠系膜血管狭窄诊断标准见表 9-4。

表 9-4 肠系膜血管狭窄的诊断标准

肠系膜动脉狭窄率	超声表现
管径狭窄 > 70%	禁食时腹腔干收缩期峰值流速 ≥200cm/s，或禁食时肠系膜上动脉收缩期峰值流速 ≥275cm/s 或舒张末期流速 > 45cm/s
管径狭窄 > 60%	禁食时肠系膜上动脉或腹腔干与腹主动脉收缩期峰值流速比值 > 3.5

【鉴别诊断】

利用收缩期峰值流速来诊断肠系膜动脉狭窄存在个体差异，心功能不全和弥漫性动脉粥样硬化患者可出现低流速血流，从而表现为假阴性；相反，有的患者尤其是有高心输出量和高代谢疾病的年轻人和儿童，可出现假阳性，在这种情况下，肠系膜动脉与腹主动脉收缩期峰值流速比值指标可以帮助避免一些误诊或漏诊。

【临床价值】

本病临床表现缺乏特异性，超声是首选的影像学检查方法。CDFI 对肠系膜血管闭塞的阳性诊断可靠性强，可使患者获得及时救治；对动脉狭窄程度的判断较为准确，可为患者诊治提供重要依据。对于 CDFI 检查失败和诊断困难的病例，应进一步行其他影像学检查。

五、下腔静脉及其属支疾病

（一）巴德 - 基亚里综合征

【病理与临床】

巴德 - 基亚里综合征（Budd-Chiari syndrome，BCS），是由肝静脉流出道阻塞引起，以肝脏血液回流障碍为主要表现的综合征。多见于青壮年，病因为先天隔膜、血液高凝状态、肿瘤压迫或侵犯静脉及血栓性静脉炎等。肝脏的病理变化主要是肝静脉血流受阻而引起肝脏广泛淤血，整个肝脏肿大，尤以肝左叶和尾状叶增大明显；后期可出现肝硬化。发病大多缓慢，自觉腹胀、腹痛、恶心、食欲缺乏、全身乏力等。典型的临床表现为腹痛、腹腔积液和肝大三联征。

【超声表现】

1. 下腔静脉和 / 或肝静脉狭窄、闭塞 ①隔膜：常位于下腔静脉近右心房处或肝静脉开口处,呈薄膜状,有的合并纤维化、钙化而探及强回声,有的回声较低而不易显示(图9-26)。隔膜近心端血流紊乱,常探及高速射流。②血栓或癌栓:管腔内见实性低或中到强回声,血流充盈缺损(图9-27)。③外压性:静脉受压变窄甚至闭塞,邻近见肿物回声。梗阻远心端静脉血流缓慢、方向逆转或频谱平坦。

2.侧支循环形成 ①肝静脉之间交通支血流是从回流受阻的肝静脉流向未受阻的肝静脉或肝右下静脉,频谱常为带状;②阻塞的肝静脉血流通过包膜下静脉与体循环静脉相交通,表现为肝周和包膜下静脉扩张;③第三肝门开放:肝短静脉增粗可见,以肝右后下静脉显示率高;④以门静脉分支作为侧支循环,表现为门静脉血流减慢,甚至出现双向血流或反流,以及脐旁静脉开放。

3.肝脏改变 急性或亚急性期,肝脏淤血、肝大,尤以尾状叶增大为主;晚期呈肝硬化表现。

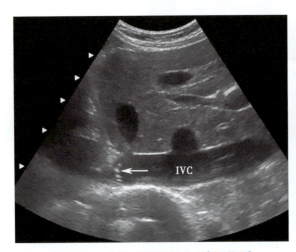

图9-26 巴德-基亚里综合征(隔膜型)

下腔静脉近右心房处可见隔膜(箭头),隔膜上可见多个小孔。

IVC:下腔静脉。

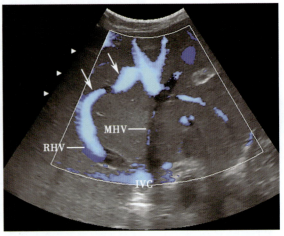

图9-27 巴德-基亚里综合征(血栓形成所致)

肝右静脉和肝中静脉可见实性低回声,管腔内无或少许血流信号,其间可见交通支(箭头)。

RHV:肝右静脉;MHV:肝中静脉;IVC:下腔静脉。

【鉴别诊断】

主要应与肝前性和肝性门静脉高压症鉴别,依据肝内静脉声像图表现的不同较易鉴别。还应与肝大、腹腔积液等原因导致下腔静脉肝段外压性狭窄进行鉴别,这种狭窄位于肝静脉开口的远心段,不影响肝静脉回流。此外,下腔静脉远心段或双侧髂静脉梗阻时,回心血量减少,下腔静脉肝段变细,但肝静脉回流不受阻,不难鉴别。

【临床价值】

依据下腔静脉和/或肝静脉阻塞以及侧支循环形成情况,超声能够较为可靠地诊断本病,不仅是本病首选的影像学检查方法,还是疗效判断和随访监测的常用工具。值得注意的是,肝小静脉闭塞症是巴德-基亚里综合征的一种类型,其梗阻水平在肝窦,超声常不能显示肝静脉梗阻征象,易漏诊。

(二)肾静脉受压综合征

【病理与临床】

肾静脉受压综合征(renal vein entrapment syndrome),又称胡桃夹综合征(nutcracker phenomenon),是由腹主动脉与肠系膜上动脉之间的夹角过小引起左肾静脉回流障碍所致。多见于体形瘦长的儿童或青少年。主要临床表现为无症状肉眼血尿和直立性蛋白尿,血尿多在剧烈运动之后或傍晚出现。

【超声表现】

1.腹主动脉与肠系膜上动脉之间的间隙变小,致使左肾静脉受压变窄及其远心段扩张。多普勒超声显示狭窄处血流束变细、紊乱，流速明显加快，而狭窄远心段流速明显减慢，频谱低平。

2. 仰卧位左肾静脉扩张处与狭窄处前后径比值＞3 或脊柱后伸位 20min 后比值＞4 时，在结合临床表现的基础上，可以提示本病（图9-28）。

【鉴别诊断】

本病应与左肾静脉血栓鉴别，参见"（三）肾静脉血栓形成"。

【临床价值】

超声对本病具有一定的实用价值，为临床首选的影像学检查方法。但是，在应用诊断标准时，需注意：①超声对左肾静脉扩张处，尤其是狭窄处的内径测量不准确；②应结合患者临床表现进行分析，有很多患者达到上述诊断标准，但没有明显的临床表现；③本病是由左肾静脉的回流障碍所致，但目前尚无可靠的血流动力学参数来诊断本病。

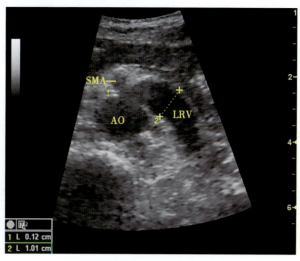

图9-28　肾静脉受压综合征

腹正中横切显示腹主动脉（AO）与肠系膜上动脉（SMA）之间的左肾静脉（LRV）受压，内径为 0.12cm，其远心段管腔明显扩张，内径为 1.01cm，两处比值为 8.4。

（三）肾静脉血栓形成

【病理与临床】

肾静脉血栓形成（renal vein thrombosis）系指肾静脉内形成血栓后所引起的一系列病理改变和临床表现。常与血液高凝状态、肾血液循环障碍和外伤所致肾血管损伤有关。常见临床表现为突发性剧烈腰腹痛、难以解释的血尿增多或尿蛋白增加、难以解释的肾功能急剧下降等。

【超声表现】

1. 急性期可见受累肾脏增大，皮质回声减低；慢性期肾脏可萎缩。

2. 肾静脉内见低或中至强回声，血流充盈明显缺损（图9-29）。

3. 患侧肾静脉血流信号消失或减少，动脉阻力增大，甚至舒张期出现反向波（图9-30）。

【鉴别诊断】

应与肾梗死、少血供型肾占位进行鉴别，参见第六章第五节"四、肾肿瘤"及"七、肾外伤"相关内容。

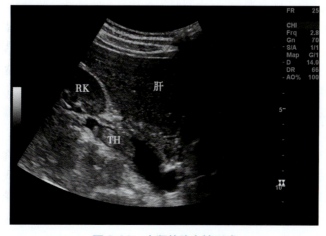

图9-29　右肾静脉血栓形成

右肾静脉主干管腔内可见低回声血栓。RK：右肾；TH：血栓。

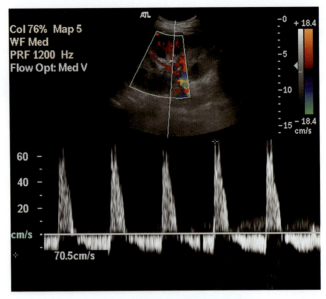

图9-30　局限性肾内静脉血栓形成

图上半部分显示肾上极受累区无明显静脉血流信号,图下半部分
显示该处动脉血流舒张期出现反向波(基线下方)。

【临床价值】

CDFI能够作为本病首选的影像学检查方法,常可以确诊急性肾静脉血栓形成,帮助临床迅速采取治疗措施,并有助于治疗后的随访观察。

（李建初）

第三节　四肢血管疾病

一、解 剖 概 要

（一）上肢血管

1.动脉　上肢动脉的主干包括锁骨下动脉、腋动脉、肱动脉、桡动脉和尺动脉。左侧锁骨下动脉直接起于主动脉弓,右侧锁骨下动脉自头臂干(无名动脉)发出。锁骨下动脉至第1肋外缘延续为腋动脉。腋动脉行于腋窝深部,至大圆肌下缘移行为肱动脉。肱动脉沿肱二头肌内侧下行至肘窝,在桡骨颈水平分为桡动脉和尺动脉。桡动脉走行于桡侧绕桡骨茎突至手背,与尺动脉掌深支吻合构成掌深弓。尺动脉沿尺侧下行经豌豆骨桡侧至手掌,与桡动脉掌浅支吻合成掌浅弓。

2.静脉　上肢静脉分为深、浅静脉两大类。上肢深静脉系统多与同名动脉伴行,主要包括桡静脉、尺静脉、肱静脉、腋静脉和锁骨下静脉。由于上肢的静脉血主要由浅静脉引流,深静脉较细。上肢浅静脉包括头静脉、贵要静脉、肘正中静脉和前臂正中静脉。上肢深浅静脉均有静脉瓣,但以深静脉为多。

（二）下肢血管

1.动脉　下肢动脉的主干包括股动脉、腘动脉、胫后动脉、胫前动脉和足背动脉。股动脉在腹股沟韧带水平续于髂外动脉,并在腹股沟韧带下方约2～5cm处发出股深动脉。股动脉走行于大腿内侧进入腘窝移行为腘动脉。腘动脉在腘窝深部下行,至腘肌下缘,分为胫前动脉和胫后动脉。胫后动脉沿小腿后面浅、深屈肌之间下行,腓动脉起于胫后动脉上部,沿腓骨内侧下行,是其主要分支。胫前动脉穿小腿骨间膜至小腿前面,在小腿前群肌之间下行,至踝关节前方移行为足背动脉。足背动脉位置表浅，在踝关节前方、内、外踝连线中点、姆长伸肌肌腱的外侧可触知其搏动。

2.静脉　足和小腿的深静脉与同名动脉伴行，均为两条。胫前静脉和胫后静脉汇合成腘静脉，腘静脉穿收肌腱裂孔移行为股静脉。股静脉伴股动脉上行，经腹股沟韧带后方续为髂外静脉。下肢浅静脉主要由小隐静脉和大隐静脉及其属支构成。下肢静脉的瓣膜比上肢静脉多，浅静脉和深静脉之间交通丰富，借穿静脉实现交通。

二、超声检查技术

（一）患者准备

无须特殊准备。注意保护患者隐私，检查室冬季注意保暖。

（二）体位

1.动脉检查　一般采用平卧位，肢体自然放松。检查上肢时，上肢外展、外旋，掌心向上。疑似胸廓出口综合征者，需改变体位以了解体位变化对血管产生的影响。检查下肢时通常采用"蛙腿位"，即下肢略外展、外旋，膝关节略弯曲。扫查胫前动脉、腓动脉和足背动脉时可让患者适当调整下肢体位，略弯曲或略伸直，并稍内旋。

2.静脉检查　上肢静脉检查多采用平卧位，也可采取半卧位使静脉适度扩张以便观察。注意上肢外展角度不宜太大，避免对静脉造成牵拉、挤压，影响观察和测量。下肢静脉检查时，可根据具体情况采取平卧位、半卧位、坐位或站立位。站立位时下肢静脉扩张便于静脉扫查和显示，尤其利于静脉反流、管壁结构和细小血栓等的观察。平卧位适用于年龄较大、行动不便者。

（三）仪器

通常选用线阵高频探头，频率一般 5～10MHz，兼顾检查深度和分辨率，必要时还可选用 2～5MHz 凸阵探头。

（四）检查方法

1.动脉检查

（1）扫查方法：应遵循以下基本原则。①由近及远、连续扫查。通常由肢体血管的近心端向远心端进行超声扫查，扫查过程一定要连续、完整，避免漏检。②先横后纵、双侧对比。先显示血管横切面，再进行纵切面观察，左右肢体血管要对比检查。

（2）观察内容：①二维超声观察动脉走行及结构，动脉管壁、内膜及管腔内情况，测量管径。②彩色多普勒血流成像观察血流充盈情况，血流方向、速度及状态。③频谱多普勒超声分段记录血流频谱，测量血流动力学指标。

2.静脉检查

（1）扫查方法：除遵循上述肢体动脉检查中的由近及远、连续扫查、先横后纵、双侧对比的原则外，由于静脉管壁很薄，管腔内压力低，探头轻度加压即可使静脉被压瘪，导致管腔闭合。因此在肢体静脉检查过程中，要注意探头对静脉管壁施加的压力要适中，不能过大，否则会人为造成静脉受压狭窄，影响检查结果的准确性。当静脉血管内有血栓形成时，探头加压静脉血管不能被压瘪，则是判定深静脉血栓形成的可靠间接征象。因此，在进行四肢静脉检查时，常采用间断加压扫查法。具体操作方法是，在血管短轴切面，用探头按压静脉，静脉会被压瘪，然后放松，沿静脉移动探头 2～3cm，再次按压，重复此操作，直至检查完血管全程。施加的压力应能使伴随动脉发生变形，这样才足够使正常静脉血管壁完全被压瘪。

四肢静脉血管超声应常规作瓦氏（Valsalva）动作和挤压远端肢体试验，特别是疑似深静脉血栓形成或评估静脉瓣功能时。

瓦氏动作：在彩色多普勒血流成像或频谱多普勒超声模式下，采用血管的纵切面，受检者深吸气后闭气即做 Valsalva 动作，观察血流信号的变化情况。正常情况下，深吸气后闭气，四肢静脉内径增宽，血流信号短暂中断或出现短暂反流（＜0.5s）（图9-31）。当静脉瓣功能不全时，则出现明显反流；当深静脉血栓形成时，血栓远心端静脉频谱瓦氏动作减弱或消失。

挤压远端肢体试验：在频谱多普勒超声模式下，采用血管的纵切面，挤压被检查者探头放置位置远端肢体，观察血流信号的变化情况。正常情况下，挤压检查处远端肢体后，四肢静脉血流信号增强或速度增快，解除挤压后，血流信号不会出现反流。当深静脉血栓形成时，挤压远端肢体血流信号增强消失或减弱，当静脉瓣功能不全时，解除挤压远端肢体后会出现反流且反流持续时间大于1.0s。

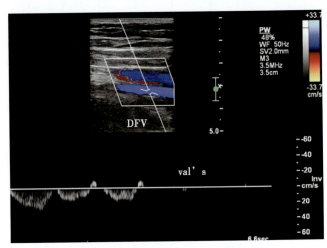

图9-31　正常乏式试验频谱图

正常情况下，深吸气后闭气，血流信号短暂中断或出现短暂反流（＜0.5s）。

DFV：股深静脉。

（2）观察内容：①二维超声观察静脉走行及结构，静脉管壁及内膜，重点观察管腔内回声情况。②彩色多普勒血流成像观察静脉管腔内血流充盈情况，是否存在自发性血流信号，观察血流方向、速度及状态。③频谱多普勒超声分段记录血流频谱，测量血流动力学指标等。

三、正常超声表现

（一）动脉

1. 二维超声　主要表现为：①走行自然，管径无局限性狭窄或扩张；②管壁内膜和中层完整、光滑，分别表现为均质线条状稍高回声和低回声，以管径较大且较为浅表的四肢动脉为明显，如腋动脉、肱动脉、股动脉近段及腘动脉等；③管腔清晰，管腔内的血流呈无回声，无斑块或血栓栓塞；④具有搏动性。

2. 多普勒超声

（1）CDFI：①动脉管腔内彩色血流充盈好，呈红色或蓝色。动脉内血流速度越高，彩色越明亮，流速越低，彩色越暗淡。②动脉内的彩色血流具有搏动性，表现为与心动周期内动脉流速变化相一致的周期性彩色亮度变化。③直行的动脉段内的血流呈层流，表现为动脉管腔的中央色彩较为明亮，边缘色彩较为暗淡。④在正常四肢动脉，由于收缩期的前进血流和舒张期的短暂反流，彩色多普勒血流成像还可显示红蓝相间的色彩变化。

（2）频谱多普勒超声：静息状态下，正常四肢动脉的血流频谱呈典型的三相波，即收缩期为快速上升的正向波，舒张早期的短暂反流形成反向波，以及舒张晚期为低速正向波（图9-32）。在老年或心输出量较差的患者，四肢动脉的

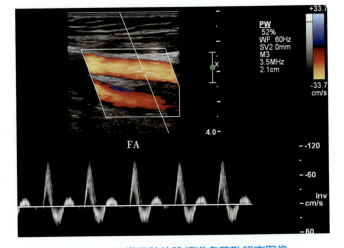

图9-32　正常四肢动脉频谱多普勒超声图像

正常四肢动脉典型的脉冲波多普勒频谱呈三相型。

FA：股动脉。

血流频谱可呈双相型,甚至单相型。

正常四肢动脉脉冲波多普勒频谱波形呈现清晰的频窗,无湍流。血流速度从肢体近端到远端逐渐下降。应用脉冲波多普勒检测动脉内的血流速度对诊断动脉狭窄甚为重要,一般采用狭窄处收缩期峰值流速来评估动脉狭窄的程度。还可以根据频谱形态来大致判断动脉狭窄的具体节段,狭窄处血流频谱形态呈"高速高阻",狭窄处近端血流频谱形态呈"低速高阻",狭窄远端血流频谱形态则呈小慢波改变,即血流速度低、阻力低、收缩期加速时间明显延长(图9-33)。

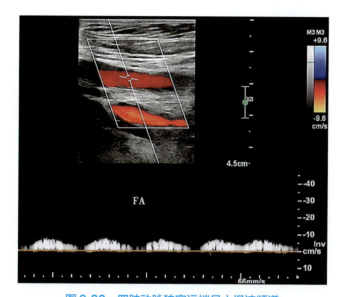

图9-33 四肢动脉狭窄远端呈小慢波频谱
显示为收缩期缓慢上升,舒张期缓慢下降,峰值流速低。
FA:股动脉。

(二)静脉

1.二维超声 四肢静脉内径多大于伴行动脉内径,且随呼吸运动变化。超声表现具有以下特征:①管壁菲薄,在二维超声上表现为细线状。②内膜光滑。③管腔内的血流呈无回声,高分辨率超声仪可显示流动的红细胞而呈低回声。④具有可压缩性。由于静脉壁很薄,仅凭腔内血液的压力使静脉处于开放状态,探头适度加压即可使管腔闭合。⑤静脉管腔内可看见静脉瓣膜结构(图9-34),常见于锁骨下静脉、股静脉及大隐静脉等。

2.多普勒超声

(1)CDFI:①单向性回心血流信号,挤压远端肢体时,管腔内血流信号增强,而当挤压远端肢体放松后或瓦氏动作时,血流信号立即中断或出现短暂反流后中断;②一些正常肢体静脉(如桡、尺静脉,胫、腓静脉)可能探测不到自发性血流,但人工挤压肢体远端时,管腔内可呈现血流信号;③一定的外力可使静脉管腔闭合,血流信号亦随之消失。

(2)频谱多普勒超声:①自发性,不管肢体处于休息还是运动状态,四肢静脉内均存在血流信号,特别是大、中静脉,而小静脉内可探测不到自发血流。②期相性,四肢静脉内的

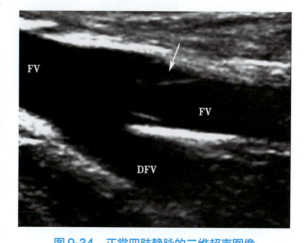

图9-34 正常四肢静脉的二维超声图像
静脉管壁菲薄,管腔内的血流呈无回声,可看见静脉瓣膜结构(箭头)。
FV:股静脉;DFV:股深静脉。

403

血流速度、血流量随呼吸运动发生周期性变化。③单向性，由于静脉瓣的作用，正常四肢静脉血液仅回流至心脏，呈单向性。④深吸气后屏气时（瓦氏动作），四肢大、中静脉的内径明显增宽，血流信号减少、短暂消失或出现短暂反流。⑤加压远端肢体时，近端四肢静脉血流信号增强或速度增快。

四、四肢动脉疾病

（一）动脉粥样硬化闭塞症

【病理与临床】

动脉粥样硬化闭塞症（atherosclerosis obliterans，ASO）是由动脉粥样硬化病变引起的慢性动脉狭窄与闭塞性疾病。多见于 40 岁以上的中老年男性和绝经后的女性患者。病因未完全明了，与高脂血症、高血压、糖尿病、肥胖以及吸烟等因素密切相关。主要病理变化为动脉内膜下脂质沉积、粥样硬化斑块形成，可伴有平滑肌增生、纤维化与钙化，致血管腔狭窄、闭塞。病变常累及大、中动脉，以动脉分叉及弯曲的凸面为好发部位。下肢动脉病变较上肢动脉病变更常见，是临床上四肢缺血性疾病常见病因。早期患者可无症状，随病情进展可出现肢体发冷、感觉异常、间歇性跛行、静息痛等，严重者可出现肢端溃疡甚至坏疽。

【超声表现】

1. 二维超声　动脉内膜与中层弥漫性不规则增厚，表面不光滑，管壁斑块形成、钙化，可伴有附壁血栓形成，斑块可为局限性也可为弥漫性。因斑块成分不同，其超声表现各异。

2. 多普勒超声

（1）彩色多普勒血流成像：①狭窄段血管腔内彩色血流形态不规则，充盈缺损，血流变细（图 9-35）；②狭窄后段（狭窄段之后 3cm 以内）出现"五彩镶嵌"样血流信号；③动脉闭塞时病变段内无血流信号显示。

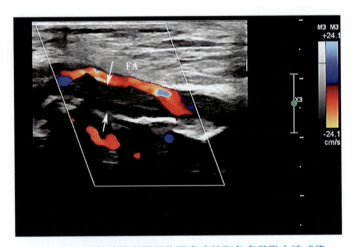

图 9-35　四肢动脉粥样硬化闭塞症的彩色多普勒血流成像
病变动脉内见低回声斑块（箭头），血流变细。
FA：股动脉。

（2）频谱多普勒超声：病变程度不同，频谱形态表现不同。①管腔无明显狭窄时，频谱形态可无异常；②出现狭窄后，狭窄处血流速度增高，频带增宽，三相波中的负相波成分逐渐缩小、消失；③严重狭窄或闭塞段血管内无法探及血流频谱；④狭窄远段血流频谱形态表现为小慢波，即低速、低阻、收缩期加速时间明显延长。

根据脉冲波多普勒频谱变化特点和血流动力学参数，如收缩期峰值流速、舒张早期反向血流速度、频谱带宽等，可评估四肢动脉狭窄程度（表 9-5）。

表 9-5 四肢动脉狭窄和闭塞的超声诊断标准

动脉狭窄程度*	收缩期峰值流速升高率**	病变处多普勒频谱	近侧及远侧多普勒频谱
正常	—	三相波,无频带增宽	近侧及远侧频谱正常
<50%	<100%	三相波,反向波缩小,频带增宽,有频窗充填	近侧及远侧频谱正常
50%~99%	>100%	反向波消失,呈单向,全心动周期均呈正向血流,频带显著增宽	远侧为单向频谱,流速减低
闭塞	—	病变段血管内无血流信号	远侧为单向频谱,流速减低

注:*直径狭窄率;**病变处与相邻近侧正常动脉段相比。

【鉴别诊断】

1. 血栓闭塞性脉管炎 多见于青壮年男性,与吸烟、长期寒冷潮湿环境生活等相关。病变主要累及肢体中、小动脉,多呈节段性,病变之间动脉相对正常,其伴行静脉早期出现复发性、游走性血栓性静脉炎是其特点之一。

2. 多发性大动脉炎 多见于中青年女性,病因不明,与免疫、雌激素水平、遗传因素等相关。病变主要累及主动脉及其分支的起始部,由初期血管外膜炎逐步累及内膜,致管壁全层增厚、管腔狭窄,管壁通常无钙化。病变呈多发性,当病变累及髂动脉或锁骨下动脉时,可出现肢体缺血症状。

3. 急性动脉栓塞 由栓子栓塞肢体动脉所致,超声显示动脉管腔内不均质低回声结构,与动脉内膜分界清晰。临床主要表现为患肢突然出现疼痛、苍白、运动障碍及动脉搏动消失等,结合超声表现和病史不难鉴别。

4. 其他疾病 ①胸廓出口综合征:为锁骨下动、静脉及臂丛神经在胸廓出口处受压所致,临床表现为患侧上肢发冷、麻木、无力等,桡动脉搏动可减弱或消失,症状与体位改变有关。②雷诺综合征:系支配周围血管的交感神经功能紊乱引起的肢端小动脉痉挛所致,多见于女性,通常表现为手指皮肤阵发性苍白、发绀、潮红,发作与寒冷或精神刺激有关。

(二)血栓闭塞性脉管炎

【病理与临床】

血栓闭塞性脉管炎(thromboangitis obliterans,TO)是一种累及血管的炎症性、节段性和周期发作的慢性闭塞性疾病,也称 Buerger 病。病变主要是非化脓性全层血管炎症、内膜增厚伴血栓形成。后期动、静脉周围显著纤维化,可伴侧支循环形成。该病以 20~40 岁年轻、吸烟的男性多见。主要累及下肢的中小动脉及其伴行静脉,上肢血管较少受侵。临床表现为患肢疼痛、间歇性跛行、足背动脉搏动减弱至消失、足缺血及坏疽等。

【超声表现】

1. 二维超声 主要表现为:①受累动脉段内膜面粗糙不平,呈"虫蚀状",管壁不均匀性增厚,管腔狭窄甚至闭塞,多以腘动脉以下病变为主;②病变呈节段性,可见正常段与病变段交替;③病变段动脉无粥样硬化斑块。

2. 多普勒超声

(1)彩色多普勒血流成像:病变动脉节段性血流束变细、稀疏或消失,边缘不规则,彩色血流束亮、暗变化明显。管腔内红蓝相间的彩色血流信号常表现为螺旋形"开瓶器"样征象,与血管血栓闭塞后再通有关。如管腔完全闭塞则无彩色血流信号显示,可见侧支循环形成。

(2)频谱多普勒超声:①病变较轻时,频谱形态可接近正常的三相波。②多数情况下,脉冲波多普勒频谱呈单相波,流速增高或减低。病变远段正常动脉内的脉冲多普勒频谱呈小慢波改变。③在闭塞病变段探测不到多普勒血流频谱。

【鉴别诊断】

1.动脉粥样硬化 多见于老年人，动脉内膜与中层弥漫性不规则增厚，表面不光滑，动脉管壁上可见粥样硬化斑块，根据临床表现和超声图像特点易于鉴别。

2.结节性多动脉炎 该病主要累及中、小动脉，肢体可出现类似血栓闭塞性脉管炎的缺血表现。但其特点是：①病变范围广泛，常累及肾、心、肝等内脏动脉，病变段血流呈"串珠状"改变，极少累及肢体动脉，皮下有沿动脉排列的结节；②患者常有乏力、发热等非特异症状，红细胞沉降率增快，血液检查呈高球蛋白血症等，确诊需进行组织病理检查。

（三）假性动脉瘤

【病理与临床】

假性动脉瘤（pseudoaneurysm）是血管损伤的并发症，因外伤、医源性损伤、感染等，致动脉壁全层破裂出血，形成动脉旁血肿，血肿外可仅有外膜层甚至仅为血管周围组织包绕，构成瘤壁。在动脉搏动产生的持续冲击力的作用下，血管破口与血肿相通，形成搏动性血肿。晚期血肿机化，内膜面可有内皮细胞覆盖。随着介入治疗的广泛开展，医源性假性动脉瘤已成为主要病因，多发生在股动脉、桡动脉等穿刺的部位，多因术后压迫不当所致。

【超声表现】

1.二维超声 ①动脉旁显示无回声结构，呈类圆形或不规则形，为假性动脉瘤的瘤腔；②瘤腔内壁可见厚薄不均的低或中等回声，为瘤内血栓形成；③瘤腔内血流呈"云雾状"流动；④动脉壁与瘤腔间存在异常通路——破裂口，即瘤颈。

2.多普勒超声

（1）彩色多普勒血流成像：①瘤腔内血流紊乱或呈涡流状；②瘤颈处可见收缩期血流由动脉"喷射"入瘤体内，舒张期瘤体内的血液反流回动脉腔，呈双向血流；③瘤体内有血栓形成时，彩色血流呈现局限性充盈缺损（图9-36）。

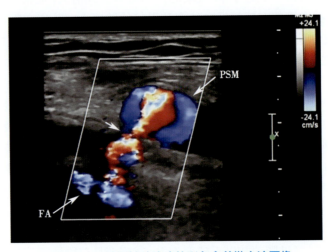

图9-36 四肢假性动脉瘤的彩色多普勒血流图像
股动脉（FA）前方显示无回声结构，呈类圆形，为假性动脉瘤的瘤腔
（PSM），瘤体内彩色血流呈漩涡状，中间短箭头所示为瘤颈处。

（2）频谱多普勒超声：于瘤颈处可探及双向血流频谱，即收缩期由动脉流入瘤体的高速射流频谱，舒张期瘤体内的血流反流入动脉腔的低速血流频谱。在瘤腔内血流紊乱，不同位置探及的血流频谱形态不同。

【鉴别诊断】

需与真性动脉瘤、动脉夹层进行鉴别，鉴别方法见表9-6。

表9-6 假性动脉瘤与真性动脉瘤、动脉夹层的鉴别

鉴别要点	假性动脉瘤	真性动脉瘤	动脉夹层
常见病因	外伤、感染	动脉粥样硬化	动脉粥样硬化、梅毒、马方综合征等
起病	可慢，可急	缓慢	急骤
形态	动脉旁的囊性肿块	梭形、囊状	双腔（真腔和假腔）
多普勒超声	瘤颈处双向血流信号及频谱	紊乱血流或涡流	真、假腔内彩色血流及多普勒频谱不同（方向、彩色血流亮度、流速等）

（四）急性动脉栓塞

【病理与临床】

急性动脉栓塞（acute arterial embolism）是指栓子自心脏或近心端动脉壁脱落，或自外界进入动脉，随血流栓塞远端血管，引起受累动脉供应区组织的急性缺血而出现相应的临床症状。临床表现为典型"5P"征，即疼痛（pain）、肢体苍白（pallor）、动脉搏动消失（pulseless）、感觉异常（parasthesia）、运动障碍（paralysis）。常见栓子来源为心源性，如房颤、风湿性心脏病合并血栓。急性动脉栓塞的临床表现和预后视阻塞的部位和程度而有所不同。

【超声表现】

1. 二维超声 动脉管腔内显示不均质低回声结构，与动脉内膜分界清晰，有时可见不规则强回声斑块伴典型或不典型声影，有时于栓塞近心端可见血栓头漂浮于管腔内。

2. 多普勒超声 彩色多普勒血流成像显示于栓塞部位血管腔内血流充盈异常。①不完全性栓塞时，彩色血流呈不规则细条或细线征，色彩明亮或暗淡，可测及高速高阻异常血流频谱；栓塞远心端动脉管腔内可测及低速低阻或单相连续性带状血流频谱。②完全栓塞时，栓塞段血管腔内不能检测到血流频谱。

【鉴别诊断】

主要与急性四肢深静脉血栓形成鉴别。急性四肢深静脉血栓形成时，可引起动脉反射性痉挛，使远心端动脉搏动减弱、皮温降低、皮色苍白，易与急性四肢动脉栓塞相混淆，但急性四肢深静脉血栓形成时，远端肢体多肿胀，二维超声可发现四肢深静脉有血栓，彩色多普勒则显示深静脉血流充盈缺损或消失，而动脉血流通畅。

五、四肢静脉疾病

（一）深静脉血栓形成

【病理与临床】

深静脉血栓（deep venous thrombosis，DVT）是由血液在深静脉内不正常凝结所致，多发生在下肢，属常见疾病，发病率女性高于男性。与深静脉血栓形成相关的三大主要因素为血液淤积、内皮细胞损伤、血液高凝状态。常见危险因素有制动、妊娠、大型手术、严重感染和晚期肿瘤等。下肢深静脉血栓通常起源于小腿静脉瓣叶，并可向小腿及大腿处延伸。深静脉血栓形成的临床表现为：①血栓水平以下的肢体肿胀，站立时加重，常表现为下肢不对称性肿胀；②疼痛和压痛；③严重者患肢皮肤可呈青紫色，皮温降低；④浅静脉曲张；⑤血栓脱落可引起肺栓塞。肺栓塞是继发于深静脉血栓最严重的并发症，据估计，约80%的肺栓塞来源于下肢深静脉血栓。

【超声表现】

1. 二维超声

（1）急性血栓：指2周以内的血栓。超声特点包括：①血栓处静脉管径明显增宽，显著大于伴行动脉；②血栓形成后数小时至数天之内表现为无回声，以后逐渐呈低回声；③静脉管腔不能被压瘪；④急性血栓的近心端常为新形成的凝血块，未附着于静脉壁，自由漂浮在管腔中；⑤侧

支循环形成,静脉血栓的急性期侧支循环血管可迅速扩张。

（2）亚急性血栓:发生在 2 周~6 个月之间的血栓。超声特点包括:①血栓回声较急性阶段增强;②血栓逐渐溶解和收缩,血栓变小、固定,静脉内径回缩;③静脉管腔不能完全被压瘪;④血栓黏附于静脉壁,不再随血流摆动。

（3）慢性期血栓:发生 6 个月以上的血栓。超声特点包括:①管壁不规则增厚;②静脉瓣膜增厚、回声增强、关闭不全;③管腔狭窄,甚至变为闭锁的纤维条索。

2．多普勒超声

（1）急性血栓:血栓形成段静脉内完全无血流信号或探及少量血流信号（图 9-37）。当血栓使静脉完全闭塞时,血栓近心端静脉血流信号消失或减弱,而血栓远心端静脉频谱失去其期相性,变为连续性频谱,瓦氏反应减弱甚至消失。

（2）亚急性血栓:①血栓再通后静脉腔内血流信号增多;②侧支循环形成。

（3）慢性期血栓:①静脉瓣反流;②侧支循环形成;③若静脉变为闭锁的纤维条索,则无血流信号。

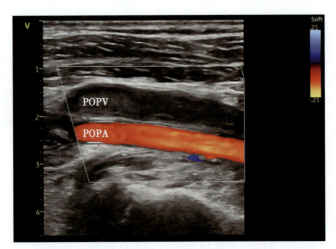

图 9-37　腘静脉血栓形成的彩色多普勒血流成像图像
腘静脉扩张,管腔内充满低回声,完全无血流信号。
POPV:腘静脉;POPA:腘动脉。

【鉴别诊断】

1．静脉血流缓慢　当静脉血流缓慢时,可表现为云雾状似血栓样回声,采用肢体挤压试验可很好地鉴别,血栓一般不移动,仅新鲜血栓可随肢体挤压而漂动。

2．四肢骨骼肌损伤　症状和体征与下肢深静脉血栓形成相似,但与外伤有关,上下追踪显示病变不在血管腔内。

3．全身性疾病　包括充血性心力衰竭、慢性肾功能不全、贫血、低蛋白血症和盆腔恶性肿瘤等。这些疾病引起的四肢水肿通常是双侧和对称性,超声检查静脉腔内无血栓征象。

4．外压性静脉狭窄　术后、肿瘤压迫、左髂总静脉受压综合征及胸廓出口综合征等均可导致静脉回流障碍而引起肢体肿胀,且外压性静脉狭窄与血栓形成引起的静脉回流受阻所导致的远心端静脉血流频谱具有类似改变,超声仔细观察梗阻处静脉及其周围结构是正确鉴别的关键。

5．四肢浅静脉血栓　四肢浅静脉发生血栓时,很容易在皮下触及条索状结构,常不发生远端肢体肿胀,超声显示为典型的静脉血栓,其周围没有伴行动脉。四肢深静脉血栓部位较深,不易触及异常的静脉,常有梗阻水平以下的肢体肿胀,超声显示血栓的静脉周围有伴行动脉。

6．下肢静脉瓣功能不全　详见“（二）静脉瓣功能不全”。

（二）静脉瓣功能不全

【病理与临床】

静脉瓣功能不全（venous valvular incompetence）属临床常见病，多发生在下肢，可分为原发性与继发性两类。原发性下肢深静脉瓣功能不全的病因未完全清楚，继发性静脉瓣膜功能不全常见原因有妊娠、深静脉血栓后遗症和肿瘤等。静脉瓣膜功能不全时，出现血液反流、静脉压增高。临床表现为患侧下肢水肿、疼痛、浅静脉曲张，以及足踝区皮肤出现营养不良性变化、色素沉着、湿疹和溃疡等。

【超声表现】

1．二维超声　主要表现为：①静脉管腔正常或增宽；②较大静脉或浅表静脉可观察到瓣膜关闭不全，或可见瓣膜不对称及增厚；③管腔内为无回声或"云雾样"回声，探头加压后管腔能被完全压瘪。

2．多普勒超声

（1）彩色多普勒血流成像：①下肢静脉管腔内血流充盈饱满；②瓦氏动作或挤压小腿放松后，可见病变段静脉瓣处线样或束状反向血流信号；③继发性静脉瓣功能不全主要表现为静脉血流形态不规则、充盈缺损或呈数支细小血流（再通血流）。

（2）频谱多普勒超声：①静脉内出现反流频谱，即远端加压后或瓦氏动作时，出现反向血流频谱，反流持续时间大于 1.0s；②反流持续时间结合反流峰值流速可评估反流程度，反流时间越长，峰值流速越高，则反流程度越重。

【鉴别诊断】

1．四肢淋巴水肿　由淋巴液流通受阻或淋巴液反流所引起的浅层组织内体液积聚，继之产生纤维增生、脂肪硬化、筋膜增厚及整个患肢变粗。超声检查静脉血流通畅，必要时淋巴管造影有助于鉴别诊断。

2．Klippel-Trenaunay 综合征　该病是一种先天性静脉畸形，临床少见，患者多具有典型的三联征：即四肢增长、增粗、浅表静脉曲张以及皮肤血管痣。临床表现结合超声检查一般不难鉴别。

（三）四肢动静脉瘘

【病理与临床】

动静脉瘘（arteriovenous fistula，AVF）是指动脉和静脉之间存在的异常通道，常发生在四肢血管，分先天性、后天性及人工动静脉瘘。动静脉瘘使动静脉之间的血流出现短路，可对局部或周围循环造成不同程度影响。临床表现为患肢肿胀、疼痛，肢体远端缺血，患处有搏动感、明显的持续性震颤，并可闻及连续性杂音。后天性动静脉瘘多与外伤、感染及恶性肿瘤有关，医源性血管损伤也是导致该病的原因之一。先天性动静脉瘘可发生于身体的任何部位，但以下肢特别是脚踝部位最多见。

【超声表现】

1．二维超声

（1）动脉侧：瘘口近端动脉内径增宽或呈瘤样扩张，远端动脉内径正常或变细。

（2）静脉侧：动脉血流通过瘘口进入静脉，导致静脉增宽，局部静脉瘤样扩张，有搏动，静脉管腔内可有血栓形成。

（3）瘘口或瘘管处：动静脉间可见裂孔或管状结构相通。

2．多普勒超声

（1）动脉侧：动脉血流方向正常或逆转，频谱形态呈三相波或二相波，血流阻力降低，流速增高。

（2）静脉侧：静脉血流频谱呈搏动性，即"静脉血流动脉化"。

（3）瘘口或瘘管处：血流持续从动脉流向静脉，呈"五彩镶嵌"样，频谱多普勒超声可记录到高速低阻的动脉样频谱，频带增宽。

【鉴别诊断】

1. 动脉瘤　病灶呈囊状，借瘤颈与动脉相通，动静脉之间无交通，囊状病灶内为漩涡状血流，瘤颈处可记录到典型的双向血流频谱。

2. 血栓性深静脉炎　静脉曲张相对轻，局部没有震颤和杂音，动静脉之间无交通，静脉内无动脉样血流。

彩色多普勒超声诊断四肢血管疾病具有很高的敏感性和特异性，已成为临床首选影像学检查方法。与其他方法比较，超声检查具有下列优点：①无创、实时动态、可重复性、效费比高等；②超声可显示四肢血管结构异常，特别是动脉血管管壁病变特点等，有利于病因诊断与鉴别；③结合血流动力学分析，有利于发现早期异常，且便于动态随访观察。

（冉海涛）

第十章　浅 表 器 官

浅表器官指解剖位置浅表的器官,如眼、唾液腺、甲状腺、甲状旁腺、乳腺、阴囊以及浅表淋巴结等。浅表器官超声是指针对上述器官的超声诊断和超声引导下介入诊断与治疗。和 X 射线、CT、MRI 等成像方式相比,高频超声对浅表组织具有更高的分辨率,例如可以发现 1～2mm 的甲状腺囊肿,鉴别 2～3mm 甲状腺结节的良恶性。因而,超声在浅表器官的诊断中发挥着重要作用。同时,对于可疑病变,超声引导下的穿刺活检可明确病变性质,并可进行超声引导下的介入治疗。

第一节　眼　　部

眼位于身体的表面,内部结构为液态与固态相结合,为超声诊断的最适合部位之一。眼超声诊断始于 1956 年,目前 A 型超声、灰阶超声、超高频超声、彩色多普勒血流成像等均应用于眼部检查。眼超声既有其独自的特点,也有与全身其他脏器相同之处。

一、解剖和生理概要

眼为人体的视觉器官,分为眼球、视路和眼附属器三部分。眼球和视路共同完成视觉功能,眼附属器则起到保护、运动等辅助作用。

(一)眼球

近似球形,位于眼眶内。其前后径为 24mm、垂直径为 23mm、水平径为 23.5mm,分为眼球壁和眼内容两个部分(图 10-1)。

1. 眼球壁　自外向内依次为纤维膜、血管膜和视网膜三个部分。

(1)纤维膜:角膜和巩膜组成眼球壁外层,主要由纤维结缔组织构成,故总称为纤维膜。角膜完全透明约占纤维膜的 1/6。巩膜是纤维膜不透明部分,色瓷白,前与角膜相连,后与视神经相连。

(2)血管膜:位于巩膜和视网膜之间富含色素的血管性结构,分虹膜、睫状体和脉络膜三部分。其内血供丰富,虹膜、睫状体的血供主要由前睫状血管系统和睫状后长动脉提供,脉络膜的血供主要来自睫状后短动脉。

(3)视网膜:前界为锯齿缘,后界为视神经盘周围,外为脉络膜,内为玻璃体。后极部可见一

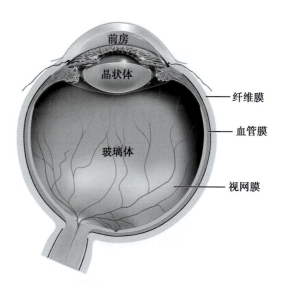

图 10-1　眼球的解剖图

眼球壁分为纤维膜、血管膜、视网膜,眼内容包括房水、晶状体和玻璃体。

直径约 1.5mm、边界清晰的淡红色圆盘状结构,称为视神经盘。视神经盘颞侧 3mm 处可见直径约 2mm 的浅漏斗状小凹陷,称为黄斑,其中有一小凹,称黄斑中心凹,为视觉最敏锐的部位。

411

2. 眼内容　包括眼内腔和眼内容物两个部分。

（1）眼内腔：包括前房、后房和玻璃体腔三部分。前房为角膜后方与虹膜和瞳孔区晶状体前方之间的空间，其内充满房水。后房指虹膜后面、睫状体内侧、晶状体悬韧带前面和晶状体前侧面的环形间隙。玻璃体腔前界为晶状体、晶状体悬韧带和睫状体后面，后界为视网膜前面，充满透明的玻璃体。

（2）眼内容物：包括房水、晶状体、玻璃体三部分。房水充满前房和后房，主要功能是维持眼压，营养角膜、晶状体和玻璃体。晶状体由晶状体囊和纤维组成形似双凸镜的透明体，富有弹性，直径约 9～10mm，厚度 4～5mm，前后两面相接处为晶状体赤道部，借晶状体悬韧带与睫状体相连，固定在虹膜后、玻璃体前。玻璃体为充满眼球后 4/5 空腔的透明无色胶体，99% 成分为水分，其内没有血管和神经。

（二）眼附属器

包括眼睑、泪器、结膜、眼肌、眼眶和血管等，这里仅介绍眼部血管。

1. 动脉系统　包括眼动脉、视网膜中央动脉、睫状后长动脉和睫状后短动脉。眼动脉（ophthalmic artery，OA）是颈内动脉的第一分支，通过视神经管与视神经相伴行进入眼眶。视网膜中央动脉（central retinal artery，CRA）在眼球后约 12mm 进入视神经下表面，在视神经束中前行至眼球，与视网膜中央静脉伴行。睫状后长动脉和睫状后短动脉在视神经附近进入眼内，睫状后短动脉（posterior ciliary artery short，PCAS）为 2～3 支主干，再分为 6～8 支终末支，在视神经的鼻侧和颞侧至少各有 1 支睫状后短动脉。

2. 静脉系统　包括眼静脉、涡静脉和视网膜中央静脉。眼静脉共两支，即眼上静脉（superior ophthalmic vein，SOV）和眼下静脉。

（三）视路

指视觉纤维由视网膜到达大脑皮质视觉中枢的传导路径，包括视神经、视交叉、视束、外侧膝状体、视放射和视皮质。视神经是中枢神经系统的一部分，从视盘起至视交叉前脚的这段神经称为视神经，全长约 40mm。

二、超声检查技术

（一）患者准备

检查前应消除患者的紧张情绪，配合医生检查，如平稳呼吸、减少眨眼动作等。

（二）检查体位

最常用的体位为仰卧位，特殊情况如眼内有气体、硅油存留、体位性眼球突出等，可使用坐位或俯卧位。

（三）仪器

一般使用高频线阵探头，注意调整发射功率，控制机械指数在 0.23 左右，尽量缩短彩色多普勒血流成像检查时间。

（四）检查方法

1. 眼球的灰阶检查方法　横切扫查和纵切扫查是眼内超声最基本的检查方法。

（1）横切扫查：探头标记方向与角巩膜缘相平行的检查方法。探头自角膜中心向眼球后极部移动，依次得到探头对侧的后极部、赤道部和周边部的子午线图像。

（2）纵切扫查：探头标记方向与角巩膜缘相垂直的检查方法，探头自角膜中心向眼球后极部做与角巩膜缘相垂直的运动，所得图像为探头对侧径线的切面。

2. 眼眶的灰阶检查方法　球旁扫查用于眼球周围浅层的眼眶病变（常在眼眶周围可触及肿块，如鼻窦和泪腺等），可以显示前部病变与眼球和眶壁的关系，声束不经眼球，也分横切扫查和纵切扫查。

3.彩色多普勒血流成像检查方法　首先做眼球水平轴位切面，充分显示视神经，视神经是眶内血管定位的标志。将多普勒取样点置于眼球后15～25mm处，在视神经的两侧寻找类似英文字母S形的血管，即眼动脉。在眼球后10mm左右、视神经内，可以发现红蓝相间的血流信号，即视网膜中央动脉和视网膜中央静脉，在眼球壁后2～5mm处选择与取样线平行的位置进行取样。在视神经的两侧，单一颜色的柱状血流信号为睫状后短动脉，在眼球壁后5～8mm处，选择与取样线平行的位置进行取样即可。

三、正常超声表现

（一）眼球正常超声表现

角膜表现为弧形带状中强回声，前房为半球形无回声区，虹膜为对称的带状回声，中央区回声局限缺如为瞳孔区。晶状体呈类椭圆形中强回声，玻璃体表现为无回声区，且与眼球壁回声之间界限清晰。球壁回声为类圆形带状中强回声与玻璃体回声形成明显的对比（图10-2A）。脉络膜和视网膜上均有血管，所以其上可见血流信号（图10-2B）。玻璃体内没有血管，因此没有血流信号。

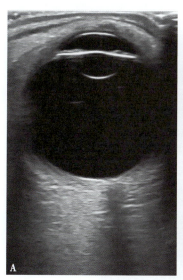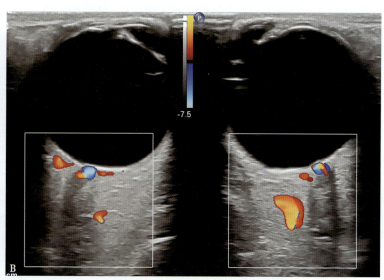

图10-2　正常眼球灰阶超声和CDFI图像
A. 灰阶超声正常表现；B. CDFI正常眼球图像。

（二）眼眶正常超声表现

1.泪腺　灰阶超声直接探查表现为类三角形，内回声为中等强度与周边组织之间界限清晰；经球探查即将探头置于眼球的鼻下方探头方向，指向颞上方显示泪腺，一般无异常回声显示。泪腺内可见点状血流信号。

2.视神经　灰阶超声视神经显示为带状低至无回声区，与眶内其他组织之间界限清晰。

3.眼外肌　眼外肌的超声检查均使用经球纵切探查，灰阶超声表现为紧邻眼球壁的带状中低回声，两侧的边缘回声略强，易与眶脂肪相鉴别。

4.眶内的血管　眼眶内的血管根据其解剖及走行一般只检查眼动脉、视网膜中央动脉和睫状后短动脉。动脉血管的频谱与颈内动脉类似，为三峰双切迹状，区别在于频谱所显示的血流为湍流，没有频窗。眼部的静脉频谱表现为连续、有轻度搏动的波形。

四、眼部肿瘤

（一）视网膜母细胞瘤

视网膜母细胞瘤（retinoblastoma，RB）为婴幼儿常见的眼内恶性肿瘤。

【病理与临床】

视网膜母细胞瘤可分为遗传型和非遗传型两类。约40%的病例为遗传型,为常染色体显性遗传。约60%的病例为非遗传型,为视网膜母细胞突变所致,不遗传。肿瘤发生在视网膜内核层,向玻璃体内生长称为内生型;肿瘤发生在视网膜外核层,向脉络膜生长称为外生型,常引起视网膜脱离。位于后极部的肿瘤,虽然体积较小,但可较早地引起视力障碍,产生斜视或眼球震颤;肿瘤充满整个眼球或视网膜广泛脱离则视力丧失、瞳孔开大,经瞳孔可见黄白色反光,称为"黑矇性猫眼"。

【超声表现】

1. 灰阶超声 肿瘤形状多样,可以为半球形、V形、不规则形等;可以表现为眼球壁的广泛增厚,充满整个玻璃体腔;可以为单一病灶,也可以为多发病灶。肿瘤边界清晰,表面形态不确定,有的光滑连续,有的表面有凹陷。内回声不均匀,70%~80%的病变内可探及不规则形斑块状强回声,即"钙斑","钙斑"之后可见声影(图10-3)。受肿瘤生长的影响极易出现视网膜脱离。

2. 彩色多普勒血流成像 病变内可见与视网膜中央动脉、静脉相延续的血流信号,呈树枝状广泛分布在病变内;频谱与视网膜中央动脉、静脉相一致。

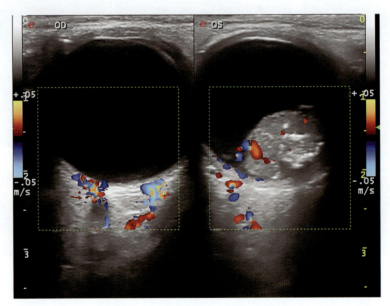

图10-3 视网膜母细胞瘤超声图像
右眼玻璃体内未见异常回声,左眼玻璃体内不规则形实性病变,内回声不均匀,可探及点状强回声;CDFI瘤体内可见与视网膜中央动脉、静脉相延续的血流信号。

【鉴别诊断】

1. 外层渗出性视网膜病变(Coats病) 多单眼发病,在病程的晚期也可发生白瞳。超声检查Coats病为渗出性病变,视网膜下的均匀点状回声有自运动的特点。CDFI在视网膜下的病变内未发现异常血流信号。

2. 原始永存玻璃体增生症 先天发育性异常,常单眼发病。超声检查主要表现为牵拉性视网膜脱离,脱离的视网膜下可见弱点状回声。CDFI在脱离的视网膜上可见与视网膜中央动脉相延续的血流信号,但在视网膜下病变内未见异常血流信号。

【临床价值】

超声检查在瘤体内发现"钙斑"是视网膜母细胞瘤的重要诊断依据,也是与其他同样表现为"白瞳"的疾病的重要鉴别诊断依据。

（二）脉络膜黑色素瘤

脉络膜黑色素瘤（choroidal melanoma）是发生于脉络膜基质内黑色素细胞的恶性肿瘤。为成年人眼内最常见的恶性肿瘤。

【病理与临床】

脉络膜黑色素瘤好发于40～50岁的成年人，通常为单眼发病，以单病灶为多，极少数可呈弥漫性生长累及整个血管膜。随肿瘤体积增大，可引起局部Bruch膜破裂，瘤细胞经此裂隙向视网膜下生长，为脉络膜黑色素瘤蕈状生长的主要原因。体积小的肿瘤常伴有玻璃膜疣，增生的色素上皮细胞可以转变为黑色素性巨噬细胞，呈小灶状聚集在瘤体表面，在眼底表现为瘤体表面橘皮样色素沉着。位于后极部或黄斑区的肿瘤多因视力下降、视野缺损或玻璃体内漂浮物等原因就诊。

【超声表现】

1. 灰阶超声 肿瘤穿透Bruch膜前，病变位于视网膜下呈半球形，隆起度一般不超过5mm，可见声衰减、继发视网膜脱离。肿瘤突破Bruch膜后所具备的典型表现有如下。

（1）形状：典型的蘑菇状，即头膨大，中央有缩窄区，基底较宽大。

（2）边界：边界清晰、光滑。

（3）内回声：内回声不均匀，以中低回声为主。典型病例病变前缘回声强，向后回声逐渐减弱，接近眼球壁形成无回声区，即"挖空"现象。

（4）肿瘤所在部位：脉络膜被瘤细胞浸润形成无回声区，呈盘状凹陷，一般在病变的基底部可探及，称为"脉络膜凹陷"征。

（5）声影：肿瘤后眼球壁及眼球后脂肪回声较低或缺乏回声，低增益状态检查声影更显著。

（6）继发改变：包括玻璃体混浊及视网膜脱离；肿瘤穿破巩膜后，可见相邻眼眶脂肪内出现低或无回声区。

2. 彩色多普勒血流成像 肿瘤的表面和内部均可探及丰富的血流信号（图10-4）。肿瘤表面的血流信号由被覆在肿瘤表面的视网膜上的血管所产生；病变内的血流信号呈树枝状分布在整个瘤体内，频谱表现为单纯动脉型，与睫状后短动脉的血流特征相同。

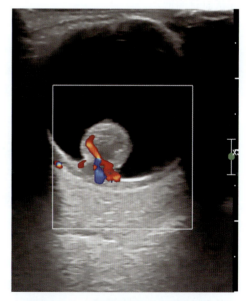

图10-4 脉络膜黑色素瘤超声图像
后极部玻璃体内可见蕈状实性病变，边界清晰，病变内回声不均匀，声衰减（+）；CDFI瘤体内可见较丰富血流信号。

【鉴别诊断】

1. 脉络膜血管瘤 血管瘤呈橘红色圆形实性病变，表面可有色素沉着。但内回声均匀，为中等强度，无脉络膜凹陷征和声衰减等超声特点。

2. 脉络膜转移癌 为视网膜下结节状扁平隆起，边界欠整齐。内回声缺乏变化、较均一，其典型的边界特点为其超声诊断的特征之一。

【临床价值】

对于脉络膜黑色素瘤手术摘除不是最终的追求目标，如何能够做到既治疗肿瘤又保存患者的有用视力是最高的追求。应用超声检查可以及时了解病变的性质、内部回声变化、准确测量病变的大小等，为保存视力治疗提供帮助。此外，对于病变内血流信号的观察也是评估治疗效果很好的指标。

（三）海绵状血管瘤

海绵状血管瘤（cavernous hemangioma）是常见的眼眶原发性良性肿瘤，主要见于成年人，平均发病年龄近40岁。

【病理与临床】

海绵状血管瘤是主要由静脉血窦及纤维间隔构成的眼眶原发性良性肿瘤。肿瘤多呈圆形、椭圆形，偶尔呈分叶状，表面可有较小的突起，具有完整包膜。镜下肿瘤主要由大小不等、形状不同的血窦构成，间质为纤维组织。海绵状血管瘤体积较大，多在20mm以上，肿瘤以单发为主，偶尔可见多发肿瘤。主要临床表现为轴位眼球突出，无自发性疼痛。晚期可引起视力下降和眼球运动障碍。肿瘤长期压迫可致视神经萎缩、脉络膜皱褶。

【超声表现】

1. 灰阶超声 病变主要位于肌锥内，呈圆形或椭圆形，包膜完整，边界清晰、光滑，与眶内正常结构界限明确，内回声均匀，为中强回声；肿瘤内含有液体，压缩实验阳性。如果肿瘤位于眶尖部且体积较小，超声检查可能出现假阴性。

2. 彩色多普勒血流成像 多数肿瘤内缺乏血流信号（图10-5）。

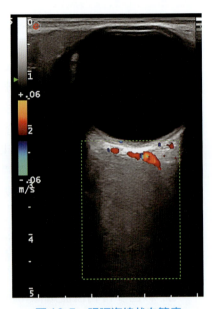

图10-5 眼眶海绵状血管瘤
灰阶超声框内类椭圆形实性病变、边界清楚、病变内回声均匀，CDFI在病变的周边可见血流信号。

【鉴别诊断】

1. 泪腺混合瘤 二者的超声表现均为眶内实性病变且病变内回声均为中强回声。不同之处在于泪腺混合瘤有特定的发病部位——泪腺区，而海绵状血管瘤一般发生在肌锥内。

2. 神经鞘瘤 神经鞘瘤可以发生在肌锥内，亦可发生在肌锥外，病变内可见囊样无回声区，是神经鞘瘤与其他眶内占位病变的主要鉴别点。此外，神经鞘瘤的内回声一般较海绵状血管瘤低。

【临床价值】

海绵状血管瘤的超声诊断特点明确，一般超声诊断即可确定诊断，个别病例由于病变位于眶尖，受超声检查穿透力的限制可能出现假阴性的诊断结果，需要结合CT和MR共同诊断。

五、眼部其他疾病

（一）玻璃体积血

玻璃体积血（vitreous hemorrhage）是视网膜、血管膜或巩膜血管破裂、血液流入和积聚在玻璃体腔内的疾病。

【病理与临床】

眼外伤和内眼手术是玻璃体积血的常见原因，非外伤致玻璃体积血的原因有糖尿病视网膜病变、视网膜裂孔不伴视网膜脱离、玻璃体后脱离、孔源性视网膜脱离、视网膜新生血管等。玻璃体积血不仅使屈光间质混浊而致视力减退，如果积血长时间不吸收还会导致玻璃体变性、玻璃体后脱离及增生性玻璃体视网膜病变。

【超声表现】

1. 灰阶超声 少量的玻璃体积血表现为玻璃体内局部弱点状回声；大量的玻璃体积血可以充满整个玻璃体腔，分布一般与出血的位置有关。点状回声不与眼球壁回声紧密相连，运动试验和后运动试验均阳性。玻璃体内积血运动一般无固定规律，为随眼球运动的随意运动。

2. 彩色多普勒血流成像 由于玻璃体内的积血有轻微的流动性，但其流动的速度尚不足以引起多普勒效应，所以在玻璃体积血时，病变内无异常血流信号发现（图10-6）。

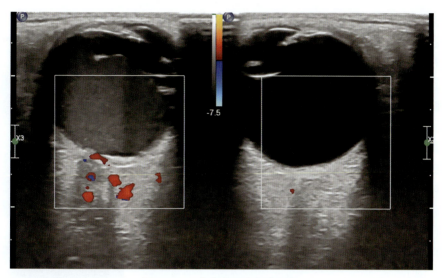

图10-6 玻璃体积血超声图像

右眼玻璃体内充满均匀点状回声，不与眼球壁回声相固着；CDFI玻璃体积血内未见异常血流信号。

【鉴别诊断】

1. 玻璃体变性 玻璃体变性与玻璃体积血同样表现为玻璃体内点状回声，但变性内回声较积血强，而变性的动度较玻璃体积血弱，这是二者在声像图的主要鉴别之处。

2. 玻璃体积脓 玻璃体积脓与玻璃体积血同样表现为玻璃体内弱点状回声，区别在于玻璃体积脓可以伴有眼球壁回声增厚、脉络膜脱离和视网膜脱离等伴发症状，必要时可结合眼部的外伤史、手术史、感染史等与玻璃体积血相鉴别。

【临床价值】

超声检查对于不能窥清眼底的玻璃体积血的诊断有重要临床价值。应用超声检查可以明确被积血遮挡的玻璃体内是否存在视网膜脱离、占位等病变，为进一步治疗提供帮助。

（二）视网膜脱离

视网膜脱离（retinal detachment）是视网膜色素上皮层与神经上皮层之间分离的疾病。

【病理与临床】

视杯的神经外胚叶外层发育成视网膜的色素上皮层，视杯的神经外胚叶内层高度分化增厚，形成视网膜神经上皮层，二者之间存在一个潜在的间隙。原发性视网膜脱离多见于近视眼，尤其高度近视眼的患者，男性多于女性且多为单眼发病，初发时有"飞蚊"征或眼前漂浮物，某一方向有闪光感，眼前阴影遮挡且与脱离的视网膜区域相对应。视网膜脱离累及黄斑区时，可表现为显著的视力减退，眼压多偏低。眼底检查可见脱离的视网膜变为蓝灰色，不透明，视网膜隆起呈波浪状，其上有暗红色的视网膜血管。

【超声表现】

1. 灰阶超声 局限性视网膜脱离表现为与球壁弧度相同的带状中强回声且与视神经盘回声相连。完全性视网膜脱离则表现为玻璃体内类V形的条带状中强回声，其尖端与视神经盘回声相连，两端分别与周边部球壁回声相连。脱离的视网膜表面光滑，与球壁回声的弧度基本一致。运动试验一般为阳性，且运动方向一般与眼球壁回声相垂直，为以脱离的视网膜为中心的垂直小幅度摆动。

2. 彩色多普勒血流成像 脱离的视网膜上有点状、条带状血流信号，且与视网膜中央动脉的血流信号相延续。脉冲波多普勒频谱分析脱离的视网膜上的血流信号表现为动、静脉伴行的血流频谱（图10-7）。

417

【鉴别诊断】

1. 脉络膜脱离 与视网膜脱离同样表现为玻璃体内膜状回声，但脱离的脉络膜一般在眼球的周边部，且表现为对称的弧形带状中强回声；视网膜脱离则以眼球后极部多见，且多与视神经盘回声相连。血流特点上，脉络膜脱离为睫状后短动脉提供血供。

2. 玻璃体后脱离 不完全型玻璃体后脱离，尤其固着点在视神经盘的病例，其灰阶超声表现与视网膜脱离十分类似。与脱离视网膜相鉴别之处在于玻璃体内膜状回声的活动度，视网膜脱离的活动度小于玻璃体后脱离。CDFI 对二者的鉴别有参考价值，脱离的视网膜上可以观察到与视网膜中央动脉相延续的血流信号，而玻璃体后界膜上没有血流信号。

【临床价值】

对于视网膜脱离的病例，如果患者的屈光间质清晰，可以确定视网膜脱离的性质时，一般不需超声检查。如果患者的屈光间质欠清晰或不能确定继发性视网膜脱离的性质等特殊情况，超声检查可为其诊断提供帮助。

（三）脉络膜脱离

脉络膜脱离（choroidal detachment），脉络膜因血管外压力突然下降，导致血浆大量渗出，积聚于脉络膜上腔而发生脉络膜脱离。

【病理与临床】

脉络膜在视神经盘附近与巩膜贴附紧密，其他部位仅有少量结缔组织相连，形成一潜在的组织间隙称为脉络膜上腔。由于脉络膜血管内皮细胞结合疏松，仅靠少量结缔组织和单层内皮细胞的窦腔连接，在外界因素的作用下，血管外压力突然下降，导致血浆大量渗出，积聚于脉络膜上腔而发生脉络膜脱离。脉络膜脱离多见于外伤性眼病或眼内手术后，也可见于巩膜炎、葡萄膜炎等炎症疾病和眼局部循环障碍性疾病。

【超声表现】

1. 灰阶超声 轴位切面眼球周边部可以探及至少 2 个条带状回声，与赤道部附近的球壁回声相连、带状回声的凸面相对，其下为无回声区（图 10-8）。类冠状切面上可以探及多个弧形带状回声，有多个点与眼球壁回声相连，形态类似花瓣状，即"花瓣"征。

2. 彩色多普勒血流成像 脱离的脉络膜上有较丰富的血流信号，呈低速动脉型血流频谱，与睫状后短动脉的血流频谱特征相同。

【鉴别诊断】

该病主要与其他表现为眼内膜状回声的疾病相鉴别，如视网膜脱离、玻璃体机化膜、玻璃体后脱离等。

【临床价值】

脉络膜脱离一般继发于眼外伤或眼内手术之后，且患者

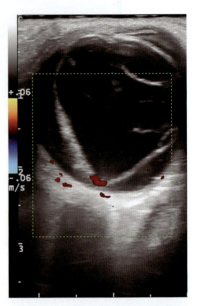

图 10-7 视网膜脱离超声图像
灰阶超声玻璃体内可见类 V 形带状中强回声，一端与视神经盘回声相连，另一端连于眼球周边部，CDFI 在带状回声上可见血流信号。

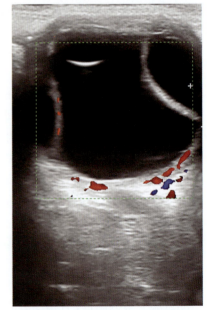

图 10-8 脉络膜脱离超声图像
灰阶超声轴位切面上，玻璃体内可见两个弧形带状回声，与周边部及赤道部附近球壁回声相连；CDFI 带状回声上可见血流信号。

一般没有显著的视力障碍，在诊断上存在一定困难。超声检查通过结合其特殊的形态改变和血流特点一般可以得到准确的诊断，对疾病的诊断和治疗有极大的帮助。

（四）眼内异物

指致伤物穿破眼球壁滞留于眼球内的情况，严重危害伤者的视功能，损害因素包括机械性破坏、化学及毒性反应、继发性感染等。

【病理生理】

眼球位于体表，为眼外伤时外来异物最易侵入的结构。病史询问、寻找眼球的伤口是诊断的重点，受伤时的工作状态、致伤物等对诊断很有价值。应用裂隙灯显微镜可以观察到角膜上的伤口，甚至于角膜对应的虹膜上的穿通伤口；晶状体的局限性混浊、巩膜上局限的睫状充血、合并前房积脓或眼内炎、铁质及铜质沉着症的出现都是眼内异物存在的指征。

【超声检查】

1. 灰阶超声　位于眼球内的异物，不论异物的性质是金属异物还是非金属异物，都表现为眼内的最强回声。异物的形态不规则，内回声根据异物的性质不同而不同，但一般都比较均匀。异物之后可见声影。部分病例眼球后的声波逐渐减低直至消失称为声衰减，也称为"彗星尾"征（图10-9）。

2. 彩色多普勒血流成像　异物内没有异常血流信号，但部分病例可见"快闪伪像"。

【鉴别诊断】

本病根据眼外伤的病史及超声表现一般可明确诊断。必要时须与其他表现为眼内强回声的疾病相鉴别。如眼球壁的骨化、视网膜母细胞瘤病变内的"钙斑"，眼内手术后残留的重水等，必要时结合CT等其他影像方法共同诊断。

【临床价值】

由于超声检查可以将眼球和异物置于一个平面上，因此可以准确地显示异物的位置，如异物在玻璃体内、眼球壁上等。此外，应用超声检查可以对异物伴随的情况进行诊断，如是否合并玻璃体积血、玻璃体积脓、视网膜脱离、脉络膜脱离等。

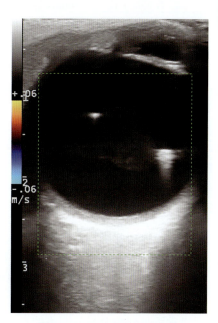

图10-9　眼内异物超声图像
中部玻璃体内可见不规则形强回声，"彗星尾"征（+）；声影（+）。

（杨文利）

第二节　唾　液　腺

一、解剖和生理概要

唾液腺（salivary gland）分泌唾液，经腺导管排入口腔。唾液腺主要包括腮腺、颌下腺及舌下腺等三对左右对称的大腺体。唾液腺中最大的腺体为腮腺，唾液腺的大多数疾病也发生于腮腺。

腮腺呈不规则楔形，位于外耳道前下方、咬肌后缘、下颌后窝内，面神经穿行于腮腺，将其分为深、浅两叶，腮腺肿瘤80%位于浅叶。由腮腺浅叶前缘发出腮腺主导管，斜穿颊肌而开口于口腔颊黏膜，全长5~6cm，外径约3mm。开口的体表投影相当于耳屏至鼻翼根部连线的中点。由腮腺前上缘向前延伸出副腮腺，其长约1.5~1.8cm，宽约1.0~1.2cm。颈外动脉的分支营养腮腺，面后静脉收纳腮腺血液。

颌下腺呈椭圆形或哑铃形，位于下颌骨内侧，如鸽蛋大小。由颌下腺内面发出颌下腺导管，开口于舌下阜，全长约 5cm，外径约 3mm。颌下腺导管长而弯曲，而且导管开口较大，异物容易进入，而诱发结石形成。

舌下腺形如杏仁，位于口腔黏膜舌下襞下方。由舌下腺上缘发出 5～15 条小导管，开口于舌下皱襞的表面。

二、超声检查技术

（一）患者准备

检查前，患者不必特殊准备。

（二）体位

患者仰卧，检查一侧腮腺，头部转向另一侧。检查颌下腺、舌下腺，头部后仰，暴露下颌区。

（三）仪器

腮腺、颌下腺位置表浅，一般选用高频线阵探头进行检查，频率 7.0～14.0MHz。舌下腺位置较深，可加用低频弧形探头进行检查，频率 3.0～5.0MHz。唾液腺明显肿大时，也可选用低频率探头进行检查。

（四）检查方法

直接接触扫查，对唾液腺进行纵切、横切及多方位扫查。检查颌下腺、舌下腺时，声束朝向口底。

三、正常超声表现

（一）灰阶超声

腮腺纵切或横切，形态呈倒三角形，以下颌骨表面延长线为标志，可把腺体分为深、浅两叶，浅叶边界清晰，深叶后缘不易清晰显示。颌下腺呈椭圆形或哑铃形，边界清晰。舌下腺呈扁椭圆形，舌下腺左、右两侧或有相连，形似马蹄，腺体深部边界不易完整显示。

唾液腺实质为均匀高回声（图10-10），导管不易显示。副腮腺实质回声与腮腺一致。在腮腺周缘常可见到数个呈低回声的小淋巴结。

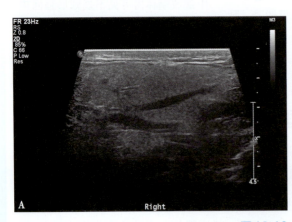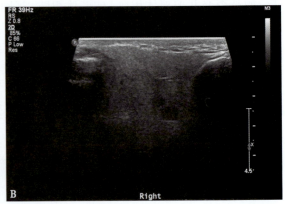

图10-10 正常腮腺

A. 纵切面；B. 横切面。

腮腺实质呈均匀高回声，浅叶边界清晰，深叶后缘不清晰。

（二）多普勒超声

唾液腺实质内血流信号大多为散在点状分布，动脉血流频谱呈高阻型。

（三）唾液腺测量方法及正常参考值

平行于耳郭，纵切腮腺，取最大切面，测其上下径（长径）和前后径（厚径）。取腮腺最大横切面，测其左右径（宽径）。平行于下颌骨，纵切颌下腺，取最大切面，测其长径和厚径。舌下腺位置较深，难以完整地显示长径和厚径时，可在最大斜冠状面，测其左右径（宽径）。

腮腺长径约 5～6cm，宽径约 4～5cm，厚径约 1.5～2cm。颌下腺长径约 3～4cm，厚径约 1.5～2cm。舌下腺长径约 2.5～3cm，宽径约 1.0～1.5cm。

四、唾液腺良性病变

（一）唾液腺炎症

【病理与临床】

唾液腺的炎症主要发生于腮腺，其次为颌下腺，舌下腺罕见。根据病因可分为细菌性、病毒性及特异性感染，根据病程则分为急性、慢性及复发性。

炎症急性发作时，局部红肿、疼痛，饮食时加剧，导管口充血肿胀，有的可见脓液排出。双侧腮腺急性炎症主要见于流行性腮腺炎，流行病学、血液学检查有助于鉴别。唾液腺急性化脓性炎症不多见，主要发生于腮腺及颌下腺，单侧为主，多发生于成年人，年老体弱者易于发病。唾液腺结核临床罕见。

慢性腮腺炎（chronic parotitis），可分为阻塞性和复发性两类。慢性阻塞性腮腺炎是因腮腺导管梗阻引起的，如结石、外伤、异物等，临床表现为：一侧腮腺反复肿痛，以进餐时尤为明显，导管口分泌物异常，为黏稠性唾液或稀脓液。慢性复发性腮腺炎，常有流行性腮腺炎病史，以 5 岁以下多见，临床表现为：腮腺反复肿胀，年龄越小，间歇期越短。慢性腮腺炎挤压腺体时，口腔内导管口有胶冻状液体或脓液溢出。

慢性腮腺炎病理主要表现为腺体正常结构不清，腺泡不同程度变性、萎缩，腺体内小导管节段性狭窄或扩张，管周及间质炎症细胞浸润。

【超声表现】

1. 唾液腺急性炎症

（1）流行性腮腺炎，多为双侧腺体同时发生，也可先后发生。急性细菌性炎症以单侧多见。

（2）腺体中度至重度肿大，边界不清晰，腺实质回声不均匀。脓肿形成时，腺体实质出现含有点状回声漂浮的液性区，边界不规则（图10-11）。脓肿可以单发，也可多发，单发大脓腔后方回声增强。

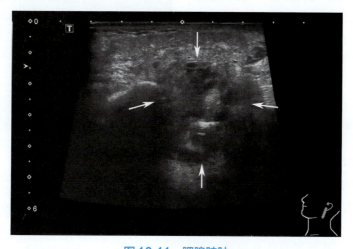

图10-11 腮腺脓肿

腺体肿大，脓肿（箭头）边界不清楚，内见多发不规则液性区。

（3）CDFI：腺体内血流信号明显增多；脓肿形成时，脓腔内无血流信号显示。

2．唾液腺慢性炎症

（1）腺体无明显肿大，边界不光滑，腺实质回声增粗、不均匀，呈弥漫性或局灶性，后者边界不清晰。

（2）慢性阻塞性炎症，可见到腺导管扩张，内或含有结石。

（3）CDFI：腺体内血流信号轻度至中度增多。

【鉴别诊断】

1．流行性腮腺炎　根据流行病学、发病特征、血液学检查及超声表现，与急性细菌性腮腺炎相鉴别。

2．慢性炎症　与良性淋巴上皮病变相鉴别，前者病程长且反复发作，后者可伴有干燥综合征的特有症状。局灶性炎症，易与恶性肿瘤混淆，追踪观察有助于鉴别。

（二）唾液腺结石

【病理与临床】

大约80%的唾液腺结石（sialolithiasis）发生于颌下腺，腮腺少见（约占10%），多见于中青年人。唾液腺结石位于腺导管内，单发或多发，常伴发唾液腺炎症。结石早期多无症状，结石阻塞时，唾液淤滞，引起局部胀痛，进餐时症状加重，并反复发作。

【超声表现】

唾液腺结石，以颌下腺多见，大多数为椭圆形，单发为主。典型的结石呈强回声，后伴声影，嵌于扩张腺导管的远端。

【鉴别诊断】

唾液腺结石应与腺体内钙化灶区别，结石位于腺导管内，而钙化位于腺实质内。

（三）良性淋巴上皮病变

【病理与临床】

良性淋巴上皮病变（benign lymphoepithelial lesion）（亦称淋巴上皮性涎腺炎）临床主要表现为受累腺体的无痛性肿大，双侧或单侧受累，大多数为弥漫性、少数为不对称局灶性肿大。腮腺是典型的受累部位，颌下腺受累少见，多见于中老年女性。触诊腺体质地较硬，表面不平。本病属于自身免疫性疾病，可以独立发生，也可以是干燥综合征的局部表现，此时伴有口腔干燥明显、眼干、鼻干等症状。

本病早期的病理主要表现为唾液腺实质（腺小叶）受淋巴细胞广泛浸润，一般不越过小叶间的结缔组织，小叶内导管扩张，腺小叶外形存在。后期腺泡萎缩，严重者腺泡消失。少数良性淋巴上皮病变可能进展为非霍奇金淋巴瘤。

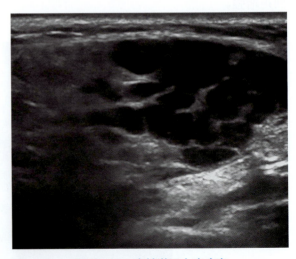

图10-12　良性淋巴上皮病变

腮腺肿大，腺体内可见散在小低回声区，呈"网格"样改变。

【超声表现】

1．双侧腮腺弥漫性肿大，颌下腺及舌下腺也可同时受累。

2．腺体内回声不均，可见散在小低回声区，呈"网格"样改变。

3．少数病灶表现为团块状，内部回声不均匀。

4．CDFI　大多数受累腺体血流信号明显增多（图10-12）。

【鉴别诊断】

良性淋巴上皮病变应注意与慢性腮腺炎相鉴别。

（四）唾液腺良性肥大

【病理与临床】

唾液腺良性肥大（benign hypertrophy of salivary gland），亦称唾液腺肿大症，以中老年人多见，主要发生于腮腺，颌下腺少见。常与全身性疾病有关，如肥胖、糖尿病、高血压及营养代谢异常等，是一种非肿瘤性、非免疫性、非炎性的唾液腺良性病变。病理改变：唾液腺腺泡肿大，可达正常腺泡的2～3倍，腺小体间质可见脂肪细胞沉积，无炎症细胞浸润，导管系统多无明显变化。

临床表现为唾液腺沿其外形逐渐肿大，特点是无痛性、弥漫性及双侧对称性，导管口无红肿，分泌物无异常。

【超声表现】

1. 唾液腺良性肥大以腮腺多见，偶有颌下腺同时肿大，多为双侧腺体对称性肿大。

2. 肿大的腺体边界清楚，实质回声均匀增强，腺导管无扩张。

3. CDFI　腺体内可见少量血流信号，大多数呈点状分布（图10-13）。

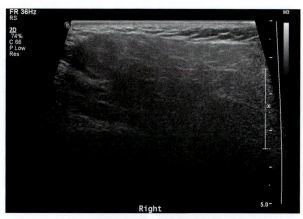

图10-13　腮腺肥大

腮腺肿大，实质回声均匀增强。

【鉴别诊断】

唾液腺良性肥大应与慢性唾液腺炎症相区别，病史、症状等有助于鉴别。

（五）唾液腺囊肿

【病理与临床】

唾液腺囊肿（salivary cyst），以舌下腺多见，颌下腺、腮腺少见。唾液腺囊肿有以下几种。

1. 外渗性黏液囊肿　是因腺导管破裂，黏液外漏入组织间隙而形成，亦称假性囊肿。囊壁多由纤维结缔组织或肉芽组织组成。

2. 潴留性黏液囊肿　是因腺导管发育异常、阻塞或狭窄而致近端导管扩张，使黏液潴留而形成。囊壁有导管上皮衬里。

3. 淋巴上皮囊肿　其组织发生来源尚不明确，囊壁内有丰富的淋巴组织。临床表现为无痛性肿块，质软，边界清楚。伴发感染时，肿块明显触痛。舌下腺囊肿好发于青少年，可自行破溃，但易复发。

【超声表现】

1. 形态多呈圆形，少数舌下腺外渗性黏液囊肿呈哑铃形，两端分别位于舌下区和颌下区。

2. 囊内呈无回声或可见细点状回声漂浮，伴发感染时尤为明显。

3. 囊壁薄，边界清楚，后方回声增强。

【鉴别诊断】

舌下腺囊肿要注意与口腔皮样囊肿区别,后者好发于口底;腮腺囊肿要注意与第一鳃裂囊肿区别,后者可伴有鳃裂瘘。

(六)多形性腺瘤(混合瘤)

【病理与临床】

多形性腺瘤(pleomorphic adenoma)或称混合瘤(mixed tumor),好发于腮腺,其次为颌下腺,在舌下腺中极少见,在唾液腺良性肿瘤中占首位。形态呈圆形或椭圆形,大的瘤体可呈分叶状,纤维组织包绕瘤体。大多数的瘤体由腺样上皮和间充质组织构成而呈实性,有的瘤体呈囊性变,或含有软骨样组织。

临床表现为无痛性肿块,缓慢生长,以单发为主。大约5%的混合瘤可进展为恶性混合瘤。

【超声表现】

1. 瘤体形态大多数为圆形或椭圆形,有的瘤体呈分叶状。

2. 瘤内回声多样性,以均质低回声多见,有的瘤内可见到无回声区或钙化灶。

3. 瘤体边界清晰,瘤体后方腺体实质常出现回声增强。

4. CDFI 体积大的瘤体常显示较丰富的血流信号,频谱多普勒超声检测多为低速动脉血流频谱(图10-14)。

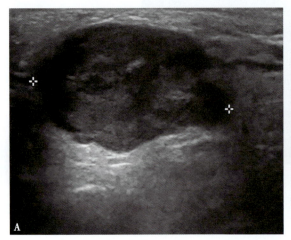
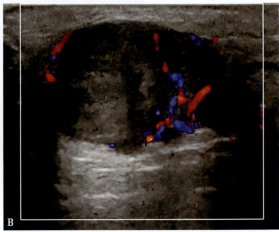

图10-14 腮腺混合瘤

A. 瘤体呈分叶状,低回声,后方回声增强;B. CDFI血流信号丰富。

【鉴别诊断】

要注意与淋巴瘤性乳头状囊腺瘤、恶性混合瘤相鉴别。恶性混合瘤,边界不清楚,瘤内回声不均匀,伴有钙化点,瘤内动脉血流频谱为高速高阻型。

(七)淋巴瘤性乳头状囊腺瘤

【病理与临床】

淋巴瘤性乳头状囊腺瘤(papillary cystadenoma lymphomatosum),亦称Warthin瘤,以中老年男性多见,好发于腮腺,在腮腺良性肿瘤中仅次于混合瘤,也可发生于多个唾液腺。淋巴瘤性乳头状囊腺瘤可呈多发性,瘤体形态呈圆形或椭圆形,或呈分叶状,有包膜。瘤体内呈囊实性,含有大小不等的囊腔,或呈囊状,内含黏液样液体,囊壁有乳头状结构。

临床表现为无痛性肿块,病程长,多发生于腮腺后下极。

【超声表现】

1. 大多数瘤体的形态为圆形或椭圆形,少数瘤体呈分叶状。

2. 瘤内多呈囊实性,表现为多分隔的液性区。

3. 瘤体边界清晰,瘤体后方腺体实质常伴有回声增强效应。

4. 肿瘤可呈多发性、多个唾液腺分布。

5. CDFI 瘤内实性区域可见到少量血流信号(图 10-15)。

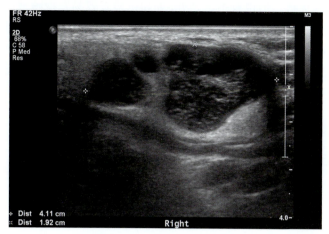

图 10-15 腮腺 Warthin 瘤

瘤体为椭圆形,瘤内可见多个液性暗区,后方伴有回声增强效应。

【鉴别诊断】

要注意与多形性腺瘤相鉴别,淋巴瘤性乳头状囊腺瘤的特点是瘤体呈多发性、囊实性、多个唾液腺分布。

五、唾液腺恶性肿瘤

【病理与临床】

黏液表皮样癌(mucoepidermoid carcinoma)在唾液腺恶性肿瘤中居首位,好发于腮腺,腺样囊性癌也较多见,好发于颌下腺。

根据病理表现,黏液表皮样癌可分为低度、中度和高度恶性,低度恶性不易与良性区别。黏液表皮样癌,肿瘤多无包膜,瘤内含有大小不等的囊腔。腺样囊性癌,呈实性,常有出血灶。

临床表现:肿块生长缓慢,病程后期肿块质硬、触痛、界限不清。

【超声表现】

1. 肿瘤形态不规则,边缘不清晰。

2. 黏液表皮样癌,内多呈囊实性,含有液性区,后方可伴回声增强(图 10-16)。

3. 腺样囊性癌,内部为不均匀低回声,后方常伴声衰减。

4. 瘤体内血供丰富,频谱多普勒超声检测多为高速动脉血流频谱。

5. 同侧颈上深淋巴结肿大。

【鉴别诊断】

唾液腺恶性肿瘤,根据其形态、边界、回声、血供及淋巴结是否肿大,可与良性肿瘤进行鉴别,但低度恶性肿瘤容易与良性肿瘤混淆。

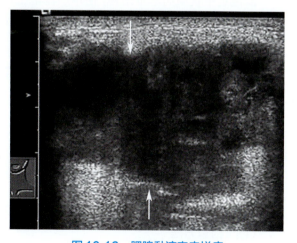

图 10-16 腮腺黏液表皮样癌

肿瘤占据整个腮腺,边缘不规则(箭头),内部回声不均匀。

六、唾液腺疾病超声检查的临床价值

X射线唾液腺造影、超声检查、CT、MRI和同位素锝（^{99m}Tc）等检查对唾液腺疾病的诊断都有一定的价值，但目前应用较多的方法是超声检查，它对囊实性病变、炎症及结石等疾病的诊断较其他影像学检查更具优势。但也有不足之处，如超声检查容易发现唾液腺主导管的扩张，而对小叶间导管、末梢导管的显示则不如X射线造影检查。识别深部肿瘤与周围组织（尤其是骨组织）关系的能力逊于CT、MRI。超声引导下唾液腺组织细针吸取细胞学检查，操作简单，有助于明确诊断。但要注意的是，唾液腺肿瘤的组织活检可能导致肿瘤沿切割针道种植性播散。

（张　青）

第三节　甲　状　腺

一、解剖和生理概要

（一）解剖概要

甲状腺是成年人体内最大的内分泌腺，分为左右两侧叶，中间由较狭窄的峡部连接，呈H形或蝶形横跨于气管上段。甲状腺紧贴在甲状软骨和气管软骨环的前面、喉的两侧。

甲状腺由两层结缔组织被膜包裹。气管前筋膜包绕甲状腺的前面和后侧面形成甲状腺鞘，外层被膜。内层甲状腺固有膜紧贴于腺体表面包被整个腺体，并深入腺体实质内将腺体分为大小不一的小叶，其中有丰富的血管、淋巴管。在两层被膜间为疏松结缔组织、甲状腺动静脉及淋巴、神经和甲状旁腺等。

甲状腺浅面由浅入深依次为皮肤、浅筋膜、颈筋膜浅层、舌骨下肌群和气管前筋膜等。峡部前面借甲状腺前筋膜和胸骨甲状肌相隔；两侧叶后内侧与喉和气管、咽和食管以及喉返神经等相邻；后外侧与颈总动脉、颈内静脉和迷走神经相邻。

甲状腺血供丰富，主要由双侧的甲状腺上、下动脉及少数的甲状腺最下动脉构成。甲状腺的静脉起自甲状腺腺体的表面和气管前面的静脉丛，分上、中、下三对静脉。

（二）生理概要

滤泡是甲状腺的基本结构，由单层滤泡上皮细胞围成。滤泡上皮合成和分泌甲状腺素。滤泡腔内充满滤泡上皮细胞分泌的胶体。滤泡旁细胞散布在滤泡上皮细胞之间，以胞吐方式分泌降钙素。

二、超声检查技术

（一）患者准备

检查前患者无须特殊准备。

（二）体位

患者一般取仰卧位，颈部垫枕使头后仰，充分暴露颈前区，便于检查。

（三）超声仪器

甲状腺超声检查一般选用具有高频线阵探头（7～18MHz）的彩色多普勒血流成像诊断仪。

（四）检查方法

扫查切面主要包括横切面和纵切面。横切面时，将探头置于颈前正中偏左和偏右甲状腺上极上方，从上向下滑行，分别扫查两侧叶。滑行要直至甲状腺下极消失为止。纵切面扫查时，可沿甲状腺左、右两侧叶的长径扫查，同样也应由外向内或由内向外做一系列的滑行纵切扫查。

多普勒超声检查时，患者需平静呼吸，必要时可屏气。多普勒量程应设在较低水平（1～5cm/s），便于观察甲状腺实质血供。

三、正常超声表现

（一）灰阶超声

正常甲状腺横切面时呈马蹄形，一般呈分布均匀、细密的中等回声。包绕甲状腺实质的是由两层被膜组成的高回声带。正常甲状腺上下径小于 5cm，左右径小于 2cm，前后径小于 2cm（图 10-17）。

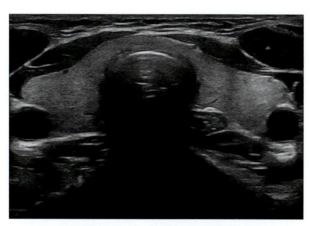

图 10-17　正常甲状腺声像图
甲状腺横切面呈马蹄形，内部回声均匀细密。

（二）多普勒超声

甲状腺实质的彩色/能量多普勒超声成像时，灵敏度高及空间分辨率高的超声仪器血流信号显示为短棒状或条状的纤细血流（图 10-18）。甲状腺上动脉和下动脉的脉冲波多普勒呈单向搏动性频谱，甲状腺上、下动脉直径<2mm，收缩期峰值速度（V_{max}）为 22～33cm/s。

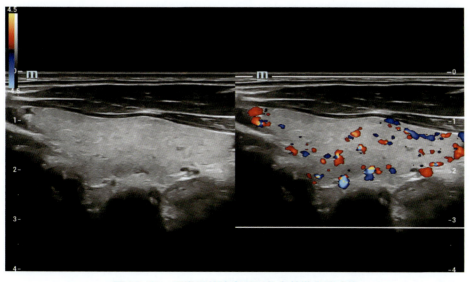

图 10-18　正常甲状腺实质彩色多普勒血流成像
高分辨率、高灵敏度彩色血流成像显示的正常甲状腺血供状态。

四、甲状腺超声影像数据与报告系统

甲状腺结节非常多见,其中大多数为不具临床意义的良性结节。超声检查作为甲状腺结节首选的影像检查方法,在临床诊疗决策中具有重要价值。和其他医学影像学检查一样,由于超声图像的判读具有主观性,常出现报告术语和处理建议不一致的情况。甲状腺超声影像数据与报告系统(thyroid imaging reporting and data system, TIRADS)旨在规范甲状腺超声报告的术语,对病变的恶性危险度进行分层,并结合结节的大小,确定结节是否有必要进行细针抽吸活检(fine needle aspiration biopsy, FNAB)。目前国际上多个组织推出了多个包括 TIRADS 在内的甲状腺结节超声危险分层系统。2020 年中华医学会超声医学分会基于中国人群大样本数据,建立了适于中国国情和医疗状况的 C-TIRADS(Chinese-TIRADS)。

(一) C-TIRADS 描述甲状腺结节的主要超声术语

1. 方位　指结节的长轴和皮肤回声带的关系(图 10-19)。

(1)垂直位:结节长轴垂直于皮肤,即前后径大于左右径或上下径。

(2)水平位:结节长轴平行于皮肤,即前后径小于 / 等于左右径或上下径。

意义:垂直位一般代表恶性的特征。

2. 边缘　结节的边界或界限(图 10-19)。

(1)光整:边缘呈境界清晰、光滑完整的曲线状。

(2)不规则:边缘呈毛刺状、成角或微小分叶状。

(3)模糊:结节的边界难以与周围甲状腺实质相区分。

(4)甲状腺外侵犯:结节导致甲状腺包膜破坏,严重时侵犯毗邻结构。

意义:边缘模糊、不规则和甲状腺外侵犯为恶性特征。

3. 结构　结节内构成情况(图 10-19)。

(1)实性:完全由实性组织构成,不含任何囊性成分。

(2)实性为主:实性成分占结节的 50% 以上。

(3)囊性为主:实性成分占结节的 50% 以下。

(4)囊性:完全或几乎完全呈囊性,囊壁薄,内部可出现纤细分隔,可出现沉积物,一般为良性。

(5)海绵状:结节由大量微小囊腔构成,但无实性组织,一般为良性。

意义:实性属于可疑恶性超声特征,囊性或海绵状结节几乎都见于良性病变。

4. 回声　以甲状腺实质为参考,结节回声分为高回声、等回声、低回声。极低回声指回声低于颈部带状肌(图 10-19)。

意义:结节如果为低回声,特别是极低回声时,恶性的可能增加。

5. 局灶性强回声(图 10-19、图 10-20)

(1)微钙化:小于 1mm 的点状强回声,后方可出现 / 不出现声影。

(2)"彗星尾"伪像:出现在结节囊性或实性区域的点状或短线状强回声,后方出现逐渐减弱的多条平行强回声,大多由浓缩胶质所致。

(3)意义不明确的点状强回声:小于 1mm 的点状强回声,后方无声影,也无"彗星尾"伪像,难以判断是微钙化还是浓缩胶质或其他成分。

(4)粗钙化:大于 1mm 的强回声,常伴有声影。

(5)周边钙化:钙化位于结节边缘区域,呈连续或断续的环形或弧形,占据结节边缘 1/3 以上。

意义:微钙化是诊断恶性结节特异性较高的指标,"彗星尾"伪像通常见于良性结节。

除上述术语,还有位置、大小、声晕、回声质地、后方回声特征等术语用于描述结节。彩色多普勒血流成像、超声弹性成像和超声造影成像因可重复性、仪器和操作者依赖性及在预测恶性方面价值有限的原因,未纳入甲状腺结节超声危险分层体系,故相应术语不在此详述。

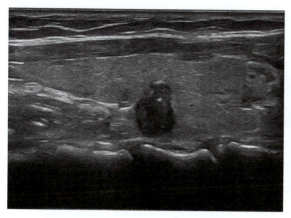

图 10-19 C-TIRADS 超声术语（一）
结节呈垂直位，边缘不规则，实性，极低回声，微钙化。

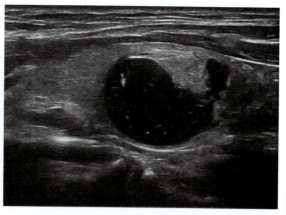

图 10-20 C-TIRADS 超声术语（二）
结节呈水平位，边缘光整，囊性为主，囊性区域无回声，"彗星尾"伪像。

（二）C-TIRADS 甲状腺结节的超声评估分类及处理建议

根据 C-TIRADS，实性、微钙化、极低回声、边缘不光整（模糊、边缘不规则或甲状腺外侵犯）以及垂直位是可疑恶性超声特征，而"彗星尾"伪像则是良性特征。C-TIRADS 通过计数上述可疑超声特征个数得到最终的分值，从而得到结节的 C-TIRADS 分类结果，进而结合结节大小，确定结节是否需要行 FNAB（表 10-1）。

表 10-1 C-TIRADS 分类与 FNAB

结节	分值	恶性概率 /%	C-TIRADS 分类	FNAB 一般情况	FNAB 特殊情况†
无结节	无分值*	0	1	不需要	不需要
有结节	−1	0	2	不需要，除非有压迫或美容问题	不需要，除非有压迫或美容问题
	0	≤2	3	不需要，除非有压迫或美容问题	不需要，除非有压迫或美容问题
	1	>2～10	4A	>15mm	>10mm
	2	>10～50	4B	>10mm	>5mm‡
	3～4	>50～90	4C	>10mm	>5mm‡
	5	>90	5	>10mm	>5mm‡

注：*无结节，不予赋分；†多灶性相同分类结节，或结节紧邻气管、喉返神经；‡<5mm 结节是否 FNAB 要根据患者意愿和术者经验。

五、甲状腺弥漫性疾病

（一）桥本甲状腺炎

【病理与临床】

桥本甲状腺炎（Hashimoto thyroiditis）又称为慢性淋巴细胞性甲状腺炎，是以自身甲状腺组织为抗原的自身免疫性疾病，好发于青、中年女性。病变甲状腺滤泡破坏、萎缩，腔内胶质减少，滤泡上皮嗜酸性变和间质内淋巴细胞和浆细胞浸润，并有突出生发中心的淋巴滤泡形成和不同程度的纤维化。桥本甲状腺炎通常是遗传因素与环境因素共同作用的结果。本病常无特殊症

429

状,体检触及腺体质韧。临床上血清甲状腺微粒体(过氧化物酶)抗体(TPOAb)和甲状腺球蛋白抗体(TGAb)明显增加,对本病有诊断意义。

【超声表现】

1. 通常累及整个甲状腺,腺体饱满,常呈轻度弥漫性非均匀性肿大,有时腺体呈分叶状外观。病程后期可出现萎缩性改变。

2. 桥本甲状腺炎根据甲状腺内低回声的范围、分布以及结节形成状况可分为3种类型,即弥漫型、局限型和结节形成型。但病程发展过程中各型互相转化,难以截然区分。

(1)弥漫型:最常见的类型,以腺体弥漫性肿大伴低回声区为主。病程中因广泛纤维组织增生,表现为实质内出现线状高回声。增生的纤维组织相互分隔,腺体内见不规则网格样改变,是桥本甲状腺炎特征性表现(图10-21)。

(2)局限型:表现为甲状腺局限性、不均匀低回声区,形态不规则,呈"地图样"。

(3)结节形成型:表现为腺体内多个大小不等的结节样回声区,以低回声多见。而结节外甲状腺组织仍呈弥漫型或局限型改变。

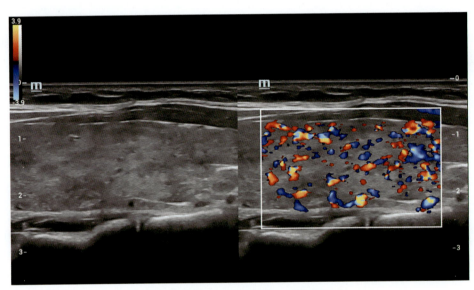

图10-21 桥本甲状腺炎,弥漫型
腺体回声减低,分布不均,血供稍增多。

3. 多普勒超声 彩色多普勒血流成像显示甲状腺实质血供多呈轻度或中等程度增多(图10-21),频谱多普勒超声显示甲状腺上动脉收缩期峰值流速高于正常。

【鉴别诊断】

1. 毒性弥漫性甲状腺肿 桥本甲状腺炎网格状改变更为明显,这可能是由淋巴滤泡增生和纤维分割所致;彩色多普勒血流成像显示毒性弥漫性甲状腺肿的血供更丰富,典型者呈"火海"样,这在桥本甲状腺炎少见;毒性弥漫性甲状腺肿的甲状腺上动脉流速比桥本甲状腺炎更高。

2. 亚急性甲状腺炎 桥本甲状腺炎常双侧甲状腺弥漫性回声减低,亚急性甲状腺炎则为甲状腺局限性回声减低;局限性桥本甲状腺炎需与亚急性甲状腺炎鉴别;亚急性甲状腺炎可有近期感冒病史,伴有颈部或咽部疼痛,超声检查时可有触痛,这些表现一般不见于桥本甲状腺炎;亚急性甲状腺炎病程一般为数周到数月,而桥本甲状腺炎一般伴随终生。

【临床价值】

本病需超声检查结合患者症状和体征,尤其实验室检查 TPOAb 和 TGAb 明显升高,可做出明确诊断。

（二）毒性弥漫性甲状腺肿

【病理与临床】

毒性弥漫性甲状腺肿（toxic diffuse goiter）又称 Graves 病（简称 GD），是一种伴甲状腺激素分泌增多的器官特异性自身免疫病，以 30～40 岁女性多见。主要病理变化是实质组织的增生和肥大。其临床特征为多器官受累和高代谢状态，主要表现有心悸、怕热、多汗、食欲亢进、大便次数增多、消瘦、情绪激动等。

【超声表现】

1. 甲状腺多有不同程度弥漫性对称性肿大。甲状腺边缘多不规则，可呈分叶状，包膜欠平滑，边界欠清晰，与周围无粘连。

2. 甲状腺实质多呈弥漫性低回声，可表现为均匀性减低、不均匀性减低，或由弥漫性细小减低回声构成的"筛孔状"结构，乃至表现为"网状"结构。部分病例表现为局限性不规则斑片状减低。部分病例因形成纤维分隔而在实质内出现细线状、线状中高回声。也有部分表现为中等回声，内部回声分布不均匀。甲亢治愈后，部分患者甲状腺回声可基本恢复正常。

3. 在甲状腺弥漫性肿大的基础上可形成增生性结节，部分结节可出现钙化。

4. 甲状腺实质内弥漫性分布点状、分枝状和斑片状血流信号，呈搏动性闪烁，称之为"甲状腺火海"征，为 Graves 病典型表现（图 10-22）。甲状腺上、下动脉扩张，流速加快，血流可呈喷火样。

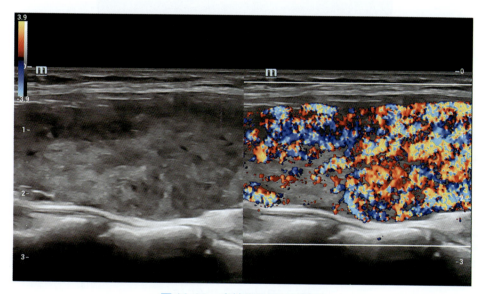

图 10-22　毒性弥漫性甲状腺肿
腺体回声减低，分布不均，血供明显增多呈"火海"样。

【鉴别诊断】

1. 桥本甲状腺炎　具体见桥本甲状腺炎部分。

2. 亚急性甲状腺炎　毒性弥漫性甲状腺肿如表现为局限性不规则斑片状减低，需要与亚急性甲状腺炎相鉴别，但前者低回声区域为高血供，后者通常为中、低血供。

【临床价值】

通过灰阶超声和彩色多普勒血流成像检查，特别是"火海"样血流特征，超声可提示本病，但需结合临床症状和体征及实验室检查结果才能做出明确诊断。

（三）亚急性甲状腺炎

【病理与临床】

亚急性甲状腺炎（subacute thyroiditis，SAT）是一种自限性甲状腺炎，是甲状腺疾病中较为少见的一种,多见于20～60岁的女性。发病初期可有上呼吸道感染的表现,之后受累甲状腺局部疼痛,可放射至下颌、耳部或枕骨部。病程一般持续2～3个月,但也可持续更久。一般可自行缓解消失。

【超声表现】

1. 病变区常缺乏立体感,表现为地图样或泼墨样低回声。疾病早期甲状腺实质内出现单发或多发散在低回声区,部分低回声区相互融合形成低回声带,病灶边界模糊(图10-23)。在疾病发展过程中低回声区互相融合成片状,范围进一步扩大。而在恢复期或后期,病灶逐步缩小,和周围组织回声趋于一致。部分亚急性甲状腺炎患者局灶性片状低回声区可持续数年。

2. 病灶区域内常呈低血供或中等血供,病灶周边血流信号可增多。

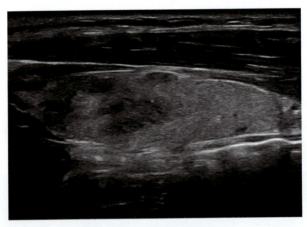

图10-23 亚急性甲状腺炎
病变区边缘模糊,回声减低。

【鉴别诊断】

1. 甲状腺乳头状癌 乳头状癌通常颈部无局部疼痛,超声表现为具有明显占位效应的实性不均质低回声,可见微钙化。可伴有颈部淋巴结转移。

2. 局限性桥本甲状腺炎 无颈部局部疼痛,超声表现为局限性低回声区,但回声水平通常高于亚急性甲状腺炎,也无明显占位效应,但一般该区域血供丰富,可见正常穿行的血管。

【临床价值】

超声结合临床症状和体征,结合血沉等指标,能协助诊断本病,也是随访的重要手段。

六、甲状腺良性结节

(一)结节性甲状腺肿

【临床与病理】

结节性甲状腺肿是弥漫性非毒性甲状腺肿的晚期阶段,表现为滤泡间的纤维组织增生、间隔包绕形成大小不一的结节状病灶。本病一般无明显症状,但肿大的甲状腺可压迫周围组织而产生相应的症状。

【超声表现】

1. 甲状腺正常大小或两侧叶不对称性增大,表面不平整。腺体回声通常稍增粗、增高,分布均匀或不均匀,并可见散在点状或条状回声。

2. 结节多为多发,也可单发,数目变化很大,可分布在一侧腺叶或双侧腺叶,甚至布满整个腺体。结节可表现为各种回声,边缘光整或不光整,常伴有程度不等的囊性变,囊性变区域常出现"彗星尾"伪像。可伴粗钙化或周边钙化(图10-24)。

3.囊性或囊性为主的结节,在囊液吸收或化学药物硬化治疗后,可出现皱缩,呈现恶性结节的特征,即所谓的"木乃伊"结节。

4.结节内部实性成分血供程度通常和结节的大小有关,结节越大,实性成分内部血供越丰富(图10-24)。"木乃伊"结节内部无彩色血流信号。

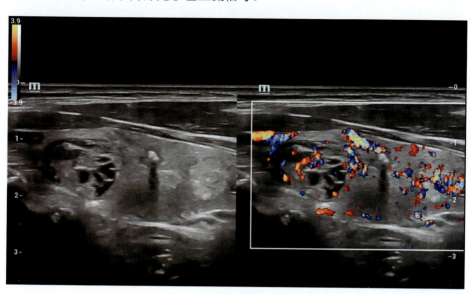

图10-24　结节性甲状腺肿

甲状腺实质内多发囊实性及实性结节,部分结节伴粗钙化,下极实性结节血供较丰富。

【鉴别诊断】

1.滤泡型肿瘤　结节性甲状腺肿的结节如果表现为椭圆形的边缘光整的实性结节,与滤泡型腺瘤或腺癌很难鉴别。有时病理上鉴别诊断也有困难。

2.甲状腺乳头状癌　结节性甲状腺肿的结节如果边缘不规则,甚至垂直位生长,伴有微钙化,有时与乳头状癌鉴别较困难。"木乃伊"结节有时会出现特征性的双层壁结构,结合内部无彩色血流信号,可与乳头状癌相鉴别。更重要的是,如果结合既往超声检查结果,可发现"木乃伊"结节由大变小的病变过程,这是和乳头状癌鉴别最重要的依据。

【临床价值】

超声是本病的首选检查方法。超声在结节性甲状腺肿的随访中具有重要价值,可动态观察结节的生长过程,确定是否需要临床干预,特别是对于胸骨后甲状腺肿。

(二)甲状腺滤泡型腺瘤

【病理与临床】

甲状腺腺瘤是甲状腺滤泡上皮发生的一种常见良性肿瘤,其中滤泡型腺瘤最常见,好发于中、青年女性。少数腺瘤为功能自主性腺瘤,可引起甲亢症状。10%腺瘤可发生癌变。体检时触及单发圆形或椭圆形肿块,质韧,表面光滑,可随吞咽而活动。

【超声表现】

1.多为单发,但常和结节性甲状腺肿等其他类型结节伴随。

2.常呈圆形或椭圆形,水平位生长(图10-25)。

3.边缘光整,可出现较完整薄声晕,即在结节边缘区域出现环状分布低回声或无回声区。

4.内部可以为等回声、低回声或高回声,分布通常均匀。当合并囊性变或出血时,内部可见范围不等的无回声区。较少出现钙化。

5.彩色多普勒血流成像显示肿块内血供程度不等,多数血流信号丰富,偶尔可呈"火球样",周边可见环绕血管(图10-25)。

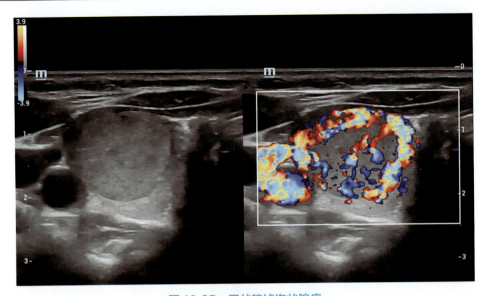

图 10-25　甲状腺滤泡状腺瘤

结节边缘光整,实性低回声,混合型高血供。

【鉴别诊断】

1. 结节性甲状腺肿　具体见结节性甲状腺肿部分。

2. 滤泡型腺癌　两者难以鉴别,有时病理学鉴别也有困难。

3. 桥本甲状腺炎　有时结节形成型桥本甲状腺炎的结节是由淋巴滤泡增生所形成,表现为血供丰富的、边缘光整、低回声结节,与滤泡型腺瘤鉴别较困难。

【临床价值】

超声难以明确滤泡型腺瘤的诊断,但可以动态观察结节的生长速度,并根据生长速度和结节大小确定是否需要临床干预。

七、甲状腺恶性肿瘤

(一)甲状腺乳头状癌

【病理与临床】

甲状腺乳头状癌占甲状腺癌的 90% 以上,女性多于男性,在 30～40 岁女性比例明显增加。乳头状癌可分为多种亚型,包括滤泡型、弥漫硬化型、柱状细胞癌、高细胞癌等。直径 1.0cm 或以下时,称为乳头状微小癌,通常呈惰性生长。临床上大多数乳头状癌常在体检时发现。首先发现颈部淋巴结肿大的患者也不在少数。

【超声表现】

1. 经典型乳头状癌表现为形态不规则,垂直位生长,边界不光整,内部实性,低回声或极低回声,可伴微钙化(图 10-26)。

2. 滤泡型乳头状癌大多和经典型乳头状癌相似,具有恶性超声特征。但也有一部分恶性超声特征不明显,表现为水平位生长、边缘光整的实性结节,内部为低回声或等回声多见,少数出现微钙化。

3. 弥漫硬化型甲状腺乳头状癌表现为甲状腺弥漫性散在微钙化,有时可见边界模糊的可疑肿块,但也可仅见微钙化,无肿块形成。

4. 乳头状癌血供模式和程度与肿瘤大小有关,肿瘤较小时为边缘或边缘为主型低血供,随着肿瘤增大,可表现为混合型血供,血供增加(图 10-26)。

5. 可伴有颈部中央区或外侧区淋巴结转移。转移淋巴结的主要特征包括:形态趋圆、微钙化、囊性变、局灶性高回声，局灶性或弥漫性高血供。

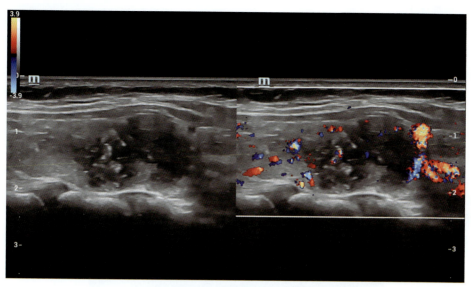

图 10-26　甲状腺乳头状癌
结节边缘不规则，内部呈实性极低回声伴大量微钙化，边缘为主型低血供。

【鉴别诊断】

1．结节性甲状腺肿　具体见结节性甲状腺肿部分。

2．滤泡型腺瘤或腺癌　经典型乳头状癌的超声特征和滤泡型腺瘤或腺癌差异明显，但部分滤泡型乳头状癌和滤泡型腺瘤或腺癌难以鉴别。

3．甲状腺髓样癌　两者的超声特征有时较为相似，但髓样癌伴有降钙素的显著升高。

【临床价值】

根据典型超声特征，超声可对典型的甲状腺乳头状癌进行准确诊断，并通过对相关颈部淋巴结的评估，判断肿瘤的分期，对于指导临床处置有重要意义。

（二）甲状腺滤泡状癌

【病理与临床】

甲状腺滤泡状癌的发病率居甲状腺癌的第二位，占 9.9%～16.9%，女性发病率高于男性。滤泡状癌恶性程度较乳头状癌高，血行转移率高，淋巴结转移少。临床上大多数滤泡状癌表现为单发的无痛性甲状腺结节。

【超声表现】

1．结节常水平位生长，边缘光整，也可呈微小分叶状或不规则，常有声晕。内部多呈实质性，少数囊性为主。肿瘤的回声可能取决于肿瘤内胶质的数量，故可呈等回声或高回声，也可为低回声。一般无微钙化。

2．彩色多普勒血流成像表现为混合型血供，血供通常较丰富。

3．一般不伴有颈部中央区或外侧区淋巴结转移。

【鉴别诊断】

1．结节性甲状腺肿　具体见结节性甲状腺肿部分。

2．滤泡型腺瘤　两者鉴别较为困难，有时病理学鉴别也有难度。

3．髓样癌　部分髓样癌的超声特征和滤泡癌类似，需结合降钙素测定。

【临床价值】

和滤泡型腺瘤类似，超声也难以明确滤泡状腺癌的诊断，鉴别腺瘤与腺癌非常困难，常需要外科手术病理进行确诊。

435

（三）髓样癌

【病理与临床】

甲状腺髓样癌占甲状腺癌的 2.8%～3.3%，约 80% 为散发性，约 20% 为遗传性。女性稍多于男性，随年龄增大，发病率缓慢上升。髓样癌源于滤泡旁 C 细胞，肿瘤间质常有淀粉样物质沉着。初诊时肿瘤局限于甲状腺，少数患者出现吞咽困难、淋巴结转移或喉返神经侵犯表现。降钙素增高是重要的检验指标。

【超声表现】

1. 多数髓样癌具有甲状腺恶性肿瘤超声特征，多数外形规则，多数边缘不规则或模糊。内部为实性，多呈极低回声或低回声。多数肿瘤内可见粗钙化或微钙化强回声（图 10-27）。

2. 一些髓样癌恶性特征不明显，可表现为水平位生长，边缘光整，且部分可出现声晕，内部为均匀的实性回声，不伴有钙化。

3. 彩色多普勒血流成像显示结节呈高血供或边缘为主型血供。

4. 颈部淋巴结转移时，出现相应的超声表现。

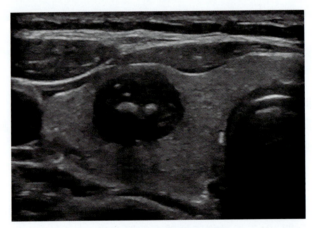

图 10-27　甲状腺髓样癌
结节边缘光整，内部呈实性低回声伴微钙化和粗钙化。

【鉴别诊断】

1. 乳头状癌　经典甲状腺乳头状癌和髓样癌的超声特征相似，需结合降钙素测定进行鉴别。

2. 滤泡型腺瘤或腺癌　典型的髓样癌和滤泡型肿瘤超声表现差异较大，但部分髓样癌和滤泡型肿瘤超声表现相似。

【临床价值】

超声要直接提示髓样癌的诊断有一定难度，但如果结合降钙素测定则很容易建立诊断。超声还可以评估颈部淋巴结转移情况。

（周建桥）

第四节　甲 状 旁 腺

一、解剖和生理概要

甲状旁腺（parathyroid gland）位于甲状腺两侧叶的背面，为黄褐色圆形小体，有薄层结缔组织被膜。成人每个腺体重约 30～50mg，长 3～6mm，宽 2～4mm，厚 0.5～2mm。

甲状旁腺数目和位置变化较大，约 90% 的人有 4 个甲状旁腺，每侧上、下各两个，有的人为 3 个或 5 个腺体。上一对甲状旁腺位置比较恒定，多位于甲状腺侧叶后缘上中 1/3 交界处。下一对甲状旁腺位置变化较大，约 60% 位于甲状腺侧叶下极的后缘（正常位置），可异位于甲状腺胸腺韧带内、纵隔和颈动脉鞘内。

甲状旁腺血供：上一对甲状旁腺由甲状腺上动脉或甲状腺下动脉或两者的吻合支供血，下一对甲状旁腺由甲状腺下动脉发出的分支供血。甲状旁腺的静脉回流同甲状腺，分别回流至颈内静脉和头臂静脉。

甲状旁腺激素分泌：甲状旁腺主细胞分泌甲状旁腺激素（parathyroid hormone，PTH），具有升高血钙、降低血磷的作用。甲状旁腺激素的分泌主要受血钙浓度的负反馈调节，并与甲状腺 C 细胞分泌的降钙素，以及 1,25- 二羟维生素 D_3 共同调节钙、磷代谢，控制血浆中钙、磷水平。

二、超声检查技术

（一）患者准备
检查前患者无须特殊准备。

（二）体位
仰卧位，必要时在颈后垫一小枕使头略向后仰，充分暴露颈部。

（三）仪器
一般使用具有高频线阵探头（5～12MHz）的彩色多普勒血流成像仪。

（四）检查方法
1. 正常位置甲状旁腺的超声检查方法与甲状腺基本相似，检查范围从上颈部到尽可能低的下颈部水平，重点观察甲状腺上下极背侧区域。

2. 由于甲状旁腺位置更深，必要时可以使用频率更低的探头，特别是甲状旁腺明显增大时。

3. 甲状旁腺常异位于甲状腺内、颈动脉鞘内、食管后和胸骨上窝，应仔细扫查。嘱患者做吞咽动作，使病灶提升，同时采用扇形探头（扫查方向朝向足侧）在胸骨上窝和锁骨上方进行探测，有可能发现异位于胸骨或锁骨后方的病灶。

三、正常超声表现

由于正常甲状旁腺体积过小（平均大小 5mm×3mm×1mm），且与周围组织不能形成良好的反射界面，超声有时显示困难。正常甲状旁腺回声与甲状腺相近或略高，多为边界清楚的卵圆形或圆形的均匀低回声或中高回声，内部一般无明显的血流信号。

四、甲状旁腺良性疾病

甲状旁腺功能亢进分为原发性、继发性及三发性。原发性甲状旁腺功能亢进患病率为 1/7 000，女性多见，约为男性的 2～3 倍。临床表现为肾结石、胃溃疡、骨代谢异常以及精神症状。实验室检查高血钙、低血磷及血 PTH 升高。常见病因为甲状旁腺腺瘤、甲状旁腺增生、甲状旁腺癌及甲状旁腺囊肿。继发性甲状旁腺功能亢进是甲状旁腺长期受低血钙、低血镁或高血磷的刺激，导致甲状旁腺增生，分泌过量的 PTH，多继发于慢性肾衰竭、低血钙、骨组织对 PTH 的抵抗、佝偻病及吸收不良综合征，血 PTH 升高而血钙不高。三发性甲状旁腺功能亢进是指长期低钙刺激后，甲状旁腺开始自主产生高水平的 PTH，导致血钙升高。多发性内分泌腺瘤病（multiple endocrine neoplasia，MEN）是一种累及两个或两个以上内分泌器官的遗传性综合征，分为 3 型，其中 MEN I 和 MEN II 可以累及甲状旁腺引起甲状旁腺功能亢进。

甲状旁腺功能减退通常发生于颈部手术后，也可由腺体的自身免疫破坏和其他少见疾病引起。

（一）甲状旁腺腺瘤

【病理与临床】

在原发性甲状旁腺功能亢进患者中，80%以上由甲状旁腺腺瘤（parathyroid adenoma）引起。腺瘤可以单发，也可以是多发性内分泌腺瘤病的一部分。多见于女性，以40～60岁多见。可引起钙、磷代谢障碍而导致骨质疏松、脱钙及骨折。

【超声表现】

1. 正常位置的肿瘤位于甲状腺与颈长肌、颈总动脉与气管之间。

2. 肿瘤为椭圆形、三角形或不规则形，其长轴与身体矢状面平行。

3. 肿瘤单发多见，为均匀低回声，边界清晰、规则，可见高回声包膜，少数可伴有钙化灶或囊性变。

4. 肿瘤与甲状腺之间可见双层中强回声带，可能为甲状腺被膜与腺瘤的包膜。

5. CDFI　肿瘤前缘常有明显的血管绕行，并可见多条动脉分支进入瘤体内，大多数病灶内部血供丰富，10%无血流（病变小于1cm）（图10-28）。

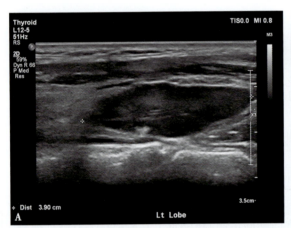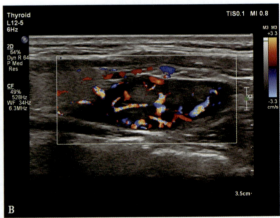

图10-28　正常位置的甲状旁腺腺瘤

A. 甲状腺左叶下极下方可见低回声，长3.9cm，边界清；B. CDFI见丰富血流信号。

【鉴别诊断】

1. 甲状旁腺占位应与甲状腺结节和颈部气管旁淋巴结相鉴别　甲状腺结节位于甲状腺轮廓的包膜内，但是带蒂的甲状腺结节常引起诊断困难。气管旁淋巴结常倾向于多发，并排列成链状，同时可观察到淋巴结门和门型血流。

2. 甲状旁腺腺瘤与增生的鉴别　腺瘤常为单发，而增生常为多发；腺瘤一般大于2cm，而增生一般小于2cm。

3. 甲状旁腺腺瘤与腺癌的鉴别　腺癌少见，根据肿瘤体积大，内部回声明显不均、有钙化灶、侵犯邻近解剖结构、血流异常丰富及颈部淋巴结转移癌，有助于提示腺癌。

（二）甲状旁腺增生

【病理与临床】

约10%原发性甲状旁腺功能亢进是由原发性甲状旁腺增生（parathyroid hyperplasia）所致，而对于继发性增生，则于慢性肾脏疾病的患者较为常见。增生常累及多个腺体。引起钙、磷代谢障碍而引起骨质疏松、脱钙及骨折。

【超声表现】

可显示数个甲状旁腺不同程度增大，形态呈椭圆形或不规则形，内部为均匀低或等回声，一般无囊性变或钙化灶。CDFI：血供不如腺瘤丰富（图10-29）。

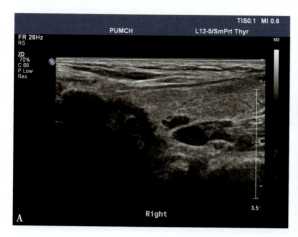
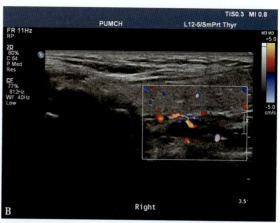

图 10-29 甲状旁腺增生

A. 颈部纵切灰阶图像，甲状腺右叶中部后方低回声，呈分叶状；B. CDFI 可见条状血流。

【鉴别诊断】

见甲状旁腺腺瘤的鉴别诊断。

（三）甲状旁腺囊肿

【病理与临床】

一种类型是单纯的甲状旁腺囊性病变，是由胚胎发育过程中第三或第四腮囊残留或者甲状旁腺由于胶体的贮留造成微小囊腔的增大而形成。第二种类型是甲状旁腺腺瘤的坏死或囊性变。两种类型囊液中 PTH 的水平均很高，都可导致高血钙。

【超声表现】

甲状旁腺区域可见无回声，有时囊内可见分隔（图 10-30）。

【鉴别诊断】

与甲状腺囊肿的鉴别诊断，主要依靠位置鉴别，难以鉴别时，超声引导下针吸细胞学检查可以明确诊断。

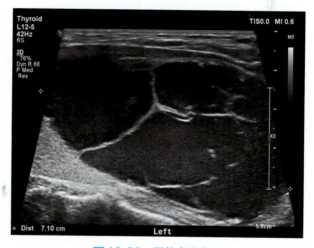

图 10-30 甲状旁腺囊肿

甲状腺左叶下极下方见无回声，内见多个分隔及点状回声。

五、甲状旁腺恶性肿瘤

（一）病理与临床

甲状旁腺癌（parathyroid carcinoma）占原发性甲状旁腺功能亢进患者的 2%～4%，发病年龄较腺瘤略低，平均 44 岁，发病率无性别差异。大多数甲状旁腺癌是功能性的，可引起钙、磷代谢障碍而导致骨质疏松、脱钙及骨折。甲状旁腺癌还可以侵犯周围组织器官而引起相应的临床表现。无功能性癌较少。

（二）超声表现

1. 肿瘤较大，形态不规则或呈分叶状。

2. 内部为不均匀低回声，可伴有囊性变或钙化灶。

3. 肿瘤可侵犯邻近的解剖结构。

4. CDFI 癌灶内部及周边血供丰富，分布不规则。

5. 可发现同侧颈部淋巴结转移癌（图 10-31）。

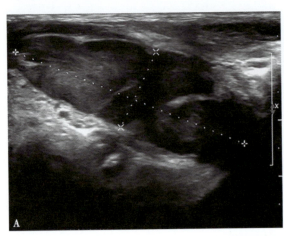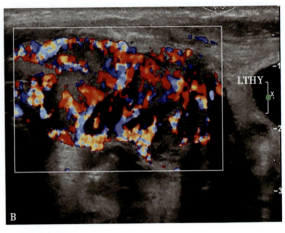

图 10-31　甲状旁腺癌

A. 甲状腺右叶下极下方见低回声，分叶状，内部回声不均；B. CDFI 见丰富的血流信号。LTHY：甲状腺左叶。

（三）鉴别诊断

见"（一）甲状旁腺腺瘤"的鉴别诊断。

六、超声对甲状旁腺疾病的临床价值

高频彩色多普勒血流成像可显示 5mm 左右的甲状旁腺病灶，诊断敏感性达 90% 以上，已成为引起甲状旁腺功能亢进的肿物术前定位的首选检查方法。如在颈部反复探测，未发现肿大的甲状旁腺，大致能排除正常位置的甲状旁腺病变，但可能会遗漏小的病灶；如甲状旁腺功能亢进诊断明确，而超声在颈部未发现异常增大的甲状旁腺，则需辅以 CT 成像、核素成像技术等检查手段寻找异位甲状旁腺病变。超声引导下针吸细胞学检查可以明确诊断。

（张　青）

第五节　乳　　腺

一、解剖和生理概要

女性乳腺（breast）呈半球形，位于第 2～6 前肋浅筋膜的浅、深层之间，内至胸骨旁，外可达腋中线。内侧 2/3 位于胸大肌之前，外侧 1/3 位于前锯肌表面。乳腺的中央圆形突起为乳头，乳头周围色泽较深的区域称为乳晕。乳腺由浅入深依次为皮肤、皮下组织、腺体层、腺体后组织。乳腺组织由 15～20 个腺叶构成，每个腺叶又可分为若干小叶，每一腺叶发出一个输乳管，末端开口于乳头。乳腺腺叶与输乳管都以乳头为中心，呈放射状排列，脂肪与结缔组织充填于乳腺腺叶、输乳管之间。乳腺腺叶间结缔组织中有许多与皮肤垂直的纤维束，一端连于皮肤和浅筋膜浅层，一端连于浅筋膜深层，称乳腺悬韧带或 Cooper 韧带。

从组织学的角度来看，乳腺由主质和间质共同构成。主质包括乳腺导管系统和小叶；间质由脂肪、纤维结缔组织、血管、淋巴管、神经及平滑肌构成。乳腺小叶是构成乳腺的基本单位，由小叶内末梢导管、腺泡和小叶内间质组成。由末梢导管和小叶共同构成末梢导管小叶单位（terminal ductal-lobular unit, TDLU），此处是各种乳腺增生性病变及乳腺癌的主要发生部位。乳腺结构随着年龄、激素水平、生理情况变化而有所不同，在妊娠、哺乳期时乳腺小叶和导管高度增殖，而在绝经后腺体组织逐渐萎缩，代之以结缔组织。

二、超声检查技术

（一）患者准备

检查前患者无须特殊准备。

（二）体位

一般取仰卧位，双手上举至头上，充分暴露乳腺及腋窝等部位。检查乳腺外侧象限时，可侧卧位；若乳腺较大，检查乳腺下部时，需用手向上托起乳腺。

（三）仪器

多选用 7.5～12MHz 的高频线阵探头，若观察表浅细小病变，需提高探头频率或在皮肤与探头之间使用多量耦合剂，有条件时可使用耦合垫。若观察较大的乳腺肿块或硅胶充填物等，使用低频探头能更好地显示全貌，便于准确测量和整体特征的观察。一般来说，在满足一定深度超声穿透力前提下，应尽可能采用最高的频率检查，以提高图像的分辨率。

检查时应根据病灶位置调节图像的深度，使病灶居于图像深度的 1/2 处。深度过深将致使图像过小，直接影响病灶细节的显示，聚焦应位于病灶处。增益的调节可参照脂肪组织的回声，脂肪组织回声不可过低，否则容易漏诊低回声的乳腺病灶。

（四）检查方法

由于乳腺腺体范围较大，应按一定的顺序对整个乳腺进行完整扫查，防止遗漏。一般先右后左，对于每一侧乳腺，可以顺时针或逆时针顺序，以乳头为中心向外做辐射状扫查；或者使用连续的横切、纵切的顺序，从上到下、从左到右逐一切面扫查。扫查速度不能太快，内侧扫查应达胸骨，外侧扫查达腋中线，上、下界扫查直至乳腺结构完全消失，注意乳腺中央区不要遗漏。扫查时，相邻两切面要有重叠，尤其是变换体位时应与已扫查切面有部分重叠。最后还应探查双侧腋窝，观察腋窝淋巴结及是否有副乳等。

超声标准切面及测量：经乳腺腺体最厚处的纵、横切面，通常于乳腺外上象限处取得。在此切面上测量乳腺最大前后径，即厚度。乳头下方主导管长轴切面，测量乳头下方主导管宽度。

如果超声检查发现了乳腺病灶，应对其位置进行准确、标准地描述，描述内容包括：右侧/左侧；时钟方向显示肿块所在方向；肿块近乳头边缘距乳头的距离，乳头中心点是体表定位的可靠标志，例如右乳外上象限 10 点钟距乳头 3cm 处。

超声检查注意事项：①正常乳腺应双侧对称，因此如果怀疑腺体或者乳头结构有异常，应同时观察对侧乳腺的相应部位。②探查乳腺时探头应轻放于皮肤上，不宜加压，以免改变肿块形态、位置等，特别是探查肿块内血流时，加压会使小血管不显示。尤其是对位置表浅的乳腺病灶，更应避免加压。③探查乳腺腺体组织的同时，应观察前后脂肪层、Cooper 韧带等的形态，注意是否有病变。

三、正常超声表现

因乳腺的发育程度，腺体层厚度差异较大，尚无统一的正常值标准。腺体回声与年龄、乳腺发育程度、所处的生理期，如青春期、性成熟期、妊娠期、哺乳期及绝经期等有关，应双侧对比，以便判断是否有异常。

（一）灰阶超声

高频超声能够清晰显示乳头、皮肤、皮下组织、乳腺腺体、乳腺后间隙、胸壁肌层及肋骨等结构（图 10-32）。

声像图显示乳头为均匀中等回声，其后方常伴有声影，声影主要由乳头的结缔组织和乳晕下乳腺导管周围组织引起，声影会影响乳晕区的声像图质量，为获得清晰图像可使用足量耦合剂填平乳头与超声探头之间的间隙，获得良好的声窗，并将探头置于乳头旁，倾斜一定角度检查乳头后方。

皮肤显示为界面反射形成的两条细线状强回声和夹在中间的真皮形成的中等水平回声带，它的正常厚度<2mm。在创伤、炎症、肿瘤等疾病时，皮肤厚度、形态会发生改变。

皮下脂肪层位于皮肤与乳腺腺体层之间，脂肪小叶为低回声，有细线状强回声被膜。Cooper韧带在皮下脂肪层中显示最清晰，表现为中等回声的条索状结构与皮肤和浅筋膜浅层相连。

乳腺腺体层，在皮下脂肪层下方，回声比皮下脂肪层强，声像图表现因其内分布的乳腺小叶和导管，以及脂肪、纤维组织的量不同而变化。乳腺小叶和导管呈低回声，乳腺导管从乳晕呈放射状进入腺体层，宽度一般<2mm，哺乳期增宽。脂肪、纤维组织回声高于乳腺的腺体组织回声。

乳腺腺体后脂肪层通常比皮下脂肪层薄，胸大肌紧邻其后方。部分女性腺体后间隙因脂肪层薄而分界不清。

胸壁肌层为低回声，内线状高回声为肌纤维束膜回声。肋骨为片状强回声，后方回声衰减。

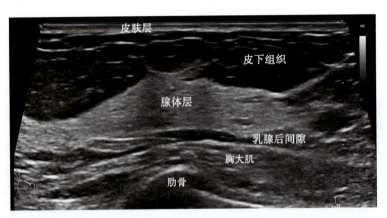

图10-32　乳腺各层组织声像图

（二）彩色多普勒血流成像

灵敏度高及空间分辨率高的超声仪器，可以显示乳腺血管，其走行是从乳腺的深面向皮下组织的方向，在皮下脂肪层内常可见乳腺血管与Cooper韧带的走行方向平行。在乳头附近血流信号最丰富。

四、乳腺炎性病变

（一）急性乳腺炎

急性乳腺炎（acute mastitis）是乳腺的急性化脓性感染。多发生于哺乳期女性，尤其是初产妇，也可见于其他年龄女性。

【病理与临床】

病因主要是乳汁的淤积和细菌的侵入。乳腺导管阻塞是一个主要的易感因素，细菌通过伤口或乳头裂缝进入乳腺导管。临床表现有不同程度发热，患处乳腺红肿、疼痛，乳腺肿块及患侧腋下淋巴结肿大。

1. 灰阶超声

（1）乳腺炎初期：有时可见乳汁淤积，表现为斑片状低回声或较强回声，内部回声不均，病变与周围正常组织无明显分界。

（2）脓肿形成期：病变所在处的皮肤增厚、水肿，病灶内可见形态不规则的无回声或弱回声，边界较清晰，可见漂浮的点状回声，探头加压可见液体流动。液化不完全时，内部回声不均（图10-33）。

2. 彩色多普勒血流成像　炎症期彩色多普勒血流成像可见病灶内及周边有较丰富血流信号。脓肿形成后，内无血流信号，周边及未完全液化的部分有较丰富的血流信号。

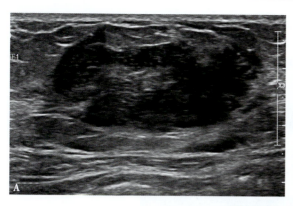
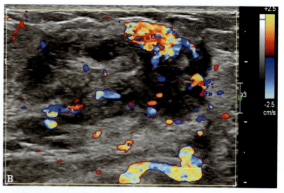

图10-33 急性乳腺炎

A.乳腺脓肿边界清晰,形态较规则,内部回声不均,可见点状强回声;B.彩色多普勒血流成像显示病灶内及周边血供丰富。

【鉴别诊断】

乳腺炎不同阶段应与乳腺血肿、乳腺囊肿、乳腺癌等鉴别诊断。发生于非哺乳期的急性乳腺炎,不易与浆液性乳腺炎鉴别,浆液性乳腺炎病程长,感染症状不重。

（二）非哺乳期乳腺炎

非哺乳期乳腺炎中最常见的是浆细胞性乳腺炎,好发于经产妇,以大量浆细胞浸润为特征性病理表现。

【病理与临床】

病因主要是乳头内陷、乳腺外伤、炎症、内分泌失调等引起的导管引流不畅、分泌物淤积。

灰阶超声 病灶大小不一,多数病灶形态不规则,部分边界不清,内探及点状强回声(图10-34)。当脓肿内液化不全时,病灶可表现为回声不均低回声、无回声混合存在。少数较小的病灶可自行完全吸收为瘢痕所替代,形成边界不清的中低回声结构,后方回声衰减。

【鉴别诊断】

慢性乳腺炎超声表现有时难以与乳腺癌鉴别,尤其当患者的炎症相关临床症状不明显时更难鉴别,往往需要进行穿刺活检明确诊断。

【临床价值】

多数情况下,临床医师可根据患者的典型临床症状,及时、正确地判断急性乳腺炎,无须进行超声检查。但是,超声检查可辅助判断乳腺炎是否有脓腔形成,观察脓腔的大小以及是否为多发病灶等;也可对保守治疗者随访,观察疗效,及时判断是否需要切开引流或置管引流。

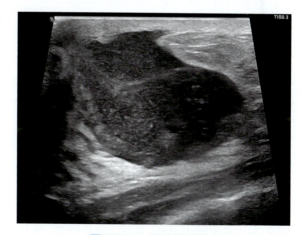

图10-34 浆液性乳腺炎

乳腺脓肿边界欠清晰,形态不规则,内可见散在点状强回声。

五、乳腺增生性病变

（一）病理与临床

乳腺增生症是最常见的乳腺疾患,好发年龄为30～50岁。本病的发生与内分泌紊乱有关,尤其是雌激素增高。临床症状与体征包括:双侧乳腺周期性胀痛,月经前3～4d疼痛加剧,月经来潮后症状减轻。可触及多个大小不等的质韧结节,与周围组织分界不清,多呈圆形或条索状。在病理组织学上,乳腺增生症是一组以乳腺主质和间质不同程度增生为主要表现的病变,表现为乳腺小导管增生、扩张形成囊腔,导管及腺泡周围纤维组织增生及淋巴细胞浸润。

(二)超声表现

1.灰阶超声

(1)乳腺腺体局限性增厚杂乱,回声减低,呈片状或结节状,无明显包膜,可伴导管不同程度扩张。

(2)乳腺腺体内可见多个大小不等无回声区,边界清,后方回声增强(图10-35)。

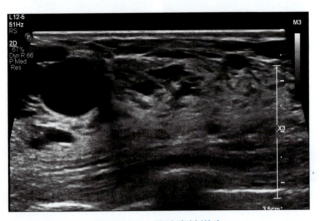

图10-35 乳腺囊性增生
乳腺腺体内可见多个无回声区,壁薄,后方回声增强。

2.多普勒超声
增生的腺体或结节内部分可见点状血流信号。囊性结节内无血流信号显示。

(三)鉴别诊断

乳腺瘤样增生,需与乳腺纤维腺瘤、导管内乳头状瘤、乳腺癌相鉴别。鉴别困难时,应予超声造影或超声引导下穿刺活检。

(四)临床价值

对于临床症状典型者或触诊有乳腺结节、界限不清的片状增厚区患者,超声可以进行有针对性的检查,有助于判断临床触诊异常的原因。对于年龄大、病灶不规则、近期长大的结节,可行乳腺超声造影或超声引导下穿刺活检,帮助乳腺癌的早期发现。

六、乳腺良性病变

(一)乳腺纤维腺瘤

【病理与临床】

乳腺纤维腺瘤(breast fibroadenoma)系良性肿瘤,常见于生育年龄的女性,特别是30岁以下的女性。常表现为无痛、实性、边界清楚、生长缓慢的孤立性结节,触之可移动。部分患者可在同侧或双侧、同时或不同时发生多发性结节。随着影像学的广泛应用,许多临床触诊不到的纤维腺瘤也被发现。乳腺纤维腺瘤常有完整包膜,可呈分叶状,腺体成分较多者,质地软;纤维成分较多者,质地硬。病程长的纤维腺瘤可发生玻璃样变、黏液变性和钙化。

【超声表现】

1.灰阶超声(图10-36)

(1)肿块呈圆形、椭圆形或分叶状。

(2)边界清晰,有完整包膜。

(3)多数内部回声均匀,部分伴粗大钙化灶。

（4）肿块可有侧方声影。

（5）与周围组织无粘连，加压时，可被轻度压缩。

2. 多普勒超声　较小的纤维腺瘤往往无明显血流信号；较大的肿瘤内及周边可见血流信号，周边的血流信号多呈环绕走行，有时可见有细小分支进入结节内，血流信号走行及形态均规则。脉冲波多普勒可测及低速低阻动脉血流频谱。

【鉴别诊断】

多数纤维腺瘤有典型的超声声像图表现，结合患者的年龄与临床特征，可明确做出诊断。但有的乳腺纤维腺瘤包膜不明显，有变性和钙化的时候要注意鉴别诊断。乳腺囊肿为无回声，后方回声增强。叶状肿瘤常发生在中年，肿瘤体积较大，有假包膜，呈分叶状。乳腺癌肿块多呈浸润性生长，形态不规则，无包膜，边缘呈毛刺状，肿块纵径大于横径。

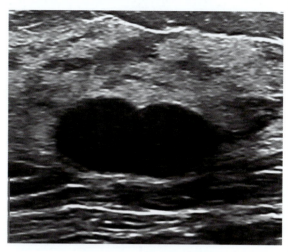

图 10-36　乳腺纤维腺瘤

乳腺腺体内低回声结节，呈椭圆形，边界清晰，包膜光滑，内部回声均匀，可见强回声，结节后方无衰减、有侧方声影。

【临床价值】

对于年轻女性，活动度好、超声声像图典型的纤维腺瘤，超声往往可以做出准确的诊断，且可对未手术的病变进行定期随访，以判断结节的大小、形态有无改变。超声还可以发现较小、位置较深的临床触及不到的纤维腺瘤。

（二）乳腺导管内乳头状瘤

【病理与临床】

乳腺导管内乳头状瘤（intraductal papilloma of the breast）是乳腺良性上皮性肿瘤，可分为位于大导管内的中央型和末梢导管小叶单位的外周型。基本病理是导管上皮和间质增生，形成有纤维脉管束的乳头状结构。中央型乳头状瘤可发生于任何年龄，但大多见于 40～50 岁之间，单侧乳头溢液特别是血性溢液是最常见的临床症状，少数病例可在乳晕区触及肿块。外周型乳头状瘤常无明显的临床症状，常因 X 射线或超声检查而发现。

【超声表现】

1. 灰阶超声

（1）典型的表现为病变导管囊状扩张呈无回声，内可见乳头状低回声或中等回声结节（图 10-37）。

（2）导管内乳头状瘤常表现为乳晕处的导管扩张，管腔内可见结节状突起。

（3）部分导管内乳头状瘤为低回声的实性结节，无导管扩张，尤其是外周型导管内乳头状瘤。

2. 多普勒超声　导管内乳头状瘤内可见较丰富血流或无明显血流信号。

【鉴别诊断】

导管内乳头状瘤应与乳腺囊性增生鉴别诊断，后者扩张的导管或囊性结节内无乳头状实性回声。较大的导管内乳头状瘤应与导管内乳头状癌相鉴别，后者病变通常较大，实性成分多，而且形态不规则，基底宽，血流丰富。

【临床价值】

对单侧乳头溢液、血性溢液患者，超声是首选的影像学检查方法。扩张的导管内透声差或发现小结节时，可通过超声造影协助明确性质，必要时穿刺活检。导管内乳头状瘤是癌前病变，需及时进行手术治疗。

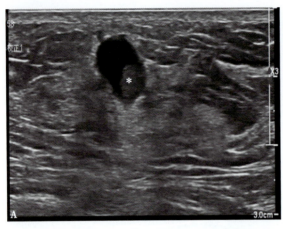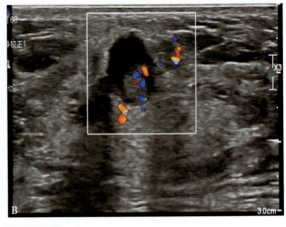

图 10-37　乳腺导管瘤

A. 乳腺导管扩张呈囊状，内可见乳头状中等回声（星号）；B. 彩色多普勒血流成像：实性部分内可见较丰富血流。

七、乳腺恶性肿瘤

（一）病理与临床

乳腺癌（breast carcinoma）是起源于乳腺上皮的恶性肿瘤，常起源于末梢导管 - 小叶单位的上皮细胞。乳腺癌已成为我国女性发病率最高的恶性肿瘤。患者常因扪及乳腺肿块、疼痛或发现乳头溢液、乳头回缩等就诊。随着影像学检查的普遍开展，越来越多的无症状乳腺癌患者被发现。乳腺癌的组织学形态较为复杂，类型多，一个肿瘤内可以出现两种以上的组织病理学类型。临床常见的乳腺癌包括导管原位癌和浸润性癌等。

1. 导管原位癌　导管原位癌是一种多数发生在终末导管小叶单位的非浸润性癌，超声表现为局部导管结构紊乱、导管扩张或导管内实质性回声，扩张导管内及周围常有微小钙化（图 10-38），为组织坏死产生的钙盐沉积。高频超声能够清晰地显示低回声团块内的点状强回声，多为簇状分布，直径约 0.2～0.5mm，其后方无声影。乳腺 X 射线摄影对微小钙化的敏感性优于超声。

2. 浸润性癌　浸润性癌是最常见的乳腺癌类型。常见类型为浸润性导管癌和浸润性小叶癌；特殊类型浸润癌（如小管癌、黏液癌等）临床较少见，恶性程度较低，预后较一般性浸润癌好。

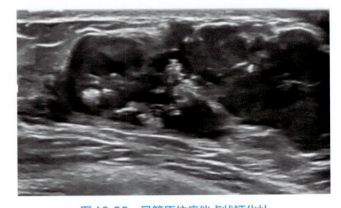

图 10-38　导管原位癌伴点状钙化灶

乳腺导管结构紊乱，可见条状低回声内散在点状强回声，其后方无声影。

（二）超声表现

1. 灰阶超声（图 10-39）

（1）直接征象：肿瘤的边界特征多样，可呈毛刺状、成角或分叶，部分周围有薄厚不一的强回声晕。毛刺征及周边强回声晕是乳腺癌向周围组织浸润生长的典型特征。形态不规则是乳腺癌最为常见的表现，是诊断乳腺癌敏感性最高的超声征象。部分小乳腺癌仅表现为形态不规则，而缺乏其他典型恶性征象。乳腺癌内部多呈低回声，小肿瘤常呈均匀低回声，较大肿瘤可能因内部出血、坏死而出现内部回声不均匀甚至囊性成分。由于肿瘤生长不平行或垂直于乳腺腺体轴向生长,纵横比>1,尤其常见于体积较小的乳腺癌。部分乳腺癌可出现后方回声衰减,内可见斑片状或点状钙化灶。

（2）间接征象:包括Cooper韧带连续性中断,皮肤水肿、增厚和腋窝淋巴结肿大、形态失常等。

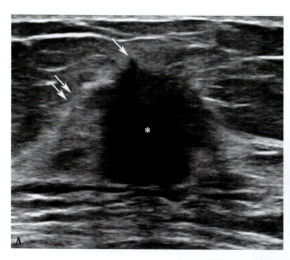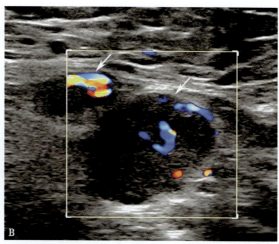

图10-39　浸润性乳腺癌伴腋窝淋巴结转移

A.乳腺腺体内低回声团块(星号),边界不清,形态不规则,呈毛刺征(单箭头),周边可见厚薄不均的强回声晕环绕(双箭头),后方回声衰减;B.腋窝见肿大的淋巴结(箭头),淋巴结结构失常,内探及周边型血流信号。

2.多普勒超声　多数乳腺癌血流丰富,尤其是肿瘤体积较大时。肿瘤周边可见粗大的穿入型动脉血流,血流形态不规则,失去了正常的树状分支结构,呈盲端囊状扩张,常提示肿块恶性可能性大。乳腺癌动脉血流多表现为高速、高阻的频谱特点。

（三）鉴别诊断

乳腺癌的超声表现多样,需与乳腺增生性病变、炎性病变、乳腺纤维腺瘤等多种良性病变以及其他恶性肿瘤病变鉴别,乳腺癌与乳腺良性病变的鉴别诊断是乳腺超声中最重要的内容。

（四）临床价值

随着高频超声的广泛应用,多数乳腺癌可显示出典型的恶性超声声像图特征,尤其是超声造影及弹性成像等超声新技术的应用,乳腺癌超声诊断准确性明显提高。超声尤其适用于致密性乳腺腺体女性、年轻女性、妊娠或哺乳期女性。但是乳腺X射线摄影可检出部分以微小钙化为唯一表现的早期乳腺癌。乳腺癌术后随访时,超声不仅可观察乳腺和腋窝淋巴结有无复发和转移,还可以评估有无肝脏、腹腔以及远处淋巴结等转移。超声引导穿刺活检可进一步明确病灶性质。超声引导下乳腺结节微创手术切除和消融治疗已广泛应用于临床。

（卢　漫）

第六节　阴　囊

一、解剖和生理概要

阴囊容纳睾丸、附睾和末段精索,左右两侧阴囊内容物由阴囊中隔分隔。阴囊壁自外向内依次为皮肤、肉膜、精索外筋膜、提睾肌、精索内筋膜和睾丸鞘膜壁层。

睾丸呈卵圆形,除睾丸后缘外,其余部分由鞘膜脏层包裹。鞘膜脏层、白膜和血管膜共同构成睾丸被膜。白膜自睾丸后缘向内突入睾丸实质,形成条索状睾丸纵隔,其内有睾丸网。睾丸鞘膜腔由鞘膜脏层和鞘膜壁层围成,内有少量液体。

附睾分为头部、体部和尾部,主要由附睾管组成。输出小管连接睾丸网和附睾管,大部分位于附睾头内。睾丸鞘膜脏层覆盖附睾头部和体尾部侧面。

精索出皮下环后,连于睾丸附睾,内包含动脉、蔓状静脉丛及输精管等,精索鞘膜包裹其表面。睾丸附睾附件分别附着于睾丸上极和附睾头,形态多样(图10-40)。

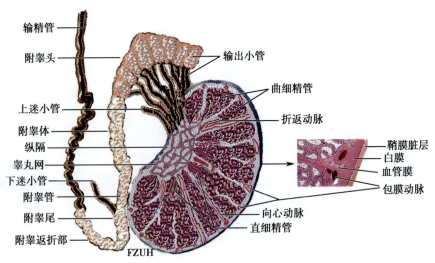

图 10-40　正常睾丸附睾解剖示意图

睾丸及附睾的血液主要由睾丸动脉和输精管动脉供应。睾丸动脉为腹主动脉的分支,在睾丸上方分为睾丸支和附睾支。大多数睾丸支在睾丸包膜下延为包膜动脉,少数延为穿隔动脉;包膜动脉分出向心动脉,分布于大部分睾丸。附睾支进入附睾头。输精管动脉为膀胱下动脉的分支,分布于睾丸下极和附睾体尾部。

蔓状静脉丛收纳睾丸附睾的血液,上行逐渐汇合成数条精索内静脉,左侧精索内静脉汇入左肾静脉,右侧精索内静脉汇入下腔静脉。精索外静脉主要收纳提睾肌及其周围组织的血液,沿蔓状静脉丛后方上行,汇入髂外静脉。重度精索静脉曲张,蔓状静脉丛内的血液可经交通支分流入精索外静脉。

睾丸既有生精功能,又具有合成和分泌雄激素的功能。附睾具有吸收睾丸液,分泌附睾液,促进精子成熟,储存、运送精子等功能。

二、超声检查技术

(一)患者准备
患者一般无须特殊准备,适当充盈膀胱利于盆腔内隐睾的显示。

(二)体位
患者受检时,充分暴露外阴部,一般取仰卧位检查,对于精索静脉曲张应加站立位检查。

(三)仪器
使用彩色多普勒血流成像诊断仪,多选用9～15MHz频率的线阵探头,而对于阴囊明显肿大的患者须选用3～6MHz频率的凸阵探头,将仪器调至小器官或阴囊条件。

(四)检查方法
用灰阶超声全面观察阴囊壁、睾丸、附睾、附件、鞘膜腔及精索的形态和内部回声,必要时测量其大小。应用彩色多普勒血流成像观察睾丸、附睾及精索的血流分布、方向,必要时应用脉冲多普勒检测其血管的血流动力学信息。为了避免漏诊，应进行多切面和双侧对照扫查。可嘱患者做 Valsalva 动作，以利于精索静脉曲张及隐睾的诊断。

三、正常超声表现

（一）灰阶超声

阴囊壁厚薄均匀，呈中等回声，部分正常人的睾丸鞘膜腔内可见到少量液体。

睾丸纵切面呈卵圆形，横切面呈近圆形。睾丸被膜光滑，呈线状高回声，实质呈中等回声，分布均匀。睾丸纵隔纵切面呈条索状，横切面呈近圆形，位于睾丸后外侧缘，呈高回声。

附睾附着于睾丸后外侧，纵切面头尾部膨大、体部狭小，横切面呈扁圆形或圆形。头部呈中等回声，体尾部回声略低于睾丸实质（图 10-41）。

精索纵切面呈条索状，横切面呈圆形。精索内可见到数条管状结构，上段走行较平直，末段可略迁曲。精索呈高回声，分布不均匀。

睾丸及附睾的附件形态多样，可带蒂，内部多呈中等回声，少数呈无回声。睾丸鞘膜腔积液时，附件容易显示（图 10-42）。

（二）彩色与脉冲波多普勒超声

睾丸动脉位于蔓状静脉丛内，血流信号明亮。包膜动脉沿睾丸被膜下分布，多呈弧形血流束，穿隔动脉走行平直。向心动脉呈点状或条状血流信号。附睾内可显示点状、短棒状血流信号。平静呼吸时精索内静脉、蔓状静脉丛内血流不易显示，深吸气时可见血液回流。睾丸动脉及其分支的血流频谱均为低速低阻型。

（三）睾丸附睾测量方法及正常参考值

取睾丸最大纵切面和横切面，分别测量长径、厚径和宽径，正常成年人睾丸长径约 3.5～4.5cm，厚径约 1.8～2.5cm，宽径约 2～3cm。取附睾最大纵切面，分别测量头部、体部和尾部的厚径，正常成年人附睾头部的厚径小于 1cm，尾部的厚径小于 0.8cm。

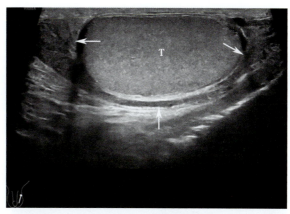

图 10-41 正常睾丸附睾

睾丸附睾纵切，睾丸（T）呈卵圆形，附睾头部（横箭头）、尾部（斜箭头）膨大，体部狭小（竖箭头）。

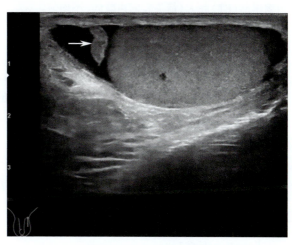

图 10-42 正常睾丸附件

睾丸鞘膜腔内可见少量液体，附件（箭头）形态不规则，呈中等回声。

四、阴囊急症与炎性疾病

（一）急性睾丸、附睾炎

【病理与临床】

急性附睾炎（acute epididymitis）临床上多见，主要是因细菌通过输精管逆行感染所致。急性睾丸炎（acute testitis）少见，主要继发于流行性腮腺炎或并发于急性附睾炎。附睾局部或弥漫性肿大，和/或睾丸弥漫性肿大，组织水肿、充血，严重者可形成脓肿，多见于附睾尾部。临床多表现为阴囊急性肿大、发红、疼痛，单侧多见。

【超声表现】

1. 灰阶超声 急性附睾炎多局限于附睾尾部，少数表现为附睾弥漫性肿大，炎症区域多呈不均匀低回声（图10-43），脓肿形成时，炎症区内可见含细点状回声的液性区，边界不清晰。急性睾丸炎时，睾丸弥漫性肿大，回声不均匀，睾丸脓肿少见。患侧阴囊壁增厚，回声不均匀，多伴发精索增粗，睾丸鞘膜腔少量积液。

2. 多普勒超声 炎症区域血流信号明显增多，附睾炎血流分布不均匀，睾丸炎血流呈放射状分布（图10-44）。睾丸内动脉血流频谱呈高速低阻型。

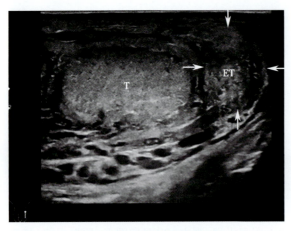 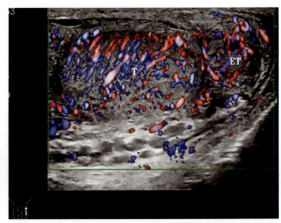

图10-43　急性睾丸附睾炎
阴囊纵切，睾丸（T）体积无增大，实质回声尚均匀，附睾尾部（ET）肿大（箭头），回声减低、不均匀。

图10-44　急性睾丸附睾炎
阴囊纵切，睾丸（T）、附睾尾部（ET）血流信号明显增多。

【鉴别诊断】

急性睾丸炎应注意与睾丸扭转后松解相鉴别，两者均可表现为睾丸内血供增多，但前者疼痛明显，而后者疼痛明显减轻。急性睾丸、附睾炎应注意与睾丸、附睾结核相鉴别，后者多有反复发作病史、结核病史。

【临床价值】

彩色多普勒血流成像检查是阴囊急症病因诊断与鉴别诊断的首选方法，其可明确炎症的部位、范围及程度。急性睾丸炎患者如出现症状加重，且超声随访提示睾丸血供明显减少，则要排除睾丸缺血坏死的可能。

（二）睾丸附睾结核

【病理与临床】

睾丸结核（tuberculosis of testis）、附睾结核（tuberculosis of epididymis）大多继发于泌尿系统结核，以附睾尾部结核多见。结核病灶可局限于附睾尾部或头部，也可弥散于整个附睾，严重者，蔓延至睾丸、阴囊壁。病理改变有结核性肉芽肿、干酪样坏死、脓肿及纤维化、钙化等。临床主要表现为阴囊内痛性或无痛性肿块，边界不清晰，有反复发作史。少数患者阴囊壁可有寒性脓肿形成，脓肿破溃形成窦道。

【超声表现】

1. 附睾结核 附睾形态不规则，局限性（尾部多见）或弥漫性肿大，病灶多呈不均匀低回声，境界不清晰（图10-45）。

2. 睾丸结核 睾丸体积正常或增大，局部被膜可不完整，病灶以低回声多见，多呈单发斑片状或散在结节状分布。

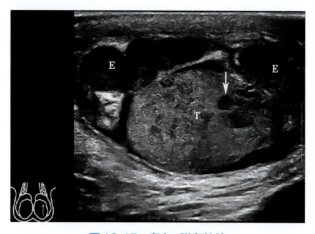

图10-45 睾丸、附睾结核
阴囊纵切,附睾(E)弥漫性肿大,呈低回声,睾丸(T)内见
多个低回声结节(箭头)。

3. 急性期,病灶以不均匀低回声为主,血供丰富。慢性期,病灶回声杂乱不均,多呈等至高回声,可见斑点状钙化,有少量血流信号显示。

4. 脓肿形成 病灶内可见含细点状、絮状回声的液性区。

5. 阴囊壁结核 阴囊壁局部增厚,以低至无回声区为主,分布不均匀。伴有睾丸鞘膜腔积脓。

【鉴别诊断】

1. 睾丸附睾结核应注意与急性睾丸、附睾炎鉴别(参见急性睾丸、附睾炎)。

2. 睾丸附睾结核应注意与睾丸肿瘤鉴别 肿瘤形态呈球形,多无症状;结核一般无明显球形感,常反复发作,多有其他脏器结核感染病史。

【临床价值】

睾丸附睾结核大多继发于泌尿系统结核,结合其典型超声声像图表现,不难做出诊断;部分附睾局灶性结核及睾丸弥漫性结核的超声表现不典型,易与慢性炎症及肿瘤相混淆,可同时检查泌尿系统,必要时超声引导下行穿刺活检术,以明确诊断。

(三)睾丸扭转

【病理与临床】

睾丸扭转(testicular torsion),又称精索扭转,其发生主要与解剖异常有关。正常睾丸的后侧缘无鞘膜覆盖而附着于阴囊壁上,当睾丸完全被鞘膜包绕时,则形成"钟摆"式睾丸,在阴囊过度收缩时容易发生扭转。扭转时,精索内动、静脉血流受阻,以致睾丸组织缺血、坏死。少数患者扭转可自行松解。

急性睾丸扭转发病急骤,典型症状为一侧阴囊突发剧痛,随后阴囊出现红肿,触痛明显。扭转自行松解时,疼痛可明显减轻。

【超声表现】

1. 灰阶超声

(1)睾丸扭转可分为完全扭转和不完全扭转,后者多见。

(2)睾丸完全扭转,睾丸体积无明显增大,实质回声减低,分布不均匀。

(3)睾丸不完全扭转早期,由于静脉回流受阻,睾丸淤血、体积增大,实质回声不均匀;晚期,睾丸缺血坏死,实质内出现小片状低回声,或条状低回声,呈放射状分布。

(4)精索末段扭曲、增粗,呈"线团"样高回声,并可嵌入睾丸纵隔处而形成"镶嵌"征(图10-46)。

(5)附睾肿大,回声不均匀或显示不清。睾丸鞘膜腔少量积液。阴囊壁增厚,回声不均匀。

(6)睾丸扭转自行松解时,患侧睾丸体积无增大或轻度增大,实质回声尚均匀。

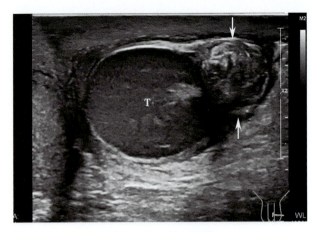

图 10-46　睾丸扭转

睾丸横切，睾丸（T）体积增大，实质回声减低、不均匀，精索末段扭曲呈"镶嵌"征（箭头）。

2. 彩色与脉冲多普勒超声

（1）睾丸完全扭转，睾丸及扭曲的精索内无血流信号显示。

（2）睾丸不完全扭转早期，肿大的睾丸及扭曲的精索内血流信号明显减少，睾丸动脉及其分支的血流阻力指数增高；晚期睾丸内血流信号消失（图 10-47）。

（3）睾丸扭转自行松解时，患侧睾丸内血流信号较健侧明显增多，动脉血流频谱呈高速低阻型。

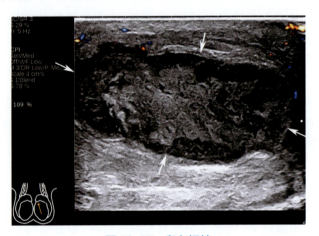

图 10-47　睾丸扭转

睾丸肿大（箭头），回声不均匀，内无血流信号显示。

【鉴别诊断】

睾丸扭转后松解应注意与急性睾丸炎相鉴别（参见急性睾丸、附睾炎）。

【临床价值】

彩色多普勒血流成像检查是临床诊断睾丸扭转的主要影像学方法，其不仅能够判别睾丸扭转、缺血的程度，亦有助于判断预后。需警惕的是，对于部分早期睾丸不完全扭转，超声检查易漏诊，应注意观察精索形态、睾丸动脉血流动力学参数的变化，并结合临床表现综合判断。

（四）睾丸附件扭转

【病理与临床】

睾丸附件附着于睾丸上极，为中肾旁管的残留体。附睾附件附着于附睾头，为中肾管的残留体。睾丸附件扭转（testicular appendage torsion）是小儿最常见的阴囊急症。扭转后，附件淤血肿胀，可见坏死、液化，周边组织充血、水肿。临床表现为一侧阴囊轻度红肿，局部触痛明显。附件扭转处的阴囊壁可呈紫蓝色,即"蓝点"征。

【超声表现】

1. 灰阶超声

(1)扭转的附件位于睾丸上极旁或附睾头旁,呈卵圆形或圆形,回声不均匀(图10-48)。

(2)附睾附件扭转,附睾头可肿大,回声不均匀。

(3)患侧睾丸鞘膜腔积液、阴囊壁增厚。

2. 彩色多普勒血流成像 扭转的附件内无血流信号显示,其周围组织(如附睾头、睾丸上部等)血流信号可增多。

【鉴别诊断】

附睾附件扭转主要与急性附睾头部炎症相鉴别,关键在于寻找有无肿大的附件,并注意观察其内部有无血流信号显示。

【临床价值】

在小儿阴囊急症超声检查中,发现肿大的附件首先要考虑附件扭转。此外,还可利用超声观察扭转后附件大小、附睾肿胀程度及睾丸鞘膜积液多少等信息,以判断附件扭转的程度,并评估预后。

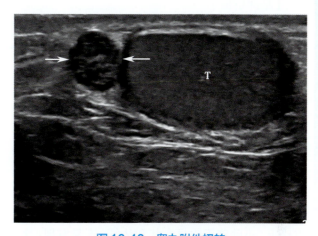

图10-48 睾丸附件扭转

阴囊纵切,附件(箭头)位于睾丸(T)上极旁,呈卵圆形,回声不均匀。

（五）阴囊外伤

【病理与临床】

阴囊外伤(scrotal trauma)可分为开放性损伤和闭合性损伤,以闭合性损伤多见。阴囊壁水肿充血,或形成血肿,睾丸鞘膜腔积血;睾丸损伤可分为钝挫伤、挫裂伤和破碎,可合并附睾、精索损伤;睾丸脱位指外伤后睾丸脱离阴囊而滑入阴囊周围,以腹股沟多见。临床表现为阴囊肿胀疼痛,阴囊内容物触诊不清。

【超声表现】

1. 睾丸钝挫伤 睾丸形态正常,体积正常或轻度增大,被膜回声连续,损伤区多呈不均匀低回声,边界欠清晰。轻度挫伤,仅被膜下见少量积液。

2. 睾丸挫裂伤 睾丸形态不完整,挫裂处被膜回声中断、不清晰,损伤区睾丸实质回声不均匀,其旁(鞘膜腔内)见由溢出的睾丸内容物和/或血块混合而成的团状不均匀回声,形态不规则(图10-49)。

3. 睾丸破碎 损伤侧阴囊内回声杂乱,可含不规则液性区,严重者睾丸、附睾显示不清。

4. 睾丸损伤区多无血流信号显示,其周围睾丸实质血流信号可增多。

5. 阴囊壁挫伤 挫伤区阴囊壁肿胀增厚,回声不均匀,血流信号增多;血肿多呈含有细点状、絮状物回声的液性区,无血流信号显示。睾丸鞘膜腔不同程度积液。

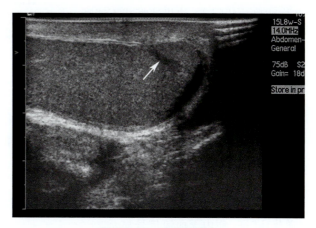

图10-49 睾丸挫裂伤

睾丸下极被膜回声不清晰,其深部见一条索状低回声(箭头)。

453

6. 附睾损伤 附睾局部或弥漫性肿大,回声不均匀;严重者,其轮廓显示不清。

【鉴别诊断】

睾丸钝挫伤要注意与睾丸局灶性炎症、梗死或肿瘤相区别,而睾丸破碎要注意与斜疝嵌顿相鉴别,病史及随访有助于鉴别。

【临床价值】

睾丸挫裂伤、破碎及睾丸脱位需及时手术,而临床检查难以准确判断阴囊外伤的类型、程度,超声检查则能快速可靠地为临床治疗提供依据。

五、睾 丸 肿 瘤

(一)睾丸恶性肿瘤

【病理与临床】

睾丸恶性肿瘤(malignant tumor of testis)可分为原发性和继发性。睾丸肿瘤大多数为原发性恶性肿瘤,其中以精原细胞瘤最为常见,多发生于中青年;而卵黄囊瘤多见于婴幼儿,占婴幼儿睾丸生殖性肿瘤的85%~90%。原发性睾丸恶性肿瘤可转移至腹股沟、腹膜后淋巴结,常伴血清肿瘤标志物(如α-FP、β-hCG、LDH等)升高。继发性睾丸恶性肿瘤主要见于白血病睾丸浸润。临床上,小肿瘤无明显症状和体征,不易发现;大肿瘤,阴囊可坠痛,睾丸肿大、质硬。白血病睾丸浸润常出现阴囊红肿、胀痛,类似急性炎症表现。

【超声表现】

1. 原发性睾丸恶性肿瘤 单发多见,大肿瘤可占据大部分睾丸,睾丸体积增大;肿瘤突破被膜时,睾丸轮廓模糊不清。

2. 精原细胞瘤 典型者瘤体呈圆形、椭圆形,边界清晰,内部呈实性均匀低至等回声;瘤体较大者呈分叶状,回声分布不均匀,内可见液性区、条索状高回声及斑点状强回声(图10-50)。

3. 卵黄囊瘤 瘤体多呈圆形、椭圆形,边界清晰,内部呈实性均匀低、等回声。

4. 继发性睾丸恶性肿瘤 双侧睾丸常同时受累,体积不同程度增大,实质内见结节样或斑片状回声,边界清晰或不清晰。

5. 大多数恶性睾丸肿瘤血流信号丰富,分布紊乱,血流速度加快。

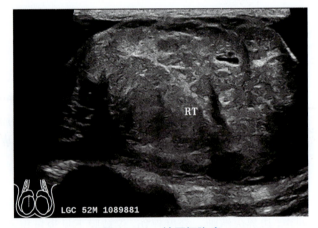

图10-50 精原细胞瘤
右侧睾丸(RT)体积增大,形态失常,轮廓模糊不清,瘤体几乎占据整个睾丸,回声分布不均匀,可见小液性区条索状高回声。

(二)睾丸良性肿瘤

【病理与临床】

睾丸良性肿瘤临床少见,主要有表皮样囊肿等。表皮样囊肿好发年龄为20~40岁,其囊壁由被覆鳞状上皮的纤维结缔组织构成,囊内充以角化物或无定型物,可分层排列,呈"洋葱环"征。一般无症状,临床检查不易发现。

【超声表现】

表皮样囊肿:圆形或椭圆形,境界清楚,内部多呈类实性、不均匀回声,典型者壁厚,内部呈"洋葱环"征,瘤内无血流信号显示。

(三)鉴别诊断

睾丸肿瘤要注意与睾丸结核、局灶性炎症或梗死相鉴别。肿瘤形态呈球形,多无症状;结核、局灶性炎症或梗死,形态多不规则,一般无明显球形感,具有相应的症状与体征。睾丸良、恶性肿瘤之间的鉴别不仅要依据肿瘤的声像图特征,尚需结合年龄、病史及血清肿瘤标志物等综合判断。

(四)临床价值

临床上,睾丸肿瘤首选高频彩色多普勒血流成像检查。不同病理类型睾丸肿瘤的声像图表现各具一定特征,结合血清肿瘤标志物等可初步判断其病理类型;此外,超声检查还可了解腹股沟及腹膜后淋巴结有无转移,以协助评估肿瘤的临床分期及预后。

六、阴囊其他疾病

(一)隐睾

【病理与临床】

隐睾(cryptorchidism),指睾丸在出生后未降入阴囊而停留于同侧腹股沟皮下环以上的腹股沟管或腹膜后。大约75%隐睾位于腹股沟管,25%位于腹膜后。临床上主要表现为自幼患侧阴囊空虚,以单侧多见,部分患者同侧腹股沟可触及团块。隐睾容易发生恶变,可伴发睾丸扭转等。双侧隐睾可导致不育症。

【超声表现】

1.灰阶超声

(1)患侧阴囊内未见睾丸。

(2)隐睾位于同侧腹股沟或腹膜后,体积小于同龄人,形态呈椭圆形,境界清楚,内部呈低至等回声,分布均匀(图10-51)。有的隐睾周围见少量鞘膜积液。

(3)隐睾合并急性炎症或扭转,睾丸体积增大,回声不均匀。

(4)隐睾恶变,睾丸体积增大,实质内可见团块状低回声,边界清楚或不清楚,有时团块可占据整个隐睾。

2.彩色多普勒血流成像

(1)腹膜后隐睾及小体积隐睾内部血流信号不易显示。

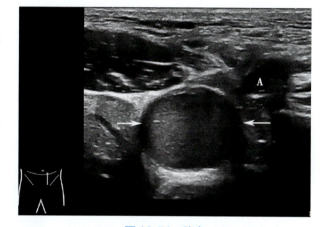

图10-51 隐睾

隐睾(箭头)位于左侧髂动脉(A)内侧,呈椭圆形。

(2)隐睾合并急性炎症时血供增多,而扭转时则无血流信号显示。

(3)隐睾恶变,团块内多可见丰富的血流信号。

【鉴别诊断】

隐睾要注意与腹股沟或腹膜后肿大淋巴结相鉴别。腹股沟隐睾在Valsalva动作或外力作用下可滑动,回声均匀;而淋巴结一般多发,不移动,回声不均匀,可见淋巴门结构。

【临床价值】

睾丸下降异常包括隐睾、滑行睾丸、回缩睾丸和异位睾丸等,其中隐睾最常见。大多数隐睾患者通过超声检查可明确诊断,但位于腹膜后的小隐睾(长径小于0.5cm)超声不易显示。

(二)睾丸、附睾囊肿

【病理与临床】

睾丸囊肿(testicular cyst)主要由精曲小管、精直小管或睾丸网局部扩张而形成。附睾囊肿(epididymal cyst),由输出小管、附睾管局部阻塞扩张而形成,以附睾头囊肿多见。精液囊肿,囊内含有大量精子。睾丸、附睾囊肿一般无特异症状,平均径线大于1cm的附睾囊肿容易触及。

455

【超声表现】

1. **睾丸囊肿** 单发为主，位于睾丸实质内，形态多呈圆形或椭圆形，边界清晰，囊壁薄，内透声好，后方回声可增强。

2. **附睾囊肿** 单发或多发，常位于附睾头内，形态多呈圆形或椭圆形，边界清晰，囊壁薄，内透声好，后方回声可增强（图10-52）。

3. **精液囊肿** 多见于附睾，囊内可见细点状回声。

4. 睾丸、附睾囊肿一般无血流信号显示。

【鉴别诊断】

睾丸、附睾囊肿应注意与囊性肿瘤、血肿、脓肿、静脉曲张及动脉瘤等相鉴别，可结合病史、病灶内部回声以及彩色多普勒血流成像信息综合判断。单纯性囊肿内透声好，囊内无血流信号显示。

【临床价值】

输精管道梗阻是梗阻性无精子症的病因之一。附睾管、输出小管局部阻塞扩张形成体积大的囊肿可压迫输精管道，导致无精子症。高频超声检查可用于无精子症病因的判断。

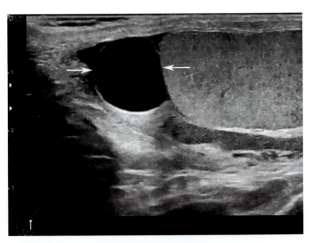

图10-52 附睾囊肿

囊肿（箭头）位于附睾头，囊壁薄，内透声好。

（三）精索静脉曲张

【病理与临床】

精索静脉曲张（varicocele）多见于青壮年，但青少年的发病率亦逐年上升。精索静脉曲张以原发性多见，主要因精索内静脉瓣缺如或关闭不全，使精索内静脉血液反流而致蔓状静脉丛迂曲扩张、血液淤滞，睾丸微循环发生障碍，生精功能下降，严重者导致不育。临床上，轻度精索静脉曲张可无任何症状和体征，重度者有阴囊胀痛，阴囊表面可见到盘曲的静脉隆起，久站或劳累后尤其显著。

【超声表现】

1. **灰阶超声** 站立位，蔓状静脉丛迂曲扩张，最大内径超过2.0mm。严重者，睾丸后下方、附睾周围甚至阴囊前壁也可见迂曲扩张的静脉，并可伴精索外静脉扩张、睾丸缩小、睾丸鞘膜积液等（图10-53）。

2. **多普勒超声** Valsalva动作时，扩张的蔓状静脉丛内出现反向血流信号，反流时间超过1s；如伴有精索外静脉回流增多，则提示蔓状静脉丛与精索外静脉之间交通支开放。

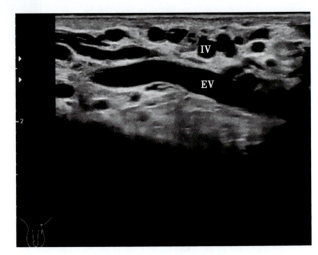

图10-53 精索静脉曲张

精索纵切，蔓状静脉丛扩张（IV），精索外静脉扩张（EV）。

3. **精索静脉反流的彩色多普勒血流成像分级** Ⅰ级，仅在Valsalva动作时，蔓状静脉丛出现反流且持续时间≥1s；Ⅱ级，深呼吸时蔓状静脉丛出现反流，Valsalva动作时反流加重；Ⅲ级，平静呼吸时蔓状静脉丛即可出现反流，深呼吸及Valsalva动作时反流加重。

【鉴别诊断】

在检查精索静脉曲张时,要注意区分蔓状静脉丛与精索外静脉及阴囊后壁静脉,后两者血液分别回流至髂外静脉和阴部内静脉,即使曲张也不易出现反流。

【临床价值】

精索静脉曲张是男性不育症主要病因之一。彩色多普勒血流成像已成为精索静脉曲张诊断和分级的主要方法,进而指导治疗。临床研究证实,精索静脉曲张Ⅱ级以上反流的患者,术后精液质量多可得到明显改善。

(四)鞘膜积液(hydrocele)

【病理与临床】

伴随着睾丸下降,腹膜通过腹股沟管进入阴囊而形成鞘状突。在阴囊内,鞘状突移行为睾丸鞘膜壁层和脏层,形成睾丸鞘膜腔。阴囊炎症、外伤、肿瘤引起的淋巴管阻塞,以及低蛋白血症等均可导致睾丸鞘膜积液增多。包绕精索的鞘状突若闭锁不良,则可产生精索鞘膜积液或交通性鞘膜积液。睾丸鞘膜积液主要表现为阴囊无痛性肿大,大量积液时睾丸、附睾触诊不清。精索鞘膜积液主要表现为腹股沟或阴囊根部内无痛性包块。交通性鞘膜积液,包块于站立位增大,而平卧后缩小或消失。

【超声表现】

1. 睾丸鞘膜积液 单侧或双侧,平卧位时少量积液多位于睾丸上极、下极周围,中至大量积液可三面环绕睾丸(图10-54)。

2. 精索鞘膜积液 以单侧多见,积液仅包绕精索。

3. 混合型鞘膜积液 以单侧多见,睾丸鞘膜腔内及精索周围均可见积液,且两者相通。

4. 交通性鞘膜积液 以单侧多见,鞘膜腔内积液与腹膜腔相通,改变体位或挤压阴囊、腹股沟时,积液量明显减少,可合并斜疝。

5. 阴囊急性炎症或外伤时,鞘膜积液内可含有点状、带状或絮状高回声。

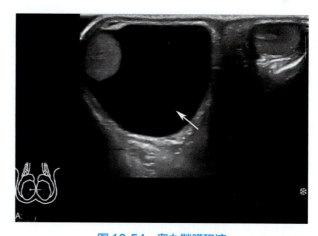

图10-54 睾丸鞘膜积液

阴囊横切,右侧睾丸鞘膜腔大量积液(箭头),积液围绕睾丸周围。

【鉴别诊断】

睾丸、精索鞘膜积液要注意与睾丸、精索囊肿相鉴别,囊肿位于睾丸、精索一侧,鞘膜积液环绕睾丸、精索。

【临床价值】

临床检查虽可发现鞘膜积液,但难以判断其分型及病因。系统性阴囊超声检查除可明确鞘膜积液分型外,还可进一步判别是否存在与其相关的其他阴囊疾病。

(五)睾丸微小结石

【病理与临床】

睾丸微小结石(testicular microlithiasis),结石散在分布于双侧睾丸精曲小管内。结石是由睾丸精曲小管萎缩、上皮细胞脱落,以及糖蛋白和钙盐沉积所引起的。临床上无特异的症状、体征,常并发于隐睾和精索静脉曲张。

【超声表现】

1. 睾丸实质内见多发点状强回声,呈散在分布,直径多在1mm以下,后无声影(图10-55)。

2. 结石多位于双侧睾丸，睾丸体积可正常。

3. 睾丸内无特异血流动力学改变。

4. 可伴有隐睾和精索静脉曲张等相应的超声表现。

【鉴别诊断】

睾丸微小结石应注意与睾丸钙化相鉴别，后者形态、大小不一，可呈短棒状、斑点状、小片状强回声，呈局灶性分布。

【临床价值】

睾丸微小结石的超声检查容易明确诊断。由于睾丸微小结石常并发于精索静脉曲张和隐睾，可能与不育症、睾丸肿瘤有关，因而应定期进行超声复查。

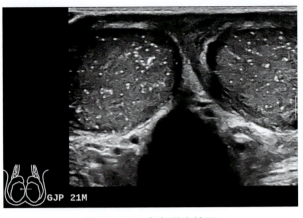

图10-55 睾丸微小结石
双侧睾丸实质内散在分布点状强回声。

（陈 舜）

第七节 浅表淋巴结

一、解剖和生理概要

（一）淋巴结的组织结构

正常人约有数百个浅表淋巴结，主要集中在头颈区、腋窝区和腹股沟区。其表面有许多输入淋巴管穿入，在一侧向内凹陷形成淋巴门，该处结缔组织较多，有血管、神经穿入，并有淋巴输出管穿出（图10-56）。淋巴结有结缔组织的被膜，被膜的纤维伸入结内形成网状支架，称为小梁。内部的实质分为皮质和髓质，皮质由密集的淋巴小结组成，髓质为淋巴结的中心部分，由髓索、小梁和髓窦三种结构共同组成。

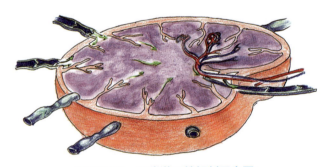

图10-56 正常淋巴结解剖示意图

（二）浅表淋巴结的区域解剖

1. **颈部** 普遍应用的颈部淋巴结分组法是美国癌症联合委员会（AJCC）的七个分区：Ⅰ区为颏下和下颌下淋巴结；Ⅱ区为颈内静脉上组淋巴结；Ⅲ区为颈内静脉中组淋巴结；Ⅳ区为颈内静脉下组淋巴结；Ⅴ区为副神经淋巴结和颈横淋巴结；Ⅵ区为颈前淋巴结；Ⅶ区为上纵隔淋巴结。Ⅵ区和Ⅶ区属于中央区，以颈动脉鞘内侧缘与颈侧区分界。颈侧区包括Ⅱ、Ⅲ、Ⅳ区，三组淋巴结的分界线在舌骨和甲状软骨下缘（图10-57）。

2. 腋窝　常在评估乳腺癌转移时使用。根据 AJCC 资料，乳腺的淋巴回流主要有 3 个路径：腋窝、跨胸肌及内乳。乳腺相关区域淋巴结如图 10-58 所示。

（1）腋窝淋巴结：Ⅰ区（低位腋窝）为胸小肌外侧缘外侧的淋巴结；Ⅱ区（中位腋窝）为胸小肌内、外侧缘之间的淋巴结以及胸肌间淋巴结（Rotter 淋巴结）；Ⅲ区（高位腋窝）为胸小肌内侧缘内侧、位于锁骨下的淋巴结，也称锁骨下淋巴结。

（2）内乳淋巴结：胸骨旁肋间隙胸内筋膜的淋巴结。

（3）锁骨上淋巴结：由肩胛舌骨肌、颈内静脉、锁骨和锁骨下静脉组成的三角形区域。

（4）乳腺内淋巴结：位于乳腺内的淋巴结，在分区时纳入腋窝淋巴结。

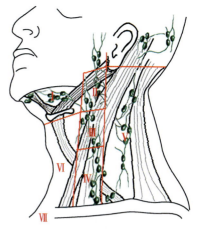

图 10-57　颈部淋巴结分区示意图

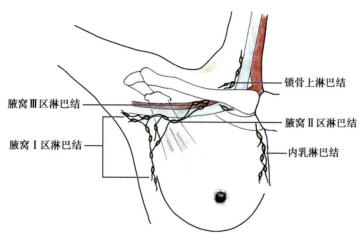

图 10-58　腋窝淋巴结分区示意图

3. 腹股沟　腹股沟区淋巴结可分为腹股沟浅淋巴结和腹股沟深淋巴结两组。腹股沟浅淋巴结有上、下两群，上群排列于腹股沟韧带下方并与其平行，下群沿大隐静脉末端纵行排列。腹股沟深淋巴结位于股静脉根部，收纳腹股沟浅淋巴结和腘淋巴结的输出管以及大腿的深淋巴管，其输出管注入髂外淋巴结。

（三）浅表淋巴结的生理概要

淋巴结是人体重要的免疫器官，其主要功能是滤过淋巴液，产生淋巴细胞和浆细胞，参与身体的免疫反应。

二、超声检查技术

（一）患者准备

患者一般无须特殊准备。

（二）体位

患者取仰卧位或侧卧位，充分暴露受检部位。

（三）仪器

超声检查一般选用具有高频线阵探头（7～18MHz）的彩色多普勒血流成像诊断仪。极为表浅的淋巴结可选用高至 20MHz 或以上的探头。

（四）检查方法

对于确定可疑肿瘤是否出现淋巴结转移，根据原发部位的不同，重点扫查不同的解剖区域。

扫查过程中观察淋巴结解剖位置、形态、大小、边缘是否规则、边界清晰度、皮质回声、淋巴门结构等,随后进行彩色/能量多普勒血流成像显示,必要时进行频谱多普勒超声检查。

三、超声评估指标

(一)灰阶超声

1.淋巴结大小 需显示淋巴结最大切面进行纵经(long diameter,L)和短径(short diameter,S)的测量。对正常淋巴结大小的上限争论颇多,不同解剖区域的淋巴结大小相差悬殊。短径诊断价值较大。

2.纵横比(L/S) 在长轴切面上淋巴结的纵径(L)除以短径(S)。L/S≥2说明淋巴结扁长,良性可能性较大。反之,恶性淋巴结外形趋于圆形。

3.淋巴结边界 分为清晰与模糊边界。清晰边界常见于转移性淋巴结和淋巴瘤,而模糊边界常见于炎症。

4.淋巴门 为淋巴结内高回声,由髓窦、结缔组织、脂肪及出入淋巴门的动、静脉所形成。分为三类:①宽阔型,淋巴门在长轴切面上呈椭圆形。②狭窄型,淋巴门呈裂缝样。③缺失型,淋巴结中心无高回声带。不同解剖位置的淋巴结淋巴门结构不一。炎症活跃和恶性淋巴结可导致淋巴门变薄(裂隙样淋巴门),最后常可导致完全消失。

5.内部回声 与毗邻肌肉相比较而定义淋巴结皮质回声水平,可分为高回声、等回声和低回声(图10-59、图10-60)。发生囊性变可出现无回声区,发生钙化可出现强回声。

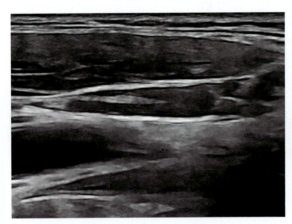
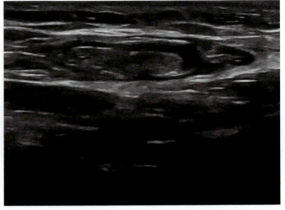

图10-59 颈部Ⅲ区正常淋巴结   **图10-60 腋窝Ⅰ区正常淋巴结**

淋巴结呈长椭圆形,L/S>2,边界清晰,淋巴门狭窄型,皮质为均匀低回声。   淋巴结呈长椭圆形,L/S>2,边界清晰,淋巴门宽阔型,皮质为均匀低回声。

(二)多普勒超声

1.淋巴结血管模式 根据血管在淋巴结内的空间分布和血流的起源这两个要素,可将淋巴结血管分为淋巴门血管、中央血管和边缘血管。但必须强调的是当淋巴结内呈弥漫性丰富血供时,常无法判断这三种血管模式。

(1)淋巴门血管:如能显示淋巴门高回声,不论该高回声是位于淋巴结的中央区域还是边缘区域,血流信号都主要沿这条高回声分布;如不能显示淋巴门高回声,不论该血流是位于淋巴结的中央区域还是边缘区域,只要血流信号从淋巴门血管主干呈放射状出入,就考虑为淋巴门血管。淋巴门血管的存在说明淋巴门部的血管结构没有被破坏(图10-61A)。

(2)中央血管:位于淋巴结中央的血流信号,多切面扫查均显示该血流没有出入淋巴门。中央血管代表淋巴门血管结构被扭曲或受到破坏(图10-61B)。

(3)边缘血管:位于淋巴结边缘的血流信号,多切面追踪均证实该血流信号不是来源于淋巴门部，但可能来源于淋巴结周边组织。边缘血管代表淋巴门血管结构受到破坏，淋巴结从周围组织获取血供（图10-61C）。

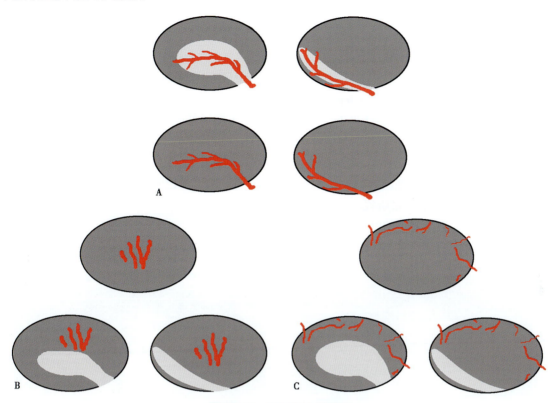

图10-61 淋巴结血供模式

A. 淋巴门血管模式图；B. 中央血管模式图；C. 边缘血管模式图。

2. 血管阻力 RI和PI值对淋巴结疾病的鉴别有一定意义。恶性淋巴结比良性淋巴结的RI和PI值高。

四、正常超声表现

（一）灰阶超声

不同解剖位置的浅表淋巴结形态不同。例如颈部Ⅰ区淋巴结可呈圆形，Ⅲ区或Ⅳ区呈长椭圆形；淋巴结包膜薄而光滑，和周围组织分界清晰；淋巴结皮质呈均匀低回声；淋巴门结构取决于解剖位置，例如颈部Ⅲ区或Ⅳ区正常淋巴结常为缺失型或狭窄型淋巴门，而Ⅰ区正常淋巴结可为宽阔型淋巴门；腋窝或腹股沟淋巴结常表现为宽阔型淋巴门（见图10-59、图10-60）。

（二）多普勒超声

淋巴门内的血流信号呈点状或条状，皮质内血流不易显示（图10-62）。频谱多普勒超声检测，动脉血流为低速低阻型。

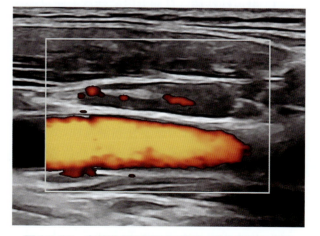

图10-62 多普勒超声探及正常淋巴结内淋巴门血管

（三）浅表淋巴结测量方法及正常参考值

纵切淋巴结，取最大切面，测其长径和短径。淋巴结的大小因人而异，因解剖部位而异，因而对其正常值的界定一直有争议。

五、淋巴结良性病变

（一）淋巴结反应性增生

【病理与临床】

淋巴结反应性增生是因免疫性疾病或受病原感染而导致引流区域的淋巴结发生免疫反应。急性和慢性感染皆可引起淋巴结反应性增生。病理表现为结内淋巴细胞、巨噬细胞大量增生，淋巴滤泡增大。皮、髓质结构无明显改变。肿大的淋巴结可随局部或全身性疾病痊愈而回缩。

【超声表现】

1. 淋巴结肿大　以多发为主，多呈椭圆形，L/S＞2，包膜清晰（图10-63A）。

2. 皮质增厚　呈均匀低回声，这是由感染性因子经过输入淋巴管到达皮质诱导淋巴滤泡内的淋巴细胞增生、淋巴窦扩张所致。

3. 一般保持其原来淋巴门结构。

4. 血供轻度或明显增多，为淋巴门血供（图10-63B）。淋巴结内动脉流速加快，RI常偏低。

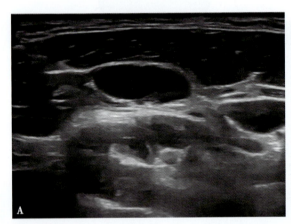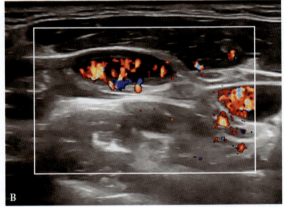

图 10-63　淋巴结反应性增生
A. 淋巴结肿大，椭圆形，内部呈低回声；B. 可见丰富的淋巴门血管。

【鉴别诊断】

1. 淋巴结结核　早期淋巴结结核无明显变质坏死时，淋巴结内部无液化或钙化，也不破坏淋巴门血供，需要结合病史进行鉴别。

2. 淋巴瘤　淋巴瘤增生的淋巴组织不破坏淋巴门血供系统，因而也表现为淋巴门血供，但淋巴瘤淋巴结体积较大，较圆，L/S＜2。

（二）淋巴结结核（图10-64）

【病理与临床】

淋巴结结核可分为原发性和继发性，颈部淋巴结是淋巴结结核的好发部位。一般无疼痛。晚期淋巴结与皮肤之间相互粘连，皮肤色素沉着，淋巴结内冷脓肿形成，脓肿破溃可形成窦道。可有低热、盗汗、消瘦等全身症状。

【超声表现】

1. 淋巴结肿大，通常呈圆形。

2. 由于淋巴结周围水肿和炎性反应，导致结核性淋巴结反应性增生的边界模糊，但病变早期边界较为清晰。晚期淋巴结相互融合成团，淋巴结间包膜回声消失。

3. 结节内部通常呈低回声。液化坏死时，出现不规则无回声区，内部浑浊，含有细点状或絮状回声。后期可见斑片状钙化。

4. 早期淋巴门正常，随着病程的进展，淋巴门逐步受破坏，常出现变窄、偏心、移位或消失。

5. 脓肿破溃，淋巴结包膜中断，边界模糊，和周围组织分界不清，周围组织出现低回声或浑浊无回声区。

6. 早期血流信号仅增多，呈淋巴门血管。局部出现坏死或增生时，可挤压淋巴门，导致淋巴门血管偏心移位。淋巴门血管结构被扭曲后，可出现中央血管。淋巴门血管被破坏后，可出现边缘血管。坏死区域内无血流信号。

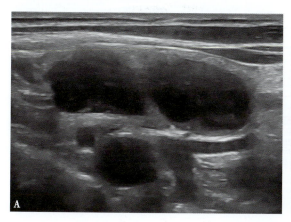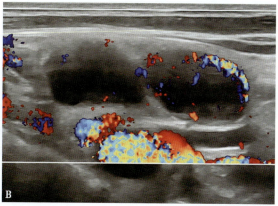

图10-64　淋巴结结核

A.淋巴结肿大，淋巴门消失；B.图左侧淋巴结见边缘血管，右侧淋巴结见边缘血管、中央血管和偏心移位淋巴门血管。

【鉴别诊断】

1. 转移性淋巴结　无论是形态学还是血供特征，两者的超声表现都较容易混淆。但结核性结节可出现浑浊液化或粗大钙化，容易相互融合。常合并毗邻软组织水肿。

2. 淋巴结反应性增生　见淋巴结反应性增生部分。

3. 淋巴瘤　早期淋巴结结核无明显变质坏死时，需要和淋巴瘤鉴别。淋巴瘤通常体积更大，更趋向于圆形，个数更多。

六、淋巴结恶性肿瘤

（一）转移性淋巴结

【病理与临床】

转移性淋巴结是超声医生在临床实践中需要关注的重点。肿瘤细胞从原发恶性肿瘤经淋巴系统而转移到其他组织器官，原发恶性肿瘤相应的引流区域淋巴结是肿瘤细胞转移的"首站"。临床表现为原发肿瘤相应引流区域的淋巴结进行性、无痛性肿大，质硬，固定或融合。病理上肿瘤细胞先出现于淋巴结的皮质淋巴窦，而后浸润或破坏整个淋巴结，并可穿透淋巴结的被膜，侵犯周围组织及淋巴结。淋巴结内新生血管走行迂曲。

【超声表现】

1. 淋巴结不同程度肿大，呈椭圆形或圆形，以多发为主。

2. 淋巴结边界清晰，后期可相互融合。

3. 肿瘤细胞先侵犯淋巴结的皮质，可导致皮质局限性增厚；随着肿瘤细胞逐步累及整个淋巴结，导致皮质弥漫性增厚。根据原发部位的不同，肿瘤累及区域的回声多变，例如甲状腺乳头状癌转移灶为高回声，乳腺癌转移灶为低回声。可出现液化或钙化，特别是甲状腺癌转移时。

4. 肿瘤细胞破坏淋巴结后，淋巴门变形、偏心或消失。

5. 随着肿瘤细胞对淋巴门血管的破坏，早期可呈淋巴门血管。肿瘤挤压可导致淋巴门血管偏心移位。淋巴门血管结构被扭曲后,可出现中央血管。淋巴门血管被破坏后,可出现边缘血管。囊性变区域内无血流信号(图10-65)。

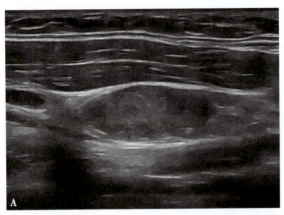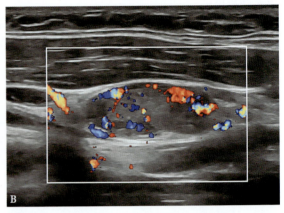

图10-65　甲状腺乳头状癌转移性淋巴结

A. 淋巴结肿大,淋巴门消失,内见局部高回声区及微钙化;B. 淋巴结见边缘血管、中央血管和偏心移位淋巴门血管。

【鉴别诊断】

1. 淋巴结结核　结核和肿瘤细胞对淋巴结的破坏过程较为相似,因此无论是形态学特征还是血供特征,有时两者鉴别都较为困难。转移性淋巴结的液化较清澈,透声良好,钙化常为微钙化,而结核性淋巴结的液化区浑浊,钙化常为粗大钙化,这有助于鉴别。

2. 淋巴瘤　淋巴瘤常为多发,更大,更圆,血管结构可基本保持正常。

(二)淋巴瘤

【病理与临床】

淋巴瘤分为非霍奇金淋巴瘤和霍奇金淋巴瘤。两者均可表现为慢性、进行性、无痛性淋巴结肿大。病理上正常淋巴结结构被破坏,为肿瘤细胞所替代。

【超声表现】

1. 淋巴结明显增大,趋向于圆形,L/S≤2(图10-66),以多发为主。

2. 淋巴结边界通常清晰。

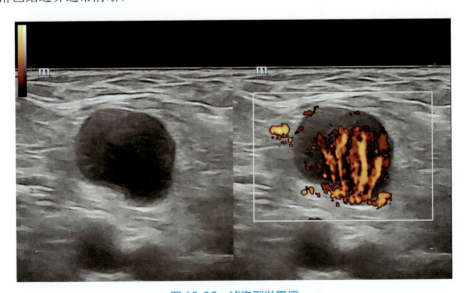

图10-66　滤泡型淋巴瘤

淋巴结外形趋圆,呈极低回声,淋巴门消失,可见丰富的淋巴门血管和少量边缘血管。

3. 内部为低回声,有时回声可极低。典型者可见不均匀的微小结节图像,或可呈细网状。

4. 绝大多数淋巴结的淋巴门消失。但在病变早期,肿瘤细胞还没有完全破坏淋巴门时,淋巴门回声可见。

5. 血管分布和淋巴结反应性增生有相似之处,多呈淋巴门血管,但也可出现边缘血管,可出现血管扭曲征象(图10-66)。

【鉴别诊断】

需与淋巴结反应性增生、淋巴结结核和转移性淋巴结相鉴别。

（周建桥）

第十一章　肌肉骨关节系统

　　肌肉、骨关节系统涉及的神经、肌肉、肌腱、韧带等软组织大多数位置表浅,高频超声扫查获取的声像图分辨率很高,与这些软组织的组织学结构能够很好地一一对应。因此,可以敏感地发现各种原因导致的形态结构异常。骨骼虽然不利于超声传播,但超声在骨与软组织界面处的明显反射形成特征性的强回声,使得超声评估骨、关节的表面形态、结构连续性及有无异常等变得非常简单且有效。此外,超声检查可以随时进行双侧对比、异常声像图处的探头"触诊",并可在运动状态下对肌肉、骨关节系统进行动态评估。

第一节　肌　　肉

一、解剖和生理概要

　　骨骼肌由致密结缔组织形成的肌外膜包裹,肌外膜的结缔组织进一步伸入肌肉内,分隔包裹形成肌束,包裹肌束的结缔组织称为肌束膜。肌束由若干条肌纤维组成,肌纤维即肌细胞,分布在每条肌纤维外面的结缔组织膜称肌内膜。肌纤维在神经电冲动激发下收缩,通过连接的肌腱将力量传导至骨,引发关节运动。

二、超声检查技术

（一）患者准备

肌肉超声扫查一般无须特殊准备。

（二）体位

受检肌肉松弛,患者体位舒适即可。

（三）仪器

常规使用高频线阵探头,根据患者体型、目标肌肉位置切换选择更适宜频率的探头。

（四）检查方法

　　直接接触法对目标肌肉进行连续短轴及长轴扫查,全面评估肌肉形态、回声及结构完整性。怀疑肌疝及评估血流信息时,应尽量保持探头轻置。必要时在肌肉主动或被动收缩情况下动态观察,也可进行对侧同名肌肉的双侧对比。

三、正常超声表现

　　肌外膜呈强回声包绕在肌肉周缘,内部肌束呈中低水平回声,间杂肌束膜强回声。肌肉的声像图(图11-1)形态与解剖结构一致,呈半羽状、羽状、带状等。

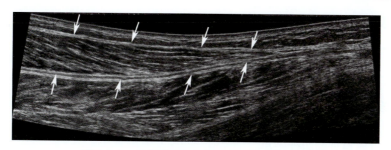

图 11-1　正常腓肠肌内侧头长轴切面声像图
肌外膜呈强回声包绕在周边（箭头）。

四、副　　肌

（一）病理与临床

副肌是常见的肌肉解剖变异，表现为与正常肌肉伴行的额外肌组织。肘、腕、踝关节处相对好发，可表现为局部肿物，或因压迫神经、血管引起症状而就诊。

（二）超声表现

副肌声像图表现与正常肌肉相似。通过双侧对比、松弛与收缩状态下对比，可以明确有无副肌及其大小。

（三）鉴别诊断

诊断相对明确，无须鉴别。

（四）临床价值

超声检查有助于除外肿物，判断神经、血管卡压病因。

五、肌 肉 拉 伤

（一）病理与临床

肌肉突然牵拉收缩所致，撕裂部位多在肌肉、肌腱连接处或肌肉、外膜连接部。牵拉损伤容易发生在跨越两个关节的肌肉，以下肢的腓肠肌、腘绳肌最常见。急性期，肌纤维断裂和局部出血。损伤 48h 后出现水肿和明显的炎症浸润。一周后，纤维组织开始取代炎症反应形成瘢痕。

肌肉拉伤时局部疼痛，功能不同程度地丧失。受重力影响，出血引起的皮肤瘀斑多低于损伤区域。

（二）超声表现

肌肉拉伤时声像图显示局部肌肉正常结构消失，肌束连续性中断。撕裂范围较大时，肌肉内可见撕裂的肌肉断端，断裂间隙为低至无回声血肿填充。探头加压扫查时，可见肌肉断端在血肿区域自由漂浮，称作"垂铃"征。完全撕裂时，肌肉断端回缩类似软组织肿块。

（三）鉴别诊断

急性肌肉拉伤易于诊断。陈旧损伤应结合病史，除外肿物。

（四）临床价值

超声检查有助于明确拉伤累及的肌肉范围、拉伤程度及并发症。

六、肌　　疝

（一）病理与临床

肌疝指部分肌肉组织自肌外膜薄弱处突出至皮下，可由创伤、手术或先天因素引起。患者主诉局部软组织肿物，肌肉收缩时明显。当疝出的肌肉缺血或刺激邻近神经时可引起疼痛、肌肉痉挛或局部压痛。

（二）超声表现

超声显示肌外膜局限性膨出，深方肌束走行偏离，探头加压可恢复正常。如果疝口较小，疝出肌束组织较多，由于疝出的肌束及束间纤维脂肪隔聚集，可表现为高回声。肌疝嵌顿罕见，受累肌肉发生水肿坏死时表现为低回声。

（三）鉴别诊断

肌疝较小，超声诊断的关键是发现肌外膜缺损。怀疑存在肌疝时，探头不要过于加压，加压有可能使肌疝复位而得到假阴性结果。

（四）临床价值

超声检查有助于判断肌疝的范围，帮助除外软组织肿物。

七、肌 病

（一）病理与临床

肌病包括神经肌肉病与肌炎两大类。

增生性肌炎是一种相对常见的自限性肌内炎性病变，以肌肉间质嗜碱性巨细胞和纤维母细胞增生为特征。好发于中老年人，容易累及躯干肩胛带的扁平肌，表现为肌内快速增长的肿块，部分可有疼痛和触痛。

（二）超声表现

典型者长轴切面声像图显示肌内沿肌纤维走行的梭形混合回声肿块，肌纤维完整，肌纤维间可见低回声包绕，短轴切面呈"裂隙样""龟背样""棋盘样"，内可探及血流信号。

（三）鉴别诊断

增生性肌炎临床表现类似肿瘤，具有典型的超声表现者可避免不必要的手术，但应与边界不清的肌内脂肪瘤进行鉴别，肌内脂肪瘤发病时间长，病变逐渐缓慢长大，无明显疼痛，病变内常无血流信号。

（四）临床价值

超声检查不但可以明确肌肉有无病变，对于不典型者还可以引导穿刺活检明确诊断。

（崔立刚）

第二节 肌 腱

一、解剖和生理概要

肌腱一端与肌腹连接，另一端附着于骨，由致密的胶原纤维紧密排列形成。多数肌腱外形呈条索状或窄带样，片状的肌腱也称为腱膜。肌腱质地硬韧，没有收缩功能，主要作用是将肌肉的收缩传导至骨。肌腱周围有腱鞘、滑囊、腱周脂肪、支持带等结构辅助肌腱运动。

二、超声检查技术

（一）患者准备

一般无须特殊准备。

（二）体位

根据肌腱位置不同，采取相应体位，使肌腱处于适度拉紧状态。

（三）仪器

常规使用高频线阵探头。

（四）检查方法

直接接触法对目标肌腱进行连续短轴及长轴扫查，全面评估肌腱形态、回声及结构完整性。位置浅表、细小的肌腱，可涂抹大量耦合剂或应用导声垫。评估肌腱内血流分布时，应使其处于松弛位置。

三、正常超声表现

肌腱整体呈中强回声，长轴切面（图 11-2）肌腱内紧密排列的胶原纤维束彼此平行排列，短轴切面则呈点状分布。肌腱的各向异性伪像非常突出，常发生在肌腱的骨附着处。

肌腱周围腱鞘及滑囊内生理状态下存在极少量滑液，多不能被显示。

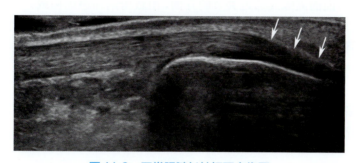

图 11-2　正常跟腱长轴切面声像图

肌腱内层排列的线状强回声清晰可见，跟腱的跟骨附着处回声减低（箭头），为各向异性伪像所致。

四、肌腱断裂

（一）病理与临床

肌肉瞬时强力收缩时的爆发力可引起肌腱连续性中断，发生不同程度的肌腱断裂。肌腱断裂好发于跨越两个关节的肌肉，上肢的肱二头肌长头肌腱和下肢的跟腱最常见。肌腱完全断裂后，力量传导功能消失，无法进行相应关节的主动运动。

（二）超声表现

长轴切面显示肌腱局部连续性中断，断端不同程度挛缩，断裂处填充血肿、腱周脂肪等。

（三）鉴别诊断

诊断相对明确。对于部分撕裂，特别是纵行撕裂，应注意结合短轴切面全面评估。

（四）临床价值

超声检查有助于明确肌腱撕裂的程度、断端距离，为临床处理提供依据。

五、肌腱病

（一）病理与临床

系反复牵拉引起肌腱微小损伤后，肌腱发生的退行性变。病理上表现为肌腱胶原纤维的破坏，继发黏液变性、黏多糖沉积和钙盐沉积。患者多以局部压痛、相应肌肉收缩后疼痛加重就诊。

（二）超声表现

受累肌腱呈现局灶或弥漫性肿胀、增厚，肌腱整体回声减低，内部结构消失，合并钙化时表现为肌腱内斑片样的强回声伴后方声影。彩色多普勒血流成像检查显示血流信号丰富。

（三）鉴别诊断

肌腱病容易合并肌腱撕裂，肌腱主动、被动收缩情况下对比观察有助于明确诊断。

（四）临床价值

超声检查能够明确肌腱病的部位和累及范围,还可以引导精准的介入治疗。

（崔立刚）

第三节　韧　　带

一、解剖和生理概要

韧带附着在关节面的周缘或邻近关节的骨面,由致密结缔组织构成。大多数韧带为关节囊纤维层局部增厚形成,也称为囊韧带。有的韧带分布在关节内,如膝关节的前、后交叉韧带。韧带的主要功能是强化关节连接,防止关节活动范围过大。

二、超声检查技术

（一）患者准备

一般无须特殊准备。

（二）体位

根据韧带位置不同,采取相应体位,使韧带处于适度拉紧状态。

（三）仪器

常规使用高频线阵探头。

（四）检查方法

直接接触法对目标韧带进行连续短轴及长轴扫查,全面评估韧带形态、回声及结构完整性。必要时,辅助关节活动进行韧带紧张与松弛状态下的对比分析。

三、正常超声表现

韧带回声与肌腱类似,呈中强回声,依据每条韧带大体解剖的形态而呈现为条索样、带样结构。同样,韧带的各向异性伪像也非常明显。

四、韧 带 损 伤

（一）病理与临床

韧带损伤好发于下肢的膝关节、踝关节及上肢的肘关节。以踝关节外侧的距腓前韧带损伤最为常见,多出现在行走过程中突然发生的踝关节内翻受力,此时距腓前韧带被瞬时过度牵拉。轻者韧带扭伤,重者则发生断裂。患者外踝区很快因出血、炎症而肿胀,局部疼痛伴活动受限。

（二）超声表现

韧带形态失常(图 11-3),明显肿胀增厚,回声减低,彩色多普勒血流成像显示血流信号丰富。断裂者,可显示韧带连续性部分或完全中断。

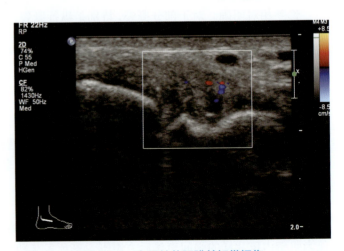

图 11-3　右踝关节距腓前韧带扭伤

距腓前韧带明显肿胀、增厚,回声减低。CDFI 显示韧带内血流信号丰富。

（三）鉴别诊断

根据外伤史和声像图表现，韧带损伤易于诊断。结合关节运动，观察应力情况下的韧带变化，有助于判断是否合并撕裂及其程度。

（四）临床价值

超声检查有助于明确韧带是否损伤以及断裂程度，为临床处理提供依据。

（崔立刚）

第四节 周围神经系统

一、解剖和生理概要

周围神经系统其一端连于中枢神经系统的脑或脊髓，另一端借各种末梢装置连于身体各系统、器官，主要由感觉神经元和运动神经元的轴突组成。基本构成单位是神经纤维，完整的神经纤维由中心的轴索、周围包被的神经膜、髓鞘和神经内膜构成；多条神经纤维集合成束形成神经纤维束，束外由较致密的结缔组织即神经束膜包绕；数目不等的神经纤维束形成神经，被较疏松结缔组织构成的神经外膜包裹。周围神经主要功能为接受刺激、整合信息和传导冲动等。

二、超声检查技术

高频超声已广泛应用于检查躯体及四肢等部位周围神经病变，患者无须特殊准备，操作者需熟悉周围神经解剖结构及其与周围骨骼、肌肉、血管等的毗邻关系，应在两个相互垂直的切面上进行超声扫查，推荐首先进行短轴切面扫查。

三、正常超声表现

正常神经声像图短轴切面呈圆形或椭圆形，内部神经纤维束呈多个类圆形小低回声，周边被线样强回声包绕形成网格状结构。长轴切面显示为细条索样结构，内可见多发相互平行的束状低回声，其间可见不连续的线状强回声分隔，其中束状低回声为神经纤维束，线状强回声为包裹神经纤维束的神经束膜（图11-4）。

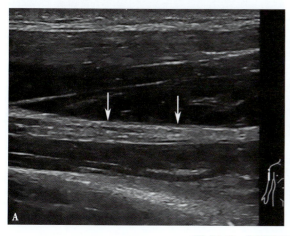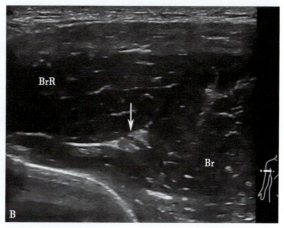

图11-4 上臂中下段桡神经超声图像

A. 桡神经长轴，箭头所示为桡神经。B. 桡神经短轴，箭头所示为桡神经；BrR: 肱桡肌；Br: 肱肌。

四、周围神经卡压与神经损伤

（一）神经卡压综合征

【病理与临床】

神经卡压综合征指神经受到周围组织压迫，导致神经卡压性损伤，从而引起疼痛、感觉及运动障碍。神经卡压综合征最常发生于神经走行通路上较狭窄的解剖部位，如骨纤维管道。腕管（骨纤维管道）处正中神经受腕横韧带压迫最为常见。

【超声表现】

超声检查能够显示受压部分神经扁平，受压部位的近端神经肿胀增粗，神经纤维束状结构模糊。

【鉴别诊断】

超声检查主要判断是否存在局部神经卡压和寻找卡压原因，一般无须与其他疾病鉴别。

（二）神经损伤

【病理与临床】

神经损伤源于牵拉、挫伤和刺伤。典型的牵拉伤是由反复扭伤、张力损伤或过度用力所致，如创伤性臂丛神经损伤。神经挫伤最常发生于相对骨面活动度小的部位，如尺神经在肘管处反复摩擦可导致神经炎。神经刺伤多见于玻璃、刀具等锐器伤，可发生神经完全或部分断裂。

【超声表现】

神经连续性完全或部分中断时，超声可显示断端位置及形态。程度较轻的神经损伤可表现为受损段神经肿胀增粗、回声减低，神经纤维束结构不清，或神经纤细或粗细不均。神经外膜受损时，局部外膜高回声轮廓不清，与周围组织分界模糊（图11-5～图11-7）。

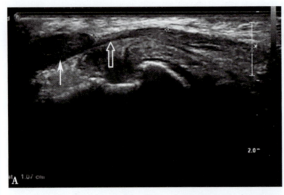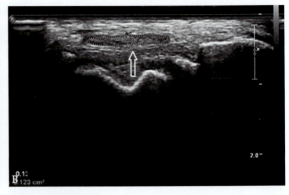

图11-5　肘管综合征尺神经超声图像
A. 尺神经长轴图像；B. 尺神经短轴图像。
空箭头示尺神经受压扁平，实箭头示受压近端神经明显肿胀增粗，回声减低。

【鉴别诊断】

神经损伤结合外伤史多不难做出诊断，但需要与肿瘤鉴别，神经重度损伤瘤样增粗与神经旁软组织肿瘤，如上皮样肉瘤等，有时难以区别。

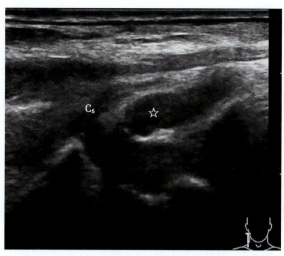

图 11-6　车祸伤致臂丛神经根性撕脱伤超声图像
星号示 C_6 神经根断端。

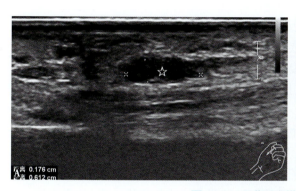 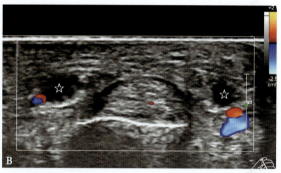

图 11-7　示指双侧指神经断裂超声图像
A. 指神经长轴图像；B. 指神经短轴彩色多普勒血流成像，指神经旁伴行指动脉。
星号示断端神经瘤样增粗。

五、周围神经肿瘤

周围神经良性肿瘤主要包括神经鞘瘤和神经纤维瘤。

（一）神经鞘瘤

【病理与临床】

神经鞘瘤（schwannoma，neurinoma）最常见，起源于神经髓鞘的施万细胞，可发生于周围神经系统的任何位置，生长缓慢，临床表现为肿块，神经功能障碍轻或无功能障碍表现。在组织学上有典型的 Antoni A 区（细胞丰富，排列有序）和 Antoni B 区（疏松、黏液网状区域）结构。

【超声表现】

瘤体多数为低回声，呈形态规则的椭圆形或圆形，周围可见高回声包膜，内部回声多均匀一致，可合并囊性变，瘤体与神经干紧密相邻，可沿神经干单发或多发存在，典型者可清晰地显示病变两端与神经干相连，即"鼠尾"征（图 11-8）。

【鉴别诊断】

神经鞘瘤主要与神经纤维瘤、恶性外周神经鞘瘤、淋巴结鉴别。其他软组织肿瘤如结节性筋膜炎、脂肪肉瘤、淋巴瘤等，如紧贴或包绕神经时也需与之鉴别。

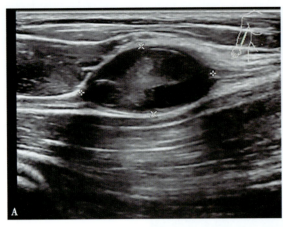
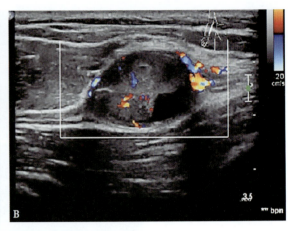

图 11-8　尺神经鞘瘤超声图像

A. 尺神经长轴图像,肿物呈椭圆形,内部回声不均,可见囊性区,两端呈"鼠尾"征;B. 彩色多普勒血流成像显示肿物内较多血流信号。

（二）神经纤维瘤

【病理与临床】

　　神经纤维瘤(neurofibroma)是指起源于神经鞘膜细胞的一种良性周围神经瘤样增生性病变。神经纤维瘤可表现为孤立性神经纤维瘤,无家族史,呈结节状,无包膜,也可表现为神经纤维瘤病,神经纤维瘤病分两型,较常见的是Ⅰ型,主要累及周围神经,可有皮肤"咖啡牛奶斑"等特征性表现,Ⅱ型较少见。神经纤维瘤病病理组织学上分为多发结节型、丛状型和弥漫型。

【超声表现】

　　孤立性神经纤维瘤表现为结节状或梭形实性低回声肿物,部分结节两端可显示低回声神经干,少见囊性变,无血流信号或少量血流信号。Ⅰ型神经纤维瘤病声像图可表现为:①多发结节型;②丛状型,一般累及较大范围神经干,神经纤维扭曲增粗,呈串珠样低回声结节;③弥漫型,表现为病变区皮肤及皮下软组织增厚,高低回声杂乱交错呈羽毛状或鱼鳞状排列,边界不清,瘤内血流信号分布可增多(图 11-9)。

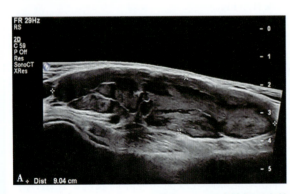
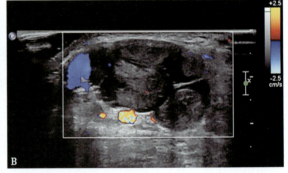

图 11-9　正中神经孤立的结节型神经纤维瘤超声图像

A. 肿物长轴图像,肿物呈长梭形,内呈低回声,神经束扭曲;B. 肿物短轴彩色多普勒血流成像,内可见少量血流信号。

【鉴别诊断】

　　孤立的结节型神经纤维瘤主要与神经鞘瘤鉴别。丛状型神经纤维瘤病需与神经脂肪瘤病鉴别,后者神经束组间脂肪结缔组织过度增殖,神经短轴超声图像呈蜂窝状;另需与其他罕见的神经肿瘤鉴别。弥漫型神经纤维瘤病需与淋巴水肿、罗萨伊 - 多尔夫曼病(Rosai-Dorfman disease)等鉴别。

（三）周围神经恶性肿瘤

其中较为多见的是恶性周围神经鞘瘤（malignant peripheral nerve sheath tumor，MPNST）。

【病理与临床】

恶性周围神经鞘瘤好发于四肢、躯干、颈部。近50%的MPNST继发于Ⅰ型神经纤维瘤病，其余则为散发型，或具有放射暴露史。MPNST恶性程度高，患者整体生存率低，局部复发率、转移率均高，往往伴随着神经功能障碍。

【超声表现】

恶性周围神经鞘瘤表现为实性低回声肿物，多位于软组织深部，肿物和大神经多有联系，形态多不规则，边界不清，肿物内回声不均，可见囊性变或钙化，血流信号多较丰富（图11-10）。

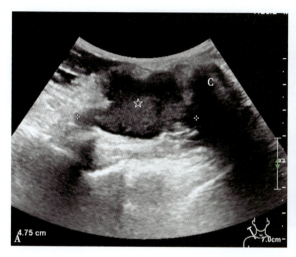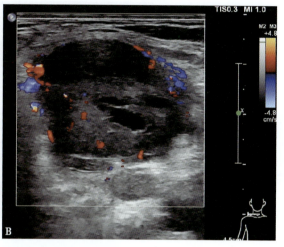

图11-10　臂丛神经恶性周围神经鞘瘤超声图像

A. 锁骨上矢状位图像，星号示低回声肿物，C示锁骨；B. 锁骨上横切面图像，锁骨上实性低回声肿物，与臂丛神经延续，形态不规则，部分边界不清，内可见囊性区，肿物内有较丰富的血流信号。

【鉴别诊断】

恶性周围神经鞘瘤需与良性神经鞘瘤、神经纤维瘤鉴别，另需与其他恶性软组织肿瘤鉴别，如滑膜肉瘤、多形性未分化肉瘤等。如肿物无明确相关神经结构，超声图像鉴别则较为困难。

（陈　涛）

第五节　骨、软骨及关节疾病

一、解剖和生理概要

骨是由外层的致密皮质和中心的髓质组成。骨皮质外表面由致密纤维结缔组织骨膜覆盖。骨膜厚度随年龄不同而有差异，儿童期骨膜较厚。

软骨主要分布在关节及脊柱周围，分类主要有三种，即弹性软骨、纤维软骨和透明软骨。弹性软骨见于鼻、耳、肋软骨等。纤维软骨主要成分为胶原纤维，见于椎间盘、半月板、关节唇等。透明软骨又称关节软骨，分布广泛，如股骨髁表面。

根据骨间连接组织的不同和关节活动的差异，可将关节分为动关节和不动关节两类。动关节是指具有明显活动性的关节，包括滑膜关节和联合关节两种，前者有很大的活动性，后者有一定的活动性，称为微动关节；不动关节指没有活动性或活动性极小的关节，包括纤维性连接、软骨性连接和骨性连接三种。

滑膜关节即通常所说的关节,基本结构包括关节面、关节囊和关节腔。关节面上有薄层软骨覆盖,即关节软骨。两骨间通过纤维结缔组织即关节囊连接,关节囊内层衬滑膜,滑膜产生滑液营养关节内结构和润滑关节,关节腔内充满滑液。除上述基本结构外,某些关节还有一些辅助结构,如关节盘或半月板、关节唇、滑膜皱襞以及关节囊内韧带等。

二、正常超声表现

正常骨皮质为整齐而连续的强回声,后方伴声影。纤维软骨含水成分少,一般呈中高回声,轮廓形态与解剖形态一致。透明软骨含水成分多,正常情况下为厚度均匀、带状的无或低回声(图11-11)。

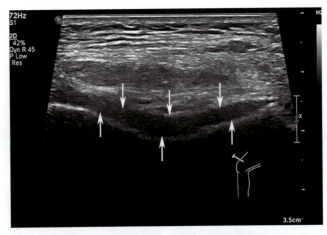

图11-11　膝关节股骨髁间软骨超声图像
箭头指示关节软骨(透明软骨)的边缘。

三、骨侵蚀及皮质骨折

(一)骨侵蚀

【病理与临床】

骨侵蚀往往见于类风湿关节炎(rheumatoid arthritis,RA),但不仅限于RA,也可见于痛风性关节炎、银屑病关节炎等。临床表现为关节疼痛和功能障碍。

【超声表现】

超声可以发现骨侵蚀出现的具体位置和大小。风湿病结局评价组织(OMERACT)对骨侵蚀定义为两个相互垂直平面的骨皮质回声不连续。超声检查中判定骨侵蚀需要经过两个垂直切面证实,显示为骨表面不光滑,骨皮质缺损或凹凸不平(图11-12)。

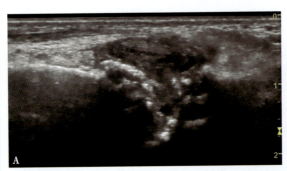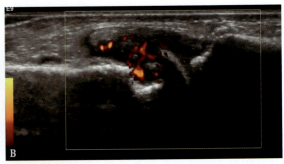

图11-12　骨侵蚀的超声图像
A. 第1跖趾关节长轴图像,跖骨头表面骨皮质回声不连续,可见多处凹陷;B. 能量多普勒图像,显示骨侵蚀处血流信号。

【鉴别诊断】

风湿免疫疾病所致的骨侵蚀改变需要与感染、肿瘤所致的骨破坏鉴别，需结合病史及临床特征。另外，手腕部有一些关节隐窝等结构在超声检查时易误诊为异常，检查时需注意。

（二）皮质骨折

【病理与临床】

皮质骨折指骨皮质完全或部分中断。

【超声表现】

骨皮质表面回声连续性中断，可见断端错位、分离、成角。撕脱骨折表现为创伤局部骨表面与周边骨质分离，通常由于肌腱或韧带的过度牵拉而导致其附着处骨的撕脱（图11-13）。

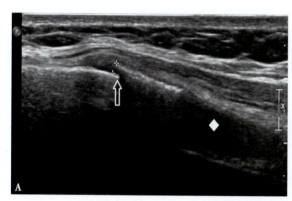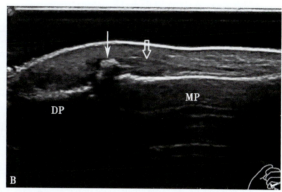

图11-13　骨折超声图像

A. 肋骨骨折长轴图像，空箭头指示骨折处，菱形指示肋软骨端；B. 远节指骨底撕脱骨折长轴图像，实箭头指示撕脱骨折片，空箭头指示指伸肌腱，DP为远节指骨，MP为中节指骨。

【鉴别诊断】

骨折超声图像一般比较明确，需与骨赘、骨软骨瘤、钙化或异位骨化相鉴别。

四、关节软骨疾病

【病理与临床】

RA、骨关节炎、血友病性关节炎及其他关节炎症均可能导致关节软骨损伤。以膝关节、踝关节等承重关节尤为多见。根据病程及病情严重程度不同，超声图像表现各异。

【超声表现】

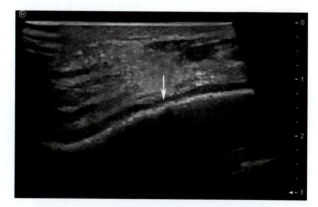

早期可仅表现为关节软骨回声不均匀增高，软骨表面不光滑，随疾病进展，关节面软骨出现厚薄不均，损伤区域软骨回声明显变薄甚至部分缺损，严重者软骨从正常位置完全消失，病程晚期可出现软骨下骨质磨损（图11-14）。

【鉴别诊断】

软骨损伤表现较为明确，需注意软骨表面和内部是否有结晶沉积，如尿酸盐、焦磷酸盐。

图11-14　膝关节股骨滑车软骨损伤超声图像

屈膝位短轴图像，箭头所示为变薄的关节软骨。

五、关节滑膜炎

关节滑膜炎指关节滑膜组织因各种原因出现炎性增生改变,可伴液体渗出、关节腔内积液。OMERACT 对关节腔积液定义为关节腔内无回声或低回声组织,可移动,可被压缩,无多普勒血流信号。探头压迫时可变形甚至局部消失。OMERACT 对滑膜增生定义为关节腔内异常的低回声组织,不可移动,难以被压缩,可显示多普勒血流信号。

(一)类风湿关节炎

【病理与临床】

类风湿关节炎是一种慢性、全身性、自身免疫性疾病,主要累及关节滑膜、软骨、骨质,关节慢性炎症会导致关节破坏和畸形,甚至残疾,其滑膜炎的病理基础是关节周围血管扩张和滑膜增生,伴随着关节内血管翳形成。

【超声表现】

最常见的病变为滑膜炎和骨侵蚀。RA 滑膜炎症程度越重,关节内滑膜增厚越明显,滑膜及关节周围探测到的血流信号也越丰富。

(二)痛风

【病理与临床】

痛风(gout)是尿酸代谢异常所导致的一种代谢性疾病,尿酸盐结晶在关节、关节周围软组织沉积引起关节炎症、痛风石等症状和体征。

【超声表现】

最常见的改变是滑膜炎、关节积液、结晶、痛风石和骨侵蚀(图 11-15、图 11-16)。

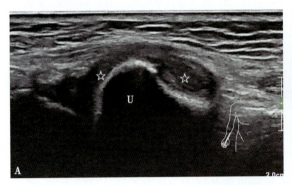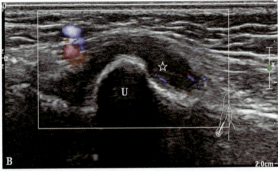

图 11-15　下尺桡关节滑膜炎
A. 腕背长轴图像;B. 腕背长轴能量多普勒图像。
星号标示为滑膜增生,U 为尺骨远端。

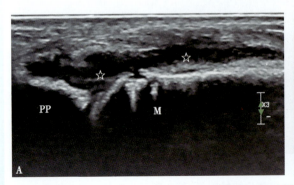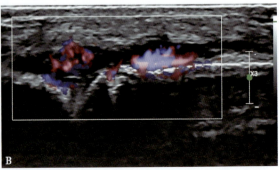

图 11-16　掌指关节滑膜炎
A. 掌指关节背侧长轴图像,星号为滑膜增生,PP:近节指骨,M:掌骨;B. 掌指关节背侧长轴多普勒图像。

【鉴别诊断】

炎性关节病的病变，如滑膜增生/滑膜炎、关节积液、骨侵蚀等超声表现不具特异性。RA、痛风、银屑病关节炎、系统性硬化等疾病具有很多相似表现，痛风有其特征性表现，如出现双轨征、痛风石，可做出准确诊断，否则仅根据超声图像难以做出准确的病因学诊断。

六、发育性髋关节发育不良

（一）病理与临床

发育性髋关节发育不良（developmental dysplasia of the hip，DDH）是儿童骨骼系统最常见的致残性疾病之一。DDH 治疗原则是早发现、早治疗。治疗越早，治疗方法越简单，更容易获得正常或接近正常的髋关节。超声是早期诊断 DDH 的首选影像学方法，超声可以清晰地显示髋关节及周围软组织解剖结构，评估髋臼发育情况以及股骨头与髋臼的相对位置。

（二）DDH 超声检查 Graf 法

在婴幼儿静息状态下获得髋关节标准冠状切面声像图，测量并进行分型。以髋臼窝内髂骨下支与骨性髋臼顶的切线为骨顶线，自近端软骨膜移行为骨膜处，向足侧与髂骨外缘回声相切划基线，然后确定骨缘转折点（骨性髋臼顶凹面向凸面移行处）和关节盂唇中心点，这两点相连形成软骨顶线。基线与骨顶线相交成 α 角，代表骨性髋臼发育的程度，基线与软骨顶线相交成 β 角（图 11-17、图 11-18；表 11-1）。

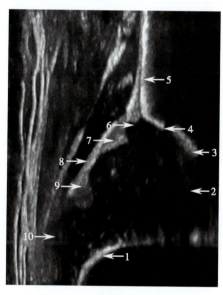

图 11-17　正常新生儿髋关节

1. 软骨-骨交界；2. 股骨头；3. 髂骨下支；4. 骨缘转折点；5. 平直髂骨外缘；6. 软骨性髋臼；7. 盂唇；8. 关节囊；9. 滑膜皱襞；10. 股骨大转子。

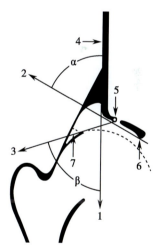

图 11-18　Graf 法测量

1. 基线；2. 骨顶线；3. 软骨顶线；4. 平直髂骨外缘；5. 骨缘转折点；6. 髂骨下支；7. 盂唇。

表 11-1　髋关节 Graf 分型

髋关节 Graf 分型	骨性臼顶（α角）	骨性边缘	软骨性臼顶（β角）	年龄
I 型	发育良好 α≥60°	锐利/稍钝	覆盖股骨头	任何年龄
II型				
IIa（+）型	合适 50°≤α≤59°	圆钝	覆盖股骨头	0～12周

续表

髋关节 Graf 分型	骨性臼顶（α角）	骨性边缘	软骨性臼顶（β角）	年龄
Ⅱa（-）型	有缺陷 50°≤α≤59°	圆钝	覆盖股骨头	6~12 周
Ⅱb 型	有缺陷 50°≤α≤59°	圆钝	覆盖股骨头	>12 周
Ⅱc 型	严重缺陷 43°≤α≤49°	圆钝到扁平	仍覆盖股骨头 β<77°	任何年龄
D 型	严重缺陷 43°≤α≤49°	圆钝到扁平	移位 β>77°	任何年龄
Ⅲ型				
Ⅲa 型	发育差 α<43°	扁平	被挤压至上方，回声及结构没有改变，近端软骨膜被向上推挤	任何年龄
Ⅲb 型	发育差 α<43°	扁平	被挤压至上方，回声及结构改变，近端软骨膜被向上推挤	任何年龄
Ⅳ型	发育差 α<43°	扁平	被挤压至下方，近端软骨膜呈水平或凹槽状	任何年龄

（三）鉴别诊断

DDH 需与畸胎性髋脱位、感染性髋脱位鉴别。畸胎性髋脱位往往合并其他骨骼关节畸形，感染性髋脱位是由后天感染病理改变所致。

（陈　涛）

第十二章　介入超声的诊断与治疗

介入超声（interventional ultrasound）是超声监视或引导下进行诊断和治疗的总称，可以经皮、术中、腹腔镜、内镜及腔内超声来实现诊疗，具有实时成像、引导准确、操作简便、移动便捷、费用低廉及无辐射损伤等优点。介入超声诊断技术包括穿刺活检、静脉内造影、腔内造影、淋巴造影；治疗技术包括囊肿治疗、穿刺抽吸及置管引流、肿瘤消融治疗，以及放射性粒子植入术。介入超声技术在临床诊疗中也发挥着不可替代的作用。三维导航、分子影像、人工智能及机器人技术等新技术的发展极大地拓展了介入超声应用的广度和深度，有望推动传统诊疗模式向精准智能模式转变。

第一节　介入超声基本技术

一、介入超声概念及原则

介入超声指在超声监视或引导下进行诊断和治疗的总称。1983 年介入超声在丹麦哥本哈根举行的世界超声学术会议上被正式命名，之后随着超声医学的飞速发展及各种微创诊断与治疗技术的创新和应用，介入超声的概念和内涵被不断地充实、完善和发展。除了超声引导下的各种穿刺与治疗（穿刺活检、抽吸、引流、注药治疗、放射性粒子植入、消融治疗等），腔内超声（经食管超声、血管内超声、经直肠超声、经阴道超声以及超声内镜等）、术中超声、高强度聚焦超声等均属于介入超声范畴。介入超声技术具有实时成像、引导准确、操作简便、移动便捷、费用低廉及无辐射损伤等优点，在临床中应用日益广泛和深入，尤其随着介入器械的发展和完善，介入超声在急诊及危重症救治、野战医疗中也发挥着不可替代的作用。

介入超声的基本方法是在超声的实时监视或引导下将特制的针具、导管等器械置入病变内，完成获取组织或体液、导入能量或药物等，进行疾病的诊断与治疗。原则上，凡超声能够清晰显示的病灶或结构，如果临床需要，同时患者又无禁忌证，均可进行介入操作。对于临床上的危急重症，可适当放宽介入操作条件，以挽救患者生命为第一要义。随着介入超声技术的快速发展和广泛普及，在介入超声诊疗过程中，应始终坚持规范化和精准化的基本原则。介入操作是介入超声的核心技术，作为新兴学科，其涉及的操作技术在不断创新，在实践中检验操作技术的科学性、合理性、安全性及有效性，并经多中心、前瞻性、随机对照的大样本临床研究验证，形成介入超声学科规范化的操作技术，制定出介入超声学科规范化的诊疗及操作流程，使学科朝着健康、科学、合理的方向发展。精准化是介入超声技术的核心；病灶清晰显示、精准定位是介入诊疗有效的前提；病灶与周围器官、组织立体空间关系的明确是介入安全的基本保证。

介入超声 50 余年来的不断发展是超声成像技术、介入器械、新的治疗手段以及现代生物信息技术等与临床全面融合发展的结果，其在临床中的应用从诊断、治疗到预测预后，并不断朝着全信息时代的规范化、精准化、智能化及前沿化方向发展。特别是近 20 年来，影像引导下的各种肿瘤微创治疗技术在对多脏器的多种病变治疗上逐渐替代了传统的手术切除治疗，同时在生存疗效上也可以与外科手术相媲美，且更美观、微创。这项技术已成为现代微创医学的重要组成部分，推动了临床医学治疗模式的变革。

二、介入超声导入方式

（一）经皮介入超声

经皮介入超声引导的方式主要有三种：①穿刺支架引导；②实时超声引导徒手穿刺；③超声定位徒手穿刺。其中后两种均无须穿刺架引导。

穿刺引导装置主要包括引导架和导槽，引导架可设定不同的进针角度，配备不同粗细内径的导槽用于匹配不同型号的穿刺针。目前常用的引导架有一次性使用的塑料引导架及可消毒后重复使用的金属引导架（图12-1）。塑料引导架为一次性使用医疗耗材，独立包装，导向准确，减少患者间交叉感染的概率。金属架可重复消毒使用，比较经济，缺点是每次使用后需要严格消毒，且穿刺架多次使用后会发生磨损，影响导向精准度。穿刺引导架的优点在于可预设进针路径，保证穿刺针全程在平面内实时显示，对于介入经验不足的操作者而言，更具安全性和准确性。徒手操作优点在于灵活，对于进针角度基本无要求，穿刺时可以实时调整平面，但对操作者要求较高。

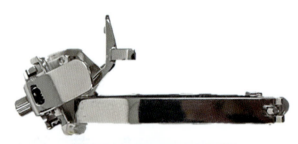

图 12-1　可重复使用金属穿刺架

（二）术中及腹腔镜超声

随着精准医学理念的推广以及超声探头的小型化，使得超声的使用途径从经皮到逐渐在开腹手术及腹腔镜手术中得到不断开拓。目前在肝胆外科、泌尿外科、颅脑外科、心脏外科及妇产科手术中得到了广泛应用，提高了病灶探查率、诊断正确率及指导手术步骤的进行，并减少了相应的并发症。以肝脏外科手术为例，术中超声可定位或排除可疑病灶、发现新病灶，特别是结合超声造影技术可以更进一步检测出术前影像学未发现的隐匿性病灶（图12-2）。肝肿瘤开腹或腹腔镜切除手术中结合超声引导射频消融术可在最大限度保留正常肝实质的基础上，对手术切除困难部位的肝肿瘤进行精准消融（图12-3）。

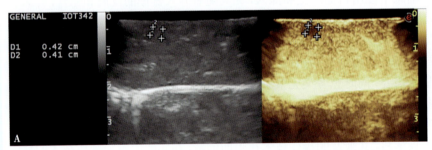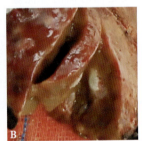

图 12-2　开腹下肝转移癌切除术中超声造影
A. 术中超声造影可定位常规超声不明确的病灶；B. 手术切除标本。

图 12-3　腹腔镜下超声引导肝癌射频消融
腹腔镜下使用腹腔镜线阵探头引导射频消融（平面内进针，经穿刺孔操作）。

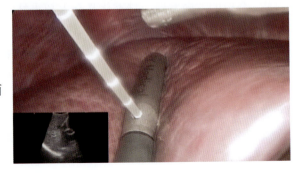

（三）内镜及腔内超声

1. 腔内超声　腔内超声是指直接将特制超声探头置入消化道、泌尿生殖道、心脏大血管等管腔内进行超声成像。早在 1956 年 Wild 与 Reid 等就首次将腔内超声探头用于消化道检查，探索用超声反射显示肠道恶性肿瘤的可能。随着超声成像技术和生物医学工程技术的不断发展，腔内超声技术也不断改进和完善，一些腔内超声技术目前已在临床作为常规技术开展，如经阴道超声、经直肠超声及经食管超声检查等。

腔内超声检查直接将探头置于脏器周边进行成像，排除了肥胖、肠道或肺内气体、骨骼等干扰，因而可获得更加清晰的图像。同时由于腔内超声通常采用高频探头，其高分辨率可显示常规超声难以显示的管腔内、管壁本身及附近结构的细微病变。临床常用的腔内超声有：

（1）经阴道超声：主要用于妇科良、恶性疾病诊断及产科筛查、引导穿刺活检或治疗以及腔内手术监测等。

（2）经直肠超声：主要用于前列腺疾病的诊断和鉴别诊断、前列腺癌分期、引导穿刺活检或治疗以及腔内手术操作的监测等。除前列腺疾病外，也可用于精囊、直肠、肛管、尿道疾病的诊断与鉴别诊断。

（3）经食管超声：主要用于常规经胸超声检查不能获得满意图像或难以显示清晰的结构和部位，如心房（心房内血栓）、胸主动脉、上腔静脉等，以及用于心脏、大血管手术监测。

2. 超声内镜　超声内镜检查是一种将超声与内镜相结合的技术，是将超声探头置于内镜前端，通过体腔在内镜直视下对消化道（食管、胃、肠腔）管壁或邻近脏器（肝、胆管、胰腺）进行超声扫查的技术。按照超声探头的扫描平面，可将超声内镜分为环扫超声内镜和纵轴超声内镜。（图 12-4）

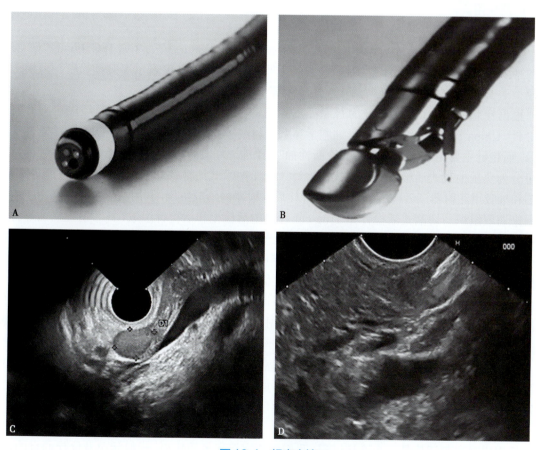

图 12-4　超声内镜

A. 环扫超声内镜；B. 纵轴超声内镜；C. 环扫超声内镜扫查显示胰腺头部低回声肿块；D. 纵轴超声内镜引导下胰腺肿块穿刺活检。

环扫超声内镜的扫描平面与内镜的长轴垂直，能获取管壁一周的环形超声声像图。环扫超声内镜超声探头频率高，声束更易于与消化道管壁垂直，故而可以清晰地显示消化道管壁及紧邻脏器结构，可以发现几毫米大小的病变，一般应用于消化道及肝、胆、胰疾病的诊断。纵轴超声内镜的扫查平面与内镜的长轴平行，经内镜穿刺时，超声可实时清晰地显示穿刺针，因此在应用于消化道及肝、胆、胰疾病诊断的同时，还可开展内镜超声引导下的介入诊断和治疗，也可以称为介入性超声内镜。超声内镜引导下的细针活检可对小于 5mm 的病变进行准确穿刺，同时由于穿刺经过正常组织少，引起的损伤少，肿瘤种植的概率也很小。

（梁　萍　蒋天安　窦健萍）

第二节　介入超声诊断技术

一、穿刺活检

（一）概述

超声引导穿刺活检术是指在实时超声影像的监视和引导下，利用穿刺活检针，对人体靶目标以微创技术获得有效诊断为目的的一种诊断性介入超声技术。目前，作为介入超声最基本的诊断技术，超声引导穿刺活检已经成为获取病理结果最常用的方法之一，在疾病的诊断、评估预后及分期或辅助制定治疗方案中发挥着越来越重要的作用，在超声能够显示的各组织脏器中均得到了广泛应用。

（二）穿刺针具

穿刺针根据其外径大小分为不同型号。国际标准以 G（gauge）表示，如 18G 17cm，"G" 前面的数字表示穿刺针外径大小，数字越大，外径越小；"G" 后面的数字表示穿刺针长度。习惯上将外径小于 1mm（19G 以上）者称为细针，大于和等于 1mm 者称为粗针。

根据穿刺针的不同，可以分为普通经皮穿刺针和组织穿刺活检针。普通经皮穿刺针又名 PTC 针、Chiba 针，其中细针可用于细胞学穿刺取材或羊膜腔、囊肿等含液性病变的诊断性穿刺抽吸，而粗针主要用于对黏稠液体的诊断性抽吸，如脓肿、血肿。组织穿刺活检针根据针的特点又可分为负压抽吸式活检针和切割式活检针。负压抽吸式活检针如 Sure-cut 针的特点是针鞘、针芯和抽吸用注射器三者构成一体，提拉针栓后注射器内形成负压，利用负压及针尖在组织内的提插来切取组织。切割式活检针如 True-cut 针是由活检枪和活检针组成，针芯前端侧面靠针尖处有一个 2～2.5cm 长的凹槽。根据活检枪的装置不同，又可以分为一次性半自动活检针和一次性全自动活检针，以及可重复使用的活检枪和相应配针。当穿刺针尖到达目标后，击发扳机，活检枪高速推进针芯，使针芯前端凹槽部分进入目标组织内（半自动活检针先需手动将针芯推进至目标组织内），针鞘快速跟进，将针芯凹槽内组织切割下并封闭在凹槽内，从而获取组织。最新的一次性管式切割穿刺活检针，针芯前端呈空心，击发后，针鞘可将整个针芯空腔内的组织条切割下来，取样量相较传统侧槽活检技术明显增多。

超声引导穿刺活检术由于超声成像具有无辐射、操作简便、床旁易获取及价格低廉、对比剂无潜在肾功能毒副作用等优点，同时超声的实时成像可全程显示针尖从而提高穿刺准确性、减少并发症的发生，因此超声引导穿刺活检术是一种理想的微创诊断性介入手术。

（三）穿刺操作流程及规范

超声引导穿刺活检是一个诊疗过程，我们需要掌握患者的病史、一般状况及诊疗的目的，全面评估者接受穿刺的适应证和禁忌证，在安全的基础上，权衡患者获益与风险，术中需精细操作提高取材质量并降低损伤风险，最后需预防和处理可能出现的并发症。

1．详细了解病史　包括主诉、临床诊断、现病史和既往史，如药物史及过敏史等可能影响穿刺安全的因素。明确穿刺目的，关注患者的一般状态和生命体征。

2．评估适应证及禁忌证

（1）适应证：超声能够清楚地显示病变，进针路径安全；患者一般状况和检验指标满足穿刺的基本条件。

（2）禁忌证：严重出血倾向（凝血酶原时间>30s，凝血酶原活动度<40%，血小板计数<50×10^9/L，国际标准化比值>1.5等）；合并心、肺等其他重要脏器严重疾病，且难以纠正；超声或超声造影均不能清楚地显示病灶；无安全进针路径；患者状况不符合穿刺条件（如完全不能配合、抗凝治疗期间、女性月经期等）。

3．同患者及家属沟通风险，签署知情同意书　向患者或家属告知患者目前病情、穿刺目的和方法、术中及术后注意事项、可能的并发症及处理方法、不能明确病理诊断的可能性等，征得同意并签署知情同意书。

4．穿刺前准备

（1）必需的检验结果，如血常规、凝血功能、乙肝五项、丙肝抗体、HIV抗体、梅毒抗体等。

（2）近期的影像资料，包括超声、CT、MRI、PET/CT等。

5．穿刺操作方法

（1）超声定位：选择好体位并选择靶病变距体表最近、活检范围不损伤深部重要结构且穿刺安全的路径。

（2）无菌操作：体表穿刺部位皮肤消毒后铺无菌巾。

（3）局部麻醉：局麻下不能配合的患者，可在静脉麻醉下穿刺。

（4）活检取材：进针前再次行彩色多普勒血流成像检查，确认穿刺路径上无较大血管等重要结构。超声清楚地显示活检针进至靶病灶取材，之后退出穿刺针。

（5）标本判断：粗针活检依据标本形状、颜色及量决定穿刺次数，一般取2～3条组织。细针活检后由经过专门培训的人员直接制作涂片和液基。

（6）处理标本：按穿刺目的进行标本固定。通常使用10%甲醛溶液（粗针活检）或95%乙醇溶液（细针活检）固定。

（7）术后处理：穿刺点敷料包扎，局部压迫20min。

6．常见并发症及处理

（1）出血或血肿：出血是穿刺后常见的并发症之一，有时还可见局部血肿形成。穿刺后局部压迫20min以上可降低出血风险。少量出血或局部形成较小血肿时一般无须特殊处理。

当术后患者出现穿刺部位局部疼痛加剧、心率加快、头晕、口唇苍白、血压下降甚至休克等表现时，提示出血量较大，必须紧急处理。首先嘱患者平卧，迅速建立静脉通道，给予止血药物，补充晶体和胶体维持血压和循环，必要时输血。同时结合超声或超声造影及增强CT判断可能的出血原因及表现，并请相关科室会诊并决定是否需采取进一步的治疗措施。介入超声技术本身也可以在超声引导下局部注射组织胶或凝血酶进行止血治疗。

（2）疼痛：是穿刺后常见的并发症之一，多为局部轻度疼痛或牵涉痛。一般无须处理，如果疼痛持续时间较长、较剧烈或呈进行性加重，需查找原因，尤其需要关注是否存在较大量出血或脏器损伤的可能。

（3）肿瘤针道种植：发生率低，主要与肿瘤组织的生物学行为有关。减少进针次数及同轴针的使用，也可以在一定程度上降低针道种植的风险。

（4）其他：穿刺活检后其他少见并发症有感染、气胸、咯血、胸膜炎、胰腺炎、腹膜炎、一过性迷走反射等。

二、静脉超声造影

（一）概述

经静脉超声造影技术在人体各器官疾病的诊断中现已得到广泛应用，通过静脉内微泡的注入来增强肿瘤病灶及血管结构显影的能力，同时也可以很好地应用于各种超声引导的介入操作中。在进行超声引导介入操作前后，静脉超声造影分别可以帮助进行病变的评估、方案的制订以及引导穿刺针进行活检。

（二）静脉超声造影在介入中的具体应用

1. 通过引导穿刺活检针对病灶内超声造影增强部分进行活检取材，提高活检的准确性。

2. 当需要对 CT/MRI/PET 显示的病灶进行活检，而二维超声难以清晰显示或无法显示该病灶时，可以通过超声造影（必要时可与 CT/MRI/PET 进行虚拟影像融合）使得病灶得以清晰显示或在其他部位发现更加适合穿刺活检的病灶，从而帮助穿刺活检的进行。

3. 穿刺前行超声造影可明确部分病灶的诊断，从而避免对明确良性病灶进行不必要的穿刺，比如肝血管瘤。

4. 超声造影还可以通过观察有无微泡漏出穿刺脏器来诊断及监测穿刺后出血的情况及程度，必要时可引导穿刺出血点进行止血药物注射或消融止血及评估止血效果。

5. 消融治疗是一种治疗肝脏、肾脏、前列腺和子宫等脏器肿瘤的有效非手术治疗方法。超声造影在消融治疗前后对于病灶的术前评估、消融针的引导、疗效即刻评估及术后随访监测中也是一种非常有效的技术，得到了广泛的应用。

三、腔内超声造影

除了经静脉超声造影外，经血管外或各种腔内注射超声对比剂亦用于非实质性脏器病变的诊断，或作为一种辅助技术用于超声引导介入操作。

（一）经引流管或血管外腔隙造影

通过引流管逆行注入稀释的超声对比剂可让引流部位的管道或腔隙显影，如通过经皮胆道引流管结合三维成像技术可得到清晰的"胆树"影像，可用于评估胆道间交通及胆汁引流情况。通过经皮肾造瘘管造影，可明确引流管位置、判断梗阻部位及评估有无内瘘等并发症等情况。通过脓肿引流管造影，可明确引流管位置是否正常，并可评估复杂脓肿内腔隙间的交通情况。通过其他路径注入稀释的超声对比剂还可以用于瘘管的诊断及分类，比如经阴道注入诊断阴道直肠瘘、经直肠注入诊断膀胱直肠瘘、经肛门注入诊断肛瘘。

（二）胃肠超声造影

胃肠超声造影检查是指在超声检查前通过让检查者饮用超声对比剂充盈胃肠腔，使之成为均匀的透声窗以利于超声波透过，使胃肠壁的层次结构及其病变更加清晰显示的一种超声检查方法。

检查前禁食 8h，禁饮 4h 以上。检查前服用按说明冲泡成均匀稀糊状溶液的胃窗对比剂约 500ml。超声图像中胃肠腔呈均匀的高回声充填，胃肠壁呈"三强二弱"结构，从内到外分别为对比剂与黏膜层界面、黏膜层、黏膜下层、肌层、浆膜层。

根据胃肠管壁各层次结构的异常改变及蠕动的减弱和消失对胃肠道炎症、溃疡、肿瘤性病变及功能异常作出相应的诊断。

（三）输卵管造影

输卵管病变是女性继发不孕的主要原因，以往检查输卵管通畅性的方法主要是输卵管通液术，但准确性低；X 射线碘油造影准确性高，但医患双方均暴露于 X 射线下，且存在碘油过敏反应的可能；腹腔镜下通染液试验是诊断输卵管通畅性的"金标准"，但创伤相对较大，且费用高；

子宫输卵管超声造影由于其无创、简便、没有放射性损害，能较好地观察子宫及双侧附件等优点，目前已成为检测输卵管通畅性的一种新方法。

患者于月经结束 3～7d 行造影检查，检查前 3d 禁性生活。对部分过于紧张的患者，可于检查前半小时肌内注射阿托品 0.5mg，减少输卵管痉挛引起的假性梗阻。检查时患者取膀胱截石位，外阴、阴道常规消毒后铺巾，宫腔放置一次性宫腔造影管。根据宫颈松弛程度向球囊内注入 2～5ml 生理盐水，阻塞宫颈内口，阻止宫腔内液体外溢。缓慢推注稀释的对比剂 10～15ml 进入宫腔，沿双侧输卵管走行扫查，根据双侧输卵管显影情况可分为三种类型。

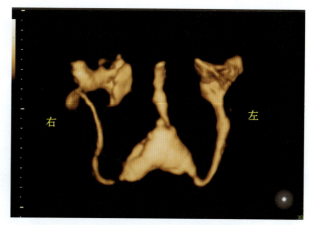

图 12-5　输卵管超声造影三维图
宫腔形态呈倒置的心形，两侧输卵管形态纤细，走行自然，对比剂自伞端喷出。

1. 输卵管通畅　可见输卵管全段显影，走向柔和，伞部显影呈"漏斗样"或"花瓣样"，盆腔内迅速出现大量增强区，以卵巢周围为显著（图 12-5）。

2. 输卵管通而不畅　对比剂在输卵管内流动缓慢，呈断续粗条状强回声，伞部显影呈点状，盆腔内以卵巢周围为主逐渐出现少量增强区。

3. 输卵管不通　可见宫腔内对比剂微泡团状强回声聚积，输卵管无显影或某段部分显影呈断续线样强回声，或呈截断征，卵巢周围无环形强回声带。

四、淋巴超声造影

超声造影显影途径除传统常用的血管和生理性腔道（尿路、输卵管和胃肠道等）外，经淋巴管超声造影也被证实是一种安全、有效的检查手段。淋巴超声造影的发展为深入研究淋巴系统及相关疾病，以及肿瘤转移等领域带来了新方法，特别是在前哨淋巴结评估中展现出广泛的应用前景。

前哨淋巴结（sentinel lymph node，SLN）为原发肿瘤发生转移的第一站淋巴结，理论上若前哨淋巴结无转移，则其他淋巴结转移概率较低，因此前哨淋巴结良恶性的评估对于治疗方式的选择具有重要的意义。正常情况下，淋巴液经输入淋巴管进入被膜后，汇入皮质淋巴窦，后经髓质淋巴窦汇入淋巴门的输出淋巴管，实现淋巴液的过滤。经皮内或皮下注射超声对比剂后，对比剂微泡可通过淋巴内皮细胞间隙或利用胞吞胞吐作用等进入淋巴管内，再经淋巴管流入邻近淋巴结，使淋巴结显影。超声可实时观察到整个过程，追踪淋巴管显影的第一站淋巴结即为前哨淋巴结，此外还可根据超声造影的增强模式评估淋巴结转移状态（图 12-6）。现阶段研究证据显示，利用超声造影作为前哨淋巴结的示踪方法具有安全、可视性好和操作便捷等优势，在乳腺癌和黑色素瘤等多种肿瘤中展示出良好的应用前景。

目前常用的淋巴超声对比剂包括注射用六氟化硫微泡和注射用全氟丁烷微球，注射用六氟化硫微泡是磷脂及聚乙烯二醇外壳包裹的六氟化硫微泡，平均直径 2.5μm，可自由通过血管和淋巴管，因其成分中无碘及蛋白质，一般不易出现过敏反应，已有大量文献报道了该对比剂在乳腺癌前哨淋巴结评估中的应用价值。近年来，组织特异性的靶向对比剂研究也取得了新进展，如注射用全氟丁烷微球，其稳定性高，注入体内可选择性地被特异的巨噬细胞所摄取；可耐受较高的机械指数而不破裂，利于浅表器官成像。随着纳米技术的进展，探究淋巴靶向性高、显影清晰、生物相容性佳和毒副作用小的对比剂将成为淋巴造影领域的发展趋势。

近年来,超声造影技术已成为超声成像的第三次革命性进展,无论是经静脉、经腔道还是经淋巴超声造影均在疾病诊治的全流程中发挥着不可或缺的作用,临床应用中应根据疾病的类型、检测的目的及设备情况酌情选择,最大程度使患者获益。

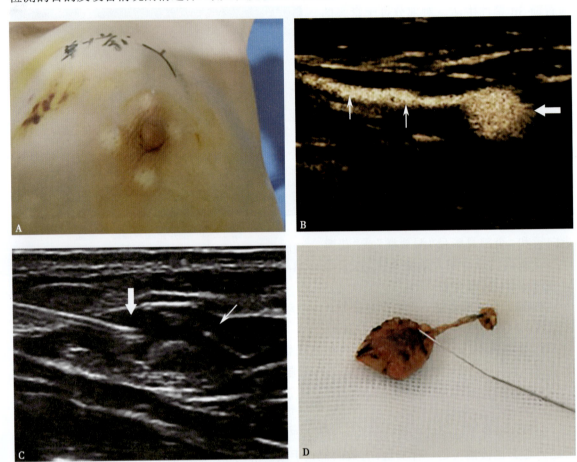

图12-6　超声造影显影前哨淋巴结方法

以乳腺癌为例:A. 分别于乳晕区 3 点、6 点、9 点和 12 点方向皮下或皮内注射超声对比剂;B. 用高频超声探头自乳晕区开始追踪显影淋巴管及增强淋巴结(细箭头:淋巴管;粗箭头:淋巴结);C、D. 可在增强淋巴结内放置定位导丝(细箭头:淋巴结;粗箭头:定位导丝),术中沿导丝探查及清扫前哨淋巴结。

(蒋天安)

第三节　介入超声治疗技术

一、囊肿治疗

超声引导囊肿穿刺硬化治疗,是在超声引导下进行囊肿穿刺,抽出囊液,向囊腔内注入硬化剂无水乙醇或聚桂醇注射液,使囊壁细胞脱水、凝固性坏死从而失去分泌功能。同时,硬化剂所致的组织无菌性炎症使囊壁粘连、闭合、囊腔消失。超声引导下穿刺硬化治疗是临床治疗肝、肾囊肿最常用的简便方法(图12-7)。

(一)适应证

1. 直径大于5cm的囊肿。

2. 囊肿合并出血和/或感染者。

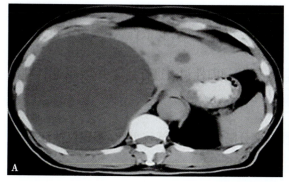
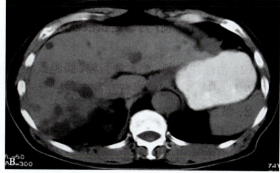

图12-7 肝囊肿的硬化治疗
A. 肝右叶巨大囊肿；B. 硬化治疗一年后巨大囊肿"消失"。

3. 囊肿伴有压迫等症状者。

4. 多囊肝、多囊肾，为缓解压迫症状或影响脏器功能者可对较大囊肿行抽吸减压治疗，硬化剂是否使用及使用剂量，应参考患者具体肝、肾功能而定。

（二）禁忌证

1. 有严重的出血倾向、凝血机制障碍者。

2. 囊肿与胆道、肾盂有交通者。

3. 聚桂醇、乙醇过敏者。

4. 无安全穿刺路径。

（三）注意事项

1. 穿刺路径的选择 在安全的前提下，以选择最短路径为原则。穿刺路径上应避开大血管及其他重要脏器。上腹部穿刺应避免损伤胸膜腔，进针点应距肺底强回声带以下至少3cm。肾、肾上腺、腹膜后囊肿穿刺，原则上应避开腹腔，经侧腹壁或后腹壁进针。

2. 肝囊肿的穿刺应先通过一部分正常肝组织；胰腺囊肿穿刺禁忌经过正常胰腺组织；肾囊肿的穿刺则尽量直接进入病灶，减少对周围组织的损伤。

3. 硬化剂种类较多，目前临床常使用1%聚桂醇注射液。在穿刺抽尽囊液后，向腔内注射抽出囊液量的1/10～1/4聚桂醇原液保留，最大保留剂量不超过20ml。对直径>10cm的囊肿可使用抽出囊液量的1/10～1/4聚桂醇原液反复冲洗囊腔后抽尽，再保留不超过20ml聚桂醇原液或1:4～1:2的聚桂醇泡沫硬化剂40～80ml进行保留。单次治疗最大冲洗剂量<120ml。

4. 肝、肾囊肿注入硬化剂前，须明确囊肿不与胆道、肾盂相通，必要时行囊腔超声造影观察囊肿是否与胆管或肾盂相通。对肾囊肿，应常规进行术中蛋白定性试验，蛋白定性试验阳性方可进行硬化治疗。具体方法是将2ml抽出的液体加入等量的95%乙醇中，如液体很快变浑浊呈乳白色则提示囊液与肾盂不通，其原理为：肾囊肿内囊液蛋白含量较高，蛋白凝固试验为阳性，而尿液则为阴性。

5. 对于直径>10cm的巨大囊肿，可选择使用5～7F的引流管置管引流，待囊壁塌陷回缩后，通过引流管进行反复硬化治疗，可减少穿刺次数。

6. 囊肿合并感染时，需穿刺置管引流。

二、穿刺抽吸及置管引流

（一）浆膜腔积液抽吸及置管引流

超声引导进行胸腔、腹腔、心包腔等浆膜腔的抽液引流是治疗浆膜腔积液的有效方法，对积液的诊断和顽固性积液的治疗均具有重要的临床应用价值。此外，还可根据不同的原发病，通过置管注入相应的药物，达到治疗的目的。

1. 适应证

（1）诊断性穿刺：为确定积液性质或明确病因诊断，需抽液进行积液性状、细菌学和细胞学检查。

（2）治疗性穿刺：①大量胸腔、腹腔或心包腔积液，或顽固性积液进行抽液引流；②恶性肿瘤或炎症性积液可以置管进行注药治疗。

2. 禁忌证

（1）无绝对禁忌证，一般积液量极少或陈旧性积液分隔较多而液体较少者，不建议抽液。

（2）有明显出血倾向者。

（3）穿刺部位有感染者。

（4）患者不能配合者。

3. 注意事项

（1）术后注意观察患者的呼吸、脉搏和血压，有无出血。

（2）留置引流管应妥善固定，防止引流管脱出或部分脱出，警惕感染或气胸。

（3）注意观察引流液的颜色、性状及引流量。

（4）胸腔积液：初次胸腔积液抽液不宜过多，一般不超过 800ml，抽液应缓慢，以后每次抽液 1 000～1 500ml。偶可发生气胸，穿刺针引起的气胸多为少量气胸，无症状者可以进行观察。

（5）腹腔积液：腹腔积液不宜放液过多、过快，以免加重电解质紊乱和血浆蛋白丢失。首次放液量一般不超过 2 000ml，以后每次抽液 1 000～3 000ml。

（6）心包腔积液：避免抽液过多而引起心脏急性扩张或急性肺水肿，首次抽液量不超过 100ml，以后每次抽液 200～300ml。

（7）积液量大者，术后引流管部位需加压按压，术后患者平卧或对侧卧位，使穿刺孔位于上方，以免积液漏出。

（二）脓肿的穿刺抽吸及置管引流

脓肿是一种常见的严重疾病，如未能及时确诊和充分引流，尽管应用大剂量抗生素治疗，也难以治愈。传统手术引流方法，有时因术前诊断不明确，术中对脓腔范围和周围解剖了解不清而陷于困境，给患者带来危险。而超声引导下的经皮穿刺和置管引流则提供了一种微创、简便、安全、有效的方法，使临床对腹部脓肿的诊断和治疗有了重大进展。少数情况下，如脓肿太小或受肺或胃肠内气体的干扰，或患者过度肥胖使脓肿显示不清，则本方法的应用受到限制。此外，弥散性多发性小脓肿或脓肿有多个分隔的小房，或合并有窦道、瘘管等复杂情况，则不宜单纯依靠经皮置管引流法，而必须做相应的手术切开和治疗。

1. 适应证　腹部脓肿依照发生部位可分为膈下、盆腔、肠祥间、脏器内和腹膜后脓肿五种主要类型。超声除对肠祥间脓肿有时成像困难外，对其余四种均能灵敏地显示其形态、大小和解剖部位，因而是一种引导脓肿穿刺和引流的有效方法。特别对于位置深的脓肿如膈下脓肿、肝脓肿和肾周围脓肿等，临床诊断不易；超声引导穿刺可以迅速明确诊断并且置管引流获得满意的治疗效果，是其主要的适应证。

2. 禁忌证　脓肿合并活动性出血或者广泛组织坏死者，禁忌穿刺置管引流。

3. 注意事项

（1）对于膈下脓肿要注意避免损伤横膈和肺，以防引起脓胸或气胸。

（2）虽然可以经胃肠对深部脓肿做细针穿刺，但对脓肿置管引流则不允许贯穿任何空腔或实质性的非感染性器官，应选择最直接最短的途径。

（3）对腹膜后脓肿，不应从前腹壁插管，只能从腹部侧方或腰背部插管，以免污染腹膜腔。

（4）在某些脓肿，经抽脓注入抗生素治疗后仍不能治愈时，可再次在超声引导下穿刺，抽尽脓液，无菌生理盐水冲洗，抽净，最后注入无水乙醇，用量为原容量的 1/4 或 1/3，保留 5min 后抽尽，往往可获得治愈的效果。

（5）如果脓肿由多个脓腔构成，需相应插入多根导管，使得每个脓腔都充分引流。

（6）留管期间应每天用生理盐水冲洗脓腔 2～3 次，保持导管通畅，以便脓液、坏死组织碎屑等顺利流出。

（三）经皮经肝胆管置管引流

1969 年 Kaude 等报道了经皮经肝穿刺行胆汁引流获得成功。1974 年千叶针技术把经皮穿刺胆系造影推进到临床实用的新阶段，在造影明确的基础上，可以再进行胆管穿刺引流。经皮经肝胆管置管引流术（percutaneous transhepatic biliary drainage，PTBD）用于梗阻性黄疸的术前胆道减压或姑息性胆道引流。PTBD 外引流选用套管针或专用的外引流管，不必依赖于胆管 X 射线造影的先决条件，而由高分辨率的超声引导直接完成，从而使该技术变得更加简便、安全、实用（图 12-8）。

Classen 等统计了 9 年中 453 例 PTBD 患者，其中 292 例在 X 射线引导下进行，161 例在超声引导下进行。结果为超声引导组并发症的发生率（3.1%）明显低于 X 射线引导组（12.0%）。这是由于超声引导穿刺准确，对扩张的胆管可以一次成功，误伤血管或肝外胆管的可能性很小，显著地提高了成功率，降低了并发症的发生率。

1. 适应证　梗阻性黄疸，肝内胆管扩张内径≥4mm，术前胆道减压或不宜马上手术而行姑息性胆道引流者。

2. 禁忌证　PTBD 常作为一种抢救措施或晚期肿瘤的姑息性治疗方法，故绝对禁忌证很少。仅以下情况作为相对禁忌证：严重出血倾向、肝内多发转移癌、大量腹腔积液、完全不能配合手术者。

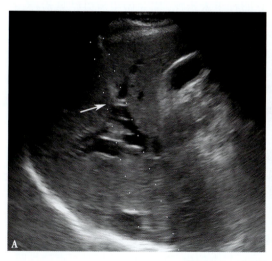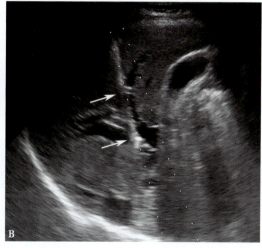

图 12-8　经皮经肝胆管置管引流

A. 引流管置入前，穿刺针（箭头）位于扩张肝胆管内；B. 导丝（箭头）沿穿刺针进入扩张的肝胆管内。

3. 注意事项

（1）梗阻扩张的胆管胆汁淤积、压力大，禁忌在胆管上粗暴地穿刺或来回拉动导管、导丝，会增加胆汁渗漏的风险。

（2）沿导丝插引流管入胆管内的过程中，有 3 处抵抗力较大，即腹直肌鞘、肝表面和胆管壁，建议一边旋转导管，一边顺势稍加用力推进，一般都可顺利插入胆管。

（3）梗阻严重时，可自胆管内引流出"白胆汁"，不要误认为是其他非胆管内的液体。

（四）经皮肾造瘘术

经皮肾造瘘术（percutaneous nephrostomy，PCN）的主要目的是治疗。现代超声仪不仅可以清晰地显示全部肾脏及邻近结构，肾皮质厚度、肾盏肾盂积水的状态和范围大小，并且能实时显示和监控穿刺置管的全过程,可以准确控制方向和深度,使得置管操作能顺利安全进行,成功率高,并发症少。该技术已成为肾积水的首选引流方法(图12-9)。

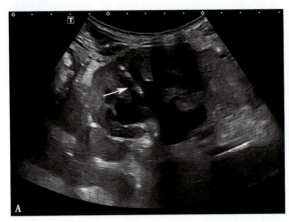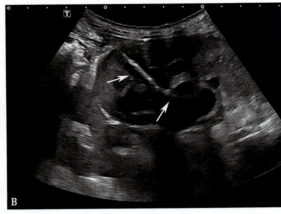

图12-9 经皮肾造瘘术(一步法)

A. 穿刺针(箭头)穿入扩张肾盏内;B. 引流管(箭头)进入扩张肾盂内。

1. 适应证

(1)凡造成急、慢性尿路梗阻(如输尿管获得性狭窄;腹、盆腔肿块或转移灶压迫浸润尿路等)而引起的肾盂积水者,超声引导肾盂穿刺置管引流是一种有效的治疗措施。

(2)尿道损伤出现尿外渗,需做临时性肾盂造口转移尿流方向者。

(3)肾功能严重受损、肾脏严重感染等,不能立即行手术治疗,需先做引流以姑息治疗、控制感染者。

2. 禁忌证

(1)凝血功能不全,严重出血倾向者。

(2)全身脏器功能衰竭者。

(3)生命体征不平稳、意识不清而不能配合者。

3. 注意事项

(1)一步法、两步法置管根据操作者的习惯及经验均可选用。

(2)当引流管前端进入肾盏后,需将引流管软管向前推入数厘米,确保引流管前端侧孔全部位于肾盏、肾盂积水内。

(3)若系感染疾病,如肾盂积脓的穿刺引流,术后应复查血常规并予抗感染治疗。

(4)训练患者呼吸配合以避免因呼吸影响而致穿刺失败,尽量一次穿刺置管成功。

(5)术后观察引流是否通畅、尿液颜色等,30min后复查超声,观察患者肾周是否有液性暗区。

三、肿瘤消融治疗

肿瘤消融治疗是运用化学消融、热消融与非热消融等微创治疗技术,通过诱导肿瘤细胞的不可逆损伤而实现肿瘤的局部灭活。随着影像医学的进步与消融技术的进展,影像引导的肿瘤消融已发展为一种被广泛认可的治疗手段。超声因其动态实时的优势,是目前最常用的影像引导方式。超声引导消融治疗包括经皮、术中和内镜超声引导技术,以经皮途径为主。目前主要的肿瘤消融治疗技术包括:射频、微波、激光、高强度聚焦超声、不可逆电穿孔、冷冻及化学消融等,已被运用于肝脏、肾脏、肾上腺、乳腺、甲状(旁)腺、淋巴结、肺、骨、子宫等多脏器肿瘤的治疗。消融治疗具有创伤小、疗效好、费用低、可重复、适用广等优势,尤其适合无法耐受或不愿接受外科手术等其他治疗的肿瘤患者,已被国内外多个肿瘤治疗指南列为有效治疗手段。尤其是在肝癌治疗指南中,消融治疗已成为小肝癌的首选一线治疗方法。随着微创医学、信息科学及医工交叉等的发展,肿瘤消融治疗正在从传统的小肿瘤、安全部位肿瘤向大肿瘤、高危复杂部位肿瘤拓展;从只关注肿瘤局部灭活效果向患者整体身体功能调理;从利用单一影像引导向多模态影像融合推进;从依赖经验消融向精准、智能消融方向迈进,已经成为临床肿瘤治疗学中不可或缺的重要治疗方法。下面分别对几种常用消融技术进行介绍。

(一)射频消融

射频消融(radiofrequency ablation,RFA)是指射频发射器产生高频率转换的射频电流,使组织内的离子随电流正负极的转换而频繁振荡,产生摩擦作用,将电能转化为热能,使组织的温度升高,从而使肿瘤细胞发生热凝固性坏死和变性。由于射频电极周围只有几毫米的组织受到主动加热,其余的消融区而是通过热传导形成,因此可以进行多次重叠消融(使用单个电极或电极阵列)以实现更大和/或更复杂几何形状肿瘤的消融治疗。近年来,射频消融设备及电极针技术不断进步,为实现高效、精准治疗提供了可能,例如自适应脉冲技术可根据病灶组织反馈的信息,自动调整射频输出脉冲宽度以利于射频能量继续注入病灶,以及不同型号及类型电极针的改进,这些都在一定程度上增大了热损毁范围,缩短了消融时间(图12-10)。

RFA与其他消融技术的最大区别是,交流电流通过身体,因此需要接地垫,这就可能造成接地垫处的皮肤烧伤,所以制订了相应的预防措施。与远离血管的肿瘤相比,由于"热沉效应",毗邻血管的肿瘤具有更小的消融范围,容易造成毗邻血管周围部分肿瘤细胞存活,从而导致后期局部肿瘤进展。

RFA因微创、安全、有效等特点,临床中应用于全身多脏器肿瘤治疗,如肝脏、肾脏、肾上腺、乳腺、甲状腺、甲状旁腺、前列腺、骨肿瘤等多种实体肿瘤,成为肿瘤综合治疗中的一种可选的局部治疗手段。尤其对于最大径≤5.0cm的肝癌,RFA是一种安全、有效的一线治疗方案。此外RFA联合TACE、免疫、中医等综合治疗,能够更好地实现有效的肿瘤微创治疗。

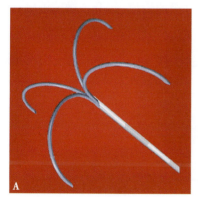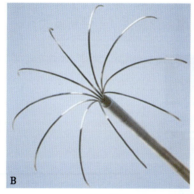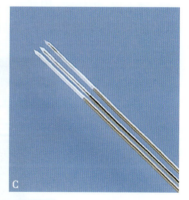

图12-10 射频消融电极针

A. 15G电极针,带有4个可伸缩的尖头;B. 14G电极针,带有10个可伸缩的尖头;C. 17G内部冷却电极针。

(二)微波消融

微波是指频率为300MHz～300GHz、波长在1mm～<1m之间的电磁波,是分米波、厘米波、毫米波的统称。微波消融(microwave ablation,MWA)是利用微波的热效应直接作用于病灶,使病灶组织由于高温而凝固坏死,从而达到治疗疾病的目的。MWA对生物组织的热效应机制有两种:一是离子加热。在生物组织的细胞内、体液中含有大量的带电粒子,如钾离子、钠离子和氯离子等。这些带电粒子在交变电场的作用下产生振动,它们与周围的其他离子或分子发生碰撞摩擦而生热。另一种方式是偶极子加热。在生物组织中存在着大量的水分子和蛋白质分子等极性分子。它们是由原子排列引起的正、负电荷的"重心"不重合而构成的电偶极子。这些极性分子在没有外力作用时,其极性指向呈随机状态,总体呈现中性。当这些极性分子处在交变的微波场作用下时,它们的极性指向便与电场一致,排列有序,随微波场的交变而转动。这些极性分子

在转动的过程中与其邻近的分子摩擦碰撞产生热量。单位体积生物组织所吸收的微波能量与组织的含水量有密切关系,含水量越高,越容易吸收微波能量,所以,像肝脏和肌肉等含水量多的组织吸取的微波能量就比含水量低的脂肪要多。在肿瘤的介入式 MWA 治疗中,常用比吸收率(specific absorption rate,SAR)表示单位体积生物组织吸收的微波能量。这也直接影响了 MWA 的热场范围及实际凝固区范围。此外,在活体上消融范围也受血流灌注率等因素影响,活体动物试验中,MWA 后消融区分为炭化带、凝固区及充血带三部分(图 12-11)。临床中微波消融治疗主要应用的频率有 915MHz 和 2 450MHz。915MHz 频率的微波与 2 450MHz 频率的微波相比,其频率低、波长长,穿透性更强,理论上,可实现更大的消融范围。

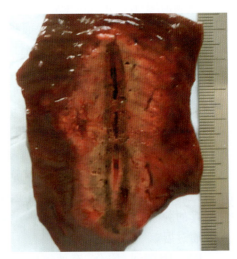

MWA 治疗在临床中的应用,最早是 1994 年日本 Seki 等报道 MWA 成功应用于肝癌的治疗中,但当时其采用微波天线的消融范围有限,不能满足 3cm 以上肿瘤的消融要求。1996 年董宝玮教授、梁萍教授带领的解放军总医院团队对超声引导下植入式微波凝固治疗仪及微波天线进行了改进,显著增大了消融范围,且形态更接近球形,微波消融治疗肝癌的 1、3、5 年累计生存率分别为 92.5%、70.1%、67.3%。此后梁萍教授带领解放军总医院介入超声科团队与相关科技公司合作,

图 12-11 微波消融活体猪肝消融区

成功研制适用于多模态影像设备引导下的微波消融系统,为国际领先的温控水冷微波消融设备(图 12-12)。设备的改进推动了微波消融的临床应用,已成功应用于肝(图 12-13)、肾(图 12-14)、肾上腺、甲状腺、甲状旁腺、腹壁、脾、肺、骨、子宫等多脏器肿瘤的治疗,提升了微波消融技术的临床应用价值和水平,为肿瘤治疗提供了一种新模式。

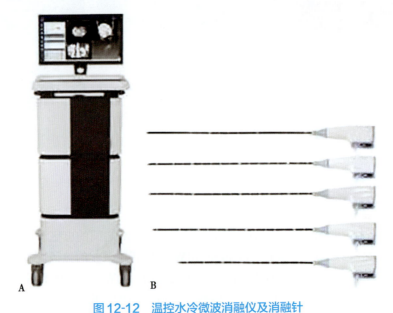

图 12-12 温控水冷微波消融仪及消融针
A. 温控水冷微波消融仪;B. 消融针。

MWA 作为热消融的一种,拥有诸多的优势,如良好的耐受性、可预测消融范围大小、重复性好等。虽然 MWA 在产生热量破坏细胞的机制与 RFA 相似,但 MWA 与 RFA 相比有以下理论优势:第一,MWA 受热沉效应的影响较小,在靠近血管的靶目标区微波消融技术可达到更加均匀

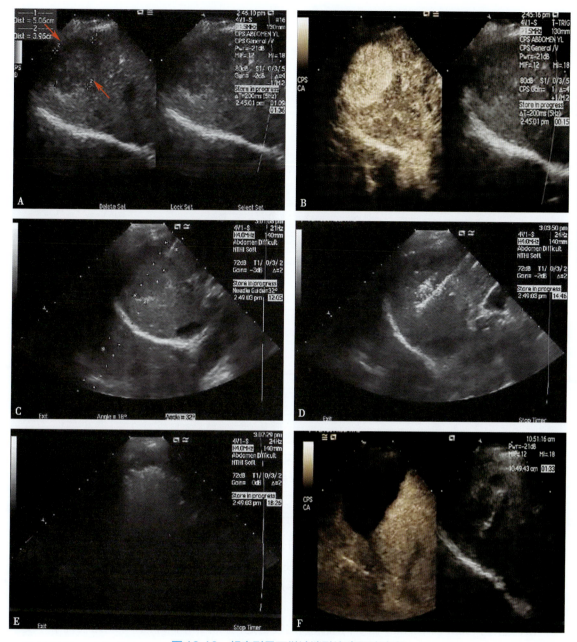

图12-13　超声引导下微波消融治疗肝脏肿瘤

A. 术前常规超声示肝脏肿瘤（箭头）；B. 术前超声造影显示动脉期高增强；C. 消融进针过程；D. 开始消融；E. 消融过程中病灶逐渐被强回声覆盖；F. 术后超声造影评估消融病灶三期无增强。

彻底的肿瘤灭活；术后组织学检查也证实 MWA 对热沉效应的敏感性较低；第二，使用 MWA 时，因为不需要使用接地垫，所以皮肤灼伤的风险较小；第三，多个 MWA 消融针放置在一起有协同作用，形成更大的消融区域，最终可以治疗更大的肿瘤。

（三）激光消融

激光消融（laser ablation，LA）首先是由英国学者 Bown 于 1983 年总结提出的，是指将激光辐射生物组织，对其加热并通过热损伤、气化、高温分解等作用，达到凝固或切割组织的目的。其原理是将激光辐射生物组织，光子能量入射到组织后，光能转化为组织分子动能，振动摩擦，从而使被照射组织温度升高而导致局部生物组织凝固坏死、炭化、气化，甚至蒸发。

LA 中使用最广泛的设备是波长为 1 064nm 的 Nd-YAG 激光器，因为光的穿透在光谱的近红外范围内是最佳的。

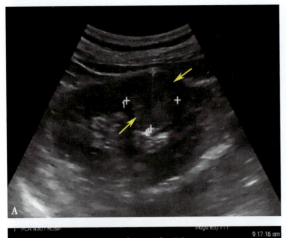
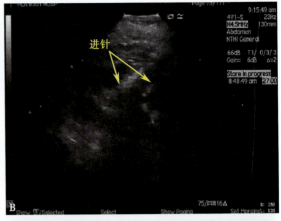
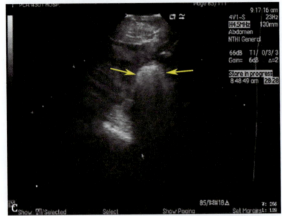
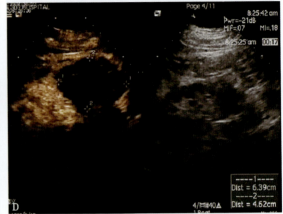

图 12-14 超声引导下微波消融治疗肾脏肿瘤

A. 术前常规超声示肾脏肿瘤（箭头）；B. 消融进针过程（箭头）；C. 消融过程中病灶逐渐被强回声覆盖（箭头）；D. 术后超声造影评估消融病灶呈无增强。

激光光纤在组织内的消融范围一般是相对稳定的，虽然输入的能量和消融范围在一定范围内呈一种线性关系，随着激光功率的增加，光的传输更好，消融区更大。然而，它也会导致局部温度升高，有可能导致邻近组织过热和炭化。使用水冷式激光应用护套可获得更高的激光功率输出，同时能有效防止炭化。局部组织特性，特别是血流灌注，对消融区的大小有显著影响，尤其是高血流灌注的组织和大血管的热沉效应。

LA 适用于 3cm 以下病灶，由于消融区域比较稳定，穿刺引导针纤细，穿刺路径几乎不受重要结构影响，所以对危险部位的小病灶如尾状叶，邻近胃肠、肝门部肿瘤及腹膜后、颈部转移性淋巴结等消融有良好应用前景。

相对于 RFA、MWA 技术，LA 是属于中心温度最高的消融技术；射频、微波的能量属于电流或辐射传播，对消融区周边的温度可能是一种梯度式的分布，而激光属于超短波长的光能，其组织穿透力较为有限，在消融区内其温度可稳定于 90～100℃，一旦离开有效范围后，其热场分布属于"断崖式"下降而不再损伤组织。因此，充分认识激光消融在组织内的热场特性，便可更加有效地利用激光消融的精准、可控、安全的特点，在临床中与射频、微波等其他治疗手段协同作用、取长补短，从而获得更好的治疗效果和更低的并发症发生率。

（四）高强度聚焦超声消融

Wood 于 1927 年发现超声聚焦后能够产生热效应，Lynn 等人于 1942 年介绍了利用这种聚焦超声能量的体外来源在不损害周围重要结构的情况下，诱导靶组织凝固性坏死的原理。然而，由于靶向方法的不足，这项技术并没有迅速发展。自 20 世纪 80 年代以来，高强度聚焦超声（high-intensity focused ultrasound，HIFU）在实体瘤的治疗方面开始受到广泛关注，在 20 世纪 90 年代真正确立为用于治疗肿瘤的临床治疗方法。之后,高强度聚焦超声消融逐步发展成为一种无创伤的治疗技术,在各种肿瘤的临床治疗中得到广泛应用。

HIFU 消融治疗肿瘤的原理主要是利用高频机械振动的超声波具有可聚焦性、组织穿透性和能量沉积性的特点,于焦点部位能够形成一定的高温(65～100℃),对组织和细胞产生杀伤作用,HIFU 包含由压电或压电陶瓷换能器产生的多个超声波束,这些超声波束被引导到三维焦点,通常具有直径为 5mm、长度为 10mm 的小体积。此外,超声波的机械效应、空化效应和声化学效应,也能使靶区组织和细胞发生结构或功能的改变,对组织和细胞的杀伤也起到一定的作用(图 12-15)。

与 RFA、MWA 和 LA 技术对比,HIFU 消融治疗肿瘤最大的优势在于其独特的无创介入治疗特点,因此,该方法治疗肿瘤对肿瘤位置依赖性相对较小,转移和出血风险降低。另外,由于其主要通过焦点的叠加和组合达到适形的热消融,因此,具有剂量均匀分布及立体适形的优点。但是,由于受限于超声波本身的物理特点,HIFU 也有着明显的技术局限性,即高反射界面严重影响超声波的穿透性,组织不均匀性可能会影响聚焦的准确性,经体表聚焦的方式致使其热效率比较低。目前虽然在临床中已应用于多种实体肿瘤治疗中,但主要在治疗子宫肌瘤和子宫腺肌病中疗效肯定。例如对于腺肌病患者高强度聚焦超声治疗后 3、6 及 12 个月的子宫体积缩小率分别为 43.99%、47.01% 和 53.98%,症状严重程度评分(symptom severity score,SSS)下降率分别为 55.61%、52.38% 和 57.98%,子宫肌瘤症状及健康相关生活质量(uterine fibroid symptom and quality of life,UFS-QOL)评分提高率分别为 80.06%、69.39% 和 85.07%。

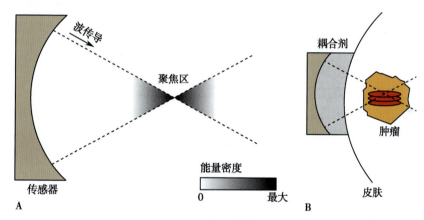

图 12-15 高强度聚焦超声原理

A. HIFU 消融探头,产生聚焦到单个聚焦区域的超声波束。在焦点区域附近,声能增加。
B. 这种能量可以用非侵入性的方式在肿瘤中产生椭圆形的热或非热损伤。

(五)冷冻消融

冷冻消融(cryoablation,CA)是从 20 世纪 60 年代低温手术发展而来的,是一种用于破坏异常组织的辅助手术技术。随后在 20 世纪 80 年代,在开腹手术中暴露肝脏,术中超声定位并引导冷冻探头至肝脏病变中。CA 的目标是在细胞内形成冰,并将该温度维持数分钟/周期,最终导致组织死亡,致死温度介于 -40℃及 -20℃。冷冻消融对肿瘤细胞杀伤共有 4 个过程。

(1)冷冻的直接杀伤作用:当温度急剧降低至低于 -15℃时,可导致细胞外冰晶形成,细胞膜脂质及膜蛋白受到损伤,造成细胞损伤或死亡。另外,由于溶质效应引起的细胞内水分外流导致细胞内脱水,细胞皱缩,随着冷冻的继续加深,进一步增加细胞膜受损程度,细胞内冰晶形成,细胞器如线粒体和内质网发生不可逆性损伤,最终导致细胞死亡,也可通过受体介导和线粒体介导两种信号传导途径,引发肿瘤细胞凋亡。

(2)微血管破坏:冷冻导致微血管收缩,血流减缓,血小板凝集,微血栓形成,造成组织缺血、缺氧,导致靶细胞、组织缺血坏死。

（3）升温破坏：冷冻结束后组织升温解冻，造成靶区微血管膨胀，血管壁断裂，血浆外渗，血管内血细胞淤积，加重了微血管血栓形成的过程，不可逆的永久性栓塞将加速组织细胞的死亡。

（4）免疫调控：细胞破裂、细胞膜溶解，促使细胞内和处于遮蔽状态的抗原释放，其诱发的特异性或非特异性抗肿瘤反应，可能通过体液免疫和细胞免疫的途径实现肿瘤免疫低应答，尤其是细胞毒性细胞免疫，可能起重要作用，发挥抗肿瘤作用。

1999年，氩氦刀冷冻系统在国内批准进入临床后，用于肺、肾、肝脏、胰腺、脑、前列腺、乳腺、皮肤等肿瘤的治疗，主要为利用CT/MRI引导进行治疗，取得了满意的临床疗效。超声引导下采用氩氦刀冷冻消融治疗小于3cm肝癌，瘤灶完全消融率达到98.26%；3～5cm瘤灶完全消融率达到91.68%；大于5cm瘤灶完全消融率达到55.46%。晚期胰腺癌患者经过氩氦刀治疗的术前、术后视觉模拟疼痛评分法（VAS）、血清CA19-9及癌胚胎抗原（CEA）值比较，术后指标均较术前明显降低。超声引导下经皮和腹腔镜下冷冻消融术和腹腔镜肾癌切除术进行对比研究，两者治疗T1a期肾癌均安全有效，在缩短手术时间、减少出血量、降低住院天数、保护肾功能方面冷冻优于经腹腔镜肾部分切除术。

（六）不可逆电穿孔

不可逆电穿孔（irreversible electroporation，IRE）是一种新型的非热肿瘤消融技术，也称为纳米刀。IRE利用存在于所有细胞膜上的电梯度，通过施加超高压直流电能量的短脉冲（1 000～3 000V/cm的90个脉冲），导致细胞膜上的电位不稳定，通过双磷脂膜的退化在脂质双层中形成永久性纳米孔。这些纳米孔被永久打开，导致细胞膜失去生理功能而引起细胞凋亡，最后人体再通过免疫系统清除细胞碎片，同时完全保留包括血管、胆管等在内的消融区域周围结构，这是由于平滑肌细胞缝隙连接的存在以及胆管和血管中胶原、弹性纤维组织的含量较高，这些组织是阻止电流的屏障。IRE具不产热、保留消融区组织结构、免疫旁观者效应、实时监控、消融时间短等优势。纳米刀主要通过高能量脉冲造成细胞膜不可逆性损伤以达到消融的目的，用于治疗的脉冲能量不经由热效应来灭活的肿瘤。不产热是纳米刀最突出的优势，使其可用于不适合热消融的肿瘤患者，不仅不受"热沉降效应"影响疗效，且对脉管系统几乎不造成损伤。

IRE由于其作用机制，必须在全身麻醉下进行，肌肉阻滞和脉搏与心动周期同步，以防止心律失常。可使用多个单极或双极针电极，脉冲一次仅通过一个阴极和阳极传送；单极导线也必须尽可能地平行放置，以获得可预测的消融区。

IRE目前被认为用于治疗局部晚期胰腺癌和靠近重要结构（如血管或胆道）的肝癌最为有效。在肝肿瘤患者接受IRE治疗的研究中，术后3个月的完全缓解率为67%～100%，3cm以下的肝肿瘤甚至高达93%～100%。化疗和放疗联合IRE用于控制局部晚期（Ⅲ期）胰腺癌的进展，共有200例接受单独IRE或手术加IRE以治疗手术切缘的患者，其存活时间的中位数为24个月，几乎是对照组的两倍。

（七）化学消融

化学消融是指将化学药物直接注射到肿瘤内部，一方面使局部组织脱水、固定、蛋白变性，而使肿瘤组织产生凝固性坏死，另一方面能够破坏血管内皮细胞，引起血栓形成及血管闭塞，使肿瘤组织缺血坏死，从而达到原位灭活肿瘤组织的目的。常用的硬化剂主要有：无水乙醇、醋酸（乙酸）、盐酸、聚桂醇等。根据所用硬化剂不同，主要的化学消融治疗方式包括经皮无水乙醇注射（percutaneous ethanol injection，PEI）、经皮醋酸注射（percutaneous acetic acid injection，PAAI）、经皮盐酸注射（percutaneous hydrochloric acid injection，PHAI）、经皮聚桂醇注射（percutaneous lauromacrogol injection，PLI）。其中，PEI是目前临床中最常用的化学消融治疗方式。化学消融疗法虽然创伤小，但无水乙醇在组织内弥散同其他的硬化剂一样，受组织质地致密程度的影响。难以确定边界，可控性不强；而且对纤维分隔无效，所以需要多点、多次治疗。无水乙醇注射剂量估计公式为：

$$V = 4/3 \cdot \pi (r+0.5)^3 \qquad\qquad (式 12-1)$$

V 为所需无水乙醇容量（ml），r 为肿瘤半径的平均值，加 0.5 是为了扩大消融范围。

对于子宫肌瘤这类有被膜的良性肿瘤，化学消融容易将硬化剂局限在肿瘤内发挥作用，安全性高，适用于直径小于 3cm 的无症状性肌瘤的治疗，以控制或减缓其生长速度。对于大于 3cm 的子宫肌瘤可以多次注射，以达到使肿瘤彻底坏死的目的。对于没有被膜的恶性肿瘤其治疗难以达到满意的疗效。PEI 治疗肝细胞癌（HCC）是一种简单、安全、有效的方法（图 12-16），但由于弥散不均匀、肿瘤内部成分复杂、肿瘤无明显边界、包膜不明显等原因，会造成肿瘤灭活不完全，这些原因可以导致肝内病灶复发或者远处转移。对于单个 HCC，一般在几周内需要进行 4～6 次 PEI 治疗，PEI 治疗 Child-Pugh A 级小肝癌的 5 年生存率为 41%～53%。然而确定完整的肿瘤和周围肝实质被完全覆盖是很困难的，导致初次治疗后 5 年内局部复发率高达 33%。此外 PEI 也不能破坏肝癌主灶周边的卫星灶。由于化学消融其临床疗效的局限性，化学消融目前在临床中多用于辅助肿瘤热消融的治疗，对于残存的肿瘤或者病灶，辅以化学消融剂局部注射可以提高热消融效果，因而其主要作为肿瘤原位热消融的辅助疗法或综合治疗的一部分在临床中应用。

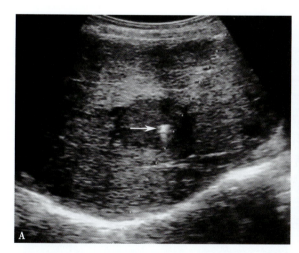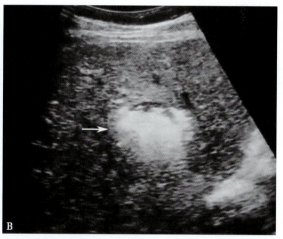

图 12-16　超声引导下无水乙醇注射

A. 注射无水乙醇前超声显示直径 3.2cm 的肝癌，治疗针（箭头）尖端在肿瘤内部；B. 注射无水乙醇后超声显示肿瘤呈弥漫性强回声（箭头）。

四、放射性粒子植入术

放射性粒子植入术全称为放射性粒子组织间永久植入术，属于内放射治疗的一种，其方法是将具有放射性的粒子源植入待治疗的肿瘤组织内，通过粒子持续发出的放射线杀伤肿瘤细胞，从而达到治疗肿瘤的目的，常用的放射性核素包括 ^{125}I 和 ^{103}Pd 等。放射性粒子植入术具有局部放射剂量高、对周围脏器及全身影响小、治疗安全有效等优势，在全身多器官、多部位恶性肿瘤的治疗中具有重要作用。

1. 适应证

（1）局限性前列腺癌的根治性治疗。

（2）多种原发、复发或转移性的实体恶性肿瘤（包括但不限于肝癌、胰腺癌、肾癌及肾上腺肿瘤、肺癌、头颈部及软组织肿瘤等）的姑息性治疗。

（3）其他治疗失败的实体恶性肿瘤或残癌。

（4）空腔脏器或管道（食管、胆道、门静脉等）恶性肿瘤导致的梗阻。

（5）肿瘤个数及大小：单发肿瘤直径≤7cm；多发肿瘤直径≤5cm，肿瘤个数≤5。

（6）具有安全穿刺路径。

2. 禁忌证

（1）因多器官功能衰竭、凝血功能异常等不能耐受粒子治疗者。

（2）肿瘤局部有活动性出血、大范围坏死或溃疡。

（3）患者预估生存期≤3个月。

3. 操作方法

（1）根据病灶大小、病理分级、解剖结构等因素确定靶区范围。

（2）根据放射性粒子计划系统（treatment plan system，TPS）制订治疗计划，包括所需粒子数、穿刺路径以及穿刺点。

（3）术前准备：①完善术前检查；②签署知情同意书；③准备好相关的器械及药物，包括粒子植入器、放射性粒子等；④做好防护准备；⑤术前进行超声检查确定穿刺路径。

（4）操作步骤：常规消毒、铺巾，局麻，超声引导下放置粒子植入针进行粒子植入，随后按照计划根据粒子活动度进行退针（通常为0.8～1.0cm），再次植入粒子；治疗结束前通过实时超声进行验证或优化，直至获得满意的粒子分布；术后应清点粒子植入设备，探测器探测是否有粒子遗漏（图12-17）。

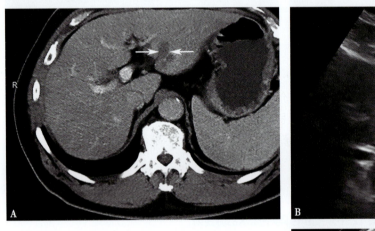
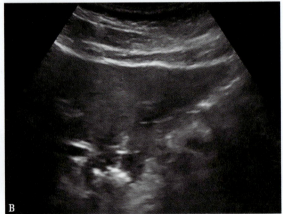
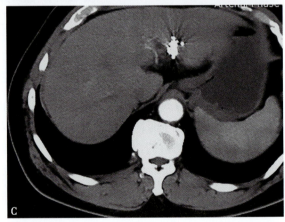

图12-17 超声引导下放射性粒子植入

A. 肝左外叶边缘癌灶（箭头）；B. 行超声引导下穿刺粒子植入；C. 治疗后5年复查CT显示病灶消失，粒子聚集。

4. 注意事项

（1）操作者应掌握国家对于肿瘤放射性粒子植入的基本规范和质控标准。

（2）明确放射性粒子植入的评估参数[如处方剂量的靶体积百分比（V）、靶区达到处方剂量的百分数（D）、靶体积比（TVR）]、评估方法[等剂量曲线、剂量体积直方图（DVH）等]以及评估参考指标（靶区剂量D90＞匹配周边剂量、适形指数、粒子植入不均匀度）。

（3）粒子植入前应抽查总数的 10% 进行活动度检测。

（4）治疗中应避免对周围重要组织脏器或大血管的损伤，通常距离应≥1cm。

（5）粒子植入后需实施质量验证和评估，通常推荐 CT 扫描和 TPS 系统进行质量验证。

（6）粒子植入后可能具有移位及游走的风险，可能引起其他组织或脏器的并发症。

（7）随访标准：治疗后半年内每 2 个月复查 1 次，治疗后 2 年内每 3 个月复查 1 次，治疗后 5 年内每 6 个月复查 1 次，治疗 5 年后每 12 个月复查 1 次。

（8）放射性粒子植入后疗效评估应参照实体肿瘤疗效评价新标准（response evaluation criteria in solid tumor，RECIST）。

（梁　萍　程　文　经　翔）

第四节　介入超声前沿技术

一、三维影像融合导航技术

医学影像融合导航技术始于 20 世纪 90 年代，通过融合两种影像学数据，弥补单一影像模式的不足。其中，超声与 CT/MRI 影像融合导航技术是以三维重建和磁定位追踪导航为核心的新型影像融合技术，实现了超声与 CT/MRI 等其他影像技术间的实时融合导航，成功地将 CT/MRI 的高空间分辨率与超声良好的实时性、便利性结合起来，进行优势互补，克服各自的不足，目前已成为介入超声领域的研究热点之一，在引导肿瘤精准消融治疗、引导超声显示困难病灶的穿刺活检、注药等方面显示出独特的优势，具有重要价值，具体如下。

1. 引导超声显示困难病灶的穿刺　超声是引导实性脏器如肝脏病变等穿刺活检、消融治疗等最常用的影像学手段，但由于常规超声空间分辨率受限，部分病灶超声显示困难或无法显示，超声定位引导穿刺亦存在困难，甚至无法进行。例如有肝硬化基础，肝实质回声杂乱时，超声难以显示较小的肝癌病灶；或肝癌经过肝动脉化疗栓塞或肝癌消融术后残留或复发时，局部回声杂乱，病灶难以辨认；或受肺气、肠气、骨骼等遮挡，肿瘤病灶难以显示，这些条件下均难以进行超声引导穿刺活检或行再次消融治疗。超声 -CT/MRI 融合成像利用 CT/MRI 良好的空间分辨率定位超声较难显示的困难病灶，通过与超声图像空间配准，达到 CT/MRI 与超声图像实时融合、精准定位穿刺目标（图 12-18），实现在融合影像导航引导下、超声实时监视下进行准确穿刺，提高穿刺的精准性和安全性。该技术不仅可引导超声较难显示的肝脏肿瘤穿刺活检和消融治疗，还可引导常规超声难以显示的乳腺、肺、关节等病变的穿刺活检或注药治疗。影像融合导航技术使原来不能或难以进行的超声引导操作变为可能，扩大了介入超声的应用范围，提高了介入超声的精准性。

2. 三维可视化消融手术规划　对于超声引导较大肿瘤消融，常需多点、多次穿刺布针以达到完全消融，而常规超声为二维影像，难以显示三维影像，包括三维热场及肿瘤与周围重要结构的三维空间关系。消融过程中常常需要操作者在脑海中自行构建三维影像，故对操作者经验的依赖性较大。经验不足者容易造成消融不完全，甚至引起严重并发症。此外，消融过程中高温产生的雾化强回声会干扰病灶及穿刺针的显示，影响后续布针穿刺的准确性，可能造成肿瘤残留。三维影像融合导航技术有利于制订肿瘤精准消融计划。其步骤首先是在三维容积图像（CT/MRI 图像或三维超声图像）的基础上，设计合理的布针计划及三维热场，采用最少的布针次数以达到最好的消融效果；同时可以设计安全的进针路线，避开重要结构和大血管，避免穿刺损伤（图 12-19）。其次，在三维影像融合导航引导下实施每一次布针计划，不受雾化强回声干扰，准确穿刺布针。此外，消融过程中，还可采用超声实时监测进针过程及消融强回声的范围，避免损伤周围重要脏器，最终达到精准消融、减少操作者经验依赖的目的。

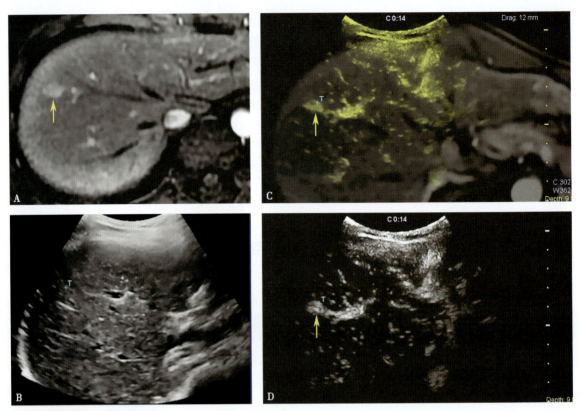

图 12-18　超声 -MR 融合成像检出并定位常规超声显示困难的肝癌病灶

A. MRI 显示肝右前叶上段肝癌（箭头）；B. 常规二维超声显示病灶部位（T）呈等回声，故难以显示肿瘤病灶；C. 通过超声 -MRI 影像融合定位后进行超声造影，可检出肿瘤，呈高增强病灶（T 及箭头）；D. 相应切面的超声造影图像，显示肝癌病灶（T）动脉期呈高增强（箭头）。

　　3. 精准评估肿瘤消融疗效　准确评估肿瘤消融手术疗效，对于及时检出肿瘤残留及复发、指导再次治疗、评估预后有重要意义。虽然增强 CT/MRI 检查是目前公认的影像学检查的"金标准"，但因辐射（CT）或昂贵（MRI）等原因难以在术中进行即时疗效评估。常规超声因不能显示组织微血流灌注，难以判断肿瘤是否坏死或存活，故不能准确评价消融疗效。超声造影能实时显示组织的微血流灌注，评估消融疗效的准确性接近增强 CT/MRI，且无辐射、对比剂副反应发生率极低、操作简便，可在术中应用，特别适合消融术中进行即时疗效评估。但常规超声造影同样是二维影像，而且对检查者经验依赖性较大，会受到多种客观因素的影响，如消融灶早期周边组织的反应性充血可能干扰残留灶的诊断，或病灶异常增强的时间短暂，因扫查切面局限而漏诊残留病灶等。

　　三维影像融合导航技术与超声造影结合有利于克服以上不足，准确评估疗效。其方法是利用肿瘤消融术前三维影像作为基础，将消融术后超声造影图像与术前肿瘤图像配准融合、比对，从三个不同维度、不同切面评估消融效果，不仅能准确地评估肿瘤消融是否完全，而且还能评估恶性肿瘤消融是否达到安全边界。对于恶性肿瘤特别是肝癌，消融治疗时不仅要求灭活整个肿瘤，还要尽可能灭活肿瘤周围至少 5mm 的正常肝组织，即达到消融边界或安全边界。消融是否达到安全边界是术后发生肿瘤局部进展的独立影响因素之一。遗憾的是，目前的影像学方法，包括增强 CT/MRI、超声造影均难以准确评估安全边界，原因是消融后无法准确判断原肿瘤的位置。三维影像融合可实现消融术后与术前图像精确对位融合，重新定位原肿瘤位置，使评估消融安全边界成为可能。在肿瘤消融术中即时评估疗效，有利于及时发现肿瘤残留或对安全边界不充分的部位并进行补充消融，提高消融疗效，延长患者生存时间，同时减轻患者的经济负担。三维影像融合导航与超声造影相结合，充分发挥了超声实时动态可术中应用的便利性，克服了常规

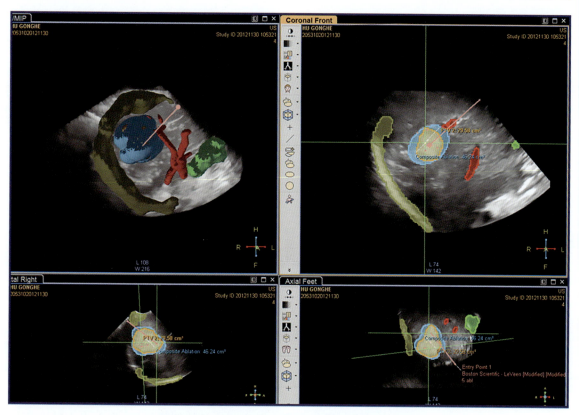

图 12-19　基于三维超声可视化消融术前手术规划

在三维超声图像的基础上,设计进针路线及消融布针计划,使模拟热场(蓝色球体结构)覆盖肿瘤(内部黄色球体结构),避免损伤周围重要结构,如门静脉主要分支(红色管状结构)、胆囊(椭球形绿色结构)、膈肌(黄褐色弧形带状结构)。

超声造影无三维影像、空间分辨率低的缺点,不仅可应用于消融术后随访,而且可应用于消融术中,已成为客观、准确、便捷评估肿瘤消融疗效,包括安全边界的理想影像学方法。

尽管三维影像融合导航技术具有多方面的优势,但也存在不足之处,其实施需要一定的条件,不仅需要具备相关硬件及软件功能的超声设备、DICOM 的影像数据资料;而且需要熟悉放射及超声影像学知识并经过培训的操作者,故其临床应用受到一定的限制。此外,影像融合配准的准确性易受到多种因素的影响,如患者呼吸运动、体位变化、脏器位置、形态变化、操作者经验等。开发呼吸门控、运动补偿以及基于人工智能的自动配准融合等技术,将有望减少干扰因素,提高图像配准的准确性,减少操作者经验依赖,也将成为未来的研究方向。

总之,三维影像融合导航技术有利于克服常规超声的不足,有利于实现精准介入超声,具有重要的临床应用价值。

二、超声分子成像技术

超声分子成像技术是通过特定方法将能与靶组织特异性结合的分子(如配体或抗体等),与能产生声学信号的物质(微泡、纳泡、纳米粒等)相结合形成复合物,即分子探针,通过血液循环特异性地积聚于靶组织,观察靶组织在分子或细胞水平的特异性成像。

超声分子成像主要应用于以下几个方面。①动脉粥样硬化斑块(AS):血管内皮炎症和斑块内新生血管对 AS 诊断和治疗尤为重要。针对炎症时,高表达的整合素类分子或白细胞表达的分子制备靶向探针,可以评估 AS 炎症过程。而整合素、血管细胞黏附分子 -1 和血管内皮生长因子是新生血管分子成像标志物,靶向探针通过结合上述受体来检测 AS 新生血管生成,是一种评估

AS 稳定性及风险程度的新方法。②血栓：急性血栓血小板上含有大量 GPⅡb/Ⅲa 受体，该受体可选择性与肽或含有 RGD 序列的仿肽类物质结合，使连有该类肽的分子探针在血栓处吸附、聚集，增强其成像，有助于急性血栓的早期识别。③肿瘤：不同肿瘤细胞表达的受体众多，如叶酸、HER2 受体等，另外肿瘤通过新生血管满足生长需要，针对这些特异性受体可实现肿瘤分子成像。④治疗方面：超声分子探针还可以载药物或基因转运至靶组织，利用超声靶向破坏微泡技术可实现药物或基因在靶组织的释放，发挥治疗作用。

超声分子成像的优点：①无创、无毒、无放射污染；②能实时、动态、重复地对靶组织进行观察；③超声显微镜已能对细胞结构进行活组织观察，达到与病理显微镜相媲美的水平；④可设计单靶点、多靶点和多模式的超声分子探针；⑤随着纳米科技与超声医学的交叉融合，不断涌现出新型多功能分子探针，包括微环境响应性分子探针、诊疗一体化分子探针，极大地促进了超声分子成像技术的发展。

三、人工智能及机器人技术

人工智能（artificial intelligence）是研究、开发用于模拟、延伸和扩展人的智能的理论、方法、技术及应用系统的一门新技术科学。人工智能在医学影像的应用主要是基于医学影像大数据所进行的数据上的挖掘和应用，以实现辅助诊断治疗、疗效评估及预后预测三个方面的临床效果。已有报道基于超声图像应用卷积神经网络等人工智能方法建立的诊断模型来辅助诊断甲状腺结节、乳腺结节、肝脏肿瘤等，诊断正确率最高可达 98%，人工智能方法的诊断准确度达到甚至超过了部分有经验医生，从而提高了疾病诊断准确率并降低了漏诊率。

人工智能在介入超声方面的应用主要体现在介入穿刺路径的智能规划、介入术中精准穿刺及介入术后疗效评估及预测上。穿刺路径的规划是介入超声操作关键的一步，人工智能的应用实现了介入术前最优化穿刺路径的智能规划，克服了传统依赖图像质量及医生经验等因素的影响，对于提高介入超声操作成功率、降低并发症发生率至关重要。

机器人是人工智能研究的领域之一。达·芬奇手术系统正是集数据系统、信号传输系统、传感系统、导航系统等多层面于一身的人工智能在医疗方面应用的典范之一。同时，机械臂辅助超声扫查的成功实施使机器人辅助超声穿刺成为可能。介入超声穿刺机器人可以更加精准地执行介入穿刺规划，提高超声穿刺精准度，已应用于实时经皮胆囊造口、腰椎穿刺、前列腺穿刺及肿瘤消融等方面，并且能够跟随患者因非呼吸运动引起的器官移位，实时调整穿刺针的路径，达到缩短手术时间、提高手术精度等目的。此外，随着 5G 远程医疗的逐渐完善，利用信息化、互联网、人工智能、云计算、5G 等技术，远程超声及远程超声机器人已应用于临床不同场景中，例如边远地区、疫情处置等，这也为远程介入超声穿刺机器人的实现奠定了基础。

人工智能为超声引导下肿瘤消融治疗术后疗效评估及预后预测提供了新的思路。例如通过利用卷积神经网络等方法对图像进行分析建模，检测及监测消融造成的热损伤范围，可实现对术后消融区进行评估预测；还可以通过利用深度学习方法对消融后即刻及术后定期随访的影像图像特征进行提取分析，以及结合术后临床变量，构建人工智能神经网络模型，从而预测消融术后患者生存率及消融有效率等疗效指标。

因此，人工智能及机器人技术在介入超声领域的应用，包括从提高介入治疗前诊断准确率及术前规划的智能优化，到提高病灶靶向定位穿刺准确度及介入超声手术效率，以及在疗效评估及预后预测中都展示出了巨大的潜力及价值。随着人工智能及机器人技术的不断完善和成熟，其在介入超声中应用将更加广泛深入，并将改变医生思维方式，改善介入超声治疗效果，更好地造福于广大患者。

（郑荣琴　冉海涛　梁　萍）

推 荐 阅 读

[1] 王金锐. 实用腹部超声诊断学. 2 版. 北京：人民卫生出版社，2006.

[2] 周永昌，郭万学. 超声医学. 6 版. 北京：人民军医出版社，2013.

[3] 梁萍，于晓玲，张晶. 介入超声学科建设与规范. 北京：人民卫生出版社，2018.

[4] 谢明星. 医学影像超声学. 北京：科学出版社，2018.

[5] 陈敏华，梁萍，王金锐. 中华介入超声学. 北京：人民卫生出版社，2017.

[6] 薛恩生. 阴囊及其内容物疾病的超声诊断. 福州：福建科学技术出版社，2016.

[7] 姜玉新，李建初. 超声科诊疗常规. 北京：中国医药科技出版社，2021.

[8] 吴青青，李国正. 超声医学专业能力建设专用初级教材：妇产和计划生育分册. 北京：人民卫生出版社，2016.

[9] 王新房，谢明星. 超声心动图学. 5 版. 北京：人民卫生出版社，2016.

[10] 谢明星，田家玮. 心脏超声诊断学. 北京：人民卫生出版社，2019.

[11] 邓又斌，谢明星，张青萍. 中华影像医学：超声诊断学卷. 2 版. 北京：人民卫生出版社，2011.

[12] LIANG P，YU X L，YU J. Microwave Ablation Treatment of Solid Tumors. New York：Springer Netherlands，2015.

[13] CAROL M R，STEPHANIE R W，CHARBONEAU J W，et al. Diagnostic ultrasound，4th. Philadelphia：Elsevier，2011.

[14] DIETRICH C F，LORENTZEN T，APPELBAUM L，et al. EFSUMB Guidelines on Interventional Ultrasound，Part Ⅲ：Abdominal Treatment Procedures. Ultraschall Med，2016，37（1）：E1-E32.

[15] YANG Q，WEI J，HAO X，et al. Improving B-mode ultrasound diagnostic performance for focal liver lesions using deep learning：A multicentre study. EBioMedicine，2020，56：102777.

中英文名词对照索引

06